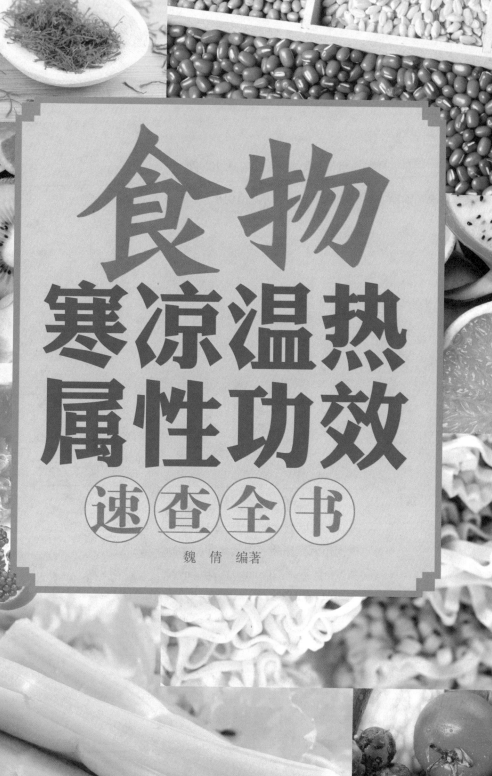

食物

寒凉温热
属性功效

速查全书

魏倩 编著

北京联合出版公司
Beijing United Publishing Co.,Ltd.

图书在版编目（CIP）数据

食物寒凉温热属性功效速查全书 / 魏倩编著 . -- 北京：北京联合出版公司 , 2017.2
（2022.9 重印）
ISBN 978-7-5502-9465-3

Ⅰ . ①食… Ⅱ . ①魏… Ⅲ . ①食物养生 Ⅳ . ① R247.1

中国版本图书馆 CIP 数据核字 (2017) 第 001016 号

食物寒凉温热属性功效速查全书

编　　著：魏　倩
责任编辑：宋延涛
封面设计：彼　岸
责任校对：赵宏波

北京联合出版公司出版
（北京市西城区德外大街83号楼9层　100088）
三河市万龙印装有限公司印刷　新华书店经销
字数720千字　　720mm×1020mm　　1/16　　27.5印张
2017年2月第1版　　2022年9月第9次印刷
ISBN 978-7-5502-9465-3
定价：75.00元

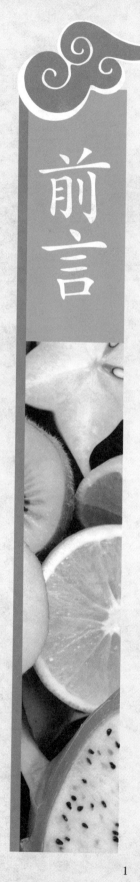

食物分四性，不同属性的食物对身体的作用和功效不同。食物的四性是指寒、凉、温、热四种属性，寒热属性不明显的食物则归于平性，但习惯上仍称为四性。食物的四性是根据吃完食物对身体产生的作用来划分的。一般来说，寒、凉性的食物能减轻或消除体内热象，清热解渴；吃完后能明显地消除或减轻身体寒象的就归于温、热性。其实，所谓寒、凉、温、热的区分都只是程度上的差别，寒性的程度比较轻就归凉，而性温、性热也是如此。

食物有寒凉温热之分，吃错病来找，吃对才健康。倘若忽略食物的寒凉温热属性，想吃就吃，就谈不上真正的进补，甚至会让身体遭受病痛的折磨。例如，体质偏阳者，吃过多的榴梿、红枣，会导致流鼻血、上火等；体质偏阴者，吃过多的绿豆、山竹、梨，会加重畏寒怕冷的症状，更易导致胃痛等。所以，只有掌握了食物的四性，再根据自己的体质特点来选择合适的食物，才是食物养生的妙处所在。寒、凉食物适用于热性体质，其作用主要是疏散风热、清热泻火、凉血解毒等。温、热食物则适用于寒性体质，其主要作用是温里散寒、助阳益火、活血通络等。也就是说，患寒性疾病的人应该食用性质温、热的食物，如宫寒患者适合吃羊肉、韭菜、桂圆等热性食物；患热疾病的人应该多食用寒、凉的食物，如口腔溃疡患者适合吃西瓜、绿豆芽等凉性食物。只有掌握了食物的性味，再根据人的体质和疾病的性质合理安排饮食，才能更好地调理疾病、养生保健，才能做到"想吃就吃""越吃越健康"。

用食物的寒热平衡人体的寒热，从而养护五脏六腑、预防疾病、增强抵抗力、调节心情，是养生专家提倡的食物养生理念。本书详细介绍日常生活中常见食物的寒凉温热平属性，并方便人们根据自身体质特点选择相应的食物，以调整人体气血阴阳，发挥食物的最大养生治病功效，从而保持健康体魄。全书收录上百种食材，为百姓日常生活中的营养健康知识查询提供便利，是居家必备的掌上饮食指南。

前言

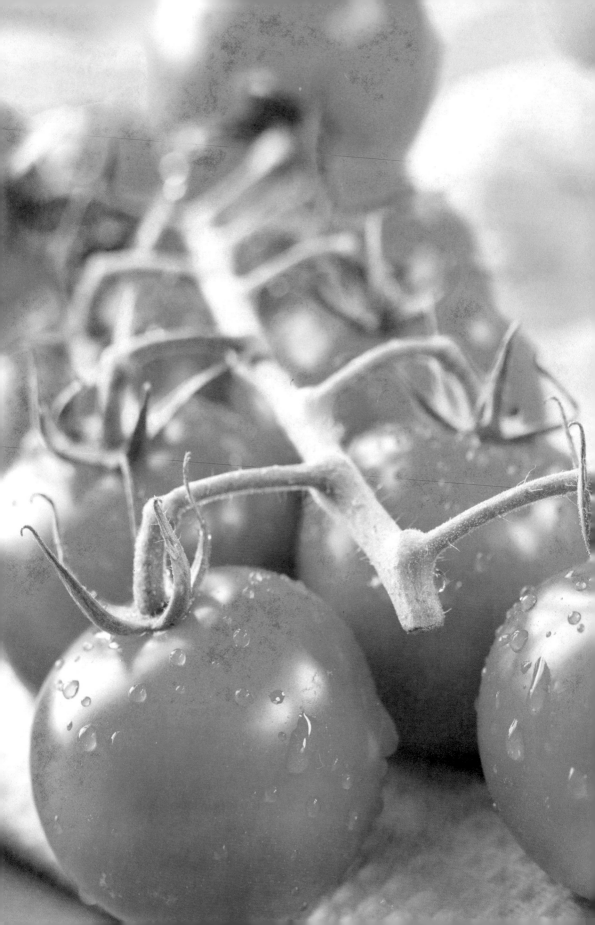

目录

第二章 蔬菜类性味寒热功效速查

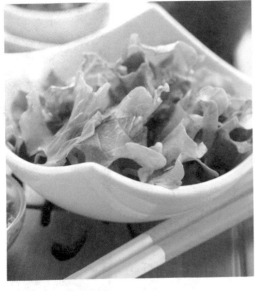

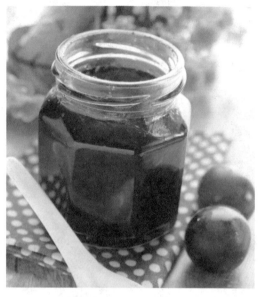

第三章 水果类性味寒热功效速查

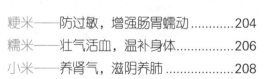

第四章 五谷杂粮类性味寒热功效速查

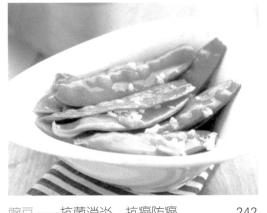

第五章 水产类性味寒热功效速查

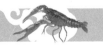

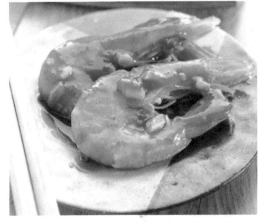

第六章　干果类性味寒热功效速查

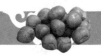

第七章　肉、禽类性味寒热功效速查

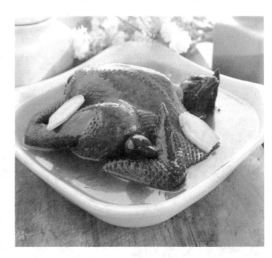

第八章　乳、蛋、豆制品类性味寒热功效速查

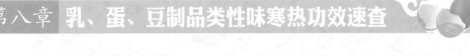

第九章　菌菇类性味寒热功效速查

第十章　调味品及其他类性味寒热功效速查

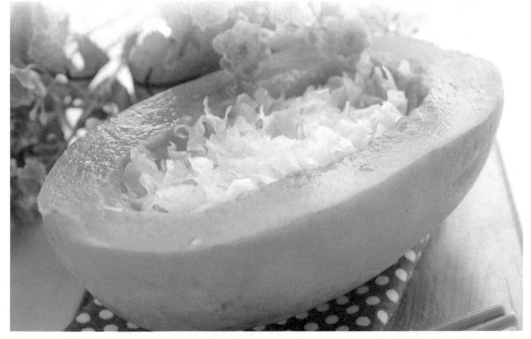

第一章

吃对食物，轻松防病保健康

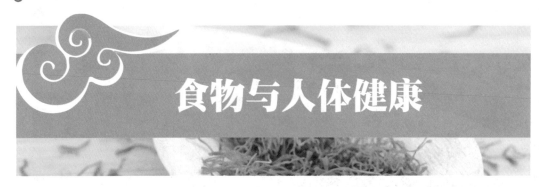

食物与人体健康

食物的种类与营养价值

谷类及薯类

谷类食品包括全谷类和加工谷类两大类。谷物食品主要包括纤维、矿物质、B 族维生素等营养素。

全谷类食品

提到谷类食品，我们会想到面包、麦片粥、面粉、米饭，但鲜有人知道全谷类食品和加工谷类食品之间的区别。全谷类食物中，麸皮、胚芽和胚乳的比例和它们在被压碎或剥皮之前的比例是一样的。面粉、加工面粉、去除胚芽的玉米粉并不是全谷类食物，在食物中加了麸皮的食物也不是全谷类食物。全谷类食物是纤维和营养素的重要来源。它们能够提高我们的耐力，帮我们远离肥胖、糖尿病、疲劳、营养不良、神经系统失常、胆固醇过高及肠功能紊乱等疾病。

加工谷类

谷类在加工时，麸皮和胚芽基本上都除掉了，同时把膳食纤维、维生素、矿物质和其他有用的营养素，如木脂素、植物性雌激素、酚类化合物和植酸也一起除掉了。但加工谷类的质地更细一些，保存期也更长一些。现在，很多加工谷类中被人工加入了很多营养素，也就是说，在这些加工谷类中加入了铁、B 族维生素（叶酸、维生素 B_1、维生素 B_2 和烟酸）。不过，在这种再加工的谷类中，往往不会加入纤维，除了麸皮。

人们吃饭时，不太在意吃到嘴里的是什么食物，就像他们不在意吸收到身体里的是什么化学物质一样。动物在这个食物链的最顶部，所以它们吃了最多的污染物。而食肉的人类还在动物的上端。多吃全谷

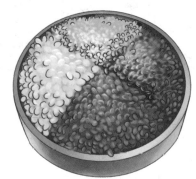

除了一般的营养素，全谷类食物中还含有其他营养素，对身体健康非常重要。木酚素和植物性雌激素（异黄酮素）是类雌激素，存在于一些植物和植物产品中。木脂素化合物或者多酚是非常强的抗氧化物，特别是类黄酮。除了强化免疫系统，它们还有助于预防心脏病和高血压，还能强化身体整个系统。多酚还有抗生素和抗病毒的效果。全谷类食物中发现的另一个重要的补充物是植酸，也叫肌醇六磷酸。所有这些营养素都可以预防癌症。

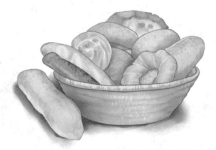

加工谷类食物的膳食纤维和营养素都有所缺失。

类食物的优点之一，是谷类位于食物链的最底部，它们受的污染最轻。所以，多吃谷类可以减少杀虫剂和其他化学物质的摄入。

动物性食物

这一类食物包括猪肉、牛肉、羊肉、兔肉等畜肉类，鸡、鸭、鸽子等禽肉类，水产中的鱼虾、贝类及以上食物的副产品（如奶类和蛋）等。

人体组织的大约 20% 是由蛋白质组成的，人体生长需要 22 种氨基酸来配合，其中只有 14 种能够由人体自身来产生。剩下的 8 种氨基酸是：色氨酸、亮氨酸、异亮氨酸、赖氨酸、缬氨酸、苏氨酸、苯丙氨酸和蛋氨酸。这 8 种氨基酸必须从食物中获得。肉类和豆类组中所有的食物都含有必需氨基酸。

除了蛋白质之外，肉类中还有其他种类的营养物质。但肉类的缺点之一是它含有饱和脂肪。所以，动物性食品的日建议摄入量为 125 ～ 200 克。

豆类及其制品

豆类是指豆科农作物的种子，有大豆、蚕豆、绿豆、赤豆、豌豆等，就其在营养上的意义与消费量来看，以大豆为主。各种豆类蛋白质含量都很高，如大豆为 41%、干蚕豆为 29%、绿豆为 23%、赤豆为 19%。豆类蛋白质的含量较高、质量较好，是非常适合人们食用的植物蛋白，其营养价值接近动物性蛋白。以大豆为例，大豆所含蛋白质较高，1000 克黄豆蛋白质的含量相当于 2000 克瘦猪肉或 3000 克鸡蛋或 12 千克牛奶的含量。因此，黄豆被人们称之为"植物肉"。另外，大豆氨基酸的组成与牛奶、鸡蛋相差不大，豆类氨基酸的组成特点是均富含赖氨酸，而蛋氨酸稍有不足。研究证明，食用豆类还能够降低人体脂肪含量。

蔬菜水果类

这类食物中，除含有蛋白质、脂肪、糖、维生素和矿物质外，还有成百上千种植物化学物质。这些天然的化学物质，是植物用于自我保护、避免遭受自然界细菌、病毒和真菌侵害的具有许多生物活性的化合物。尽管人们目前对每一种植物化合物的生物活性还不完全了解，但可以肯定的是它们对人类健康（包括预防和对抗皮肤过敏、各种病原体的入侵乃至人类衰老和癌症等），都有着重要影响。

植物化学物质具有一系列潜在的生物活性，如提高

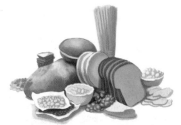

谷类的建议日摄入量为 300 ～ 500 克。

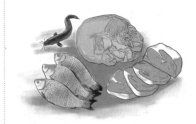

动物性食物的种类极为丰富，是人类获取蛋白质、脂肪、热量及多种矿物质和维生素的重要来源。

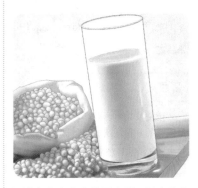

豆类中含有丰富的蛋白质，对人的生存有着重要影响。由大豆制成的豆制品包括豆腐、豆浆等营养也十分丰富。大豆异黄酮有多种结构，其中三羟基异黄酮具有抗氧化剂，对乳腺癌、骨质疏松、心脏病等许多慢性疾病具有预防作用。豆类及豆制品的建议日摄入量为 50 克。

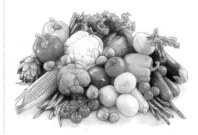

多吃蔬菜可以降低患 2 型糖尿病、口腔癌、胃癌、结肠直肠癌、肾结石、高血压等疾病的风险。蔬菜水果类食物的日建议摄入量为 1000 克。

3

免疫力、抗氧化和自由基、抑制肿瘤生成、诱导癌细胞良性分化等。有激素活性的植物化学物质还可抑制与激素有关的癌症发展。例如，儿茶酚能遏止癌细胞分裂，减缓其扩散速度。黄酮类物质可延长体内重要抗氧化剂（如维生素C、维生素E和β-胡萝卜素）的作用时间，降低血小板活性，防止血液凝集，从而对心血管疾病（如中风、冠心病等）具有预防作用。

食物的成分与身体健康

对于味觉来说，食物仅仅能提供感官上的刺激，我们能品尝出并记住各种食物不同的味道，这也是我们对食物最表层的认识。但对于整个身体，食物提供的不仅仅是味觉刺激，还意味着蛋白质、脂肪、维生素等基本的营养成分，意味着机体的各个器官和系统的正常运行，意味着生命的延续和个体的生长发育。要想了解食物是怎样影响我们的健康，就要先了解它们的基本组成成分有哪些。

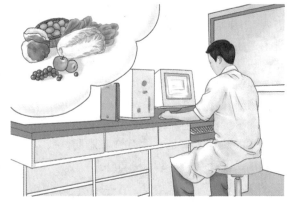

大量的科研人员对食物的营养成分进行研究。

蛋白质

蛋白质是生命与各种生命活动的物质基础，是构成器官的重要元素，由20多种氨基酸按不同的顺序和构型构成的一种复杂的高分子结构。蛋白质存在于肉类、禽类、鱼类、贝类、坚果、种子、豆类、谷类、奶制品和蛋类中。蛋白质也供给热量，碳水化合物、脂肪和蛋白质都含有碳、氢、氧，但只有蛋白质含有氮、硫和磷。所有这些营养素对生命、生长和维持健康都非常重要。

矿物质和微量元素

矿物质和微量元素包括钙、铁、磷、钾、钠、镁、锌等多种物质，这一大类物质不含热量，但是它们是地球上所有物质的构成基础。几乎所有食物都能提供或多或少的矿物质和微量元素，只是种类和数量上有所差别。我们的身体利用、存储和消耗掉矿物质和微量元素，它们支持身体结构和功能，帮助身体产生能量。矿物质有时候相互之间能抵消，我们要通过饮食搭配来保证身体摄取足量的矿物质和微量元素。

维生素

维生素是一组有机化合物，包括维生素A、B族维生素、维生素C、维生素D和维生素E等几大类，它们共同的特点是能够加强氨基酸、碳水化合物和脂肪在人体器官内的新陈代谢。这就是说，尽管维生素本身不能为身体提供能量，但是却能促进新陈代谢，把食物转化成人体所需的能量。B族维生素，包括烟酸、维生素B_2、维生素B_6和维生素B_{12}，能帮助身体释放能量、建立新组织、生成血红细胞，保持神经系统的良好运转。作为抗氧化物，维生素E在细胞氧化过程中保护维生素A和必需氨基酸不受侵害。谷物和动物性食品能提供大量的B族维生素；蔬菜和水果是维生素C的主要来源，维生素D和维生素E及一部分维生素A大量存在于动物性食物中，蔬菜和水果（如胡萝卜、杏果）当中也含有维生素A的植物形式（即胡萝卜素）。

碳水化合物

碳水化合物存在于谷类产品（如面包、米饭等）、玉米、土豆及其他蔬菜、水果和糖果中。它们是由成千上万个葡萄糖分子构成的。消化系统把这些分子分解成独立的葡萄糖分子，进入血液循环。如果它们不能作为能量被马上消耗掉，多余的葡萄糖就会转化成糖原存储在肝脏和肌肉中。当糖原存储到饱和状态时，如果热量的需要也已满足，这些糖原就会转化成脂肪存储在脂肪组织中。

脂肪

脂肪由脂肪酸组成，是由三分子脂肪酸与一分子甘油脱去三分子水构成的酯，通常不溶于水。脂肪酸黏附于一种叫做甘油的物质上。脂肪是人体三大能量来源之一，1克脂肪可供37千焦热量，它是构成机体组织、供给必需脂肪酸、协助吸收利用脂溶性维生素的重要营养素。脂肪存在于黄油、人造黄油、植物油、调味汁、奶制品（脱脂牛奶除外）、烘烤食品、坚果、种子、肉类（肉眼可以看见的脂肪）、鱼类和贝类（肉眼看不见的脂肪）中。脂肪是产生能量的最重要的营养素，所以我们的身体需要一小部分脂肪。胆汁酸能通过血液循环促进脂肪的消化。如果不能作为能量消耗掉，脂肪就会存储在组织中备用。

平衡膳食宝塔

中国居民平衡膳食宝塔是根据《中国居民膳食指南》结合中国居民的膳食结构特点设计的。它把平衡膳食的原则转化成各类食物的重量，并以直观的宝塔形式表现出来，便于群众理解和在日常生活中实行。

平衡膳食宝塔提出了一个营养上比较理想的膳食模式。它所建议的食物量，特别是奶类和豆类食物的量可能与大多数人当前的实际膳食还有一定距离，对某些贫困地区来讲可能距离还很远，但对于改善中国居民的膳食营养状况来说，这是不可或缺的部分。应把它看作是一个奋斗目标，努力争取，逐步达到。平衡膳食宝塔共分5层，包含我们每天应吃的主要食物种类。宝塔各层位置和面积不同，这在一定程度上反映出各类食物在膳食中的地位和应占的比重。宝塔没有建议食糖的摄入量，因为我国居民现在平均吃食糖的量还不多，少吃些或适当多吃些可能对健康的影响不大。但多吃糖有增加患龋齿的危险，尤其是儿童、青少年不应吃太多的糖和含糖食品。要尽量减少食盐和饮酒。

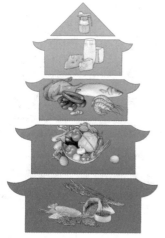

中国居民平衡膳食宝塔中各类食物的组成是根据全国营养调查中居民膳食的实际情况计算的。

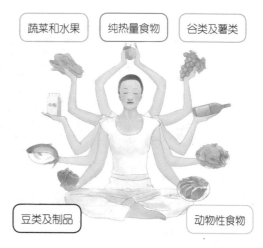

蔬菜和水果　纯热量食物　谷类及薯类

豆类及制品　动物性食物

食物应包括以下5大类：谷类及薯类、动物性食物、豆类及其制品、蔬菜水果类、纯热量食物。

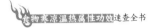

第1类为谷类及薯类：谷类包括米、面、杂类粮，薯类包括土豆、甘薯、木薯等，主要提供碳水化合物、蛋白质、膳食纤维及B族维生素。

第2类为动物性食物：包括肉、禽、鱼、奶、蛋等，主要提供蛋白质、脂肪、矿物质、维生素A和B族维生素。

第3类为豆类及其制品：包括大豆及其制品（如豆腐、豆浆、豆干等），主要提供蛋白质、脂肪、膳食纤维、矿物质和B族维生素。

第4类为蔬菜水果类：包括鲜豆、根茎、叶菜、茄果等，主要提供膳食纤维、矿物质、维生素C和胡萝卜素。

第5类为纯热量食物：包括动植物油、淀粉、食用糖和酒类，主要提供能量。植物油还可提供维生素E和必需脂肪酸。

平衡膳食宝塔建议各类食物参考摄入量

食物	低能量膳食（约7 550千焦）	中等能量膳食（约10 000千焦）	高能量膳食（约11 700千焦）
谷类	300（克/日）	400（克/日）	500（克/日）
蔬菜	400（克/日）	450（克/日）	500（克/日）
水果	100（克/日）	150（克/日）	200（克/日）
肉、禽	50（克/日）	75（克/日）	100（克/日）
蛋类	25（克/日）	40（克/日）	50（克/日）
鱼虾	50（克/日）	50（克/日）	50（克/日）
豆类及豆制品	50（克/日）	50（克/日）	50（克/日）
奶类及奶制品	100（克/日）	100（克/日）	100（克/日）
油脂	25（克/日）	25（克/日）	25（克/日）

特定人群膳食指南

人群	膳食指南
婴儿	1. 鼓励母乳喂养 2. 母乳喂养四个月后逐步添加辅助食品
幼儿与学龄前儿童	1. 每日饮奶 2. 养成不挑食、不偏食的良好饮食习惯
学龄儿童	1. 保证吃好早餐 2. 少吃零食，饮用清淡饮料，控制食糖摄入
青少年	1. 多吃谷类，供给充足的能量 2. 保证鱼、肉、蛋、奶、豆类和蔬菜的摄入 3. 参加体育活动，避免盲目节食
孕妇	1. 自妊娠第四个月起，保证充足的能量 2. 妊娠后期保证体重的正常增长 3. 增加鱼、肉、蛋、奶、海产品的摄入
哺乳期妇女	1. 保证供给充足的能量 2. 增加鱼、肉、蛋、奶、海产品的摄入
老年人	1. 食物要粗细搭配，易于消化 2. 积极参加适度体力活动，保持能量平衡

食物是最好的医药

密不可分的食物与药物

　　饮食决定健康，你所吃的食物在很大程度上决定着你的身体状况。现代医学和营养学的研究成果告诉我们，对人体健康影响最大、最直接的就是我们每天的饮食。饮食为我们提供每日所需的营养素、保持人体各器官的正常运作，是生命活动的基础。如果饮食不当，人体就无法正常运转，疾病也就随之产生了。我国古代人民很早就认识到了这一点，他们非常关注食物的养生功效，形成了博大精深的饮食养生文化。无独有偶，在西方，几千年前的希腊医学之父希波克拉底也曾经说过："你就是你所吃的（You are what you eat）。"

　　但在物质文明高度发达的今天，我们的饮食却越来越不健康了。

> 　　不健康的饮食使我们的身体面临前所未有的挑战，大量的高热量、低营养的食品及不良的饮食习惯等，导致我国肥胖、高血压、糖尿病等慢性疾病的发病率急速上升。

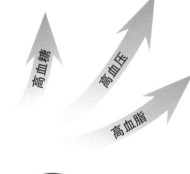

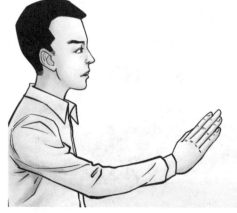

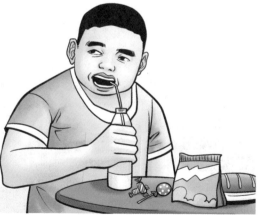

人们的物质生活水平在一天天地提高，一系列的健康新问题也随之产生，是该重新审视我们的饮食了。

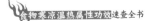

> **怎样吃才健康已成为全民最关注的话题**

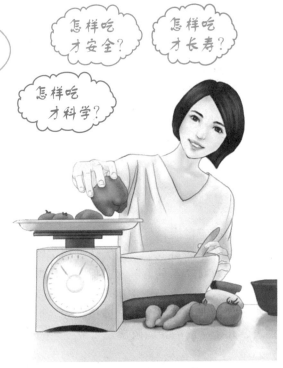

我们大量食用高热量、低营养的加工食品、方便食品等垃圾食品；我们习惯不吃早饭，中午吃快餐，晚饭吃得很丰盛；我们不知道什么是时令果蔬，也从不购买有机食品；我们追随着各种各样的流行"食"尚，却没有自己的饮食标准……不健康的饮食习惯使我们的身体面临前所未有的挑战，人们也越来越多地关注因此引发的一系列疾病，并迫切寻求科学的吃法来提高身体健康。

如今，全民都越来越关注饮食的科学性和健康性。

密不可分的食物与药物

自古以来，食物与医药就是密不可分的，药物来源于食物，食物也演化成为药物。在中国传统医学里，很多药材也可以认为是食材，或者很多食材也是药材。

通过合理而恰当的饮食，人们在吃得满足的同时，还可以治疗或者预防各种各样的疾病。这些也正是中国饮食文化中最博大精深的一部分——将食物与养生紧密结合在了一起，产生了药膳。

食物即是医药，我们的食物为我们的身体提供我们所需求的；食物决定健康，我们所吃的食物在很大程度上决定着我们的身体状况。

究竟什么样的饮食才是健康的饮食呢，我们在吃食物之前，在考虑食物的健康与否的时候，判断的依据是什么？越来越多的营养健康专家给我们提供了各式各样的建议和饮食方案，他们的建议和方案就一定是正确的吗？一定会适合我们吗？在美食面前，我们更有可能会迷失自己的判断力。所以，我们需要的是科学的生活方式和适合自己的饮食方案。

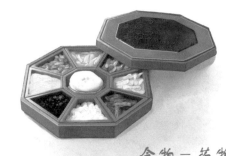

食物＝药物？

中国传统医学非常讲究食物的药用价值，有"药补不如食补"的说法。

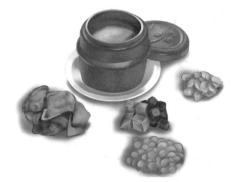

中国养生学经过长期的积累和总结，发展出丰富的药膳理论。

许多研究均强烈指出高血脂、高血糖、低纤维的西式饮食是导致心脏病、糖尿病及癌症的主要因素。

我们看一下膳食纤维的角色，它正是现今典型的西式饮食中所缺乏的。纤维在保持人体健康中至少起两方面的重要作用：首先，它向寄生在大肠的益生菌群提供营养；其次，有证据证明高纤维饮食能阻止肠癌的发生。我们对这两种观念进行了调查，甚至在消化系统置入导航照相机，以发现更多问题。

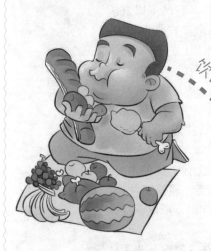

膳食纤维是不易被消化的食物营养素，主要来自于植物的细胞壁，包含纤维素、半纤维素、树脂、果胶及木质素等。膳食纤维是健康饮食不可缺少的，纤维在保持消化系统健康上扮演着重要的角色，同时摄取足够的纤维也可以预防心血管疾病、癌症、糖尿病及其他疾病。

食物使我们远离疾病的危害，其在人体内的作用是什么？人类善于通过自己的第一线防御与疾病做斗争，主要的防线是免疫系统，如肝、肠道内的益生菌群，而强化它们需要补充什么样的食物？

有毒物质摄入过量后我们会感到暂时的不适，如比较普遍的有兴奋作用的有毒物质——酒精，比起那些危害人体健康的毒物，其作用并不明显。医药学专家已能战胜危害发展中国家人民健康的最大杀手，如霍乱及天花。现在许多研究人员更关注的是慢性疾病（如心脏疾病和癌症）。

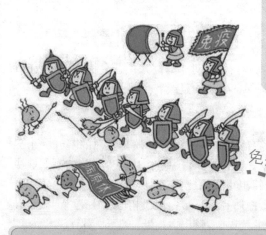

人体有一套精细的排毒系统，但是很多人担心在当今世界，我们对很多有害物质超负荷。"排毒"是指人们尽可能将体内的毒素清除，即使生活在现在这个充满毒素的世界，它也能为我们提供保持健康的机会。我们要证实排毒计划是否真能起到作用。

食物医药的六大优点

（1）取材方便：瓜果蔬菜、五谷杂粮、鱼肉禽蛋、蜂乳饮品、调味佳品等都是居家必备之食品，目前在各地市场上均可采购到，且品种繁多，易于选择。

（2）制作简单：家常食物疗方的制作方法非常简单，有的可以直接食用，即使需要加工的，做法也很简单。只要是懂得一般烹饪常识的人，都能制作。而且，有许多疗方可以一次制备多份，分次使用，只需利用冰箱保持新鲜即可。

（3）价格低廉：如今，家常食物的市场供应量一般很大，而价格逐步呈下滑趋势，因此食物疗法的成本远低于药物疗法，可以说十分经济。

（4）疗效明显：家常食物疗法尽管取材方便、制作简单、价格低廉，但与其他中药材一样，具有性味、功效，所以有明显的治疗作用。

（5）食用可口：现代营养学家认为，家常食物皆含有丰富的水分、蛋白质、氨基酸、有机酸、纤维质、糖类、维生素和钙、磷等矿物质。从口感上说，大部分食物都十分鲜美可口，"良药不苦口"，所以深受人们喜爱。

（6）副作用小：安全可靠是食物疗法的另一大特点。食物是为人体提供生长发育和健康生存所需的各种营养素的可食性物质，所以不会为人体带来不良的影响和干扰，这也正是一般药物所不具备的优点。另外，食物疗法不仅很少会出现副作用，而且还具有一定的解毒作用，如红枣能解药毒，调和诸药；冬瓜可解鱼、酒毒；绿豆亦可解诸毒等。不过，如果过量食用某种食物或没有选对病情有益的食物，那也仍可能会引起人体的不适，但只要及时停止使用，不适的状况就会自动消失。

养生吃什么

对于味觉来说，食物只是提供感官上的刺激。但是对于身体来说，食物意味着蛋白质、维生素、矿物质、脂肪等基本的营养成分，是保证生命的延续和个体的生长发育根本。

蛋白质

蛋白质是人体表现各种生命活动所必需的物质，故说蛋白质是生命的基础。组成蛋白质的基本单位是存在于自然界的 20 种氨基酸。食物中蛋白质营养价值的高低取决于其所含人体必需氨基酸的种类、含量及其相互间的比例是否与人体组织蛋白质相近似，越相近似的营养价值就越高（鸡蛋的蛋白质和人体蛋白质最相似）。

对应食物：牛肉、羊肉、猪肉、鱼肉、虾、鸡肉、鸭肉、鸡蛋、鸭蛋、黄豆、黑豆等。

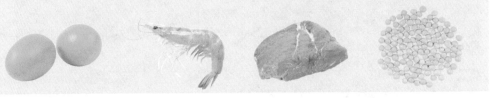

维生素

维生素是一组有机化合物，包括维生素 A、B 族维生素、维生素 C、维生素 D 和维生素 E 等几大类，它们共同的特点是能够加强氨基酸、碳水化合物和脂肪在人体器官内的新陈代谢。

对应食物：动物肝脏、奶、奶制品、西蓝花、菠菜、莴苣、黄豆、橙子、杏仁、小米、大白菜、黄瓜、鸡蛋、鳝鱼、胡桃、荷兰豆、卷心菜等。

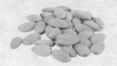

脂肪

脂肪存在于黄油、坚果等中，包括脂肪及类脂两大类，也是人体营养的重要组成成分。构成脂肪的基本单位是脂肪酸（分饱和脂肪酸和不饱和脂肪酸两种）。不饱和脂肪酸人体不能合成，必须通过食物摄入，故称"必需脂肪酸"，如亚油酸、亚麻酸、花生四烯酸等。

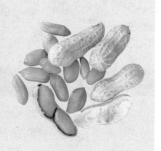

对应食物：花生、核桃、果仁、芝麻、蛋糕、猪肉、花生油、香油、豆油、菜油、猪油等。

矿物质和微量元素

矿物质和微量元素包括钙、铁、磷、钾、钠、镁、锌等多种物质，这一大类物质不含热量，但是它们是地球上所有物质的构成基础。我们身体产生的能量，均是由消耗矿物质和微量元素而产生的。需要注意的是，矿物质有时候相互之间能抵消，我们最好吃健康一些的食品来保证身体摄取足量的矿物质和微量元素。

对应食物：花生油、豆油、猪油等烹调用油脂；肉类、蛋类、奶类、蛋糕及花生、核桃等果仁食物本身所含的油脂。

  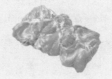 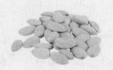

碳水化合物

碳水化合物是一大类具有碳、氢、氧元素的化合物，是人类从膳食中获得热能的最经济和最主要的来源。它按化学结构大致可分为单糖类、双糖类、多糖类。碳水化合物存在于谷类产品（如面包、米饭等）、玉米、土豆及其他蔬菜、水果和糖果中。

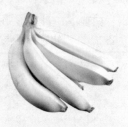

对应食物：小麦、大麦、燕麦、甘蔗、甜瓜、香蕉、坚果、胡萝卜、蔗糖等。

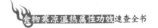

膳食纤维

膳食纤维是一种特殊的营养素，主要来自于植物的细胞壁，包含纤维素、半纤维素、树脂、果胶及木质素等。同时，它还是健康饮食不可缺少的，膳食纤维在保持消化系统健康上扮演着重要的角色，它不仅能减缓消化速度和快速排泄胆固醇，还能起到预防心血管疾病、癌症、糖尿病及其他疾病的作用。最主要的是，膳食纤维还可以起到稀释和加速食物中的致癌物质和有毒物质的移除，保护脆弱的消化道和预防结肠癌的作用。

对应食物：大米、小麦、玉米、牛肉、黄豆、蚕豆、花生、蒜苗、金针菜、茭白、苦瓜、韭菜、冬笋、菠菜、芹菜、柿子、苹果、香蕉等。

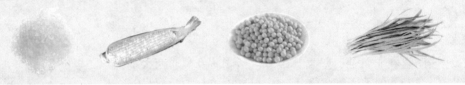

食养应先调和脾胃

脾胃为后天之本，为气血生化之源，食物养生能否得以实施，实施后能否达到预期效果，首先取决于脾胃的功能状态。如果脾胃功能旺盛，可据养生者的实际需求调配膳食，通过脾胃的受纳吸收而发挥其协调脏腑功能的作用。体弱血虚者则需要适当加强血肉之品的补养，酌选高蛋白食物及动物内脏等进行养血。

食物养生要因人而异

人有男女老幼之别，体质有虚实寒热之辨，食物养生也必须因人而异。一般来说，根据人的生长发育过程，要少年重养，壮年重调，老年重保。少年正值生长发育，首当注意培养良好的饮食习惯，不偏食，切忌强力进补。青年时期，机体逐渐成熟，不要盲目进补，应运用食物之偏性去调整人体阴阳之偏颇。老年时，形气始衰，可适当进补，合理搭配，应选清淡、熟软，富含营养，易于消化之食品，如古代养生家所推崇的多种粥食，如山药粥、莲子粥等皆为益寿佳品，且应注意少食多餐。

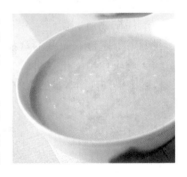

以下是不适合某些人吃的常见食物

白萝卜：身体虚弱的人不宜吃。

茶：空腹时不要喝，失眠、身体偏瘦的人要尽量少喝。

胡椒：咳嗽、咯血、喉干、口臭、齿浮、流鼻血、痔漏的人不适合吃。

麦芽：孕妇不适合吃。

薏米：孕妇不适合吃。

杏仁：小孩吃得太多会产生疮痈膈热，孕妇也不可多吃。

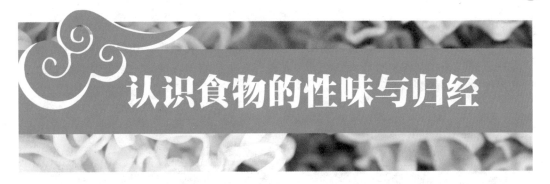

认识食物的性味与归经

四性五味，食物的健康密码

中药有四性五味之说。中医认为，食物同中药一样，不同的食物具有不同的性味。食物的性味指的就是食物的"寒、热、温、凉"四性，和"酸、苦、甘、辛、咸"五味。

健康的饮食就是根据食物的四性五味和人体的寒热虚实，从而选择合适的食物以补充相应的营养素。尤其是在针对某些疾病时选择适当的食物来进行调养。例如，热毒炽盛的患者，饮食上要避免选择温热食物，如桂圆、羊肉等，而要选择具有清热解毒作用的白萝卜、绿豆和属性偏凉的鸭肉、鹅肉等食物。又如脾胃虚弱的患者，温热助补的食物才是最佳选择，如红枣、羊肉、牛肉等。

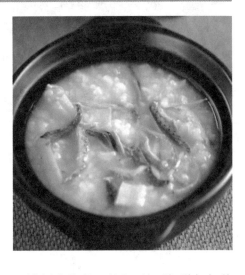

四性，根据中医理论，温热为阳，寒凉为阴。不懂得食物的"性"，就不知道如何养阴敛阳，也就很难明白饮食宜忌的道理。

寒凉性的食物

寒凉性的食物大多具有清热、泻火、消炎、解毒等作用。适用于夏季发热、汗多口渴或平时体质偏热的人，以及急性热病、发炎、热毒疮疡等症。例如，西瓜能清热祛暑，除烦解渴，有"天生白虎汤"之美称；绿豆能清热解毒，患疮疡热毒者宜多选用；其他如梨、甘蔗、莲藕等，都有清热、生津、解渴的作用。

温热性的食物

温热性的食物大多具有温振阳气、驱散寒邪、驱虫、止痛、抗菌等作用。适用于秋冬寒凉季节肢凉、怕冷或体质偏寒的人，以及虫积、脘腹冷痛等病症。例如，生姜、葱白二味煎汤服之，能发散风寒，可治疗风寒感冒；大蒜有强烈的杀菌作用，对肺结核、肠结核、急慢性肠炎、痢疾等都有很好的补养作用；韭菜炒猪肾能治肾虚腰痛；当归生姜羊肉汤能补血调经。

常见平性食物

> 平性的食物，无偏盛之弊，应用很少有禁忌。大多能健脾、和胃，有调补作用。常用于脾胃不和、体力衰弱者。例如，黄豆、花生仁均饱含油脂，煮食能润肠通便，为慢性便秘者的最佳食补方法。

常见寒性食物

> 蔬菜类：苦菜、苦瓜、西红柿、茭白、蕨菜、冬瓜、黄瓜、慈姑、竹笋等。
> 瓜果类：西瓜、甜瓜、香蕉、柿子、桑葚、荸荠等。
> 水产类：紫菜、海带、田螺、蟹、藕等。
> 调味品类：淡豆豉、酱、盐等。

常见凉性食物

> 粮豆类：大麦、小麦、小米、绿豆、豆腐、荞麦、薏米等。
> 蔬菜类：茄子、白萝卜、油菜、菠菜、丝瓜、苋菜、芹菜、蘑菇等。
> 瓜果类：柑、梨、苹果、枇杷、橘、橙子、杧果、菱角等。
> 食畜类：猪皮、鸭蛋、兔肉等。

常见平性食物

> 粮豆类：粳米、玉米、黑豆、赤豆、黄豆、蚕豆、甘薯、扁豆、豌豆、豇豆、黑芝麻等。
> 蔬菜类：洋葱、土豆、黄花菜、荠菜、香椿、大头菜、白菜、芋头、胡萝卜、木耳等。
> 瓜果类：南瓜子、白果、百合、橄榄、榛子、无花果、李子、葡萄、花生等。
> 水产类：莲子、芡实、海蜇、黄鱼、泥鳅、青鱼、鲫鱼、鲤鱼、鳗鱼等。
> 食畜类：猪（肺、心、肉、肾、蹄），牛（肉、奶），鸭、鹅、龟、鳖（肉）及鸡蛋、鸽蛋、鹌鹑蛋、鹌鹑等。

常见温性食物

> 粮豆类：糯米、高粱、刀豆等。
> 蔬菜类：南瓜、韭菜、生姜、葱、芥菜、香菜、大蒜等。
> 瓜果类：木瓜、佛手、桂圆、杏、桃、樱桃、石榴、乌梅、荔枝、栗、枣、核桃等。
> 水产类：鳝鱼、鲢鱼、鳙鱼、淡菜、虾、海参等。
> 食畜类：鹿肉、鸡肉、羊肉、雀肉等，猪肝、猪肚、火腿、羊奶及驴肉等。

常见热性食物

> 蔬菜类：辣椒、花椒、芥子、胡椒等。
> 水产类：鳟鱼。

食物的温热寒凉属性要因人、因时、因地而异，灵活运用，才能维持人体内部的阴阳平衡，维持生命的健康运转。因人而异来食补尤为重要，不同工作性质的人群的食补方式也不一样。建筑工人等体力劳动者因为经常晒太阳，体内容易有热气，需要多进食寒凉食物以滋阴降火；而办公室一族因为有空调等设备调节室内气候，温度适宜，极少出汗，食用寒凉食物就可能伤身。

五味，就是食物的辛、酸、甘、苦、咸五种味道。此外，还有淡味、涩味。人们习惯上把淡附于甘味，把涩附于咸味。

酸味的食物

酸味的食物具有收敛、固涩、安蛔等作用。

例如，碧桃干（桃或山桃未成熟的果实）能收敛止汗，可以治疗自汗、盗汗；石榴皮能涩肠止泻，可以治疗慢性泄泻；食醋、乌梅有安蛔之功，可治疗胆管蛔虫症等。

苦味的食物

苦味的食物具有清热、泻火等作用。

例如，莲子心能清心泻火、安神，可治心火旺引起的失眠、烦躁之症；茶叶味苦，能清心提神、消食止泻、解渴、利尿、轻身明目，为饮料中之佳品。

甘味的食物

甘味的食物具有调养滋补、缓解痉挛等作用。

例如，大枣能补血、养心神，配合甘草、小麦制成甘麦大枣汤，可治疗悲伤欲哭、脏燥之症；蜂蜜、饴糖均为滋补之品，前者尤擅润肺、润肠，后者尤擅建中气、解痉挛，临症宜分别选用。

辛味的食物

辛味的食物具有发散风寒、行气止痛等作用。

例如，葱、姜善散风寒，治感冒；香菜能透发麻疹；胡椒能祛寒止痛；茴香能理气，治疝痛；橘皮能化痰、和胃；金橘能疏肝解郁等。

咸味的食物

咸味的食物具有软坚散结、滋阴潜降等作用。

例如，海蜇能软坚化痰；海带、海藻能消瘿散结气，对治疗甲状腺肿大有良好功效。早晨喝一碗淡盐水，对习惯性便秘有润降之功。

其实，辛酸味也好，苦甘咸味也罢，只有适度食用才能滋阴身体。五味过甚，就需要我们用中气来调和，这就是火气，"火"起来了自然要"水"来灭，也就是用人体内的津液去火，津液少了阴必亏，疾病便上门了。因此，吃任何东西都要有节制，不要因为个人喜好而多吃或不吃，要每种食物都吃一点儿，这样才能保证生命活动所需。

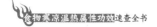

五味与五脏的对应关系

五味，即酸、咸、甘、苦、辛五种味道。中医学认为，食物的五色五味皆可以反映出其大致的功效，并可与五脏相互对应：

酸味食物，入肝，主青色。

甘味食物，入脾，主黄色。

苦味食物，入心，主赤色。

辛辣食物，入肺，主白色。

咸味食物，入肾，主黑色。

由此可见，五色五味对应人体不同的脏腑。根据身体的状况，对应增补很重要，合理膳食，同样可以达到健身、防病、祛病的目的。

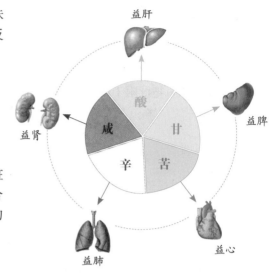

五谷杂粮功效一览

五味	功效	代表食物	代表器官
酸	酸味食物可以刺激唾液分泌、生津、养阴、收敛、固涩，有益于心脏和肌肉，但过食易引起消化不良和牙齿骨骼的损伤	酸枣	肝
甘	甘味食物能补、能缓、能和，具有滋养补虚、缓和痉挛、止痛镇痛的功效，内脏下垂、肌肉下垂者尤适宜食用甘味食物	糯米	脾
苦	苦味食物可以清火去热、醒脑提神、除烦静心、止痛镇痛，四季皆可食用，尤其可作为夏季的消暑祛湿佳品	杏仁	心
咸	咸味食物的主要特征是软和补，具有软坚散结、润肠通便、消肿解毒、补肾强身的功效。但过食易导致高血压、高脂血等症	黑豆	肾
辛	辛味食物具有促进新陈代谢、加快血液循环、增强消化液分泌的作用，可发散、行气、活血。但过食易导致津液损伤、上火	开心果	肺

食物归经，有序地调养身体

食物归经理论是前人在长期的医疗保健实践中，根据食物作用于机体脏腑经络的反应而总结出来的。例如，梨能止咳，故归肺经；核桃仁、芝麻有健腰作用，故归肾经；酸枣仁有安神作用，故归心经；芹菜、莴苣有降血压、平肝阳作用，故归肝经；山药能止泻，故归脾经。由此可见，食物归经理论是具体指出食物对人体的医疗效用所在，是人们对食物选择性作用的认识。

归肝胆经的食物

蔬菜类：西红柿、丝瓜、油菜、荠菜、香椿、韭菜、慈姑、芹菜、茼蒿、黄花菜、枸杞菜、马兰头、槐花等。

瓜果类：梅、梨、柚、桃、枇杷、山楂、樱桃、桑葚、荔枝、杜果、无花果、松子、芝麻、金橘、乌梅等。

水产类：海蜇、淡菜、蟹、龟、青鱼、鳝鱼、鳗鱼、鳗鲡鱼等。

禽畜类：猪肝、羊肝、牛肝、猪肉等。

调味品类：酒、醋、玫瑰花、桂花、茉莉花等。

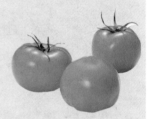

归心经的食物

粮豆类：陈米、小麦、绿豆、赤豆等。

蔬菜类：芹菜、辣椒、慈姑、苦瓜等。

瓜果类：西瓜、甜瓜、柿子、椰子、百合、柠檬、桃子、桂圆等。

水产类：莲、藕、海参等。

畜禽类：猪心、兔肉、牛奶、鸡蛋等。

调味品类：酒。

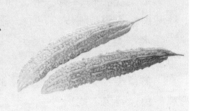

归肺经的食物

粮豆类：糯米、豆腐浆、豆腐皮、薏米。

蔬菜类：生姜、葱、芥菜、香菜、荽瓜、洋葱、大蒜、白萝卜、胡萝卜、芹菜、冬瓜、花椒、蘑菇、慈姑、茼蒿、竹笋、芦笋、百合等。

瓜果类：梨、梅、橘、柚、甘蔗、柿、花生、枇杷、猕猴桃、柠檬、橄榄、松子、香橼等。

水产类：鲢鱼、鲥鱼、鳗鱼、泥鳅、海藻、紫菜等。

禽畜类：猪肺、猪皮、牛奶、羊奶、白鸭肉、鸭蛋、鹅肉、燕窝等。

调味品类：蜂蜜、冰糖、酒、茶、淡豆豉等。

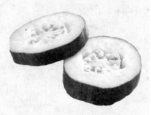

归大肠经的食物

粮豆类：荞麦、玉米、黄豆、豆腐等。

蔬菜类：苋菜、白菜、菠菜、芥菜、竹笋、土豆、冬瓜、茄子、黑木耳、蘑菇等。

瓜果类：柿、梅、杨梅、桃、苹果、柠檬、石榴等。

水产类：菱。

禽畜类：猪肠、火腿。

调味品类：蜂蜜。

归小肠经的食物

粮豆类：赤豆。

蔬菜类：苋菜、苜蓿、黄瓜等。

禽畜类：猪小肠。

归脾经的食物

粮豆类：粳米、糯米、小米、粟米、大麦、小麦、高粱、甘薯、荞麦、黑豆、黄豆、蚕豆、扁豆、豌豆、豇豆、黄豆芽、豆腐皮、豆腐、腐乳等。

蔬菜类：生姜、香菜、苦菜、茄子、西红柿、茭瓜、油菜、荠菜、大头菜、芋头、南瓜、胡萝卜、辣椒、大蒜、山药等。

瓜果类：梅、橘、栗、柚、苹果、枇杷、山楂、罗汉果、荔枝、杧果、无花果、桂圆肉、葡萄、陈皮、花生、椰子等。

水产类：莲、藕、芡实、泥鳅、鲢鱼、鲴鱼、鲤鱼、鳝鱼等。

禽畜类：猪肚、猪肉、猪血、火腿、牛肉、羊肉、狗肉、鸡、鱼、鸭肉、鹅肉等。

调味品类：白糖、蜂蜜、冰糖、酱、花椒等。

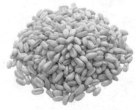

归胃经的食物

粮豆类：粳米、糯米、粟米、大米、大麦、绿豆、黑豆、蚕豆、扁豆、豌豆、黄豆芽、豆腐皮、豆腐、腐乳等。

蔬菜类：芹菜、白菜、包心菜、韭菜、香椿、莴苣、大蒜、葱、白萝卜、胡萝卜、芋艿、土豆、生姜、南瓜、黄瓜、苦瓜、茄子、马兰头、苜蓿、木耳、蘑菇等。

瓜果类：山楂、刺梨、橘、西瓜、甘蔗、香蕉、梨、大枣、猕猴桃、甜瓜、栗等。

水产类：乌贼、带鱼、黄鱼、银鱼、鲫鱼、蟹、菱角等。

禽畜类：猪肉、牛肉、鸡肉、猪肚等。

调味品类：醋。

归肾经的食物

粮豆类：小麦、小米、甘薯、粟米、蚕豆、黑豆、刀豆、薏米等。

蔬菜类：大蒜、芥菜、香椿、韭菜、黄花菜、山药、枸杞菜等。

瓜果类：樱桃、石榴、桑葚、黑芝麻、栗、李、葡萄、核桃、杨梅、白果、西瓜等。

水产类：鳗鱼、鲤鱼、鳝鱼、黄鱼、海蜇、海参、淡菜、虾、蚌肉、龟肉、莲子等。

禽畜类：猪肉、猪肾、猪耳、猪血、猪髓、猪肝、猪心、火腿、鸭肉、羊肉、狗肉、鹿肉、驴肉、雀肉、燕窝、紫河车、鸽蛋等。

调味品类：小茴香、盐、花椒、酱等。

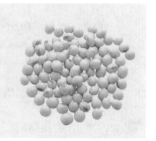

归膀胱经的食物

粮豆类：黄豆类、赤小麦等。

蔬菜类：白菜、冬瓜等。

瓜果类：西瓜等。

水产类：螺等。

禽畜类：雀等。

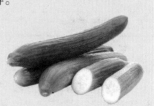

食物的阴阳属性，与人体阴阳密切相关

在中国古代医学家的观念中，自然界的任何事物都是分阴阳的，食物当然也是如此。东方人从食物的外形与味道，食物进入人体产生的寒热温凉作用，向上向外或向下向内作用的方向，以及食物生长的地点、气候、季节的不同，来判断食物的阴阳属性。

那么，生活中哪些食物属于阳性食物，哪些食物属于阴性食物呢？

粮豆类

阳性：面粉、豆油、酒、醋等。

平性：粳米、糯米、玉米、黄豆、黑豆、豌豆、赤小豆等。

阴性：小米、荞麦、大麦、绿豆、豆腐、豆浆等。

瓜菜类

阳性：大葱、生姜、大蒜、韭菜、胡椒、胡萝卜、香菜等。

平性：菜花、藕、山药、白萝卜、甘薯、土豆、西红柿、南瓜、蘑菇等。

阴性：苋菜、菠菜、芹菜、油菜、白菜、冬瓜、黄瓜、甜瓜、西瓜、苦瓜、竹笋、茄子等。

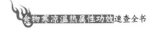

阳性：桂圆、荔枝、莲子、核桃、栗子、花生、乌梅、樱桃、石榴、木瓜、橄榄、李子、桃等。

平性：大枣、苹果等。

阴性：梨、草莓、山楂、百合、香蕉、甘蔗、柿子等。

肉、蛋、奶类

阳性：狗肉、羊肉、鹿肉等。

平性：猪肉、鹅肉、鸽肉、牛奶、鸡蛋等。

阴性：鸭肉、兔肉、鸭蛋。

水产类

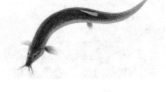

阳性：黄鳝、虾、草鱼等。

平性：鲤鱼、银鱼、大黄鱼、泥鳅等。

阴性：鳗鱼等。

中医学认为，疾病是可以用阴阳来分类，即有的属阴，有的属阳。在进行饮食治疗时，一定要分清疾病属阴还是属阳，即阴证还是阳证，然后在此基础上选择相应的食物进行调养。如果不清楚食物的阴阳属性，就不能运用饮食来治疗或康复疾病。那么怎么区分食物的阴阳呢？

（1）辨味道

具有苦、辛味的生姜、紫苏、韭菜、大蒜、葱、猪肝等属阳，咸味的鱼类、蛤类、海藻类则偏属阴性。

（2）看形状

根和茎叶相比，根属阳，茎叶属阴。因此，牛蒡、洋葱、人参、藕、红薯、芋头、土豆等根菜属阳。

与此相反，白菜、菠菜、卷心菜等叶菜和含水分较多的黄瓜、茄子、西红柿等果菜与根菜相比，皆属阴。

（3）看生长环境

生产于温暖的地区及塑料大棚中的食物属阴，这些场所以外的地方生产的食物属阳。因此，像土豆、大豆等生长在寒冷地方的食品属于阳性，而香蕉、西瓜、甘蔗等生长在温暖地方的食物属于阴性。海洋中的海产品属于阳性，而陆地上产的肉类食品及普通的植物食品，属于阴性。

（4）看季节

食物的盛产期在冬季还是在夏季决定了其阴阳属性。例如，盛产于夏季的食物多属阴性，如西瓜、西红柿、茄子等；盛产于冬季的食物多属阳性，如胡萝卜和藕等。

但是，世界上没有纯阴之体，也没有纯阳之体。任何物质总有阴阳两个方面，但阴阳不可能绝对相等，总有差异，而且阴阳之间是可以相互转化的，所以在区分食物的阴阳属性时，要全方位、多方面地考虑食物生长的地带与气候、生长方式与速度、外形大小、颜色、气味、口感、体温、主要化学成分，以及烹饪所需时间的长短等诸多因素。

测体质

如果你对自己的体质还不是很了解，这里有个小测试可以帮助你判断自己的体质是属阴还是属阳，然后选择适合自己的食物。

阴性体质的特征：

（1）四肢容易冰冷，对气候转凉特别敏感。

（2）脸色比一般人苍白，喜欢喝热饮，很少口渴。

（3）即使炎炎夏日，进入空调房间也会觉得不适，需要喝杯热茶或加件外套才会舒服。

（4）血液循环不好，怕寒冷、潮湿，容易引起关节、肌肉等组织的疾病。

（5）免疫功能低下，易感冒而且反复不愈。

（6）消化功能减退，易腹泻、水肿、夜间多尿。

（7）白带比较多、月经经常推迟而且多有血块，不容易怀孕。

（8）性格比较沉稳，思维比较缜密，有耐心。

阳性体质的特征：

（1）体内营养物质不足，导致对全身的滋养功能减退而表现出"干燥"的特征：口渴，头发干枯，皮肤起皱，尿少，便秘。

（2）多有虚热，四肢温热、怕热，舌苔多呈黄色，脸色红赤。

（3）爱长痘痘。

（4）喜欢喝冷饮，进入冷气房间就倍感舒适。

（5）易流汗，较少出现水肿问题，但很容易因饮食过量而出现便秘的情形，有宿便。

（6）容易心动过速、失眠、焦虑。

（7）月经经常提前、小便量少且颜色深黄。

（8）生性好动、贪玩，坐不住。

看体质，挑选阴阳食物。了解了食物的阴阳属性和人的体质的阴阳特征，在摄取食物的时候就应该注意食物与体质相契合，达到阴阳调和的目的，这样才能保持平和，改善体质，获得健康。看体质挑选食物也要遵循几个原则。

（1）阴阳互补原则：一般来说，体质属于阳性的人，应该多吃阴性食物；而体质为阴性的人，则必须多摄取阳性食物，这样才能使身体达到阴阳和谐的状态。

（2）变化原则：饮食应该随着季节、性别、年龄、工作特性、机体的个别差异而不断变化。例如，如果您居住在热带气候区，那么在炎热的夏季，要尽可能进食阴性食物；而与此相反，北方居民则需要多摄入一些阳性食物。随着年龄的增长，当机体内寒凉因素开始积聚的时候，就应该转向阳性饮食。

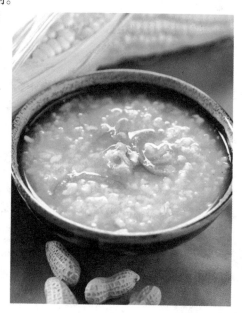

（3）当地原则：尽量选择您所处的气候带生长的食物，因为在不同地带生活的人所适合的消化酶是不一样的。一般来说，人体内的消化酶，比较适合消化生长于当地气候和土壤的食物。这

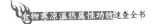

也是很多人到了别的地方水土不服的原因。

膳食中暗藏科学的黄金分割法

所谓"黄金分割"最初是古希腊人毕达哥斯拉的重大发现，又称黄金比，是一种数学上的比例关系。黄金分割具有严格的比例性、艺术性、和谐性，蕴藏着丰富的美学价值。如今，黄金分割法被应用到了很多领域，如摄影、股票，还应用到了人们的膳食养生之中。

平衡膳食建议用 0.618 的黄金分割比例，也就是主食 6，副食 4；粗粮 6，细粮 4；植物性食物 6，动物性食物 4。这就告诉我们主食一定要吃，而且一定要比副食吃得多，要多吃粗粮，多吃蔬菜和水果，不要总是大鱼大肉。

主食 6，副食 4

现代人很多主食吃得很少，甚至几乎不吃主食，副食吃得多，膳食的重点都放在菜上，认为这样不但能控制体重，而且营养更加丰富。但从科学营养的角度来看，如果长期这样下去，对身体健康极为不利。

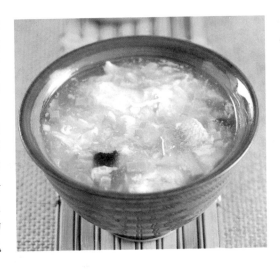

因为米饭及面食的主要成分是碳水化合物，而碳水化合物是我们身体所需的主要"基础原料"。在合理的饮食中，人一天所需要的总热量的 50% ~ 60% 来自于碳水化合物。如果我们每顿都少吃饭、多吃菜，那么就不能摄取足够的碳水化合物来满足人体的需求。长期下去，人就会营养不良，疾病也会不请自来。

粗粮 6，细粮 4

近年来，吃粗粮成了一种时尚。很多人喜欢吃粗粮，认为它营养高、味道好，而且对牙齿、面部肌肉等都比较有益。可是，粗粮虽好，也不宜多吃。因为粗粮中含有过多的食物纤维，会阻碍人体对其他营养物质的吸收。

"食粗吃杂"要视不同人群而定。以 25 ~ 35 岁的人群为例，过量食用粗粮的话，会影响人体功能对蛋白质、无机盐及某些微量元素的吸收，甚至还会影响到人体的生殖能力。尤其对处于这一年龄段的男性来说，饮食中应含有丰富的锌、硒、B 族维生素和维生素 C，而长期进食过多的高纤维食物，会使人体的蛋白质补充受阻，脂肪摄入量大减，微量元素缺乏，以致造成心脏、骨骼等脏器功能及造血功能发展缓慢，降低人体的免疫能力。

目前，联合国粮农组织已经颁布了纤维食品指导大纲，给出了健康人常规饮食中应该含有 30 ~ 50 克纤维的建议标准。研究发现，日常饮食以 6 分粗粮、4 分细粮最为适宜。

植物性食物 6，动物性食物 4

植物性食物主要是指水果、蔬菜、粮食、豆类等食物，动物性食物主要是指鸡、鸭、鱼、肉、蛋、奶等食物。以植物性食物为主的膳食最有利健康，也最能有效预防和控制慢性疾病。这并不是教人不吃动物性食品，而是要多吃粮食、蔬菜和水果，少吃鸡、鸭、鱼、肉、蛋、奶，提倡以植物食物为主、动物性食物为辅的膳食结构，搭配合理。

对世界长寿之乡的饮食结构研究也显示了高度的一致性：以谷菜为中心。豆类、薯类、玉米、水果吃得多，动物食品吃得很少。其中，格鲁吉亚的谷菜食的比率为65%左右，新疆和田与广西巴马的谷菜食的比率高达80%。外高加索的长寿乡除谷菜食外，还摄取一些水果、坚果、乳制品、蛋等。除去其他条件（如遗传、环境、劳动等），谷菜食的偏重程度决定长寿的程度。

但是，如果长期单纯吃植物性食物，会使人体内掌管食物消化的酶系统功能逐渐遭到破坏，最后导致百病丛生，且人体所需脂肪、蛋白质、维生素、微量元素等无法全面供给。所以，只有合理搭配植物性食物和动物性食物，才能全面满足人体对各种营养物质的需要。植物性食物6、动物性食物4的比例就非常科学合理。

具体到每天的饮食标准，医学营养专家建议每人每天摄入1个鸡蛋，250毫升牛奶，500克蔬菜，并多吃大豆，以提高蛋白质摄入量，可以保证营养均衡。

此外，从现代营养学观点看，两种或两种以上的食物，如果搭配合理，不仅不会"相克"，还会"相生"，起到营养互补、相辅相成的作用。

五味搭配：《素问·生气通天论》中："谨和五味，骨正筋柔，气血以流，腠理以密，如是则骨气以精，谨道如法，长有天命。"说明了五味合理搭配的重要性。

粗细搭配：粗粮和细粮搭配既能提高食物蛋白质的生理利用率，又可增进食欲，经常进食少量粗粮，还能提高消化系统的功能。

干稀搭配：单吃过干食品，如米饭、馒头，或单喝稀汤，都不符合营养要求，应该干、稀搭配，这样才可使蛋白质得到补充。

荤素搭配：素食主要是指粗粮、蔬菜等植物性食品，荤食主要指动物性食品。荤素搭配并且以素为主，可获得丰富的维生素、无机盐，并能提高蛋白质的生理利用率，保证人体对各种营养物质需要的满足。从现代营养学的观点来看，单纯吃素对人体可能并无益处。僧侣们大都长寿并非全部得益于素食，而是与其他因素，如环境、生活规律、清净无为等有关。此外，中医学还反对暴饮暴食，提倡少食多餐。

常见食物保健功效	
聪耳作用	莲子、山药、荸荠、蜂蜜。
明目作用	猪肝、羊肝、青鱼、枸杞子、蚌。
生发作用	芝麻、韭菜子、核桃仁。
乌须作用	黑芝麻、核桃仁、大麦。
益智功能	五味子、核桃仁、荔枝、桂圆、大枣、百合、山药、粳米。
强化筋骨	栗子、酸枣、鳝鱼、盐、牛膝、杜仲。
提神解乏	茶叶、荞麦、核桃仁。
补肾壮阳	韭菜、花椒、狗肉、羊肉、鹿肉、海参、鳗鱼。
轻身利尿	荷叶、荷梗、燕麦、高粱米、冬瓜皮、茯苓、泽泻、玉米须。
协助消化	山楂、萝卜、胡椒、葱、姜、蒜。
安神作用	酸枣仁、莲子、百合、桂圆、鸽肉、牡蛎肉。

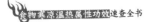

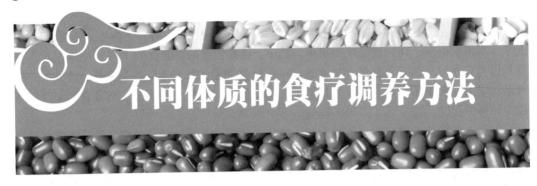

不同体质的食疗调养方法

中医很重视体质，不同体质的个体，其身体素质有很大的差别，在考虑养生方案的时候，就应当根据其不同体质的特殊需要"辨体施养"。

平和体质

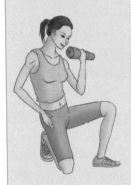

平和体质是最健康的体质，多由先天禀赋良好，加之后天调养得当形成。

体质特征

体形匀称、健壮，肤色润泽，目光有神，唇色红润，精力充沛，睡眠安和，胃口良好。性格随和开朗，平时较少生病，对自然环境和社会环境的适应力较强。

饮食需求

饮食清淡，不宜有偏嗜。顺应四时变化，保持自身与自然界的整体阴阳平衡。也可酌量选食具有缓补阴阳作用的食物，以增强体质。

推荐食物

各类谷物皆宜，顺应季节食用即可。

阳盛体质

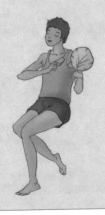

阳盛体质多由过食辛热或脏腑失调所致，以阳气偏盛、热量过多、功能亢奋为主要特点。

体质特征

形体壮实，面色红赤，声高气粗，喜凉怕热，口苦口臭等。阳盛体质的人不易生病，一旦患病，多为突发病、急性病。

饮食需求

多食滋阴、清淡食品；忌食辛辣、燥热、大补之物，如葱姜蒜、牛肉、羊肉等；慎饮酒类。

推荐食物

绿豆、百合、荸荠等。

阳虚体质

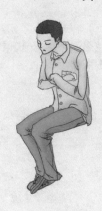

阳虚体质多由先天禀赋不足，或后天调养不当所致。特征以阳气不足为主要特点。

体质特征

疲倦怕冷，手脚冰凉，易出汗，唇色苍白，少气懒言，四肢乏力，喜热饮食，精神不振等。

饮食需求

多食一些甘湿、甘缓的食物，或补阳补气的食物，如板栗、羊肉、核桃等。

推荐食物

核桃、板栗、大枣、桂圆等。

气虚体质

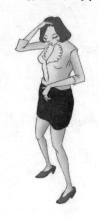

气虚体质多由先天禀赋不足，或后天调养不当，或久病不愈、日久伤身所致。

体质特征

形体消瘦或偏胖，体倦乏力，面色苍白，语声低怯，多汗，不纳饮食或食少腹胀，心悸怔忡，精神疲惫，腰膝酸软，大便溏泄，小便频多，男子滑精早泄，女子白带清稀。

饮食需要

补气养气，温补五脏。宜食易于消化之物，少食生冷、苦寒、肥腻之品。

推荐食物

粳米、小米、糯米、甘薯、大豆、大枣、桂圆、花生、百合等。

血虚体质

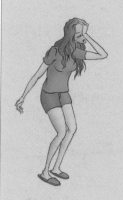

血虚体质多由气血生化不足，或失血过多，或久病损耗，或脾胃功能失常，水谷精微不能化生血液所致。

体质特征

尤以女性多见，主要表现为面色萎黄或苍白，口唇、指甲苍白，头发干枯、容易脱落，常有惊悸反应。

饮食需求

以补肝养血、益气安神为主要原则。

推荐食物

糯米、大枣、桂圆、花生、山药等。

阴虚体质

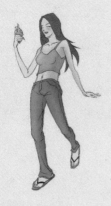

阴虚体质多由阴血不足引起，可由先天禀赋不足，或后天调养不当，或久病不愈所致。

体质特征

体形瘦长，面色潮红，两目干涩，视物模糊，眩晕耳鸣，皮肤偏干，手足心热，易口燥咽干，大便干燥，睡眠质量差。

饮食需求

以养阴降火，滋补肝肾为主要原则，多食用具有补肾养阴的食物，少食辛燥之物。

推荐食物

百合、绿豆、芝麻、大豆、燕麦、糯米等。

气郁体质

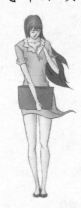

气郁体质多由先天禀赋不足，或后天脏腑功能失调，或长期郁闷烦躁、心情不畅所致。

体质特征

一般形体消瘦，多愁善感，经常闷闷不乐，无故叹气，或者焦躁不安；食欲低下，对新环境的适应力差。

饮食需求

以疏肝、理气解郁为主要原则，可选择食用一些调养脾胃的食物。

推荐食物

大麦、荞麦、高粱、刀豆、百合、山药、开心果等。

血瘀体质

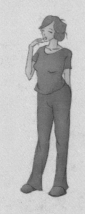

血瘀体质多由先天禀赋不足，或脏腑功能失调，或后天情志长期抑郁，或久居寒冷之地所致。

体质特征

形体多消瘦，皮肤干燥，易生斑，面色晦暗，口唇发暗，眼睛浑浊，容易脱发，面部表情呆板，容易健忘。

饮食需求

以补肝养血、活血化瘀为主要原则；少食寒凉、油腻食物。

推荐食物

黑豆、黄豆、大枣、糯米、开心果等。

痰湿体质

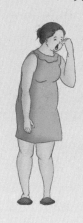

痰湿体质多由先天不足，或后天脏腑功能失调所致，以水液代谢功能减退、痰湿停滞于体内为主要原因。

体质特征

体形肥胖，腹部肥满松软，面部皮肤油脂较多，多汗，痰多，面色淡黄而暗，喜食甘甜，小便不多或微混。

饮食需求

戒肥甘厚味，戒酒，忌暴饮暴食和进食速度过快；饮食应以清淡性平为主。

推荐食物

红豆、蚕豆、扁豆、花生、茯苓、大枣、山药、薏米等。

九种体质饮食宜忌

体质类型	饮食宜忌
平和体质	宜食清热养心、益气养阳食物：西瓜、黄瓜、西红柿、草莓、菠萝、苦瓜
	忌食过酸伤脾食物：樱桃、山楂、橙子
阳盛体质	宜食滋阴润燥食物：甘蔗、秋梨、苹果、石榴、葡萄、菠菜
	忌食辛辣燥烈食物：辣椒、姜、葱及牛肉、狗肉、鸡肉、鹿肉
阳虚体质	宜食补温助阳食物：牛肉、狗肉、羊肉、海马、胡椒、肉桂、荔枝
	忌食凉性食物：梨、西瓜、苦瓜、柿子、柚子、柑、香蕉
气虚体质	宜食益气补虚食物：粳米、狗肉、牛肉、鸡肉、鱼肉、大枣、樱桃
	忌食破气耗气食物：山楂、佛手柑、槟榔、薄荷、荷叶
血虚体质	宜食疏肝解郁食物：杜果、金橘、橙、柚子、藕、黑木耳、桃子、银杏
	忌食易胀气的食物：甘薯、芋艿、蚕豆、栗子
阴虚体质	宜食养元气、补肺肾食物：鸭肉、猪肉、鸡蛋、牛奶、甲鱼、贝
	忌食助火伤阴食物：肉桂、海马、海龙、草豆蔻
气郁体质	宜食行气、解郁食物：小麦、茼蒿、葱、海带、海藻、萝卜、金橘
	忌食酸涩食物：南瓜、石榴、青梅、杨梅、草莓、杨桃、酸枣
血瘀体质	宜食行气活血食物：玉米、粳米、海带、香菜、洋葱、油菜
	忌食涩血食物：乌梅、苦瓜、柿子、石榴
痰湿体质	宜食健脾利湿食物：山药、薏米、茯苓、扁豆、红豆、蚕豆
	忌食气虚生痰食物：李子、石榴、柿子、大枣、柚子、枇杷、甲鱼

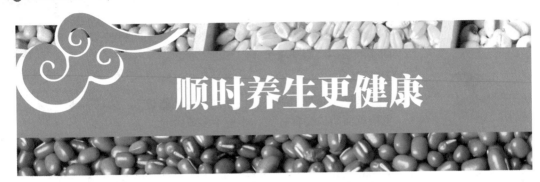

顺时养生更健康

四季变化影响人体健康

《黄帝内经》中说道："人以天地之气生，四时之法成。"可见人体与季节的紧密联系。季节气候环境包括很多气象要素，作用于人体的主要因素有气温、气压、湿度、风速、日照等。那么，春夏秋冬的季节变化是如何影响人体的生理变化的呢？以下一一为你解答。

春季的气候怎样影响人体的生理变化

春季是一个多风的季节，风对人体所起的作用就是促进散热，而且风速越大，散热的作用也就越大，这样一来人体就会觉得寒冷。这个季节人最容易得病。《黄帝内经》曾明确指出："虚邪贼风，避之有时。"意思是，对于能使人致病的风邪要能够及时地躲避它，这一点在春季尤其重要。因为春天是风气主令，虽然风邪一年四季皆有，但主要以春季为主。

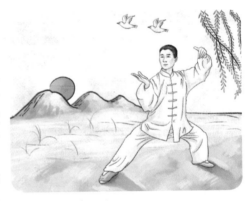

风邪既可单独作为致病因子，也常与其他邪气兼夹为病。因此，风病的病种较多，而且病变复杂，在众多引起疾病的外感因素中，风邪是主要致病因素。医疗气象专家告诉我们，在大风呼啸时，空气的冲撞摩擦噪声使人心里感到烦躁不适，特别是有时大风音频过低，甚至达到"次声波"的标准。科学家们已经发现次声波是杀人的声波，它能直接影响人体的神经中枢系统，使人头痛、恶心、烦躁，甚至置人于死地。此外，猛烈的大风常使空气中的负氧离子严重减少，导致那些对天气变化敏感的人体内化学过程发生变化，血液中血清素分泌增多，让人感到紧张，压抑和疲劳，并会引起一些人的甲状腺负担过重。

还有，大风使地表蒸发强烈，驱走大量的水汽，空气湿度极大地降低，这会使人口干唇裂、鼻腔黏膜变得干燥、弹性减少，容易出现微小的裂口，防病功能随之降低，许多病菌乘虚而入，导致呼吸道疾病的发生，如支气管炎、流感、肺结核等。这也往往是"风助病威"的结果。故《黄帝内经》里说："风者，百病之始也"。意思是，许多疾病的发生，常常与风邪相关联。

夏季的气候怎样影响人体的生理变化

暑、湿为夏季主令，常伴有火热。在正常情况下，夏季不同的气候变化，并不伤人致病。只有当气候急骤变化或人体的抵抗力下降时，它们才会成为致病因素。

暑为夏季六节气的主气，为火热之气所化，独发于夏季六节气。暑邪侵入人体，汗出过多导致体液减少，此为伤津的关键。津伤后，即见口渴好饮、唇干口燥、大便干结、尿黄、心烦闷乱等病。如果不及时治疗，开泄太过，则伤津可以进一步发展，超过一定限度就必将耗伤元气，此时便会出现身倦乏力、短气懒言等一系列阳气外越的症状，甚至猝然昏倒、不省人事而导致死亡。

湿为长夏之主气，在我国很多地区，尤其是南方，既炎热又多雨。人们所说的湿病多见于这个季节。湿邪之病多缠绵难愈，且好伤脾阳。一旦脾阳为湿邪所遏则可能导致脾气不能正常运化而气机不畅，临床可见脘腹胀满、食欲不振、大便稀溏、四肢不温。

秋季的气候怎样影响人体的生理变化

秋季的气候特点主要是干燥，人们常以"秋高气爽""风高物燥"来形容。但由于其天气不断收敛，空气中缺乏水分的濡润而成肃杀的气候，这时候人们常常会觉得口鼻干燥、渴饮不止、皮肤干燥，甚至大便干结等。所以，人们常把初秋的燥气比喻为"秋老虎"，其意思是指燥气易伤人。

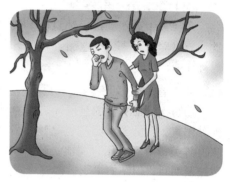

初秋清新的空气有利于呼吸系统的正常运作，但到秋分以后燥气过盛，与风相合形成风燥之邪，首先会侵袭肺所主的皮毛和鼻窍，如果肺的宣发正常，就能很快做出应答，将卫气宣发输布至皮肤、鼻窍，使皮肤、毛发滋润，腠理致密，鼻窍通利，则无论何种燥邪均不能进入体内，使人们可以顺利地度过秋季。假如秋燥之气太盛，超过了人体的防御能力，或虽燥邪不盛，而肺本身的主气、宣发功能薄弱，无力适应秋季的气候变化，无力抵御外邪，则肺所主的皮毛、鼻窍和肺自身就首当其冲，会受到燥邪的危害而产生一系列的病变，常会诱发慢性支气管炎、支气管哮喘等呼吸道疾病。特别是在秋冬之交，受西北风和冷空气的影响，气管炎和支气管哮喘患者病情会有所加重。

冬季的气候怎样影响人体的生理变化

冬季气温低，寒气当令，人体阳气收藏，气血趋向于里，皮肤致密，水湿不能从体表外泄，经肾、膀胱的气化，少部分变为津液而散布周身，大部分化为水，下注膀胱成为尿液，无形中就加重了肾脏的负担。所以，到了冬季，肾炎、肾盂肾炎、遗尿、尿失禁、水肿等病症就容易复发或加重。冬季以寒气为主，若人们不能应时增添衣被，就可使人抵抗力下降，心、胃、肺等脏器的功能紊乱，甚至引起气管炎、胃痛、冠心病复发，引发或加重感冒、关节痛、咳嗽、风湿性关节炎等病症。

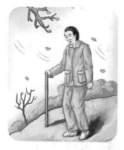

春季饮食养生

春季天气逐渐转暖，万物复苏，整个自然界生机勃勃，欣欣向荣。此时，人体生理功能逐渐开始活跃，为了让身体像大自然一样展示出生机，春季的饮食要顺应阳气升发向上、万物始生的特点，所以选择药膳宜清轻升发，温养阳气，着眼于一个"升"字。

春季养生饮食之宜

中医学认为，春季的进补宜选用清淡且有疏散作用的食物，以下列举一些适宜春天食用的食材，让大家在选择食物时，更加放心。

（1）春季养生宜坚持"三优"原则

春季饮食要讲究"三优"：一优为热量较高的主食，平时可选食谷类、芝麻、花生、核桃和黄豆等，以补充冬季的热量消耗及提供春季活动所需的热量；二优为蛋白质丰富的食物，如鱼肉、畜肉、鸡肉、奶类和豆制品，这些食物有利于在气候多变的春季增强机体抗病能力；三优为维生素和无机盐含量较多的食物，维生素含量多的食物有西红柿、韭菜、芹菜、苋菜等，而海带等海产品，黄、红色水果中含无机盐比较多。

（2）春季宜适当吃些甜食

古代养生著作《摄生消息论》认为："当春之时，食味宜减酸益甘，以养脾气。"春季饮食应以养肝为先，多吃甜食有利于增强肝、脾、胃的功能。春季应当进食的甜味食物主要有红糖、蜂蜜、花菜、胡萝卜等。

（3）春季宜多吃韭菜、荠菜、樱桃、枇杷、春笋

预防疾病最关键的是提高机体的免疫力，而维生素是首选。春季天气冷暖不一，需要保养阳气，而韭菜又是性温之物，最宜养人体阳气。荠菜是野菜中的上品，其气味清香、味道鲜美，对高血压、尿血、鼻出血等病症有较好的防治作用，还能健脾、利水、止血、清热及明目，但孕妇忌吃。樱桃可发汗、益气、祛风及透疹，但身体阴虚火旺、鼻出血等症及患热病者应忌食或少食。枇杷清香鲜甜，果味甘酸，性平，具有润燥、清肺、止咳、和胃、降逆之功效。春笋味甘性寒，具有"利九窍，通血脉，化痰涎，消食胀"等功效，我国历代中医常用春笋治病保健。

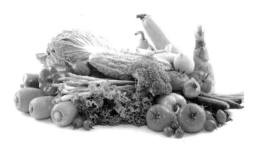

（4）春季养生进补应科学

春季进补应讲究科学。一般来说，体虚的人才需要进补，而虚证又分为气虚、血虚、阳虚、阴虚等类型。概括起来说，气虚者补气，血虚者补血，阴虚者补阴，阳虚者补养，气血两虚者气血双补，阴阳两虚者阴阳双补。只有对症给药，恰当进补，才能发挥补品最佳的效果。

气虚证是常见虚证之一，主要表现为少气乏力、语声低微、呼吸微弱、食欲不振、食后腹胀、腹泻或便溏、脱肛、易出汗、怕风寒、感冒、脉虚或无力等症状。春季常见的补气药材和食材有：人参、党参、太子参、黄芪、山药、刺五加、白术、莲子、白扁豆、大枣、甘草、牛肉、鸡肉、鸽肉、鹌鹑、海参等。

血虚证主要表现为面色苍白或微黄，唇色淡白，头晕眼花，心悸失眠，手足发麻，妇女行经量少、延期甚至经闭等。春季常见的补血药材和食材有：当归、熟地黄、阿胶、何首乌、鸡血藤、白芍、桂圆、动物血、动物肝脏、黑芝麻、黑木耳、红糖等。

阳虚证是常见虚证之一，除有气虚的表现外，还有胃寒肢冷、尿清便溏、白带清稀、阳痿早泄等症状。春季常见的补阳药材和食材有：附子、鹿茸、海马、巴戟天、肉桂、冬虫夏草、杜仲、补骨脂、骨碎补、肉苁蓉、锁阳、淫羊藿、菟丝子、枸杞子、动物肾脏等。

阴虚亦是常见的虚证之一，除有血虚的症状外，尚有午后潮热、手足心热、自汗盗汗、男子遗精、女子月经量少等症状。春季常见的补阴药材和食材有：西洋参、天冬、麦冬、北沙参、玉竹、石斛、女贞子、百合、生地黄、龟甲、鳖甲、猪肺、银耳等。

春季养生饮食之忌

在春天这个万物复苏的季节，有许多适宜人们食用的药材、食材，但也有一部分药材、食材是不适宜在春天食用的。

（1）春季慎用大寒或苦寒药材、食材

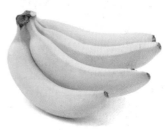

大寒之物可导致脾阳不振、脾气虚弱，出现食欲不振、恶心、呕吐、四肢清冷等病症。此类中药主要有玄参、龙胆、地骨皮等，食物主要有香蕉、柿子、空心菜等。而苦寒之物虽然能够清热泻火，但同时也有伤阴之弊，此类药材主要有黄连、黄柏、黄芩、栀子等。

（2）春季忌多食温热、辛辣食物

春季阳气升发，而辛辣发散为阳气，会加重体内的阳气上升、肝功能偏亢，人容易上火伤肝，而此时的胃部也处于虚弱状态，如果食用温热、辛辣的食物，必定有损胃气。所以春天忌多食温热、辛辣食物。

（3）春季食用菠菜忌去根

菠菜根除含有纤维素、维生素和矿物质外，大量的糖分都集中在菠菜的根部。如果菠菜根配以洋生姜食用，可以控制或预防糖尿病的发生。把菠菜根在水中略烫之后，用香油拌食，有利于肠胃，可辅助治疗高血压病和便秘等病症。不过儿童不宜多食。

（4）春季忌直接食用采集的花粉

春季是花粉成熟的季节，花粉有很高的营养价值和药用价值，是一种天然保健佳品。但直接食用采集的花粉，不但达不到保健的目的，还会导致某些疾病。如常见的虫媒花，其外层坚固，未经处理不易被人体吸收。同时，虫媒花上还常沾有可以使人致病的微生物。

（5）春季脑卒中患者忌吃鲦鱼

春季气温升高，万物生发，肝脏功能也趋于活跃，易出现肝火旺盛的情况。而脑卒中多因肝经火热或痰火所致，中医强调忌食温热味厚制品。鲦鱼温热且味甘，易生痰湿，多食能引动痰火，若脑卒中患者在肝火上扬的季节食用鲦鱼，必会加重病情。

（6）春季忌无节制食香椿

香椿被称为"树上蔬菜"，是香椿树的嫩芽，也是春季时令蔬菜之一。但香椿性平而偏凉，苦降行散，且为大发之物，患有痢疾、慢性皮肤病、淋巴结核、恶性肿瘤者食用后会加重病情。

（7）春季忌多喝饮料

春季肝火上扬会影响到脾胃，所以春季易出现脾胃虚弱的情况。在果汁、汽水及其他饮料中，一般均含有糖、糖精、电解质和合成色素等物质。饮用这些饮料后，在胃里停留时间较久，很容易刺激胃黏膜，影响食欲和消化功能，而且通过血液循环，增加肾脏过滤负担，影响肾功能。同时，过多地摄入碳水化合物会增加脂肪，导致人肥胖。

（8）春季忌一上火就吃解毒丸

刚到春季，不少人家中准备了各种降火药，一旦出现口腔溃疡、牙疼等就吃上几粒。

其实在专家眼中，一上火就乱用降火药，是最大的"灭火"禁忌。

春主发，燥是一大特点，很多人会出现口舌干燥、大便干结等"上火"症状。中医将"上火"分实火和虚火，要根据"火种"来灭火。比如牛黄解毒丸对降实火，也就是有大便干结的症状，有用，但对因脾胃虚弱引起的上火作用不大。

预防上火应做到每日多食果蔬，多饮水，规律排便等，还可以多饮用菊花茶、金银花茶。

夏季饮食养生

夏季天气炎热，肤腠开泄，体力消耗比其他季节大。同时由于昼长夜短、睡眠不足等原因，人们的体质往往都会有所下降，常使人有"无病三分虚"的感觉。由此，中医养生学提出了"清补"的理论。

夏季养生饮食之宜

（1）夏季饮食宜以素淡为主

夏季饮食应该多吃清凉可口、容易消化的食物，如粥。而在菜肴的搭配上，要以素为主，以荤为辅，选择新鲜、清淡的各种时令蔬菜。除了蔬菜，夏季也是水果当道的季节。水果不仅可以直接生吃，还能用来做各种饮品，既好吃，又解暑。

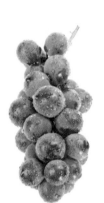

（2）夏季饮食宜适当吃酸味食物

酸味食物如西红柿、乌梅、山楂、杧果、葡萄、柠檬等的酸味能够敛汗、止泻、祛湿，既可以生津止渴、健脾开胃，又能够预防因流汗过多而耗气伤阴。

（3）夏季食用水果宜分寒热体质

虚寒体质的人，代谢慢，热量少，很少口渴，属于胃寒之症，应当选择温热性的水果，如荔枝、核桃、樱桃、石榴等；而热性体质的人代谢旺盛，常会口干舌燥、易烦躁，便秘，应选择寒性水果，如瓜类水果、香蕉、柚子、猕猴桃等。而平和类的水果，如葡萄、杧果、梨、苹果等，不同体质的人都可以食用。

（4）夏季宜多吃百合、含钾食物、富水蔬菜、鸭肉、鳝鱼、凉拌菜、绿茶

百合可以润燥，常食有润肺、清心、调中之效，可止咳、止血、开胃、安神，是夏季老少皆宜的食物。

长期缺钾易致中暑，所以夏季要多吃些含钾丰富的食物，如黄豆、绿豆、蚕豆、豌豆、香蕉、西瓜、菠菜、海带等。

富水蔬菜多为高钾、低钠食物，兼有排毒和清热功效，夏季多吃有益。

夏季多食鸭肉，能滋补五脏之阴，清虚痨之热，和脏腑之道，既能补充夏季因天热厌食所缺的机体所需，又能祛除暑热。

"夏令黄鳝赛人参"，鳝鱼性温，味甘，归肝、脾、肾经，有补虚损、强筋骨、祛风湿的作用。

夏季天热，人体火气也大，容易食欲不振，凉拌菜成了夏令时菜，特别是一些当季蔬菜，既可以避免人们未虚而补，又可以提高人体免疫力。

绿豆能消暑止渴、清热解毒、利水消肿，但脾胃虚寒易泻者忌吃。

绿茶具有清热、消暑、解毒、去火、降燥、止渴、生津、强心提神的功效，夏季可常饮。

（5）夏季宜多吃醋

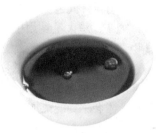

在炎炎夏日，由于气温高，出汗多，一方面人的唾液和胃里的消化酶分泌减少，食欲普遍下降；另一方面胃酸浓度降低，胃肠蠕动减弱，消化功能也随之减弱。由于食醋含有氨基酸、有机酸的香味，能刺激大脑管理食欲的中枢，增进食欲，并促进消化液的分泌，提高胃酸浓度，有助于食物的消化与吸收。因此，酷暑盛夏宜多吃点醋。

夏季，由于人体出汗多，适当多食用些醋，可以帮助提高胃肠的杀菌能力，有效地防治痢疾、食物中毒等病症的发生。此外，炎炎夏日，人们在参加生产劳动或体育锻炼时，新陈代谢旺盛，体内积聚着大量乳酸，使人容易疲劳和不舒服。醋具有促进体内乳酸安全氧化和调节体液酸碱度的作用。所以，多吃醋能很快地解除疲劳，恢复精力。

夏季养生饮食之忌

（1）夏季慎用温里和补阳之药食

温里类药食易耗阴助火，应尽量不要在夏季食用，如必须食用，宜相应减少剂量，缩短用药时间。此类药材有附子、肉桂等。

补阳类药食多性温，适用于肾阳虚证，但是夏季也要慎用，因其会助火伤阴，此类药物有肉苁蓉、锁阳、仙茅、海狗肾等。

（2）夏季忌多吃寒凉食物、热性食物及调料

夏季人的消化功能较弱，过多食用寒凉食物，易诱发肠胃痉挛，引起腹痛、腹泻。而夏季人体普遍内燥外热，如果再食用热性食物及调料（八角、小茴香、桂皮、花椒、白胡椒、五香粉等），无疑会让人体虚火上升，还可能导致疖疮。

（3）夏季忌多食坚果、牛蛙肉

坚果是高热量、高脂肪的食物，夏季食用过多，可能会导致消化不良等疾病。夏季的农田一般都会使用农药、化肥，导致以昆虫为食的牛蛙也会因误食而受到化学污染。人食用受污染的牛蛙容易引起不良的后果。

（4）夏季忌饮冷牛奶，忌选用红黄色苦瓜

夏季气温高，牛奶成了细菌最佳的培养基，人饮用冷牛奶后轻则致腹痛，重则可能引起肠道疾患。苦瓜是夏季的食用佳品，在选择时以表面有棱和瘤状突起、呈白绿色或青绿色、富有光泽的为上品。如果已经变成了红黄色，则表明苦瓜已成熟或者放置太久，这样的苦瓜不仅味道和口感差，而且也没有营养价值。

（5）夏季忌食烂生姜

俗话说："冬吃萝卜，夏吃姜，不劳医生开药方。"生姜为四辣（葱、姜、蒜、辣椒）之一，是家庭日常烹调不可缺少的重要调味品。但是，值得注意的是，忌食烂生姜。有人说："烂姜不烂味"，这种说法是不可取的。因为，生姜腐烂以后，会产生一种毒性很强的有机物——黄樟素。它能使肝细胞变性，易诱发肝癌和食管癌。

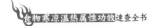

（6）夏季中暑饮食四忌

第一，夏季中暑忌大量饮水。中暑患者应该采用少量、多次饮水的方法，每次以不超过300毫升为宜，切忌狂饮。因为，大量饮水不但会冲淡胃液，进而影响消化功能，还会引起反射排汗亢进。结果造成体内的水分和盐分大量流失，严重者可以促使热痉挛的发生。

第二，忌大量食用生冷瓜果。中暑患者大多脾胃虚弱，如果大量食用生冷食物、寒性食物，会损伤脾胃阳气，使脾胃运动无力，寒湿内滞，严重者出现腹泻、腹痛等。

第三，忌吃大量油腻食物。中暑后应少吃油腻食物，以适应夏季胃肠的消化能力。吃大量油腻食物会加重胃肠的负担，使大量血液滞留于胃肠道，输送到大脑的血液便相对减少，人体会感到疲倦加重，更易引起消化不良。

第四，忌单纯进补。中暑之后，暑气未消，虽有虚证，却不能单纯进补，如果过早进补，则会使暑热不易消退，或使已经逐渐消退的暑热复燃。

（7）夏季忌空腹吃西红柿

西红柿是一种既可当水果又可当蔬菜的食物，酸甜可口，营养丰富，含有丰富的维生素C及钙、铁、磷等矿物质，深受人们的喜爱。

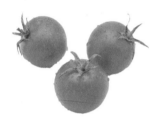

但是，西红柿中含有大量的胶质、果质、棉胶酚等成分。这些物质很容易与胃酸发生化学反应，凝结成不溶性的块状物质。这些块状物质有可能把胃的出口堵住，使胃内的压力升高，引起胃扩张，甚至产生剧烈的疼痛。而在饭后吃西红柿，胃酸与食物充分混合后，大大降低了胃酸的浓度，就不会结成硬块了。因此，夏季忌空腹吃西红柿。

秋季饮食养生

秋季天气干燥阴冷，人体内的水分相对减少，若摄水量太少，会损体内的"阴分"。秋季如不注意调节，可能会引起心血管、肠胃消化系统疾病，故秋季进行平补很重要。平补即用甘平和缓的补益方药进补，以达到保健养生、治疗体虚久病等目的。

秋季养生饮食之宜

（1）秋季饮食宜"多酸少辛"

肺主辛味，肝主酸味，辛味能胜酸，所以要多摄入酸性食物，以加强肝脏功能。从食物属性来讲，少吃辛食、多吃酸食有助生津止渴，但也不能过量。

（2）秋季饮食宜重于养阴、讲究凉润

夏季的烘烤耗尽了人体预存的能量，加上秋季天气干燥阴冷，人体内的水分相对减少，若摄水量太少，会有损体内的"阴分"，可能会引起心血管、肠胃消化系统疾病。所以要多吃些既有清热作用又可滋阴润燥的食物，如野菊花、梨、蜂蜜、银耳等。

秋季宜采取平补与润补相结合的方法，以达到养阴润肺的目的。补肺润燥要多食用芝麻、蜂蜜、水果等甘润食物。此外，还应多食白萝卜、胡萝卜、豆腐、甘蔗、柿子、香蕉、橄榄、菠萝等。

（3）秋季去烦忧宜用饮食调理

情绪低落时，可以吃些健脑活血、兴奋神经系统、改善血液循环的食物，如核桃、鱼

类、鸡蛋、瘦肉和豆制品等，还有羊肉、巧克力等也有助于消除人的抑郁情绪。

（4）秋季饮食养生宜补充维生素 B_2

秋天寒冷干燥，有的人感到脸庞紧绷，甚至连嘴唇都会出现干裂等。其主要原因是缺少维生素 B_2。含维生素 B_2 较多的食物包括动物的肝、肾、心，奶及其制品，禽蛋类，豆类及其制品，谷类等。

（5）秋季宜多吃柑橘、苹果、板栗

柑橘含有叶黄素，对视网膜中的"黄斑"有很好的保护作用，秋天柑橘上市量最大，宜少量多吃。而苹果的保健作用是多方面的，果酸可保护皮肤，并有助于治疗痤疮和老年斑，还可降低血压；所含的鞣酸、有机酸、果胶和纤维既能止泻，又能润肠通便。栗子能养胃健脾、壮腰补肾、活血止血，肾虚者不妨多吃。

（6）秋季保护眼睛宜喝菊花茶

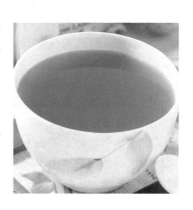

菊花对治疗眼睛疲劳、视物模糊有很好的疗效。自古以来，我们的祖先就知道菊花能保护眼睛的健康，除了涂抹眼睛可消除水肿之外，平常也可以泡一杯菊花茶来喝，能使眼睛疲劳的症状消失。如果秋季每天喝 3~4 杯菊花茶，对恢复视力也有帮助。

菊花的种类很多，不懂门道的人会选择花朵白皙，且大朵的菊花。其实，又小又丑且颜色泛黄的菊花反而属上乘。菊花茶是不需加茶叶的，将干燥后的菊花放入茶壶内，用沸水泡或煮浓汁饮用，是秋季很好的保健饮料。

（7）秋季宜多吃玉米、甘薯

"粗细粮搭配"，是营养学家所提倡的合理主食结构。在粗粮中，玉米占有重要地位。从营养角度看，虽然它所含蛋白质并不多，但合理食用却有益健康。玉米碳水化合物占 70% 以上，能给人体提供能量。玉米含有较多的膳食纤维，能促进肠蠕动，缩短食物残渣在肠中滞留的时间，减少人体对毒素的吸收，有通便和抑制肠癌的作用。此外，玉米中的镁、钙和胡萝卜素的含量比一般谷物多，能舒张血管，防止高血压病和清除自由基，对延缓衰老十分有益。

此外，秋季要多吃甘薯。甘薯含有丰富的淀粉、维生素、纤维素等人体必需的营养成分，还含有丰富的镁、磷、钙等微量元素和亚油酸等。这些物质能保持血管弹性，对防治老年习惯性便秘十分有效。

秋季养生饮食之忌

（1）秋季养生忌乱进补

一忌无病进补。无病进补，既增加开支，又害其身。如长期服用葡萄糖会引起发胖。二忌慕名进补。认为价格越高的药物越能补益身体，这种观念是不可取的。如果滥服会导致兴奋过度、烦躁激动、血压升高及鼻孔流血。三忌虚实不分。中医的治疗原则是虚者补之，不是虚证病人就不宜用补药。四忌多多益善。任何补药服用过量都有害。

（2）秋季进补品忌与鞣酸类水果同食

鞣酸类水果主要包括柿子、葡萄、山楂、青果等，与补品同食，不仅会降低进补品中

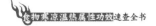
蛋白质和钙等矿物质的吸收率，甚至还可能与蛋白质等结合成一种不易被人体消化的名叫鞣酸蛋白质的物质，然后和钙一起刺激肠胃，导致人体消化不良，甚至发生过敏反应。

（3）秋季忌生食鲜藕、花生、白果

秋季是疾病的高发季节，尤其是寄生虫病，而秋藕就是水生寄生虫姜片虫的寄居佳所。若食用生藕，姜片虫就会寄生在人体小肠中，其卵发育至成虫，附在肠黏膜上，造成肠损伤和溃疡，使人发生腹痛、腹泻、消化不良等病。若小孩食人后果更严重，不仅患儿会出现面部水肿，还会影响小孩的身体发育和智力。花生在生长过程中可能被鼠类、寄生虫卵污染，生吃易感染流行性出血热或寄生虫病。白果外种皮含有毒成分，生食和多食会引起中毒。

（4）忌用单喝水的方法缓解秋季干燥

进入秋季，天气渐渐转凉，不少人觉得口干舌燥。专家认为，这是秋燥的一种表现，要缓解这种现象，应从饮食、生活作息和情绪调节三步入手，忌用单喝水的方法。

在经历过夏天的暑热后，进入秋天暑热未尽，再加上多风、多雨，人体很容易出现燥热。所以，入秋后天气仍然很热，体内的热遇风寒，就会出现外感，肺胃受邪时，容易出现口干、咳嗽、口鼻干燥、有痰咳不出、口苦、大便干燥等现象，有的人还会出现口腔溃疡。这些都和内火有关，喝水只能起到部分作用，还需要用清热、养阴、润燥的方式来应付。

第一步是饮食调节。忌食用辛辣、刺激、油腻的食物，因为这些食物会起到盛湿生热的作用，对于秋燥来说，正好是"火上浇油"。应多吃养阴润肺的食物，如梨、猕猴桃、西瓜等。蔬菜中绿叶菜是最好的，可以帮助保持大便通畅。针对秋季的天气，多喝冬瓜汤、冰糖梨水对缓解口干会有一些好处。第二步是生活节奏的调整。入秋后，天气渐渐转凉，对睡眠有好处，正好用来好好"补觉"。应该顺应自然规律，按时睡觉、起床，不熬夜，减少对身体的伤害。第三步是调适情绪。经常生气、工作压力大，也会变成秋燥的"帮凶"，会加重不舒服的程度。所以，保持乐观的情绪也能减轻燥热的不适之感。

（5）秋季生吃水果忌不削皮

秋季是一个丰收的季节，水果也不例外。有些人认为，果皮中维生素含量比果肉高，因而生吃水果时连皮一起吃。其实，这种做法很不科学。

因为，在水果的表皮有一层蜡质，农药可渗透其中，并残留在蜡质中。如果长期连皮一起生吃水果，农药残毒在人体内就可能积蓄，引起慢性中毒，损害神经系统，破坏肝功能，影响人的生殖与遗传。

冬季饮食养生

冬季天气寒冷，寒邪易伤肾阳。中医养生学认为，冬季适宜温补。在冬天，根据体质和疾病的需要，有选择性地食用温性药材和食物，可以提高人体的免疫功能，如此不仅能够改善畏寒的现象，还能有效地调节体内的物质代谢，最大限度地把能量贮存于体内。

冬季养生饮食之宜

（1）冬季饮食养生宜坚持"三要"

一要御寒。人怕冷与其体内缺乏矿物质有关，因此在注重保存热量时，冬季还应补充矿物质。二要保温。保温要强调热量的供给，可多食用富含有蛋白质、脂肪或碳水化合物的食物，这类食物有肉类、蛋类、鱼类及豆制品等。三要防燥。冬季干燥，人们常有鼻干、

舌燥、皮肤干裂等症状，应多补充维生素 B_2 和维生素 C。维生素 B_2 多存在于动物的肝、蛋类、乳酪中，维生素 C 多存在于新鲜蔬菜和水果中。

（2）冬季饮食养生宜补阳气，宜适当吃点甘寒食品

冬季天寒地冷，饮食应该以补阳为主，多吃些能增强机体御寒能力的食物，如羊肉、狗肉、牛肉、乌龟、鹿肉、海带、牡蛎等，还应多吃些富含碳水化合物、蛋白质、脂肪、维生素和无机盐的食物，如海产品、鱼肉类、家禽类食物。

中医学认为，冬季可选择一些甘寒食品来压住燥气，如兔肉、鸭肉、鸡肉、鸡蛋、芝麻、银耳、莲子、百合、白萝卜、白菜、芹菜、菠菜、冬笋、香蕉、梨、苹果等。

（3）冬季宜科学饮食，避免肥胖

冬季人体运动少，能量消耗也少，在和其他三季摄入同样食物的情况下，冬季的能量更容易化为脂肪储存在人体内，因此要控制和平衡饮食。上午可多吃，要控制晚餐的进食量。

（4）冬季宜多吃红色食品、荞麦、橄榄

南瓜、洋葱、山楂、红辣椒、胡萝卜和西红柿等红色食品所含的 β-胡萝卜素可防治感冒。冬季为脑出血和消化性溃疡出血高发期，荞麦含有丰富的维生素 P，对血管壁有保护作用。高血压、冠心病等易受气候变化的影响，荞麦中含大量的黄酮类化合物，尤其富含芦丁，能促进细胞增生和防止血细胞的凝集，还有降血脂、扩张冠状动脉、增强冠状动脉血流量等作用。橄榄有生津止渴的功效，且冬季人们喝酒较多，橄榄能帮助解酒。

（5）冬季保健宜多喝红茶

冬季是万物生机潜伏闭藏的季节。秋去冬来，气温骤降，寒气逼人，人体生理功能减退，阳气减弱，对能量与营养要求较高。红茶是冬季最佳饮品之一，冬季适宜喝祁红、闽红、川红、粤红等红茶。中医学认为，红茶性味甘温，含有较多蛋白质，可以补益身体，养蓄阳气，生热暖腹，增强人体对寒冷的抗御能力。此外，常喝红茶可以去油腻、开胃口、助养生，使人体更好地顺应自然环境的变化。

（6）冬季宜食羊肉

羊肉是我国民间传统冬令进补的佳品。明代大药物学家李时珍的《本草纲目》中记载，羊肉能补中益气，开胃健力。羊肉营养丰富，性热味甘，具有暖中祛寒、温补气血、开胃健力、益胃气、补阴衰、壮阳肾、增精血的功效，还可通乳治带，有益于产妇。羊肉在冬季食用对身体更为有益。因为，羊肉所含的热量比牛肉还高，冬天吃羊肉可促进血液循环。羊肉中铁、磷等物质的含量比其他肉类高，适于各类贫血者食用。妇女、老年人气血不足、身体瘦弱、病后体虚等，冬季不妨多吃羊肉，可养气血、补元阳、益肾气、疗虚弱、安心神、健脾胃、御寒气、健体魄。

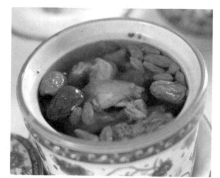

（7）冬季养生宜多食大枣

冬季多食用大枣，可以弥补人体维生素的不足。研究表明，大枣中维生素 A、维生素 C 和维生素 D 的含量大大高于蔬菜和水果。尤其是含有生物类黄酮物质，能保护维生素 C 不受破坏。因此，人们把大枣誉为"天然的维生素丸"，是人体抗衰老的佳品。

民间有"一天吃三枣，终身不显老"的说法。大枣既能滋补养血，又能健脾益气，抗疲劳、养神经，还有保肝脏、抗肿瘤、增强机体免疫力的功能，特别是对于贫血虚寒、肠胃病等病的防治十分有效，长期服用可使人延年益寿。

冬季养生饮食之忌

（1）冬季进补忌凡补必肉，感冒忌随便进补

冬季人体代谢较慢，身体容易聚集脂肪，所以进补应尽量选择清淡的饮食。若是重度感冒伴有发热头痛，最好不要进补，否则可能外邪不清，既耽误感冒的治疗，又没有进补效果。

（2）冬季阴虚者忌食用偏温性食物；热淋患者忌食南瓜

阴虚者忌食羊肉、狗肉、桂圆、核桃等偏温性食物，否则容易助长火气，严重者还可引发口干舌燥、口疮面疮。热淋患者应食寒凉清热通淋之物，而南瓜属温热性食物，会导致热淋患者小便更为困难，甚至滴沥灼热疼痛、小便下血等，故忌食。

（3）冬季忌盲目食用狗肉；肉类忌与茶水同用

为防止感染旋毛虫病，应购买经过卫生部门检疫过的狗肉。另外，将狗肉洗切后要放在水中煮约半小时，而且在狗肉剁好后，还要将手用醋或肥皂水浸泡洗净，以防感染诸如狂犬病之类的病毒。茶叶中含有的大量鞣酸和肉中的高蛋白结合后会产生具有收敛性的鞣酸蛋白质，使肠胃蠕动减慢，延长粪便在肠道里的滞留时间，既容易形成便秘，还会增加有毒及致癌物质被人体吸收的可能性。故肉类忌与茶水同用。

（4）冬季忌用喝酒来御寒

喝酒让人有温暖的感觉，仅仅是因酒麻痹了人对冷的感觉而已，而且这种热量是暂时的，等酒劲儿一过，人会更寒冷，还会使抗寒能力减弱或者出现头痛、感冒甚至冻伤等症状。因此，冬季饮酒抗寒只能短时起作用，且有害于身体健康。所以冬季忌喝酒抗寒。

（5）冬季进补忌乱服壮阳药

冬季是进补的最好时机。所以，一些体弱多病者和某些妇女，总想服用一些壮阳药治病或御寒，特别是新婚夫妇。壮阳药多具有类似性激素的作用，它的功效可概括为壮肾阳、益精髓、强筋骨、兴奋性功能，主要适用于阳痿、早泄、性欲减退、小便清长、形寒肢冷、白带清稀如水或宫寒不孕等阳虚患者。入冬进补鹿茸、冬虫夏草、红参、狗肉、羊肉、十全大补丸等，都能起到补阳御寒的作用。但任何药物对疾病的治疗作用都是有选择的，壮阳药也不例外。所以，冬季进补忌乱服壮阳药。

（6）冬季体虚进补四忌

第一，服用滋补药时，忌食萝卜、绿豆等一类食物。这些食物会破坏滋补药中的有效成分，使滋补药不能发挥原本的作用。第二，服用滋补药时，忌食用滋腻的食物。特别对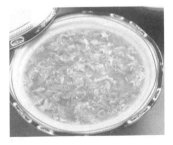于消化不良者来说，食用补腻之品容易造成积聚难散，有碍消化、吸收。药效也因此不能得到正常的发挥。第三，服补益身体的食物时，忌食狗肉、羊肉、桂圆等一类偏温性食物。食用这些食物，容易助火生热，严重者会引发口疮、口干咽燥等症状。第四，服用滋补品时，忌食甲鱼、海参、蛤蜊、百合、木耳等一类偏寒滑肠食物。对于阳虚、气虚者，特别是有虚寒时，忌食用这类偏寒滑肠的食物。

第二章

蔬菜类

性味寒热功效速查

白萝卜 顺气，利便，生津止渴

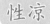
性凉

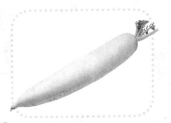

别名：芦菔、雹突、紫花菘、温菘、土酥。
来源：十字花科草本植物的根茎。
产地：全国各地均产。
性味归经：性凉，味甘、辛。归肺经、胃经。
适宜人群：一般人都可食用。

健康密码

预防动脉粥样硬化

白萝卜中含有大量的维生素 B_1、维生素 B_2、维生素 C、维生素 D 及钙、铁、磷等，对于预防动脉粥样硬化十分有益。

清热降火

食用萝卜可以止咳化痰，有清热降火的效果，并能清除肺胃积热。

助消化，增进食欲

萝卜中的芥子油、粗纤维和淀粉酶等有助于消化，能分解食物中的淀粉和脂肪，促进新陈代谢。

营养加油站

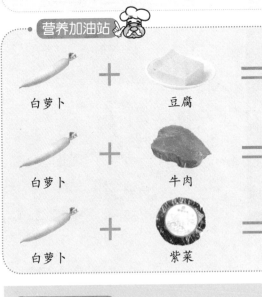

白萝卜 ＋ 豆腐 ＝ 豆腐属于豆制品，过多食用会导致腹痛腹胀和消化不良，而白萝卜本身具有很强的助消化功能。将两者搭配食用，可促进消化并使人体吸收到更多的营养物质。

白萝卜 ＋ 牛肉 ＝ 白萝卜能够健脾补虚、消食利水，牛肉可以补脾胃、益气血、强筋骨。两者同食，能够健脾胃、补气血、益五脏。

白萝卜 ＋ 紫菜 ＝ 白萝卜可以清热化痰，紫菜能够清肺热、化痰软坚。因此两者同食，可以更好地达到清肺化痰的功效。

食用禁忌

1. 胃溃疡、十二指肠溃疡、慢性胃炎、单纯甲状腺肿、先兆流产、子宫脱垂等患者忌吃白萝卜。
2. 萝卜主泻、胡萝卜主补，所以两者最好不要同食。

选购与储存

选购 应选择带缨新鲜、无黄烂叶、无抽薹，个体大小均匀，根形圆整，比重大，分量较重，掂在手里沉甸甸的，这些掌握好了，就可避免买到空心萝卜。

储存 白萝卜买回来后，如果当下不吃，最好不要用水洗净后再存放，以免破坏植物表皮组织的营养，缩短保存期。如果买到已清洗过的白萝卜，记得先把上端的菜叶择除掉，以避免菜叶吸收茎部的养分，再用干纸完全包覆好后，直立放置在冰箱门内侧保存，可存放两周左右。

【营养档案】

100 克白萝卜中含有：

人体必需营养素		维生素等营养素		矿物质	
热量	21（千卡）	维生素 A	3（微克）	钾	173（毫克）
蛋白质	0.9（克）	胡萝卜素	20（微克）	钠	61.8（毫克）
脂肪	0.1（克）	维生素 B_3	0.3（毫克）	钙	36（毫克）
碳水化合物	4（克）	维生素 C	21（毫克）	镁	16（毫克）
膳食纤维	1（克）	维生素 E	0.92（毫克）	铁	0.5（毫克）

保健应用

萝卜粥 ▼

【原料】鲜萝卜 250 克，粳米 100 克，盐、水各适量。

【做法】❶ 将白萝卜洗净，切成小块；❷ 将粳米洗净，和白萝卜一起放锅内加水煮粥，煮熟后可加少量盐调味即可食用。

●功效 此粥有止咳化痰，消食利膈，止渴，消膨胀作用。可治咳喘痰多，胸膈满闷，食积饱胀。适于老年人或体弱者及慢性气管炎、糖尿病患者食用。

天冬萝卜汤 ▼

【原料】天冬 15～30 克，萝卜半个，火腿半根，盐、水、香葱、胡椒粉各适量。

【做法】❶ 将天冬、火腿切薄片，萝卜切成丝；❷ 将天冬水煎去渣取汁，再加适量清水（最好鸡汤），加入切好的火腿肉，煮沸后，将切好的萝卜丝放入同煮。❸ 煮熟后加入适量盐，少量香葱末、胡椒粉调味食用。可分作几次作点心或佐餐食用。有美容，止咳，消除疲劳，增强体力之作用。长期食用还能使皮肤变得细腻光滑。

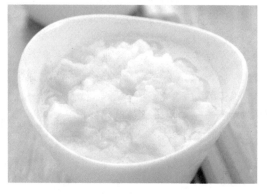

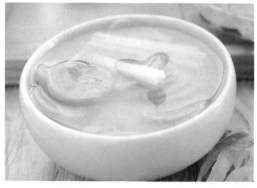

大白菜 解热除烦，通利肠胃

性平

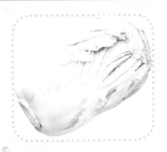

别名： 菘、黄芽菜、结球白菜、黄矮菜。
来源： 为十字花科植物大白菜的茎叶。
产地： 大白菜在全国各地均生产，栽培面积之广、产品之多，为各类蔬菜之冠。
性味归经： 性平，味甘。归胃经、大肠经。
适宜人群： 适合胃气虚弱的胃溃疡、消化不良及大便干燥不畅、小便不利者食用。

健康密码

防止坏血病

白菜中因含有丰富的维生素C，可辅助治疗牙龈出血，防止坏血病的发生。

防治黄褐斑、老年斑

维生素E是脂质抗氧化剂，能够抑制过氧化脂质的形成。大白菜中维生素E的含量比较丰富，所以常吃大白菜，能防止过氧化脂质引起的皮肤色素沉着。

防止大便干结

白菜中的粗纤维，能刺激胃肠蠕动，帮助消化，防止大便干燥，保持大便通畅。

预防癌症

大白菜中的钼能抑制人体对亚硝胺的吸收和合成，起到抗癌作用。

促进发育，增强精子活力

大白菜所含各种微量元素有多种保健功效，如其中的锌可促进儿童的生长发育，促进创伤面的愈合，增强男性精子的活力。

营养加油站

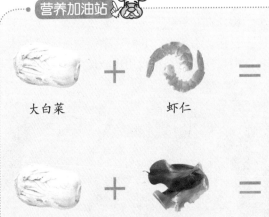

大白菜 ＋ 虾仁 ＝

白菜具有解热除烦、润肠排毒、解渴利尿、解毒等功效，常食可防治牙龈出血、伤口难愈等病症，虾仁具有温补壮阳、益肾固齿等功效。两者同食，可以达到祛热除燥、防治牙龈出血的作用。

大白菜 ＋ 海带 ＝

白菜含有丰富的维生素C、维生素E和纤维素，具有润肠排毒、解渴利尿、解毒等功效，海带含有丰富的碘，能清热降压，可防治缺碘引起的甲状腺肿大。两者同食，能够很好地防止碘不足而引发的疾病。

食用禁忌

1. 肺寒咳嗽者忌食，脾虚中寒者不可多吃大白菜。
2. 忌食隔夜的熟白菜和未腌透的大白菜。
3. 气虚胃寒的人忌多吃；胃寒腹痛、大便溏泻及寒痢者不可多食。

选购与储存

选购 想挑选包心的大白菜，不要挑选分量重、底部突出、根切口大的。

储存 大白菜的储藏方法有埋藏、窖藏、平地储藏等方法。

【营养档案】

100 克大白菜中含有：

人体必需营养素		维生素等营养素		矿物质	
热量	17（千卡）	维生素 A	20（微克）	磷	31（毫克）
蛋白质	1.5（克）	胡萝卜素	120（微克）	钠	57.5（毫克）
脂肪	0.1（克）	维生素 B₃	0.6（毫克）	钙	50（毫克）
碳水化合物	2.4（克）	维生素 C	31（毫克）	镁	11（毫克）
膳食纤维	0.8（克）	维生素 E	0.76（毫克）	铁	0.7（毫克）

保健应用

海米白菜汤 ▼

【原料】白菜心 250 克，海米 30 克，高汤 500 克，火腿 6 克，水发冬菇 2 个，盐 3 克，味精 2 克，鸡油 6 克。

【做法】❶ 将白菜心切成长条，用沸水稍烫，捞出控净水；海米用温水泡片刻；火腿切成长条片；把冬菇择洗净，挤干水后，切两半。❷ 锅内加高汤、火腿、冬菇、海米、白菜条、盐烧开，撇去浮沫，待白菜烂时加味精、鸡油即成。

功效 排毒养颜，预防感冒。

绿豆白菜心粥 ▼

【原料】白菜心 500 克，绿豆 100 克。

【做法】❶ 先洗净绿豆，然后放入锅中加入适量的水煮粥；❷ 粥快成时，放入洗净的白菜心熬煮，待粥熟即可。

功效 清热解渴、清利肠胃，补充维生素及钙质，可有效改善习惯性便秘、骨质疏松。

白菜炒木耳 ▼

【原料】白菜 200 克，木耳 50 克，盐、醋、鸡精、葱、姜、八角、花椒、老抽、白糖、植物油各适量。

【做法】❶ 白菜用手撕片；木耳用温水泡 5 分钟至变软，摘去根部，洗净；葱、姜切丝。❷ 锅中放植物油，小火加热，放入花椒、八角炒出香味，放入葱、姜，炒出香味儿，再放入白菜片，大火翻炒至微微变软时，倒入老抽翻炒均匀，放入白糖、醋及泡好的木耳，翻炒几分钟，撒少许盐、鸡精翻炒均匀，出锅即可。

功效 驱除心热、胃热。

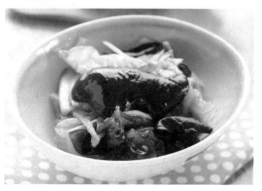

小白菜 延缓皮肤衰老

性平

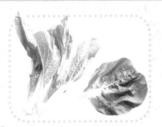

别名：青菜、鸡毛菜。
来源：为十字花科植物青菜的幼株。
产地：全国大部分地区均有种植。
性味归经：性平，味甘。归胃经、大肠经、肺经。
适宜人群：适合慢性习惯性便秘者食用；适合伤风感冒及肺热咳嗽者食用；适合发热患者食用。

健康密码

提供营养、强身健体

小白菜为含维生素和矿物质最丰富的蔬菜之一，为保证身体的生理需要提供物质条件，有助于增强机体免疫能力。

保持血管弹性

小白菜中含有大量粗纤维，其进入人体内与脂肪结合后，可防止血浆胆固醇形成，促使胆固醇代谢物胆酸排出体外，减少动脉粥样硬化的形成，从而保持血管弹性。

润泽皮肤、延缓衰老

小白菜中含有的胡萝卜素比豆类、西红柿、瓜类都多，并且还有丰富的维生素C，这些营养物质进入人体后，可促进皮肤细胞代谢，防止皮肤粗糙及色素沉着，使皮肤亮洁，延缓衰老。

防癌抗癌

小白菜中所含的维生素C，在体内形成一种透明质酸抑制物，这种物质具有抗癌作用，可使癌细胞丧失活力。此外，青菜中含有的粗纤维可促进大肠蠕动，增加大肠内毒素的排出，达到防癌抗癌的目的。

营养加油站

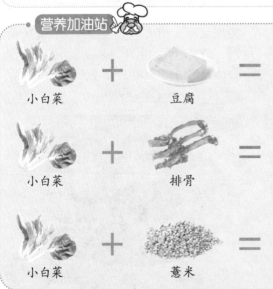

小白菜 ＋ 豆腐 ＝ 小白菜能够清热除烦、消肿散瘀、清肝明目，豆腐能益气宽中、生津润燥、清热解毒。两者同食，有助清热祛火和退热。

小白菜 ＋ 排骨 ＝ 小白菜能够通肠利胃、促进肠道蠕动、保持大便通畅、清热除烦，排骨能够润肠胃、生津液。两者同食，不仅营养丰富，更能清热除烦，通利肠胃，食疗功效颇佳。

小白菜 ＋ 薏米 ＝ 小白菜能够通肠利胃、清热除烦、消肿散瘀、清肝明目，薏米能够利水渗湿、健脾止泻、排脓。两者同食，可以辅助治疗脾虚湿热症。

🥄食用禁忌

1. 脾胃虚寒者不宜多食小白菜。
2. 用小白菜制作菜肴，炒、熬时间不宜过长，以免损失营养。

选购与储存

选购 新鲜的小白菜呈绿色、鲜艳而有光泽、无黄叶、无腐烂、无虫蛀现象。在选购时，如发现小白菜的颜色暗淡，无光泽，夹有枯黄叶、腐烂叶，并有虫斑，则为劣质小白菜。

储存 小白菜因质地娇嫩，容易腐烂变质，一般是随买随吃。如保存在冰箱内，至多能保鲜 1 ~ 2 天。

【营养档案】

100 克小白菜中含有：

人体必需营养素		维生素等营养素		矿物质	
热量	17（千卡）	维生素 A	280（微克）	钾	178（毫克）
蛋白质	1.5（克）	胡萝卜素	1680（微克）	钠	73.5（毫克）
脂肪	0.3（克）	维生素 B_3	0.7（毫克）	钙	90（毫克）
碳水化合物	1.6（克）	维生素 C	28（毫克）	镁	18（毫克）
膳食纤维	1.1（克）	维生素 E	0.7（毫克）	铁	1.9（毫克）

🏠保健应用

鸡肉青菜粥 ▼

【原料】大米 50 克，鸡腿 1 个，小白菜 100 克，木耳 10 克，色拉油、盐、料酒、香油、胡椒粉适量。

【做法】❶ 鸡腿洗净，去骨，切成小丁。❷ 锅中烧开水，下鸡腿肉丁焯出血沫，备用。❸ 木耳泡发洗净后，切碎；小白菜叶用手撕碎；大米淘洗干净。❹ 将鸡腿肉丁、木耳和大米一起放入高压锅中，倒入适量水，加入 2 滴色拉油，调入盐、料酒，盖上锅盖，大火烧至高压上汽后转小火压 10 分钟。❺ 关火等高压锅排气后，打开锅盖，开火，放入小白菜叶、胡椒粉，搅匀，加热 30 秒钟即可，出锅可滴少许香油。

•功效 养胃滋阴，开胃健脾。

小白菜大米粥 ▼

【原料】大米 1 碗，小白菜叶适量。

【做法】❶ 将小白菜叶洗净，放入开水锅内煮软，备用。❷ 将大米洗净，用清水浸泡 1 ~ 2 小时，放入锅内，煮 30 ~ 40 分钟，在停火之前加入准备好的小白菜叶，再煮 10 分钟即成。

•功效 滋阴养胃。

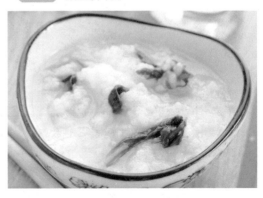

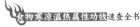

南瓜 补血又排毒

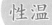性温

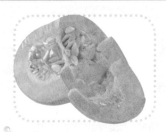

别名：倭瓜、番瓜、麦瓜、饭瓜。
来源：为葫芦科植物南瓜的果实。
产地：全国各地均有。
性味归经：性温，味甘。归脾经、胃经。
适宜人群：适宜于原发性高血压、冠心病、高脂血症、肥胖症、便秘及癌症等患者及中老年人食用。

健康密码

防癌

南瓜中含有的胡萝卜素，具有抗氧化作用，可以直接抵抗致癌因子的致癌作用。而南瓜中的大量果胶，能通过干扰影响结肠细胞中遗传物质的致癌源，起到防止肠癌的作用。

防治肝、肾疾病

南瓜还能消除致癌物质亚硝酸胺的突变作用，其中的果胶还可以中和清除体内重金属和部分农药，故有防癌、防中毒的作用，并能帮助肝、肾功能衰退患者增强肝肾细胞的再生能力。

防治咳嗽、咽喉疼痛

南瓜有滋润喉咙、气管及减轻疼痛的功用。对于肺炎患者，在恢复期多吃南瓜，可强胃整肠、恢复体力，还可以起到预防的作用。

补血

南瓜为补血之妙品。这是因为南瓜中含有丰富的铁、钴元素，因此具有较强的补血作用。

营养加油站

南瓜 + 牛肉 = 南瓜有润肺益气、促进人体新陈代谢、防治水肿、消炎止痛、解毒等功效，牛肉能够补脾胃、益气血。两者搭配食用，可以起到补脾益气、解毒止痛之作用。

南瓜 + 莲子 = 南瓜有解毒、美容、抗癌、明目等功效，莲子有补虚强身、益肾涩精、养心安神、祛火、抗癌之功效。将南瓜与莲子一同食用，能够祛火解毒，防治癌症。

食用禁忌

1. 黄疸病、脚气病及气滞湿阻等患者忌食南瓜。
2. 南瓜食用过量，易腹胀，故不宜多食。
3. 南瓜与富含维生素C的食物同食会破坏维生素C；与羊肉同食会引发腹胀、便秘。

选购与储存

选购 新鲜的南瓜外皮和质地很硬，表面有小的突起或纵沟，分量相对较重。

储存 将完整的南瓜于常温下放于室内阴凉处，可储存 1 个月以上；切开后的南瓜容易从瓤部变质，最好用汤匙把内部掏空，再用保鲜膜包好放入冰箱，可存放 4 ~ 5 天。

【营养档案】

100 克南瓜中含有：

人体必需营养素		维生素等营养素		矿物质	
热量	22（千卡）	维生素 A	148（微克）	钾	145（毫克）
蛋白质	0.7（克）	胡萝卜素	890（微克）	钠	0.8（毫克）
脂肪	0.1（克）	维生素 B_3	0.4（毫克）	钙	16（毫克）
碳水化合物	4.5（克）	维生素 C	8（毫克）	镁	8（毫克）
膳食纤维	0.8（克）	维生素 E	0.36（毫克）	铁	0.4（毫克）

保健应用

南瓜大枣汤 ▼

【原料】南瓜 500 克，大枣适量，红糖少许。

【做法】洗净南瓜切成片，与大枣共同放入锅中，并加入适量的水，放少许红糖煮汤，待南瓜煮至软熟即可。

功效 消炎解毒，补血益气，对咽喉痛、支气管炎、哮喘等有较好的防治作用。

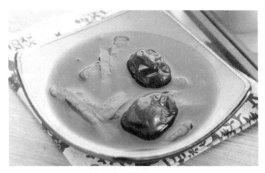

南瓜盅蒸肉 ▼

【原料】南瓜 1 个，洋葱 200 克，猪肉馅 200 克，料酒、盐、鸡精、酱油、胡椒粉、白糖、葱、姜、蒜、豆豉、淀粉各适量。

【做法】❶ 将南瓜洗净，从顶部切开，取出瓜瓤待用。❷ 将洋葱洗净，切成丁；葱、姜、蒜洗净，切成末。❸ 将猪肉馅加入料酒、盐、酱油、胡椒粉、白糖、葱、姜、蒜、洋葱、豆豉、鸡精、少许淀粉拌匀，放入南瓜盅里，用瓜顶盖住，上笼蒸 30 分钟即可。

功效 南瓜口感清甜软糯，猪肉馅料滑嫩爽口，本品能补益肝肾，降低血脂，适合中老年人食用。

金黄南瓜羹 ▼

【原料】小南瓜 1 个，牛奶 300 毫升，洋葱 1/2 个，银耳、枸杞子数粒，白胡椒粉适量。

【做法】❶ 南瓜削去表皮，挖出内瓤，切成片；洋葱剥去外皮，切成碎粒。❷ 加热炒锅中的油，先将洋葱粒炒出香味，再放入南瓜翻炒 3 分钟。等南瓜表面略变熟色，倒入凉水用大火烧沸，再改小火煮 10 分钟。❸ 待南瓜已经完全熟透、软糯后将牛奶、枸杞子、盐和白胡椒粉调入，接着用小火慢煮 5 分钟。❹ 煮好后，静置 5 分钟，待南瓜羹稍凉凉，再倒入搅拌机中，搅打成浓汤羹。

功效 促进血液循环。

马齿苋

清热解毒，祛湿止带

性寒

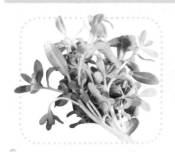

别名： 马苋、五行草、五方草、长命菜、九头狮子草。

产地： 全国各地均有。

性味归经： 性寒，味酸。归大肠经、小肠经、膀胱经。

适宜人群： 肠胃道感染者，皮肤粗糙干燥、维生素A缺乏症、角膜软化症、眼干燥症、夜盲症患者，小儿单纯性腹泻、小儿百日咳、钩虫病患者、妇女赤白带下及临产孕妇，矽肺患者均宜食用。

健康密码

杀菌消炎

马齿苋具有清热利湿、止痢消炎等功效。对痢疾杆菌、大肠杆菌等多种细菌都有强力的抑制作用。

防治心脏病

马齿苋中含有丰富的脂肪酸，能抑制人体内血清胆固醇和三酰甘油的生成，预防血小板聚集、冠状动脉痉挛和血栓形成，从而能有效地保护心脏，防治冠心病。

保护血管壁

马齿苋中含有多种钾盐。现代医学研究证明，高钾饮食具有一定的降血压效果，从马齿苋中摄入适量钾盐后，经过机体反应，进入血液中的钾离子可直接作用于血管壁，有效地保护血管免受侵害。

利水消肿

马齿苋富含钾，钾可与人体内的钠共同协调，维持人体内水分和电解质的平衡，有很好的利水消肿的作用。

营养加油站

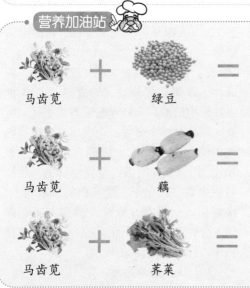

马齿苋　＋　绿豆　＝

马齿苋具有清热利湿、止痢消炎、利尿消肿、止渴等功效，绿豆具有清热解毒、消暑止渴、利水消肿的功效。两者同食，可以起到非常显著的消暑解渴、止痢解毒的功效。

马齿苋　＋　藕　＝

马齿苋具有清热利湿、解毒消炎、利尿消肿、止渴等功效，莲藕具有凉血行瘀、清热解渴的功效。两者同食，可以起到很好的清热解毒、凉血止渴的作用。

马齿苋　＋　荠菜　＝

马齿苋具有清热利湿、解毒消肿、止渴等功效，荠菜具有止血解毒、降压明目之功效。两者同食，可以达到清热凉血、止血的目的。

食用禁忌

1.马齿苋禁与鳖甲同食，否则会使食用者肠胃消化不良，食物中毒。
2.脾胃虚寒者、肠滑腹泻者、便溏者及孕妇忌食。

选购与储存

选购 购买马齿苋时，以株小、质嫩、叶多、颜色为青绿色者为佳。

储存 将马齿苋洗净，焯水，切碎，晒干，储为冬菜食用。

【营养档案】

100 克马齿苋中含有：

人体必需营养素		维生素等营养素		矿物质	
热量	27（千卡）	维生素 A	372（微克）	磷	56（毫克）
蛋白质	2.3（克）	胡萝卜素	2230（微克）	铁	1.5（毫克）
脂肪	0.5（克）	维生素 B$_3$	0.7（毫克）	钙	85（毫克）
碳水化合物	3.2（克）	维生素 C	23（毫克）	钾	—
膳食纤维	0.7（克）	维生素 B$_1$	0.03（毫克）	钠	—

保健应用

马齿苋炒肉片 ▼

【原料】马齿苋 60 克，猪瘦肉 100 克，鸡蛋 1 个，盐、料酒、花生油、酱油、味精各适量。

【做法】❶ 将马齿苋用温水泡 10 分钟，摘去根、老黄叶片，清水洗净，切成段；猪瘦肉切片，用盐、料酒、酱油、味精腌渍 5 分钟。❷ 把鸡蛋打散，加入马齿苋调匀。❸ 炒锅洗净，加花生油，烧热，下肉片，再将马齿苋和鸡蛋倒入锅内炒熟，趁热佐餐食用。

功效 清热解毒、止泻痢、除肠垢、益气补虚。适用于久痢。

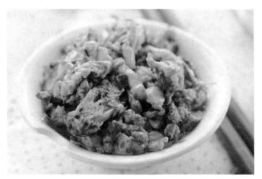

马齿苋芡实瘦肉汤 ▼

【原料】马齿苋 50 克，芡实 100 克，猪瘦肉 150 克，盐、味精各适量。

【做法】❶ 将马齿苋摘去根、老黄叶片，用清水洗净，切成段。❷ 猪瘦肉切成丁；芡实洗净。❸ 把马齿苋、芡实、瘦猪肉丁同放入净锅内，加入适量清水，先用大火煮滚，再用小火煲 2 小时即可，食用时加入盐、味精调味。

功效 清热解毒、祛湿止带。适用于湿热下注、带下色黄、小便短黄、口渴口苦、舌红苔黄、脉滑者，亦可用于湿热泄泻、痢疾等症。

黄花菜马齿苋汤 ▼

【原料】苍术 20 克，干黄花菜 30 克，鲜马齿苋 50 克。

【做法】❶ 将黄花菜洗净，泡软；马齿苋洗净，备用；苍术洗净，备用。❷ 先将苍术放入锅中加水 800 毫升煮 10 分钟，再放入黄花菜、马齿苋煮成汤，捡去苍术渣即可。

功效 清热解毒，消肿止痛。

油菜 润滑胃部，通郁结之气

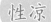

性凉

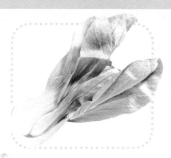

别名： 芸薹、寒菜、胡菜、苦菜、薹芥。

来源： 油菜属十字花科草本植物，其茎鲜嫩，叶呈深绿色，帮与白菜相似。

产地： 主产于西北、华北、内蒙古及长江流域各地。

性味归经： 性凉，味甘。归肝经、脾经、肺经。

适宜人群： 一般人均可食用。特别适宜患口腔溃疡、口角湿白、齿龈出血、牙齿松动、瘀血腹痛、癌症患者。

健康密码

降低血脂

油菜为低脂肪蔬菜，且含有膳食纤维，能与胆酸盐和食物中的胆固醇及三酰甘油结合，并从粪便中排出，从而减少脂类的吸收，故可用来降血脂。

解毒消肿

油菜有促进血液循环、散血消肿之效，还能增强肝脏的排毒机制，对皮肤疮疖、乳痈有治疗作用。

宽肠通便

油菜中含有大量的植物纤维素，能促进肠道蠕动，增加粪便的体积，缩短粪便在肠腔停留的时间，从而适用于多种便秘，预防肠道肿瘤。

强身健体

油菜含有大量胡萝卜素和维生素C，有助于增强机体免疫能力。油菜所含钙量在绿叶蔬菜中为最高，500克油菜所含的钙、铁、维生素A和维生素C即可满足一个成年人一天的基本生理需求。

营养加油站

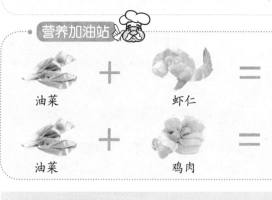

油菜 ＋ 虾仁 ＝ 油菜能够活血化瘀、消肿解毒，虾仁可以解毒、抗癌、补肾壮阳。两者同食，可以起到消肿散瘀、清热解毒的作用。

油菜 ＋ 鸡肉 ＝ 油菜能够加速肝脏排毒和美容，鸡肉可以有益五脏、补虚损、滋养肌肤。两者同食，有强化肝脏功能、美容养肤的功效。

食用禁忌

1. 痧痘患者，孕早期妇女，目疾患者，小儿麻疹后期、疥疮、狐臭等患者要少食。
2. 油菜搭配山药会影响营养素的吸收；搭配南瓜会降低油菜的营养价值。
3. 吃剩的熟油菜过夜后就不要再吃，以免造成亚硝酸盐沉积，易引发癌症。

选购与储存

选购 购买油菜时要挑选新鲜、油亮、无虫、无黄叶的嫩油菜。

储存 油菜不宜长期保存，放在冰箱中可保存24小时左右。

【营养档案】

100克油菜中含有：

人体必需营养素		维生素等营养素		矿物质	
热量	23（千卡）	维生素A	103（微克）	钾	210（毫克）
蛋白质	1.8（克）	胡萝卜素	620（微克）	钠	55.8（毫克）
脂肪	0.5（克）	维生素B₃	0.7（毫克）	钙	108（毫克）
碳水化合物	2.7（克）	维生素C	36（毫克）	镁	22（毫克）
膳食纤维	1.1（克）	维生素E	0.88（毫克）	铁	1.2（毫克）

保健应用

油菜炒虾仁 ▼

【原料】 虾仁50克，油菜250克，盐、酱油、植物油、料酒、淀粉、姜、葱各适量。

【做法】 ❶ 将虾仁洗净，切成小块，用酱油、料酒、淀粉拌好。❷ 油菜梗叶分开，洗净后切成3厘米长段。❸ 锅中加入植物油，烧热后先下虾块煸几下即起出，再把油锅加热，加盐，放入油菜，先煸炒油菜梗，再煸油菜叶，至半熟时倒入虾块，并加入盐、姜、葱等，用大火快炒几下即可起锅装盘。

•功效 此菜具有强壮身体的作用，可提高机体抗病能力。老年体弱者可常食。

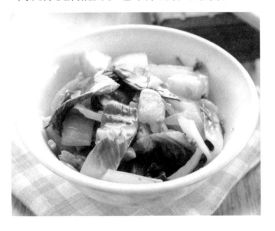

清炒油菜 ▼

【原料】 油菜500克，植物油、盐各适量。

【做法】 锅烧热，下油，大火烧至七成热时，下洗净的油菜煸炒，加适量盐，菜熟后起锅装盘。

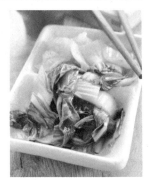

•功效 活血化瘀，降低血脂，适宜高血压、高血脂等患者食之。

鸡油炒油菜 ▼

【原料】 油菜500克，鲜蘑菇100克，盐、糖、味精、水淀粉、鸡油、黄油、鲜汤各适量。

【做法】 ❶ 将油菜洗净，切成段；鲜蘑菇洗净，撕成小条。❷ 锅烧热，放鸡油，待烧至五成热时，将油菜倒入煸炒。❸ 再加黄油、鲜汤，至八成热时，放盐、糖、味精、蘑菇。❹ 再炒1分钟后，用水淀粉勾芡，浇上鸡油，起锅即可。

•功效 此菜具有宽肠通便，解毒消肿的作用。适宜习惯性便秘，大便干结等病症。

生菜 镇痛催眠，降低胆固醇

性凉

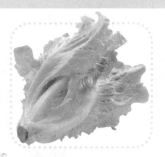

别名： 鹅仔菜、莴仔菜。

来源： 油菜属十字花科草本植物，其茎鲜嫩，叶呈深绿色，帮与白菜相似。

产地： 全国各地均产。

性味归经： 性凉，味甘。归肠经、胃经。

适宜人群： 一般人群均可。

健康密码

抑制病毒

生菜中含有一种"干扰素诱生剂"，可刺激人体正常细胞产生干扰素，通过诱导细胞合成"抗病毒蛋白"等效应分子抑制病毒。

减肥

生菜中所含的膳食纤维和维生素 C 较多，有消除多余脂肪的作用，故又叫减肥生菜。

利尿，促进血液循环

生菜中含有甘露醇等有效成分，有利尿和促进血液循环的作用。

营养加油站

生菜 ＋ 海带 ＝ 生菜有助于消除多余脂肪，还可以抑制病毒、消除水肿，海带热量较低，对于预防肥胖症颇有益处，还能预防癌症，特别是乳腺癌的发生。两者同食可以有效地抗癌和减肥。

生菜 ＋ 豆腐 ＝ 生菜有助于消除多余脂肪，豆腐能生津润燥、促进新陈代谢。两者同食，可以起到减肥、消脂的作用。

生菜 ＋ 猪肝 ＝ 生菜中富含多种维生素、矿物质元素和膳食纤维，猪肝中富含蛋白质、维生素和铁。两者同食可为人体提供丰富、全面的营养物质。

食用禁忌

1. 尿频、胃寒的人应少吃生菜。
2. 生菜搭配蜂蜜易导致腹泻。

选购与储存

选购 无烂叶，且叶子坚挺的为新鲜生菜。

储存 生菜储藏时应远离苹果、梨和香蕉，以免诱发赤褐斑点。

【营养档案】

100 克生菜中含有：

人体必需营养素		维生素等营养素		矿物质	
热量	13（千卡）	维生素 A	298（微克）	钾	170（毫克）
蛋白质	1.3（克）	胡萝卜素	1790（微克）	钠	32.8（毫克）
脂肪	0.3（克）	维生素 B_3	0.4（毫克）	钙	34（毫克）
碳水化合物	1.3（克）	维生素 C	13（毫克）	镁	18（毫克）
膳食纤维	0.7（克）	维生素 E	1.02（毫克）	铁	0.9（毫克）

保健应用

蚝油生菜 ▼

【原料】生菜 500 克，蚝油、蒜末、植物油、糖、味精、酱油、盐、水淀粉、料酒、香油各适量。

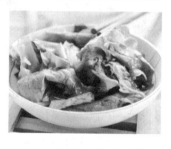

【做法】❶ 把生菜老叶去掉，清洗干净。❷ 锅中放水，加盐、糖、油，水开后放生菜，焯熟后，沥干水分倒盘里。❸ 锅中放油，加蒜末、蚝油、料酒、糖、味精、酱油、少量水翻炒。❹ 加水淀粉勾芡，淋香油，起锅浇在生菜上即可。

功效 利尿、促进血液循环、抗病毒，适用于心脏病及肝病。

菠萝心牛粒生菜包 ▼

【原料】牛肉 200 克，菠萝 1 只，韭心 50 克，生菜 1 棵，小米椒粒 50 克，柠檬 1/2 个，鱼露 5 克，盐 2 克，白糖 5 克，植物油 10 克。

【做法】❶ 生菜剥开，把老叶去掉，冲洗干净。❷ 牛肉洗净，切粒，加小米椒粒、柠檬汁、鱼露、盐腌 10 分钟。❸ 菠萝切开，取中间的菠萝心，切成小丁；韭心切成小丁备用。❹ 锅里倒入油，放入小米椒粒炒香，倒入牛肉粒滑炒至变色，然后倒入菠萝丁和韭心丁炒匀即可。

功效 开胃消食，生津。

凉拌生菜 ▼

【原料】生菜 300 克，辣椒粉、酱油、米醋、白糖、葱花适量。

【做法】❶ 将辣椒粉、酱油、米醋和白糖一同入碗调成佐料酱。❷ 把生菜洗净，捞出，沥水后装入盘中。❸ 将佐料酱淋在生菜上，拌匀即可。

功效 生津润肺，开胃消食。

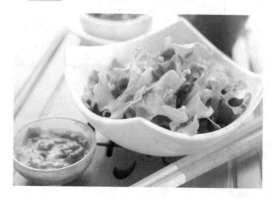

胡萝卜

清热解毒，壮阳补肾

性平

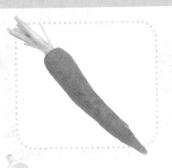

别名： 黄萝卜、番萝卜、丁香萝卜、胡萝菔。
来源： 为伞形科植物胡萝卜的根。
产地： 全国各地均产。
性味归经： 性平，味甘。归肺经、脾经。
适宜人群： 老少皆宜，尤其适合脾胃气虚、贫血、食欲不振、皮肤粗糙、眼睛干燥、夜盲症、糖尿病、高血压、胆结石等患者食用。

健康密码

益肝明目

胡萝卜含有大量胡萝卜素，这些胡萝卜素进入机体后，在肝脏及小肠黏膜内经过酶的作用，其中50%变成维生素A，有补肝明目的作用，可治疗夜盲症。

抗癌

胡萝卜素能增强人体免疫力，有抗癌作用，并可减轻癌症病人的化疗反应，对多种脏器有保护作用。妇女食用胡萝卜可以降低卵巢癌的发病率。胡萝卜中的木质素也能提高机体免疫力，间接消灭癌细胞。

利膈宽肠

胡萝卜含有植物纤维，吸水性强，在肠道中体积容易膨胀，是肠道中的"充盈物质"，可加强肠道的蠕动，从而利膈宽肠。

增强免疫功能

胡萝卜素转变成维生素A，有助于增强机体的免疫力，在预防上皮细胞癌变的过程中具有重要作用。

营养加油站

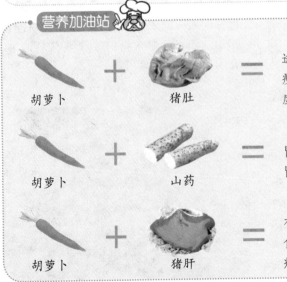

胡萝卜　＋　猪肚　＝　胡萝卜可以利膈宽肠、滋阴润燥、促进消化，猪肚能够补益脾胃，适用于脾虚瘦弱等症。两者同食，可以起到很好的补虚损、助消化的功效，还能益气补血。

胡萝卜　＋　山药　＝　胡萝卜营养丰富，山药能够补脾健胃。两者同食，可以起到补虚损、健脾养胃、缓解消化不良的作用。

胡萝卜　＋　猪肝　＝　胡萝卜与猪肝都含有丰富的维生素A，有显著的养肝明目的功效，因此将两者同食可能使该功效更显著，对夜盲症有一定疗效。

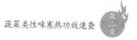

食用禁忌

1. 胡萝卜中丰富的胡萝卜素，和酒精一同进入人体会在肝脏中产生毒素，易引起肝病。在饮用胡萝卜汁后更不宜马上饮酒。
2. 胡萝卜忌与醋同煮、同食，否则会破坏胡萝卜素。

选购与储存

选购 选购胡萝卜以表皮光滑，形状整齐，无裂口和病虫伤害的为佳。体型太大的胡萝卜不要挑选。

储存 将胡萝卜加热，放凉后用密封容器保存，冷藏可保鲜5天；冷冻可保鲜2个月左右。

【营养档案】

100克胡萝卜中含有：

人体必需营养素		维生素等营养素		矿物质	
热量	39（千卡）	维生素A	668（微克）	钾	193（毫克）
蛋白质	1（克）	胡萝卜素	4130（微克）	钠	25.1（毫克）
脂肪	0.2（克）	维生素B₃	0.6（毫克）	钙	32（毫克）
碳水化合物	8.8（克）	维生素C	13（毫克）	镁	7（毫克）
膳食纤维	1.1（克）	维生素E	0.41（毫克）	铁	0.5（毫克）

保健应用

白菜胡萝卜汤 ▼

【原料】大白菜叶2片，白萝卜、胡萝卜各80克，豆腐200克，香菜末、盐、植物油、醋、味精、辣椒酱各适量。

【做法】❶将大白菜叶、胡萝卜与豆腐洗净，切成大小相仿的长条；白萝卜切小块。
❷ 所有食材在沸水中焯一下捞出待用。❸ 锅置火上，放入适量油烧至五成热，炒香辣椒酱

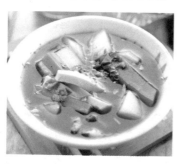

后倒入清汤，把白萝卜、胡萝卜、豆腐一起放入锅中。大火煮开后加入大白菜叶，再次煮开，用盐、醋、味精调味，最后撒上香菜末盛出即可。

●功效 解渴利尿，帮助消化，排毒。

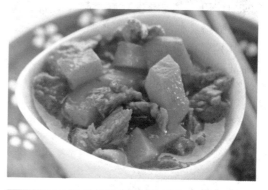

胡萝卜炖羊肉 ▼

【原料】胡萝卜300克，羊肉180克，盐、味精、香油各适量。

【做法】❶ 胡萝卜与羊肉洗净，并将胡萝卜及羊肉切块备用，将羊肉放入开水中氽烫，捞起沥干。❷ 将羊肉下锅，大火快炒至颜色转白。❸ 将胡萝卜、水及其他调味料（除香油外），一起放入锅内用大火煮开，再改用小火煮约1小时，加入香油即可起锅。

●功效 补虚弱、益气血，长期食用可补中益气，帮助消化、止咳。

茄子 预防脑血栓，降低胆固醇

性寒

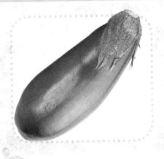

别名： 落苏，酪酥，昆仑瓜，矮瓜。
来源： 为茄科植物茄的果实。
产地： 全国各地均栽培。
性味归经： 性寒，味甘。归脾经、胃经、大肠经。
适宜人群： 一般人都可食用，尤其适宜高血压、心脏病、动脉硬化、糖尿病、坏血病与癌症等患者食用。

健康密码

降低胆固醇

茄子纤维中所含的皂草苷有降低胆固醇的作用，它与维生素 P 一起，使茄子成为心脏病及血管疾病患者的理想食疗佳蔬。尤其是紫色茄子。临床已经证实，其改善血液循环、防治心脑血管病的效果相当好。

抗癌

茄子中所含的龙葵碱，具有抗癌的功效。它能抑制消化系统肿瘤的增殖，对结肠癌、食管癌有一定的防治作用，也可作为肿瘤患者的辅助治疗食物。

活血，清热，止痛，消肿

中医认为，茄子味甘性寒，具有清热活血、消肿止痛的功效，是口腔炎的特效药。另外，凡是痰热咳嗽、血热便血、痔疮出血或大便不畅等均可以用茄子食疗。

预防脑血栓，抗衰老

茄子所含维生素、蛋白质及钙等能化瘀而减少老年斑，降低脑血栓的发生率，并有抗衰老的作用。

营养加油站

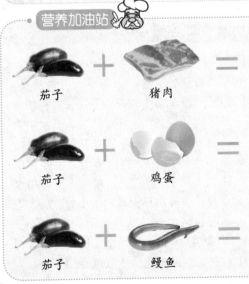

茄子 ＋ 猪肉 ＝
茄子具有活血化瘀、清热消肿、抗氧化、延缓衰老之功效，猪肉能够滋阴润燥、补虚养血、滋养脏腑、健身长寿。两者搭配食用，可以有效地滋阴利水、延缓衰老。

茄子 ＋ 鸡蛋 ＝
茄子具有活血化瘀、清热消肿、宽肠、促进伤口愈合之效，鸡蛋具有滋阴养血、润燥安胎之功效。两者一同食用，可以起到滋阴润燥、活血养血的食疗功效。

茄子 ＋ 鳗鱼 ＝
茄子具有活血化瘀、清热消肿、促进伤口愈合、抗衰老之功效，鳗鱼具有补虚壮阳、强筋骨、调节血糖等功效。两者搭配食用，可以起到强筋壮骨、抗衰老之功效。

选购与储存

选购 茄子以果形均匀周正，老嫩适度，无裂口、腐烂、锈皮、斑点，皮薄、子少的为佳。

储存 要保存茄子绝对不能用水冲洗，还要防雨淋，防受热，并存放在阴凉通风处。

【营养档案】

100 克茄子中含有：

人体必需营养素		维生素等营养素		矿物质	
热量	21（千卡）	维生素 A	8（微克）	钾	142（毫克）
蛋白质	1.1（克）	胡萝卜素	50（微克）	钠	5.4（毫克）
脂肪	0.2（克）	维生素 B_3	0.6（毫克）	钙	24（毫克）
碳水化合物	3.6（克）	维生素 C	5（毫克）	镁	13（毫克）
膳食纤维	1.3（克）	维生素 E	1.13（毫克）	铁	0.5（毫克）

保健应用

清蒸茄子 ▼

【原料】茄子 2 个，植物油、盐各少许。

【做法】把茄子洗净，切开放在碗里，加植物油、盐，隔水蒸熟食用。

功效 清热、消肿、止痛，适用于内痔发炎肿痛、内痔便血、高血压、痔疮、便秘等症。

虾仁茄罐 ▼

【原料】茄子 750 克，虾仁 50 克，瘦肉 150 克，鸡蛋 2 个，冬菇、净笋各 25 克，葱、姜末、料酒、酱油、水淀粉、花椒油、植物油各适量。

【做法】❶ 先将茄子削成 1 厘米厚的片，每片挖成象眼花刀；瘦肉剁成末；笋、冬菇切成丝；用开水把冬笋、冬菇丝烫一下，控干待用。❷ 炒锅将油烧温，先把虾仁炒一下，捞出；再下茄块炸至呈金黄色时捞出；鸡蛋炒成碎块备用。❸ 坐炒锅，将肉末放入，加葱、姜炒熟，锅内入虾仁、鸡蛋、冬菇丝、笋丝，烹入料酒、酱油，加味精和少许汤拌匀，装盆中作馅。❹ 取一只碗，摆上茄块，将馅装入茄片内，上蒸笼蒸熟，蒸熟后的原汤倒勺内，将茄子罐合入平盘。❺ 锅坐火上勾芡，加花椒油，最后把汁浇在茄子罐上即成。

功效 健脾宁心，降压止血。适用于动脉硬化、高血压、脑血栓及坏血病患者。

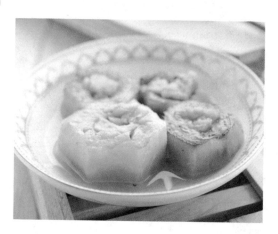

西红柿

防晒防癌，维护性功能

性微寒

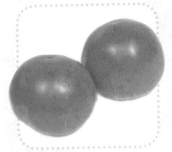

别名：番茄、洋柿子。

来源：为茄科植物茄的果实。

产地：主要产于我国台湾地区，现在全国大部分地区都有种植。

性味归经：性微寒，味甘、酸。归脾经。

适宜人群：适宜于热性病发热、口渴、食欲不振、习惯性牙龈出血、贫血、头晕、心悸、高血压、急慢性肝炎、急慢性肾炎、夜盲症和近视眼者食用。

健康密码

生津止渴，健胃消食

西红柿中所含有的苹果酸可以促进胃液分泌，帮助消化，对因过食油腻所致消化不良，以及中暑、胃热口苦等不适有一定缓解作用。

减肥

西红柿中的柠檬酸能促进糖代谢，番茄红素能抑制脂肪细胞的增多，并吸收多余脂肪，起到减肥的作用。

维护性功能

男性多吃西红柿可促进前列腺液分泌，维护射精功能；女性多吃西红柿可激发性欲和激情。

防晒

在炎热的夏天，西红柿是比防晒霜更好的防晒工具。因为西红柿富含抗氧化剂番茄红素，每天摄入 15 毫克番茄红素可将晒伤的危险系数下降 40%。

营养加油站

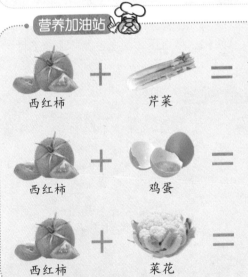

西红柿　＋　芹菜　＝

西红柿具有止血、降血压、利尿、健胃消食、防治便秘等功效，芹菜能够增进食欲、利水健胃、降血压、降血脂。两者一同食用，可以起到降血压、健胃消食的作用。

西红柿　＋　鸡蛋　＝

西红柿具有止血、降血压、生津止渴、清热解毒、抗氧化、抗衰老、美白肌肤等功效，鸡蛋具有滋阴养血、润燥安胎之功效。两者搭配食用，可以抗衰老，生津止渴。

西红柿　＋　菜花　＝

两者同食，能够起到非常显著的增进食欲、帮助消化、生津止渴和对抗癌症的作用，是十分理想的食物搭配方式。

🍳 食用禁忌

1. 青色未熟的西红柿不宜食用。
2. 西红柿不宜空腹吃，因其所含的某种化学物质与胃酸结合易形成不溶于水的块状物，引起腹痛。
3. 西红柿不宜和青瓜、黄瓜同食。

选购与储存

选购 挑选西红柿时，要选颜色粉红、浑圆，表皮有白色的小点点，感觉表面有一层淡淡的粉，捏起来很软的。不要买带尖、底很高或有棱角的，也不要挑选分量很轻的。

储存 西红柿的适宜存放温度是 0 ℃ ~ 4 ℃。

【营养档案】

100 克西红柿中含有：

人体必需营养素		维生素等营养素		矿物质	
热量	19（千卡）	维生素 A	92（微克）	钾	163（毫克）
蛋白质	0.9（克）	胡萝卜素	550（微克）	钠	5（毫克）
脂肪	0.2（克）	维生素 B_3	0.6（毫克）	钙	10（毫克）
碳水化合物	3.5（克）	维生素 C	19（毫克）	镁	9（毫克）
膳食纤维	0.5（克）	维生素 E	0.57（毫克）	铁	0.4（毫克）

🏥 保健应用

西红柿包心菜汁 ▼

【原料】西红柿 250 克，包心菜 100 克，苹果少许。

【做法】❶ 将西红柿、包心菜、苹果分别洗净，各切数片。❷ 一起放入榨汁机榨汁即可。

● 功效 减肥美容、降压利尿，对肥胖、糖尿病、动脉硬化者尤为适宜。

西红柿炖牛肉 ▼

【原料】牛肉 300 克，西红柿 3 个，盐、葱段、姜块、八角、花椒、料酒、白糖各适量。

【做法】❶ 牛肉洗净，切成块。❷ 西红柿洗净，在顶部划十字刀，放到沸水中烫一下剥去外皮，切成块备用。❸ 锅里放水烧开，水开后放入牛肉，滴上几滴料酒，将牛肉焯一下。❹ 等到锅里的水再次烧开的时候捞出牛肉，放到清水中冲一下，洗去浮沫。

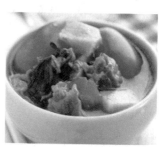

❺ 锅内放油烧热，放入葱段、姜块爆出香味。❻ 将西红柿块放入锅中翻炒，炒到西红柿完全出汤的时候，放适量糖中和一下西红柿的酸味。❼ 将牛肉放到锅中，和西红柿一起翻炒，炒匀后放入热水，水量要完全没过牛肉。❽ 放入八角和花椒，然后加适量盐。❾ 放入高压锅中，上汽以后开中火，炖 25 分钟左右，炖到牛肉酥烂的时候就可以了。

● 功效 补气养血，恢复体力。

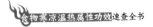

青椒 抗寒镇痛，预防癌症

性热

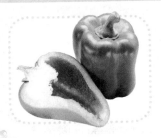

别名： 柿子椒、灯笼椒、菜椒、大椒。

来源： 一年里或多年里草本植物。

产地： 主要产于我国台湾地区，现在全国大部分地区都有种植。

性味归经： 性热，味辛。归心经、脾经、胃经。

适宜人群： 一般人群均可食用。

健康密码

促进食欲

在食欲不振时，适当吃一些青椒，能刺激唾液和胃液分泌，增进食欲，促进胃肠的蠕动，帮助消化。

抗寒

辣椒含有的辣椒素能刺激人体，使心跳加快，血液循环加速，皮肤血管扩张，血液流向体表，从而使人产生热感。

减肥

辣椒所含的辣椒素，能够促进脂肪的新陈代谢，防止体内脂肪积存，有利于降脂减肥。

解热、镇痛

辣椒，能够通过发汗而降低体温，并缓解肌肉疼痛，因此具有较强的解热镇痛作用。

消除疲劳

常饮青椒汁能提高身体的抵抗力，对于消除身体疲劳十分有效。

营养加油站

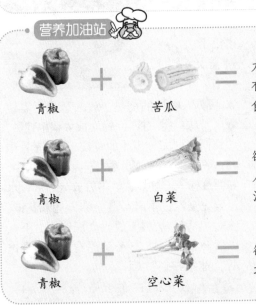

青椒 ＋ 苦瓜 ＝ 青椒具有温中下气、散寒除湿、增强体力、缓解疲劳、抗癌、润肤美容之功效，苦瓜有清暑除烦、解毒明目、抗癌之功效。两者同食，可以起到美容养颜和防治癌症的作用。

青椒 ＋ 白菜 ＝ 青椒能增强人的体力、缓解疲劳、增进食欲、帮助消化，白菜具有助消化、解毒、增强人体免疫力等功效。两者同食，可以显著地助消化，增强人体免疫力。

青椒 ＋ 空心菜 ＝ 两者功效相近，一同食用能够起到增进食欲、通便、防治癌症、美容减肥的食疗作用，功效显著。

🥄 食用禁忌

1. 阴虚火旺咳嗽者慎食，目疾及痔疮便秘者忌食，青椒不宜与南瓜同食。
2. 眼疾患者、食管炎、胃肠炎、胃溃疡、痔疮患者应少食或忌食。
3. 青椒与黄瓜同食，会影响人体对维生素 C 的吸收，降低其营养价值。

选购与储存

选购　熟度适宜，果肉肥厚，果形一致，大小均匀和无腐烂、虫蛀、病斑的青椒为优质青椒。

储存　把青椒的蒂柄在熔化的蜡烛油中蘸一下，凉后装进保鲜袋中，封严袋口，放在 10℃ 的环境中，可储存 2 ~ 3 个月；选择大而厚实的青椒，剖开、去子，将 5% 的纯碱水加热到 90℃ 左右，然后把青椒放入其中浸泡 3 ~ 4 分钟，捞出晾干，不仅颜色会得以保持，味道也会很好。

【营养档案】

100 克青椒中含有：

人体必需营养素		维生素等营养素		矿物质	
热量	23（千卡）	维生素 A	57（微克）	钾	209（毫克）
蛋白质	1.4（克）	胡萝卜素	340（微克）	钠	2.2（毫克）
脂肪	0.3（克）	维生素 B_3	0.5（毫克）	钙	15（毫克）
碳水化合物	3.7（克）	维生素 C	62（毫克）	镁	15（毫克）
膳食纤维	2.1（克）	维生素 E	0.88（毫克）	铁	0.7（毫克）

保健应用

青椒炒茄丝 ▼

【原料】茄子 1 个，青椒 3 个，植物油、盐各适量。

【做法】❶ 茄子洗净，切丝，用盐水浸泡待用；青椒切丝。❷ 锅内油烧热，将茄丝沥干水分后放入锅中煸炒至软，盛出。❸ 将青椒丝放入少许盐煸炒一会儿，加入茄丝炒匀。❹ 最后加适量的盐调味，出锅装盘即成。

功效　补充维生素，抗氧化。

青椒炒皮蛋 ▼

【原料】皮蛋 3 个，青椒 1 个，大葱 1 小段，盐 1/4 茶匙，植物油 2 汤匙。

【做法】❶ 皮蛋去壳，切小块；青椒和大葱切片。❷ 锅中倒油烧至七成热后，将皮蛋下锅过油 2 分钟左右捞出备用。❸ 锅中留底油爆香大葱片，下青椒翻炒至七成熟时，下过油的皮蛋翻炒均匀，加盐即可。

功效　健脾开胃，生津。

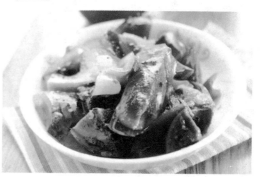

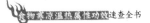

秋葵 强肾补虚，美白护肤

性偏寒

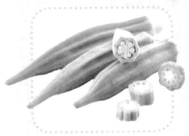

别名： 羊角豆、咖啡黄葵、毛茄。

来源： 一年生草本植物。

产地： 秋葵原产于欧洲，20世纪初由印度引入中国。

性味归经： 性偏寒，味苦。归心经、脾经、胃经。

适宜人群： 适合患前列腺炎、男性性功能减弱、胃炎、内分泌失调、未老先衰、易疲劳、胃溃疡、贫血、消化不良、便秘、口臭、上火等病症的人食用。

健康密码

帮助消化，健肠胃

秋葵嫩果中含有一种黏性液质及阿拉伯聚糖、半乳聚糖、鼠李聚糖、蛋白质、草酸钙等，经常食用能帮助消化、增强体力、保护肝脏、健胃整肠。

强肾补虚

秋葵含有的特殊药效成分，能强肾补虚，对男性器质性疾病有辅助治疗作用，是一种适宜的营养保健的蔬菜，享有"植物伟哥"之美誉。

防癌抗癌

由于黄秋葵富含锌和硒等微量元素，能增强人体防癌抗癌功效。

美白护肤

秋葵含有丰富的维生素C和水溶性纤维，不仅对皮肤具有保健作用，且能使皮肤美白、细嫩。

营养加油站

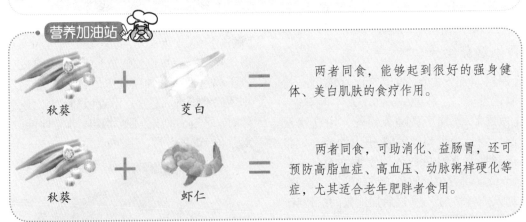

秋葵 + 茭白 = 两者同食，能够起到很好的强身健体、美白肌肤的食疗作用。

秋葵 + 虾仁 = 两者同食，可助消化、益肠胃，还可预防高脂血症、高血压、动脉粥样硬化等症，尤其适合老年肥胖者食用。

食用禁忌

1. 胃肠虚寒、功能不佳、经常腹泻的人不可多食秋葵；妇女孕期禁食。

2. 秋葵嫩果（荚）柔嫩，不宜久煮。

选购 秋葵的长度以 5 ~ 10 厘米为宜；形状饱满、颜色鲜艳，脊上有毛；用手轻轻一捏，感觉不发硬，有点儿韧度最好。

储存 秋葵也能生食，洗净后冷藏，能保存几天鲜味不减。秋葵在较高的温度下，由于呼吸作用相当快速，使组织快速老化、黄化及腐败。最好储存于 7℃ ~ 10℃ 的环境中，约 10 天的储存期。不可把碎冰直接撒在果实上面，否则会产生冰伤斑点。买来秋葵后要防止擦伤，否则擦伤后数小时即变黑。

【营养档案】

100 克秋葵中含有：

人体必需营养素		维生素等营养素		矿物质	
热量	37（千卡）	维生素 A	52（微克）	钾	95（毫克）
蛋白质	2（克）	胡萝卜素	310（微克）	钠	3.9（毫克）
脂肪	0.1（克）	维生素 B_3	1（毫克）	钙	45（毫克）
碳水化合物	7.1（克）	维生素 C	4（毫克）	镁	29（毫克）
膳食纤维	3.9（克）	维生素 E	1.03（毫克）	铁	0.1（毫克）

保健应用

秋葵苹果汁 ▼

【原料】苹果 1 个，秋葵 2 根，芹菜 2 根，水 200 毫升，蜂蜜适量。

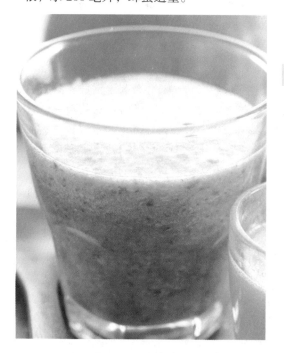

【做法】❶ 秋葵洗净，去蒂，切细丁；苹果、芹菜洗净，去根，与蒂，切细丁。❷ 将所有蔬果放入果汁机中，加入冰水。❸ 使用榨汁机瞬间打 2 下，再用慢速 3 分钟打至材料细碎成汁即可。❹ 可依据个人口味决定是否添加蜂蜜。

功效 预防便秘，纤体瘦身。

西红柿炒秋葵 ▼

【原料】秋葵 300 克，西红柿 2 个，蒜茸、植物油、盐各适量。

【做法】❶ 把秋葵的尾部切掉，然后斜切成块；西红柿切成小块。❷ 锅中放油，中火加热，放一半蒜茸翻炒，出香味后放入秋葵和西红柿，用中小火继续翻炒。❸ 翻炒 2 ~ 3 分钟后，放入盐和剩余的蒜茸（如果西红柿是水比较少的那种，也可以在炒的过程中加入少许水），待秋葵变软后就可以出锅了。

功效 健脾消食。

冬瓜 清热解暑，美容养颜

性微寒

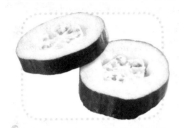

别名： 白瓜、水芝、地芝、枕瓜、濮瓜、白冬瓜、东瓜。
来源： 为葫芦科植物冬瓜的果实。
产地： 全国各地均产。
性味归经： 性微寒，味甘、淡。归大肠经、小肠经、肺经等。
适宜人群： 脾胃虚寒、肾脏虚寒、阳虚肢冷者。

健康密码

利尿

对于因为排尿困难而造成水肿的患者，把冬瓜作为治疗的辅助食物，可以达到消肿而不伤正气的效果。因其利尿，且含钠极少，所以是慢性肾炎水肿、营养不良性水肿、孕妇水肿的消肿佳品。

减肥

冬瓜只含少量脂肪（约0.2克），是低热量食物，而且其含有的葫芦巴碱能促进人体新陈代谢，而其所含的丙醇二酸能有效地阻止机体中的糖类转化为脂肪，且能把肥胖者多余脂肪消耗掉，长期食用，可使肥胖者的体重减轻。

清热解暑

冬瓜有良好的消热解暑功效。夏季多吃些冬瓜，不但解渴消暑、利尿，还可使人免生疔疮。

美容

冬瓜中所含的亚油酸、油酸，以及能抑制体内黑色素沉积的活性物质，均是良好的润肤美容成分。

营养加油站

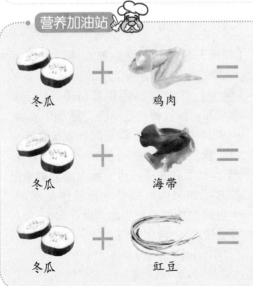

冬瓜 ＋ 鸡肉 ＝

冬瓜具有清热解毒、利水消肿、降脂减肥、排毒润肠、通便、光洁皮肤的功效，鸡肉具有温中益气、健脾胃、利水的功效。将冬瓜与鸡肉同食，可以清热利尿，消肿减肥。

冬瓜 ＋ 海带 ＝

冬瓜具有清热解毒、利水消肿、降脂减肥、降血压、排毒润肠、通便、光洁皮肤的功效，海带能化痰、清热、降血压、防止肥胖。将冬瓜与海带一同食用，可以达到降低血压、降脂减肥的作用。

冬瓜 ＋ 豇豆 ＝

冬瓜具有清热解毒、利水消肿、排毒润肠、通便的功效，豇豆具有理中益气、促消化等功效。两者食用可以补肾，消除水肿。

【营养档案】

100 克冬瓜中含有：

人体必需营养素		维生素等营养素		矿物质	
热量	11（千卡）	维生素 A	13（微克）	钾	78（毫克）
蛋白质	0.4（克）	胡萝卜素	80（微克）	钠	1.8（毫克）
脂肪	0.2（克）	维生素 B$_3$	0.3（毫克）	钙	19（毫克）
碳水化合物	1.9（克）	维生素 C	18（毫克）	镁	8（毫克）
膳食纤维	0.7（克）	维生素 E	0.08（毫克）	铁	0.2（毫克）

🎐 保健应用

冬瓜炒蒜苗 ▼

【原料】冬瓜 300 克，蒜苗 100 克，植物油 50 毫升，盐、淀粉、味精各适量。

【做法】❶ 先将蒜苗洗净，切成 2 厘米长的段；冬瓜去皮、瓤，洗净，切成块。❷ 将炒锅放置火上，加油烧至六成热，投入蒜苗略炒，放冬瓜块，待炒熟后，加适量盐，淀粉调汁勾芡，最后加味精起锅装盘即可。

●功效 此菜具有利肺化痰的功效，适用于肺中有痰，肺气不利致咳嗽气喘等疾病患者食之。

冬瓜菠菜羹 ▼

【原料】冬瓜 300 克，菠菜 200 克，羊肉 30 克，姜、葱、植物油、盐、酱油、味精、水淀粉各适量。

【做法】❶ 先将冬瓜去皮、瓤，洗净，切成方块；菠菜择好洗净，切成 4 厘米长的段；羊肉切薄片；姜切薄片，葱切段。❷ 将炒锅放火上，加油烧热，投入葱花，放羊肉片煸炒，接着加入葱段、姜片、菠菜、冬瓜块，翻炒几下，加鲜汤，煮沸约 10 分钟，加入盐、酱油、味精，最后倒入湿淀粉汁调匀即成。

●功效 补虚消肿，减肥健体，适用于妇女妊娠水肿，形体肥胖者食之。

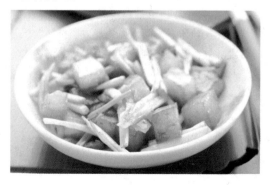

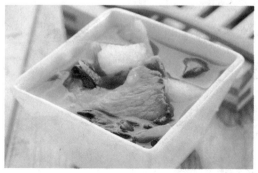

苦瓜

预防心血管疾病、糖尿病

性寒

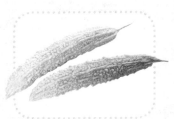

别名： 癞瓜、凉瓜、癞葡萄。
来源： 为葫芦科植物苦瓜的果实。
产地： 产于广西、广东、云南、福建等地。
性味归经： 性寒，味苦。归心经、肝经、脾经、肺经。
适宜人群： 糖尿病、癌症、痱子患者。

健康密码

生津止渴，消暑解热

苦瓜具有清热消暑、养血益气、补肾健脾、滋肝明目的功效，对痢疾、疮肿、中暑发热、痱子过多、结膜炎等病有一定的治疗功效。

预防心血管疾病

苦瓜的维生素 C 含量很高，具有预防坏血病、保护细胞膜、防止动脉粥样硬化、提高机体应激能力、保护心脏等作用。

预防糖尿病

苦瓜含有类似胰岛素的物质，有降低血糖的作用。

促进食欲，解除疲劳

苦瓜的微苦味道能刺激胃液分泌，有利于消化和增进食欲。

控制体重

苦瓜中的苦瓜素被誉为"脂肪杀手"，能减少脂肪和多糖摄取。

营养加油站

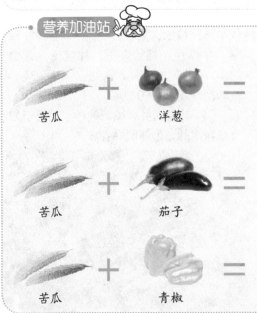

苦瓜 + 洋葱 =

苦瓜 + 茄子 =

苦瓜 + 青椒 =

苦瓜具有清热消暑、解毒、明目、提高人体免疫力、抗癌、抗病毒等功效，洋葱具有散寒、发汗、杀菌、抗癌之功效。将苦瓜与洋葱一同食用，可以起到很好的提高人体免疫力的作用，还能够辅助治疗癌症。

苦瓜具有清热消暑、解毒、明目、补肾健脾、益气壮阳、提高人体免疫力、抗癌、抗病毒之功效，茄子具有活血化瘀、清热消肿之效。两者同食，可以清心明目、益气壮阳。

青椒具有增强体力、缓解疲劳、防癌、减少皮肤皱纹、维持皮肤弹润等功效。将苦瓜与青椒一同食用，可以起到很好的防治癌症和美容的功效。

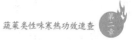

食用禁忌

1. 苦瓜中含有丰富的草酸，会与豆腐中的钙形成草酸钙，影响人体对钙质的吸收。
2. 脾胃虚寒及腹痛、腹泻者忌食苦瓜。

选购与储存

选购 瓜体硬实、具重量感、表皮光亮，且表面疣状物越大越好，这样的苦瓜不太苦。

储存 苦瓜不耐保存，即使在冰箱中存放也不宜超过 2 天。

【营养档案】

100 克苦瓜中含有：

人体必需营养素		维生素等营养素		矿物质	
热量	19（千卡）	维生素 A	17（微克）	钾	256（毫克）
蛋白质	1（克）	胡萝卜素	100（微克）	钠	2.5（毫克）
脂肪	0.1（克）	维生素 B$_3$	0.4（毫克）	钙	14（毫克）
碳水化合物	3.5（克）	维生素 C	56（毫克）	镁	18（毫克）
膳食纤维	1.4（克）	维生素 E	0.85（毫克）	铁	0.7（毫克）

保健应用

苦瓜粥 ▼

【原料】苦瓜 100 克，玉米 50 克，冰糖适量。

【做法】❶ 先把玉米淘净；再将苦瓜洗净，剖开去子和瓤，切成片。❷ 将玉米和苦瓜一起放入锅中加适量水煮粥，粥快好时，放入冰糖搅拌均匀即可。

●功效 清热祛暑，降糖降脂。

苦瓜瘦肉汤 ▼

【原料】苦瓜 20 克，猪瘦肉 150 克，淀粉、黄酒、酱油、熟植物油、盐、味精各适量。

【做法】❶ 猪瘦肉剁成末，加黄酒、酱油、植物油、淀粉腌 10 分钟；❷ 熟植物油烧热，略微降温，下肉末，划散，加苦瓜片，翻炒数下；❸ 加盐、味精调味，煮沸，勾薄芡，淋上熟植物油即成。

●功效 清胃热，解热毒，适用于经常饮酒，嗜食辛辣或肺热内盛而致面部及胸背部生粉刺或痤疮结疖，口干口渴，手足心热，大便干结或目赤，耳鸣等。

苦瓜炖蛤 ▼

【原料】苦瓜 25 克，文蛤 500 克，料酒、盐、蒜、姜汁、白糖、香油、植物油各适量。

【做法】❶ 将苦瓜放入沸水锅中焯透，浸入冷水，浸去苦味后切片；将文蛤放入沸水锅中煮开壳，捞出去壳，挖出肉，去内脏洗净；蒜拍成泥。❷ 锅

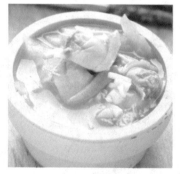

内下入油，再下入蛤肉爆炒，再用姜汁、料酒、盐拌匀。❸ 将苦瓜片铺在砂锅底，将蛤肉放在上面，再加姜汁、料酒、盐、蒜泥、白糖和适量水，炖至蛤肉熟透入味，淋上香油即成。

●功效 润肤容颜，延缓衰老，乌发黑发。

丝瓜 清热解毒，护肤养颜

性凉

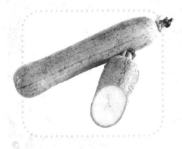

别名： 天丝瓜、天罗、布瓜、蛮瓜、天吊瓜、絮瓜。

来源： 为葫芦科植物丝瓜或粤丝瓜的鲜嫩果实；或霜后干枯的老熟果实（天骷髅）。

产地： 全国各地均产。

性味归经： 性凉，味甘。归心经、肝经、胃经。

适宜人群： 月经不调、身体疲乏、痰喘咳嗽、产后乳汁不通的妇女适宜多吃丝瓜。

健康密码

防治坏血病

丝瓜中含有丰富的维生素 C，对于坏血病有一定的辅助治疗作用。

充当健脑食品

丝瓜中所含 B 族维生素对于小儿大脑发育及中老年人的健脑大有益处。

清热解毒

用丝瓜做菜肴或捣汁内服，有清热化痰、凉血解毒之功效。适用于热病烦渴、咳嗽痰喘、便血尿血等症。丝瓜的花味甘、微苦，性寒，有清热解毒的功效，可用于肺热咳嗽、咽痛、奔炎、痔疮等症。

美容

丝瓜中含有防止皮肤老化的维生素 B_1、增白皮肤的维生素 C 等成分，能保护皮肤、消除斑块，使皮肤细嫩洁白，是美容佳品。

消炎杀菌

丝瓜根能用来消炎杀菌、去腐生肌。

营养加油站

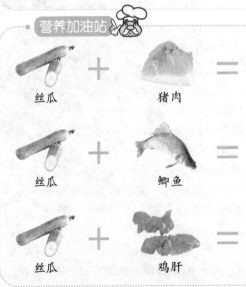

丝瓜 + 猪肉 =

丝瓜具有通经活络、促进血液循环、通便之功效，猪肉具有滋阴润燥、通便之功效。两者同食，可以起到通便的作用。

丝瓜 + 鲫鱼 =

丝瓜具有通经活络、促进血液循环、安胎、通乳之功效，鲫鱼具有健脾、益气、利水、通乳之功效。两者同食，可以很好地通乳催乳，适用于妇女产后乳汁不通之症。

丝瓜 + 鸡肝 =

丝瓜具有通经活络、促进血液循环、清暑解毒、清热解渴、凉血活血、止咳利尿等功效，鸡肝具有补肝益肾、补血止血、明目之功效。两者同食，可以起到补血养颜的作用。

食用禁忌

1. 丝瓜的味道清甜，烹煮时不宜加酱油和豆瓣酱等口味较重的酱料，以免抢味。

2. 丝瓜容易氧化发黑，烹饪时最好避免使用铁锅、铁铲，并且要快切快炒，减少放置时间。

选购与储存

选购 用手捏丝瓜柄，质地较硬的比较新鲜。不要挑选发软或产生黑色条纹的丝瓜。

储存 丝瓜不宜久存，可切去蒂头用纸包起来冷藏，但最好在 2 ~ 3 天吃完。

【营养档案】

100 克丝瓜中含有：

人体必需营养素		维生素等营养素		矿物质	
热量	20（千卡）	维生素 A	15（微克）	钾	115（毫克）
蛋白质	1（克）	胡萝卜素	90（微克）	钠	2.6（毫克）
脂肪	0.2（克）	维生素 B_3	0.4（毫克）	钙	14（毫克）
碳水化合物	3.6（克）	维生素 C	5（毫克）	镁	11（毫克）
膳食纤维	0.6（克）	维生素 E	0.22（毫克）	铁	0.4（毫克）

保健应用

丝瓜粥 ▼

【原料】嫩丝瓜 50 克，粳米 50 克，绿豆 25 克。

【做法】❶ 将粳米与绿豆洗净浸泡，加入适量开水于锅内，烧开后改为小火煮熬。❷ 将丝瓜洗净，去皮，切成小丁，待绿豆开花时，将丝瓜加入粥内，煮至粥稠即可。食用时可酌加佐料。

功效 补脾益胃，清热化痰，凉血解毒，通乳下奶。

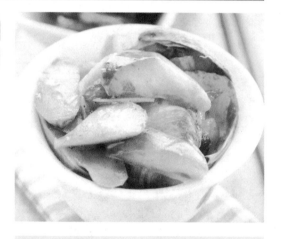

丝瓜炒花蛤 ▼

【原料】丝瓜 2 根，花蛤 500 克，大葱、绍酒、盐、植物油各适量。

【做法】❶ 花蛤用清水搓洗干净。❷ 丝瓜冲洗干净后切成滚刀块；大葱切成细丝。❸ 中火烧热锅中的油，待烧至五成热时将大葱丝放入爆炒出香味，随后放入花蛤，淋入绍酒，翻炒片刻。❹ 将丝瓜块放入锅中，翻炒约 3 分钟。❺ 最后在临出锅前，调入盐拌炒均匀即可。

功效 滋阴润肺。

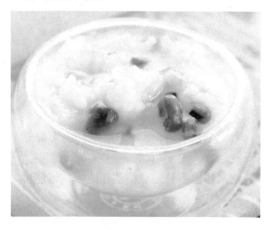

西葫芦 清热润肺，润泽肌肤

性平

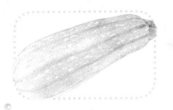

别名： 搅瓜、白南瓜、角瓜、美洲南瓜、茭瓜。
来源： 西葫芦是南瓜的一个变种。
产地： 原产北美洲南部，今广泛栽培。
性味归经： 性平，味甘。归肺经、胃经、肾经。
适宜人群： 糖尿病、水肿、腹胀患者。

健康密码

清热润肺

西葫芦具有清热利尿、除烦止渴、润肺止咳、消肿散结的功效。

润泽肌肤

西葫芦富含水分，有润泽肌肤的作用。

抗癌防癌

西葫芦能够调节人体代谢，具有减肥、抗癌防癌的功效。

营养加油站

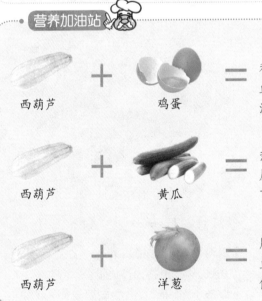

西葫芦 ＋ 鸡蛋 ＝ 西葫芦具有除烦止渴、润肺止咳、清热利尿、增强免疫力的功效，鸡蛋具有滋阴养血、润燥安胎之功效。两者同食，可以达到滋阴润燥、清热利水的功效。

西葫芦 ＋ 黄瓜 ＝ 西葫芦具有除烦止渴、润肺止咳、清热利尿、润泽肌肤的功效，黄瓜具有除湿利尿、抗衰老、润肤除皱之功效。两者同食，可以达到很好的美容养颜的食疗功效。

西葫芦 ＋ 洋葱 ＝ 西葫芦具有除烦止渴、清热利尿、润泽肌肤的功效，洋葱具有降血脂、降血压、降血糖、抗癌之功效。两者同食，可以提高人体免疫力、降低血压和血糖。

选购与储存

选购 挑选西葫芦时，要看它的颜色是否为鲜绿色，瓜体要均匀周正，表面应光滑无疙瘩，没有损伤和溃烂。

储存 把西葫芦放在屋内阴凉通风处，不要沾水，也不要随意移动和磕碰，这样可以多保存一段时间。

食用禁忌

1. 西葫芦不宜生吃。
2. 烹调西葫芦时不宜煮得太烂，以免营养损失。

【营养档案】

100克西葫芦中含有：

人体必需营养素		维生素等营养素		矿物质	
热量	18（千卡）	维生素A	5（微克）	钾	92（毫克）
蛋白质	0.8（克）	胡萝卜素	30（微克）	钠	5（毫克）
脂肪	0.2（克）	维生素B₃	0.2（毫克）	钙	15（毫克）
碳水化合物	3.2（克）	维生素C	6（毫克）	镁	9（毫克）
膳食纤维	0.6（克）	维生素E	0.34（毫克）	铁	0.3（毫克）

保健应用

西葫芦烩西红柿 ▼

【原料】西葫芦1个，西红柿2个，葱、蒜、盐、植物油各适量。

【做法】❶ 蒜切末，西葫芦去瓤切片，西红柿切块。❷ 锅中加水，开后倒入西葫芦加盐焯一下，然后装盘备用。❸ 热锅倒入植物油，加入蒜末煸炒爆香，然后加入西红柿翻炒。❹ 倒入西葫芦，加入少许盐、白糖翻炒几下即可。

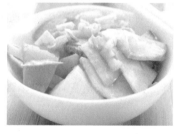

●功效 增强机体的抗氧化能力。

西葫芦蛋饼 ▼

【原料】西葫芦1个，鸡蛋2个，面粉、盐、鸡精、色拉油各适量。

【做法】❶ 西葫芦刨去外皮，挖去瓜瓤，切成丝，用盐腌制片刻。❷ 鸡蛋打散，加少许盐、鸡精，筛入面粉成糊状。❸ 西葫芦出水后稍稍挤干，倒入面糊里搅拌均匀。❹ 油锅倒入适量面糊，双面煎至金黄色出锅即可。

●功效 提高免疫力。

西葫芦炒肉片 ▼

【原料】牛肉200克，西葫芦1个，生抽、料酒、水淀粉、蒜、盐、鸡精各适量。

【做法】❶ 牛肉切薄片，加生抽、料酒、水淀粉腌制10分钟。❷ 西葫芦切薄片，蒜切碎。❸ 锅中油热后，放入肉片炒散，翻炒均匀至变色，盛出备用。❹ 锅中热油，放入蒜末炒香，放入西葫芦片，翻炒均匀加少许高汤或清水炒软。❺ 将肉片倒入锅中，煸炒入味后，加盐和鸡精调味即可。

●功效 增强肌肉力量。

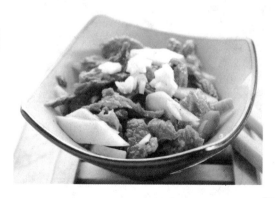

洋葱 畅清血脂，促进人体新陈代谢

性平

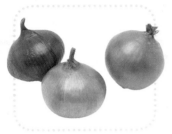

别名：洋葱头、玉葱、葱头、圆葱。
来源：百合科植物洋葱的鳞茎。
产地：全国各地均栽培。
性味归经：性平，味甘、辛。归心经、脾经。
适宜人群：一般人都可食用，比较适合于心脏病、动脉硬化症、骨质疏松症、癌症、急慢性肠炎、痢疾等患者及老年人食用。

健康密码

预防感冒

洋葱具有较强的杀菌作用，用来防治感冒，具有很好的效果。

降低血压、预防血栓

洋葱所含的前列腺素是一种较强的血管扩张剂，能降低人体外周血管和冠状动脉的阻力，有对抗人体儿茶酚胺等升压物质的作用，并能促使可引起血压升高的钠、盐的排泄，具有降低血压和预防血栓形成的作用。洋葱含有的二烯丙基二硫化物及少量含硫氨基酸，具有抗血管硬化和降低血脂的功效。

预防癌症

洋葱能使人体内产生一定量的化学物质—谷胱甘肽，当人体内的谷胱甘肽含量增加时，痛症发生的机会就会下降，所以洋葱对预防癌症的发生有一定的作用。

镇定

洋葱刺激泪腺分泌眼泪，此种刺激泪腺分泌的成分也具有镇定精神的作用。

营养加油站

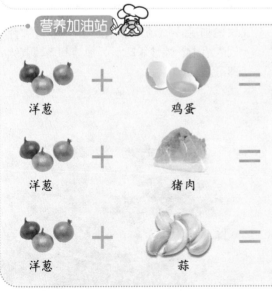

洋葱　＋　鸡蛋　＝

两者搭配食用，不仅可为人体提供丰富的营养，而且洋葱中的有效活性成分还能减少鸡蛋中胆固醇对人体心血管的负面影响，适合高血压、高脂血症等患者食用。

洋葱　＋　猪肉　＝

两者搭配食用，可以起到滋阴润燥、利水消肿的作用，对阴虚干燥、口渴、体倦、乏力、便秘及高血压、脑出血等病均有一定的辅助治疗功效。

洋葱　＋　蒜　＝

蒜所富含的大蒜素能阻断致癌物质亚硝胺的合成，洋葱中的"槲皮素"也是抗癌物质。因此将两者搭配食用，可以称得上是抗癌佳品。

食用禁忌

凡有头晕目眩、瘙痒性皮炎、急性眼疾及腋臭的患者忌食。

选购与储存

选购 以球体完整、没有裂开或损伤、表皮完整光滑的为好。

储存 将洋葱放入网袋中，悬挂在室内阴凉通风处保存。

【营养档案】

100 克洋葱（紫皮，脱水）中含有：

人体必需营养素		维生素等营养素		矿物质	
热量	339（千卡）	维生素 A	3（微克）	钾	912（毫克）
蛋白质	6.9（克）	胡萝卜素	3（微克）	钠	77.4（毫克）
脂肪	0.4（克）	维生素 B_3	1（毫克）	钙	351（毫克）
碳水化合物	80.6（克）	维生素 C	5（毫克）	镁	132（毫克）
膳食纤维	7.5（克）	维生素 B_1	0.20（毫克）	铁	6.2（毫克）

保健应用

鱿鱼炒洋葱 ▼

【原料】鱿鱼400克，洋葱1个，豆瓣酱、植物油、糖、葱花各适量。

【做法】① 鱿鱼清洗干净，洋葱切片。② 锅中油热后倒入鱿鱼煸炒1分钟，然后倒入豆瓣酱，中火不停地翻炒3～4分钟。③ 然后倒入洋葱，继续翻炒2～3分钟。④ 然后加少许糖，翻炒一下加葱花即可。

功效 滋阴养胃，补虚润肤。

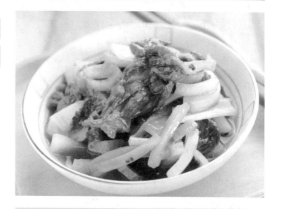

洋葱炒牛肉 ▼

【原料】牛肉250克，洋葱1个，盐、生抽、胡椒粉、味精、料酒、植物油各适量。

【做法】① 将牛肉逆纹切片，用少许盐、生油、胡椒粉、味精、料酒拌匀，腌制10～20分钟，使其入味。② 洋葱环切成丝。③ 热锅放少许植物油，先炒洋葱。④ 将炒软的洋葱拨开一边，把腌好的牛肉及腌肉汁一起倒入锅，然后翻炒。⑤ 炒熟后，再洒上点胡椒粉炒匀，即可出锅。

功效 补充热量，减肥。

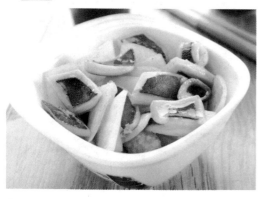

韭菜

补肝肾，壮阳固精

性温

别名：草钟乳、起阳草。
来源：为百合科植物韭的叶。
产地：全国大部分地区均种植。
性味归经：性温，味甘、辛。归肝经、胃经、肾经。
适宜人群：一般人都可食用，比较适合阳痿、早泄、遗精、遗尿、高血脂者食用。

健康密码

预防心脑血管疾病

韭菜中所含有的挥发性精油及含硫化合物，具有降低血脂的作用，因此食用韭菜对预防动脉硬化和冠心病大有帮助。

补肝肾，壮阳固精

韭菜适用于阳痿、早泄、腰膝酸软、尿频、遗尿等症。春天人体肝气易偏旺，从而影响脾胃消化吸收功能，此时多吃韭菜可增强人体的脾胃之气，对肝功能也有益处。

营养加油站

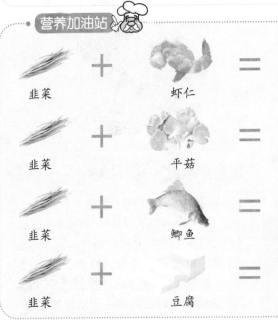

韭菜 ＋ 虾仁 ＝ 两者都富含丰富优质的蛋白质，同食可为人体提供大量的优质蛋白质，营养十分丰富。

韭菜 ＋ 平菇 ＝ 韭菜可以增强体力和解毒，平菇可以增强人体免疫力、抑制病毒。两者搭配食用，可以有效地提高人体免疫力。

韭菜 ＋ 鲫鱼 ＝ 韭菜能够活血化瘀、理气降逆，鲫鱼可以增强心血管功能、降低血液黏度。两者同食对防治高血压有一定的食疗功效。

韭菜 ＋ 豆腐 ＝ 韭菜可以促进血液循环，治疗便秘；豆腐利水消肿、清热化瘀、润燥生津。两者搭配食用，可治疗便秘。

食用禁忌

韭菜不要与蜂蜜、牛肉、菠菜同食。

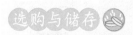 选购与储存

选购 叶直、鲜嫩、翠绿的韭菜营养素含量较高。阔叶韭菜较嫩，香味清淡；窄叶韭菜外形不好，但香味浓郁。叶宽、颜色呈墨绿色的不宜选购。

储存 新鲜韭菜洗净后切成段，沥干水分，装入塑料袋冷冻，其鲜味可保存 2 个月。

【营养档案】

100 克韭菜中含有：

人体必需营养素		维生素等营养素		矿物质	
热量	26（千卡）	维生素 A	1410（微克）	钾	247（毫克）
蛋白质	2.4（克）	胡萝卜素	0.8（微克）	钠	8.1（毫克）
脂肪	0.4（克）	维生素 B_3	0.8（毫克）	钙	42（毫克）
碳水化合物	3.2（克）	维生素 C	24（毫克）	镁	25（毫克）
膳食纤维	1.4（克）	维生素 E	0.96（毫克）	铁	1.6（毫克）

保健应用

虾仁炒韭菜 ▼

【原料】虾仁 30 克，韭菜 250 克，鸡蛋 1 个，盐、淀粉、植物油、香油各适量。

【做法】❶ 先将虾仁洗净，用冷水浸泡，约 20 分钟后捞出沥干水分待用。❷ 韭菜择洗干净，切 3 厘米长段备用；鸡蛋打破盛入碗内，搅拌均匀，加入淀粉、香油调成蛋糊，把虾仁倒入拌匀待用。❸ 炒锅烧热，倒入植物油，待油热后下虾仁翻炒，蛋糊凝住虾仁后放入韭菜同炒，待韭菜炒熟，放盐，淋香油，搅拌均匀即可起锅。

功效 补肾阳，固肾气，通乳汁。

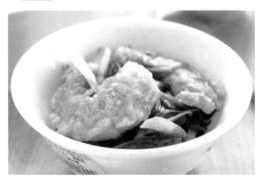

三鲜蒸饺 ▼

【原料】小麦面粉 500 克，鸡蛋 3 个，韭菜 200 克，对虾 150 克，猪肉（肥瘦）100 克，盐、味精、花椒面各适量。

【做法】❶ 面粉加入适量温水，和匀备用。❷ 把大虾去头，去皮，洗净，切碎。❸ 韭菜洗净，切碎。❹ 鸡蛋打入碗内搅匀，炒熟。❺ 将猪肉剁成肉馅，在里面放入盐、花椒面、味精调味。❻ 把肉馅、鸡蛋、虾、韭菜放入盆中顺一个方向搅匀。❼ 将面团擀成薄皮，加馅包成饺子。❽ 将包好的饺子摆放入蒸锅中，蒸熟即可。

功效 开胃消食，增强肠胃蠕动。

韭菜炒羊肝 ▼

【原料】韭菜 150 克，羊肝 200 克，花生油 15 克，盐 5 克，味精 3 克。

【做法】❶ 韭菜洗净，切成 2.5 厘米的段。❷ 羊肝洗净，切片，放沸水中焯一下，捞出沥水。❸ 然后将锅置于火上，加入花生油烧热，放入羊肝急火炒至熟，加入韭菜与盐、味精，翻炒片刻即成。

功效 对阳痿、遗精等症有疗效。

卷心菜 抗炎杀菌，预防胃溃疡

性平

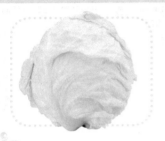

别　名：洋白菜、高丽、蓝菜。
来　源：十字花科草本植物结球甘蓝的茎叶。
产　地：我国各地均有。
性味归经：性平，味甘。归脾经、胃经。
适宜人群：特别适合动脉硬化、胆结石症、肥胖者、消化道溃疡及孕妇食用。

健康密码

防治胃溃疡

卷心菜含有抗溃疡因子，能促进上皮黏膜组织的新陈代谢，加速创面愈合，对胃溃疡和十二指肠溃疡有较好的辅助治疗作用。

抑制癌细胞

卷心菜是一种天然的防癌食品，能抑制体内致癌物的形成，还能清除体内产生的过氧化物，保护正常细胞不被致癌物侵袭。从卷心菜中提取的萝卜硫素，是能活化人体组织的一种活化酶，能够抑制癌细胞的生长繁殖，对治疗乳腺癌和胃癌有效。

降低胆固醇

卷心菜所含的果胶、纤维素能阻止肠道吸收胆固醇和胆汁酸，因而对动脉粥样硬化、胆石症患者及肥胖者十分有益。

护眼、护嗓、抗炎

卷心菜所含微量元素硒有保护眼睛的功效。卷心菜还含有植物杀毒素，有抗微生物功能，可预防、治疗咽喉疼痛及尿路感染。

营养加油站

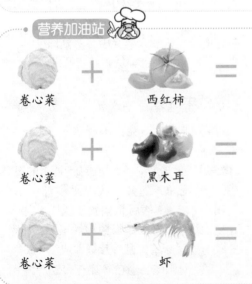

卷心菜 ＋ 西红柿 ＝

卷心菜 ＋ 黑木耳 ＝

卷心菜 ＋ 虾 ＝

卷心菜益心肾、健脾胃、促进消化、预防便秘，西红柿具有生津止渴、清热解毒的功效。两者同食，可以益气生津。

卷心菜益心肾、健脾胃、增进食欲、壮筋骨、保护肝脏，黑木具有补血、强身壮骨之功效。两者同食，可以达到很好的补肾壮骨、健脑强身的食疗功效。

卷心菜益心肾、健脾胃、提高人体免疫力、壮筋骨，虾具有补肾壮阳、强壮补精之功效。两者同食不仅营养丰富，还能清热凉血、强壮骨骼、补精填髓，食疗效果颇佳。

食用禁忌

腹腔和胸外科手术后及胃肠溃疡出血特别严重时均不宜食用卷心菜。

选购与储存

选购 优质卷心菜相当坚硬结实，拿在手上很有分量，外面的叶片为绿色并且有光泽。但是，春季的新鲜卷心菜一般包得有一些松散，要选择水灵且柔软的那种。

储存 宜现买现吃。

【营养档案】

100 克卷心菜中含有：

人体必需营养素		维生素等营养素		矿物质	
热量	339（千卡）	维生素 A	3（微克）	钾	912（毫克）
蛋白质	6.9（克）	胡萝卜素	3（微克）	钠	77.4（毫克）
脂肪	0.4（克）	维生素 B_3	1（毫克）	钙	351（毫克）
碳水化合物	80.6（克）	维生素 C	5（毫克）	镁	132（毫克）
膳食纤维	7.5（克）	维生素 B_1	0.2（毫克）	铁	6.2（毫克）

保健应用

卷心菜炒西红柿 ▼

【原料】卷心菜 250 克，西红柿 200 克，葱花、盐、酱油、味精、植物油各适量。

【做法】❶ 先将西红柿用开水稍烫，去皮，切块。❷ 卷心菜洗净，切片。❸ 油锅烧热，放葱花煸香，加卷心菜炒至七成熟，投入西红柿，略炒，再加入盐、酱油烧至入味，点入味精拌匀即成。

•功效 酸甘开胃，色彩鲜艳，具有益气生津的功效。

卷心菜梨汁 ▼

【原料】梨 400 克，卷心菜 100 克，柠檬 50 克，蜂蜜 10 克。

【做法】❶ 梨肉切块，卷心菜切片，柠檬肉切块。❷ 将梨块、卷心菜片、柠檬块放入榨汁机中榨取汁液，将果菜汁倒入杯中，加入凉开水，加蜂蜜调匀，即可饮用。

•功效 降低血压，养阴清热。

羊肉卷心菜汤 ▼

【原料】羊肉、卷心菜、调味品各适量。

【做法】❶ 羊肉洗净后切成小块，放入锅中。❷ 用清水将羊肉煮熟，然后放入洗净且切好的卷心菜稍煮，加入调料即可。

•功效 温中暖胃，适合脾肾阳虚所致的脘腹冷痛且胀满不适等人群食用。

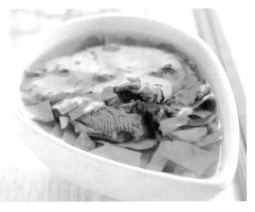

西蓝花

维护血管韧性，提高抗病能力

性平

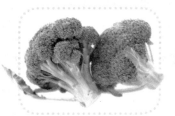

别名： 兰花菜、绿花菜。

来源： 十字花科一年或两年生草本植物，花球可食，是甘蓝的一个变种。

产地： 南方种植较多。

性味归经： 性平，味甘。归胃经、肝经、肺经。

适宜人群： 一般人群均可。癌症宜多食。

健康密码

提高记忆力

儿童常吃西蓝花，可促进生长、维持牙齿及骨骼正常，保护视力，提高记忆力。

预防感冒和坏血病

西蓝花能提高肝脏解毒能力，增强机体免疫能力，预防感冒和坏血病的发生。

提高免疫力

西蓝花的维生素 C 含量极高，不但有利于人的生长发育，更重要的是能提高人体免疫功能，促进肝脏解毒，增强人的体质，增加抗病能力。

保护眼睛

西蓝花中的抗氧化剂异硫氰化物可以避免眼睛受到阳光中紫外线的伤害。

清热利尿

在暑热之际，口干渴、小便呈金黄色，大便硬实或不畅通时，用西蓝花 30 克煎汤，频频饮服，有清热解渴、利尿通便之功效。

营养加油站

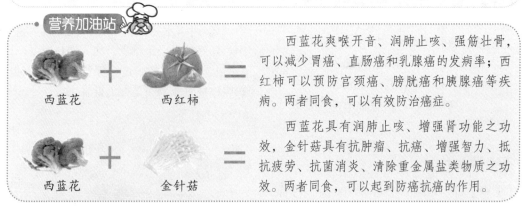

西蓝花 ＋ 西红柿 ＝

西蓝花爽喉开音、润肺止咳、强筋壮骨，可以减少胃癌、直肠癌和乳腺癌的发病率；西红柿可以预防宫颈癌、膀胱癌和胰腺癌等疾病。两者同食，可以有效防治癌症。

西蓝花 ＋ 金针菇 ＝

西蓝花具有润肺止咳、增强肾功能之功效，金针菇具有抗肿瘤、抗癌、增强智力、抵抗疲劳、抗菌消炎、清除重金属盐类物质之功效。两者同食，可以起到防癌抗癌的作用。

食用禁忌

1. 牛奶与西蓝花同食会影响钙的吸收。

2. 西蓝花的烧煮时间不宜过长，否则会破坏防癌抗癌的有效成分。

选购 西蓝花手感越重的，质量越好。另外，也要避免其花球过硬，这样的西蓝花比较老。

储存 西蓝花保存温度以4℃～12℃为宜。不过最好即买即吃，不宜久放。

【营养档案】

100克西蓝花中含有：

人体必需营养素		维生素等营养素		矿物质	
热量	33（千卡）	维生素A	1（毫克）	钾	17（毫克）
蛋白质	4.1（克）	胡萝卜素	7（毫克）	钠	18.8（毫克）
脂肪	0.6（克）	维生素B₃	0.9（毫克）	钙	67（毫克）
碳水化合物	4.3（克）	维生素C	51（毫克）	镁	17（毫克）
膳食纤维	1.6（克）	维生素E	0.91（毫克）	铁	1（毫克）

保健应用

西蓝花拌木耳 ▼

【原料】西蓝花300克，黑木耳30克，胡萝卜1根，花生油、盐、生抽、香醋、香油、红辣椒油各适量。

【做法】❶ 木耳冷水泡发，把硬的根部剪掉，用手撕成小片。❷ 西蓝花切开小朵，洗净，沥水分。❸ 胡萝卜去皮，切片。❹ 烧开一锅水，倒几滴花生油、少许盐，把西蓝花放进去焯熟，然后捞起放入冰开水或凉开水中泡凉，再沥干水分。❺ 接着把木耳、胡萝卜焯熟。❻ 往西蓝花上加入生抽、香醋、香油、红辣椒油，拌匀后摆盘。❼ 按着同样的方法拌焯好的木耳、胡萝卜，放到西蓝花的中间就可以了。

•功效 清新爽脆，酸辣开胃。

西蓝花炒虾米 ▼

【原料】虾米15克，西蓝花500克，盐、食用油各适量。

【做法】❶ 西蓝花洗净，根去掉，掰成小朵。❷ 锅中水烧开，放少许盐，放入西蓝花焯一下。❸ 锅中油熟，将西蓝花炒一下，加入虾米、盐，稍微加点儿水，炒熟即可。

•功效 健脾养胃，防癌抗癌。

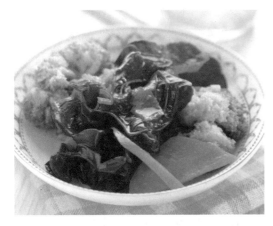

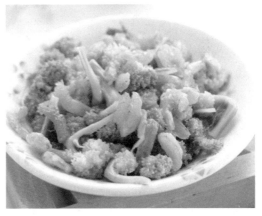

芥菜

明目通便，消肿抗病毒

性温

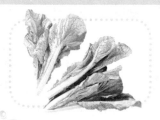

别名：芥、大芥、黄芥、皱叶芥。
来源：十字花科芸苔属一年生或两年生草本植物。
产地：全国各地均产。
性味归经：性温，味辛。归肺经、胃经。
适宜人群：是便秘、眼科病患者的食疗佳品。

健康密码

提神醒脑，驱除疲劳

芥菜含有丰富的维生素 A、B 族维生素、维生素 C 和维生素 D。芥菜含有大量的维生素 C，是活性很强的还原物质，参与机体重要的氧化还原过程，能增加大脑中氧含量，激发大脑对氧的利用，有提神醒脑、解除疲劳的作用。

消肿抗病毒

芥菜能抗感染和预防疾病的发生，抑制细菌毒素的毒性，促进伤口愈合，可用来辅助治疗感染性疾病。

开胃助消化

芥菜腌制后有一种特殊鲜味和香味，能促进胃、肠消化功能，增进食欲，可用来开胃，帮助消化。

明目通便

芥菜组织较粗硬，含有胡萝卜素和大量食用纤维素，故有明目与宽肠通便的作用，可作为眼科病患者的食疗佳品；还可防治便秘，尤适宜老年人及习惯性便秘者食用。

营养加油站

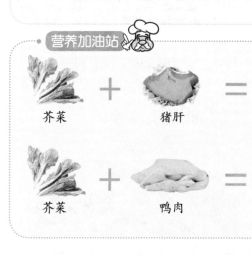

芥菜 ＋ 猪肝 ＝

芥菜含有大量的钙质和维生素 C，猪肝中富含维生素 C 和铁。两者同食，维生素 C 可以提高钙质的吸收，是补钙的上佳食品。

芥菜 ＋ 鸭肉 ＝

芥菜具有润肠通便、增进食欲、帮助消化、解毒消肿、温中益气等功效，鸭肉具有养胃滋阴、清肺解热、大补虚劳、利水消肿之功效。两者同食，能够起到清肺解毒、益气消肿之功效，可辅助治疗咳嗽痰滞、气虚水肿等症。

选购与储存

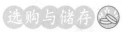

选购 色泽翠绿，无虫眼，无黄叶，闻起来略有清香者佳。
储存 摘去黄叶，放于阴凉干燥处。

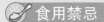 **食用禁忌**

1. 芥菜不能生食。
2. 热性咳嗽患者、疮疖、目疾、痔疮、便血及内热偏盛者不宜食芥菜。高血压、血管硬化者应少食。
3. 芥菜不能与鲫鱼、鳖肉同食。

【营养档案】

100 克芥菜中含有：

人体必需营养素		维生素等营养素		矿物质	
热量	26（千卡）	维生素 A	242（微克）	钾	280（毫克）
蛋白质	2.9（克）	胡萝卜素	1450（微克）	钠	31.6（毫克）
脂肪	0.4（克）	维生素 B_3	0.6（毫克）	钙	294（毫克）
碳水化合物	3（克）	维生素 C	43（毫克）	镁	37（毫克）
膳食纤维	1.7（克）	维生素 E	1.01（毫克）	铁	5.4（毫克）

保健应用

双冬炒芥菜 ▼

【原料】冬笋 100 克，冬菇 200 克，芥菜 150 克，胡萝卜 1 根，鸡蛋 1 个，葱、姜、盐、鸡精、白糖、淀粉各适量。

【做法】❶ 将冬笋、冬菇、胡萝卜切成片，取一小碗，放入盐、鸡精、白糖、淀粉用水调成汁备用。❷ 锅倒入油，下葱、姜煸炒出香味，再放入冬笋、冬菇翻炒，加少许水，放入胡萝卜、芥菜翻炒，浇入调好的汁炒匀即可。

●功效 脆嫩爽口，味道清淡。

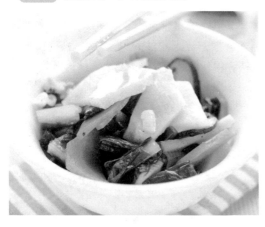

生姜芥菜汤 ▼

【原料】鲜芥菜 250 克，生姜 5 克，盐适量。

【做法】❶ 芥菜洗净，切段；生姜洗净，切丝。❷ 同放入锅内，加清水 4 碗，大火煮沸后，改用小火煮至汤约 2 碗，加入少量盐调味。

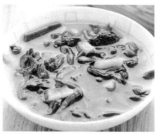

●功效 开胃润燥，提高免疫力。

鸡骨芥菜汤 ▼

【原料】鸡骨架 500 克，芥菜 200 克，盐、鸡精、胡椒粉、橄榄油各适量。

【做法】❶ 鸡骨架跺成小块，开水焯。❷ 用冷水把血水冲洗干净。❸ 烧开半锅水，放入鸡骨架。❹ 煮沸约 20 分钟，鸡骨出味。❺ 倒少许橄榄油入锅里，再把芥菜放入。❻ 大火煮沸约 10 分钟，放少许盐、胡椒粉、鸡精熄火即可饮用。

●功效 健脑益智，补充营养。

菠菜

滋阴润燥，预防贫血

性凉

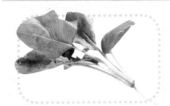

别名： 菠薐、波斯草、赤根菜、鹦鹉菜。
来源： 为藜科植物菠菜的带根全草。
产地： 全国大部分地区均种植。
性味归经： 性凉，味甘、辛。归大肠经、胃经。
适宜人群： 一般人群均可食用。

健康密码

预防贫血

菠菜中含有丰富的铁、维生素C，维生素C能够提高铁的吸收率，并促进铁与造血的叶酸共同作用，有效地预防贫血。

保持血糖稳定

菠菜中含有一种类胰岛素样物质，作用与胰岛素非常相似，能使血糖保持稳定。

补充维生素

菠菜含有丰富的胡萝卜素、维生素A、维生素B_2等，能够保护视力，防止口角炎、夜盲等维生素缺乏症的发生。

抗衰老

菠菜中含有大量的抗氧化剂，具有抗衰老、促进细胞增殖、激活大脑功能、增强青春活力的作用。

滋阴润燥，防便秘

菠菜长于清理人体肠胃的热毒。中医学认为，菠菜能养血、止血、敛阴、润燥，因而可防治便秘，使人容光焕发。

营养加油站

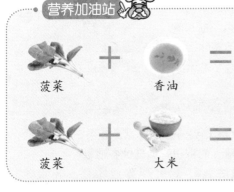

菠菜 ＋ 香油 ＝

菠菜 ＋ 大米 ＝

菠菜具有助消化、通利肠胃等功效，可治疗便血、大小便不畅、痔疮等症，香油能够润肠通便、增强食欲。两者同食，通便的功效十分显著。

菠菜具有养血止血、滋阴润燥、促进新陈代谢等功效，大米能够补中益气、滋阴止渴。两者同食，可以起到很好的养血润燥的功效。

食用禁忌

菠菜不宜与黄瓜同食，因为菠菜中的维生素C会被黄瓜中的分解酶破坏；菠菜不宜与鳝鱼同食，因为两者性味功能不相协调，同食易导致腹泻；菠菜也不宜与豆腐、乳酪同食，因为它们都会影响菠菜中钙质的吸收。

选购 菠菜根据叶形分为圆叶菠菜和尖叶菠菜两种类型。尖叶菠菜叶片狭而薄，似箭形，叶面光滑，叶柄细长；圆叶菠菜叶片大而厚，多菱缩，呈卵圆形或椭圆形，叶柄短粗，品质好；色泽鲜嫩翠绿，无枯黄叶和花斑叶。

储存 去除烂叶、黄叶，放入冰箱保存。

【营养档案】

100 克菠菜（脱水）中含有：

人体必需营养素		维生素等营养素		矿物质	
热量	28283（千卡）	维生素 A	598（微克）	钾	919（毫克）
蛋白质	6.4（克）	胡萝卜素	3590（微克）	钠	242（毫克）
脂肪	0.6（克）	维生素 B_3	3.9（毫克）	钙	411（毫克）
碳水化合物	63（克）	维生素 C	82（毫克）	镁	183（毫克）
膳食纤维	12.7（克）	维生素 E	7.73（毫克）	铁	25.9（毫克）

保健应用

凉拌菠菜 ▼

【原料】菠菜、香油各适量。

【做法】将新鲜菠菜用开水烫 3 分钟，捞起后加香油拌食，每日可食 2 次。

功效 适用于高血压、头痛、目眩、便秘者。

菠菜猪血汤 ▼

【原料】菠菜 250 克，猪血 250 克，肉汤、料酒、盐、胡椒粉各适量。

【做法】先将猪血煸炒，烹入料酒，至水干时加入肉汤、盐、胡椒粉、菠菜，煮沸后，盛入汤盆即可。

功效 此汤适用于缺铁性贫血、衄血、便血者。

菠菜拌藕片 ▼

【原料】菠菜 200 克，藕 200 克，盐、香油、味精各适量。

【做法】将菠菜入沸水中稍焯；鲜藕去皮切片，入开水汆断生。在菠菜和藕片中加入盐、香油、味精拌匀即可。

功效 本品清肝明目，能够缓解视物不清、头昏肢颤等症。

菠菜羊肝汤 ▼

【原料】菠菜 250 克，羊肝 200 克，盐、香油、味精各适量。

【做法】将水烧沸后入羊肝，稍滚后下菠菜，并加适量盐、香油、味精调味，滚开后即可盛盆。

功效 此汤养肝明目，对视物模糊、两目干涩有效。

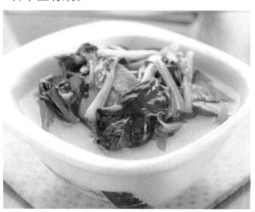

芹菜 镇静安神，降血压

性凉

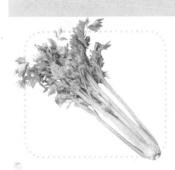

别名： 水英、楚葵、药芹、旱芹、水芹。
来源： 为伞形科植物水芹的全草。
产地： 河南、江苏、浙江、安徽、江西、湖北、湖南、四川、广东、广西等地。
性味归经： 性凉，味甘、苦。归胃经、肝经。
适宜人群： 适宜高血压、高血脂、血管硬化、心脏病、糖尿病和癌症等患者食用。

健康密码

降低血压，镇静安神

芹菜有良好的降压效果，而且芹菜生吃比熟吃降血压的效果更好。从芹菜子中分离出的一种碱性成分，对人体能起安定作用。

防癌、抗癌

芹菜是高纤维食物，它经肠内消化作用产生一种木质素或肠内脂的物质，这类物质是一种抗氧化剂，高浓度时可抑制肠内细菌产生致癌物质。它还可以加快粪便在肠内的运转，减少致癌物与结肠黏膜的接触，从而达到预防结肠癌的目的。

养血补虚

芹菜含铁量较高，能补充女性经血的损失，经常食用能避免皮肤苍白、干燥、面色无华，而且可使目光有神、头发黑亮。

利尿消肿

芹菜含有利尿有效成分，能消除体内水钠潴留，利尿消肿。临床上以芹菜水煎，可治疗乳糜尿，有效率达85.7%。

营养加油站

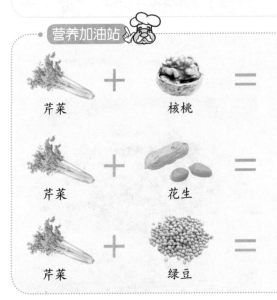

芹菜 ＋ 核桃 ＝

芹菜能够促进血液循环、保持肌肤健美和减肥，核桃能够抗衰老、滋阴补肾。两者同食，可以起到润肤美容、抗衰老、延年益寿的食疗功效。

芹菜 ＋ 花生 ＝

芹菜能够健脑、降血压、降血脂、保护血管，花生可以益智、延缓衰老。两者同食，能够很好地降血压、降血脂、延缓衰老，食疗效果颇佳。

芹菜 ＋ 绿豆 ＝

芹菜能够增进食欲、促进血液循环、清热平肝、减肥，绿豆具有抑菌、抗病毒、清热解毒、消暑止渴、利水消肿等功效。两者同食，可以清热解毒，消除水肿。

🥄 食用禁忌

1.芹菜性凉质滑，脾胃虚寒者谨慎食用。血压偏低者慎用。

2.芹菜不能和苋菜、鳖同时食用，若食之会中毒。一旦中毒，则可用绿豆解毒。

3.芹菜不宜与鸡肉一起吃。

4.芹菜不宜与兔肉同食，否则会导致人体出现脱发现象。

选购与储存 🥢

选购 选购芹菜应挑选梗短而粗壮，菜叶翠绿而稀少者。芹菜新鲜不新鲜，主要看叶身是否平直。新鲜的芹菜是平直的，挑选芹菜时一定要挑这样的。

储存 适宜竖着存放。垂直放的蔬菜所保存的叶绿素含量比平放的蔬菜要多，且存放时间越长，差异越大。

【营养档案】

100 克芹菜（茎）中含有：

人体必需营养素		维生素等营养素		矿物质	
热量	20（千卡）	维生素 A	57（微克）	钾	206（毫克）
蛋白质	1.2（克）	胡萝卜素	340（微克）	钠	159（毫克）
脂肪	0.2（克）	维生素 B_3	0.4（毫克）	钙	80（毫克）
碳水化合物	3.3（克）	维生素 C	8（毫克）	镁	18（毫克）
膳食纤维	1.2（克）	维生素 E	1.32（毫克）	铁	1.2（毫克）

🍲 保健应用

芹菜拌干丝 ▼

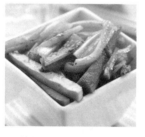

【原料】芹菜 250 克，豆干 300 克，葱、姜、盐、味精各适量。

【做法】❶ 芹菜洗净，切去根头，切段；豆干切细丝，备用。❷ 下锅煸炒姜、葱，加盐，倒入豆干丝炒 5 分钟，再加入芹菜翻炒，味精调水倒入，炒熟起锅即成。

功效 降压平肝，通便。

芹菜粥 ▼

【原料】芹菜 40 克，粳米 50 克，花生油、葱、盐、味精各适量。

【做法】❶ 把芹菜洗净，切丁，备用。

❷ 倒入花生油烧热，爆香葱，添米、水、盐，煮成粥，再加入芹菜稍煮，调味精即可。

功效 清热利水，可作为高血压、水肿患者的辅助食疗品。

糖醋芹菜 ▼

【原料】芹菜 500 克，糖、醋、盐、香油各适量。

【做法】❶ 将嫩芹菜去叶留茎，洗净，入沸水焯一下，捞起沥干水。❷ 将芹菜切寸段，加糖、盐、醋拌匀，淋上香油，装盘即可。

功效 去腻开胃，具有降压、降脂的功效，高血压患者可常食。

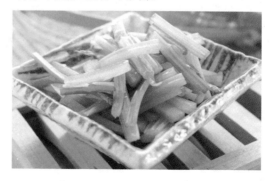

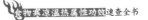
香菜

醒脾壮阳，促进血液循环

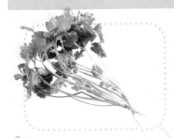

别名：香荽、胡菜、芫荽。
来源：伞形科一年生草本植物芫荽的全草。
产地：全国大部分地区均种植。
性味归经：性温，味辛。归肺经、脾经。
适宜人群：患风寒外感者、脱肛及食欲不振者，小儿出麻疹者尤其适宜。

健康密码

刺激食欲，助消化

香菜嫩茎叶中含有甘露醇、正葵醛、壬醛和芳樟醇等一类挥发油物质，具有刺激食欲、增进消化等功效。

醒脾调中，壮阳

香菜内通心脾，外达四肢，辟一切不正之气，常食有醒脾调中、壮阳助兴等功效。

促进血液循环，辅助发疹

香菜入肺、胃，可解毒透疹、疏散风寒，促进人体周身血液循环，故常用作发疹药物。

营养加油站

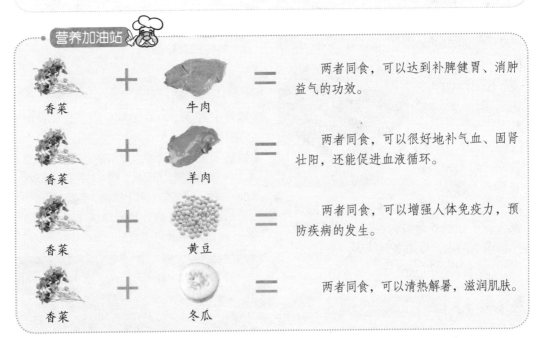

香菜 + 牛肉 =	两者同食，可以达到补脾健胃、消肿益气的功效。	
香菜 + 羊肉 =	两者同食，可以很好地补气血、固肾壮阳，还能促进血液循环。	
香菜 + 黄豆 =	两者同食，可以增强人体免疫力，预防疾病的发生。	
香菜 + 冬瓜 =	两者同食，可以清热解暑，滋润肌肤。	

食用禁忌

服用补药和中药白术、牡丹皮时，不宜服用香菜，以免降低补药及中药的疗效。

选购与储存

选购 选购香菜时应尽量挑选棵大、颜色鲜绿、带根的。黄叶、虫害的为次。

储存 将香菜根部切除，择去黄叶，摊开晾晒一天，编成香肠一般粗细的辫子，挂在阴凉通风处晾干。食用前用温水浸泡一会儿。用此方法储存香菜，保存的时间会比较长。

【营养档案】

100 克香菜中含有：

人体必需营养素		维生素等营养素		矿物质	
热量	31（千卡）	维生素 A	193（微克）	钾	272（毫克）
蛋白质	1.8（克）	胡萝卜素	1160（微克）	钠	48.5（毫克）
脂肪	0.4（克）	维生素 B_3	2.2（毫克）	钙	101（毫克）
碳水化合物	5（克）	维生素 C	48（毫克）	镁	33（毫克）
膳食纤维	1.2（克）	维生素 E	0.8（毫克）	铁	2.9（毫克）

保健应用

拌香菜 ▼

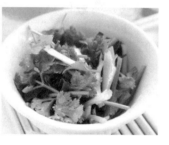

【原料】香菜450 克，葱、香油、盐各少许。

【做法】将香菜择洗干净，切成段，把葱切丝，再和香油、盐一起与香菜段、葱丝拌匀即可。

功效 开胃健脾。

香菜萝卜汤 ▼

【原料】香菜 50 克，胡萝卜 75 克，猪油 35 克，葱、姜末各 3 克，清汤 750 毫升，盐 5 克，料酒 10 克，味精 3 克，香油 5 克，胡椒粉少许。

【做法】❶ 将香菜择洗干净，切成段，备用。❷ 胡萝卜去皮，洗净，切成丝，用冷水浸泡后捞出沥水。❸ 汤锅置火上，放入猪油烧热，用葱、姜末炝锅后加清汤烧沸，放入胡萝卜丝和盐、料酒烧熟。❹ 再加上香菜段、味精、胡椒粉烧开，装入汤碗淋入香油即可。

功效 芳香健胃，增进食欲，冬季食用尤为适宜。

香菜肉丝 ▼

【原料】猪瘦肉 200 克，香菜 300 克，鸡蛋 1 个，盐 3 克，料酒 5 克，大葱 5 克，姜 5 克，香油 8 克，植物油 15 克，淀粉适量。

【做法】❶ 将猪肉洗净，切成丝，加入蛋清、淀粉抓匀。❷ 将洗净的香菜切成长 3 厘米左右的段。❸ 在锅内倒入植物油，油热后放进肉丝翻炒，起锅。

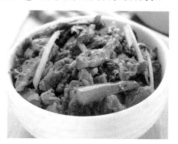

❹ 锅内留底油，放葱、姜、香菜煸炒后放肉丝，再放盐、料酒迅速炒匀，熟后淋上香油即成。

功效 开胃润肠，美容瘦身。

苋菜 清热解毒，促进身体发育

性凉

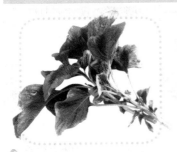

别名：青香苋、红苋菜、野刺苋、米苋、人旱菜、雁来红、补血菜、长寿菜。
来源：为苋科植物苋的幼苗及嫩叶茎。
产地：全国大部分地区均有。
性味归经：性凉，味甘。归大肠经、小肠经。
适宜人群：适合老年人、幼儿、妇女、减肥者食用。

健康密码

清热解毒 明目利咽

苋菜长于清利湿热、清肝解毒、凉血散瘀，对于湿热所致的赤白痢疾及肝火上炎所致的目赤目痛、咽喉红肿不利等，均有一定的辅助治疗作用。

增强免疫力

苋菜中富含蛋白质、脂肪、碳水化合物及多种维生素和矿物质，其所含的蛋白质比牛奶更能充分被人体吸收，所含胡萝卜素比茄果类高2倍以上，可为人体提供丰富的营养物质，有利于强身健体，提高机体的免疫力，有"长寿菜"之称。

促进儿童生长发育

苋菜中铁的含量是菠菜的1倍，钙的含量则是菠菜的3倍，为鲜蔬菜中的佼佼者。更重要的是，苋菜中不含草酸，所含钙、铁进入人体后很容易被吸收利用。因此，苋菜能促进幼儿的生长发育，对骨折的愈合具有一定的食疗作用。

营养加油站

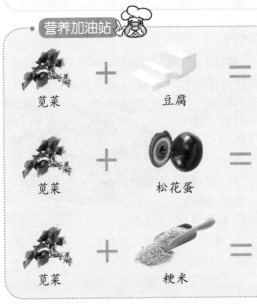

苋菜 + 豆腐 = 苋菜补气清热、解毒排毒、利大小肠，豆腐生津润燥、清热解毒。两者同食，可以达到很好的清热解毒、生津润燥的功效。

苋菜 + 松花蛋 = 苋菜补气清热、解毒排毒、明目、养胃、利大小肠、减肥、增强体质，松花蛋具有润肺爽喉、养阴止血、清热凉肠、降压、止泻等功效。两者同食，可以达到清热润肠、降低血压的功效。

苋菜 + 粳米 = 苋菜补气清热、解毒排毒、养胃、利大小肠、增强体质，粳米具有除烦止渴、健脾胃、补中气、固肠止泻的功效。两者同食，可以达到很好的清热止痢、益脾胃的功效。

🥄 食用禁忌

1. 脾胃虚寒者忌食；平素胃肠有寒气、易腹泻的人也不宜多食。
2. 苋菜忌与甲鱼和龟肉同食。
3. 苋菜炒制时间不宜过长，以免营养流失。

选购与储存 🌿

选购 宜选叶片新鲜、无斑点、无花叶的苋菜。手握苋菜，手感硬的较老。

储存 8℃～10℃储存佳。储存后需避免长期冷凝水附着叶面，否则叶片极易腐烂。

【营养档案】

100 克苋菜（紫）中含有：

人体必需营养素		维生素等营养素		矿物质	
热量	31（千卡）	维生素 A	248（微克）	钾	340（毫克）
蛋白质	2.8（克）	胡萝卜素	1490（微克）	钠	42.3（毫克）
脂肪	0.4（克）	维生素 B_3	0.6（毫克）	钙	178（毫克）
碳水化合物	4.1（克）	维生素 C	30（毫克）	镁	38（毫克）
膳食纤维	1.8（克）	维生素 E	1.54（毫克）	铁	2.9（毫克）

保健应用

苋菜粥 ▼

【原料】苋菜 150 克，粳米 60 克，盐适量。
【做法】将苋菜洗净，切碎，放入锅内，加入洗净的粳米，再加适量水和盐，大火烧沸，改小火煮粥即可。
（功效）清热止痢，适用于老年体虚、大便不畅、急性菌痢、急性肠炎等病症。

苋菜炒火腿丝 ▼

【原料】苋菜 150 克，火腿 1 根，大蒜 2 瓣，盐、鸡精、植物油各适量。
【做法】火腿切成丝，蒜捣成泥。锅放植物油，油热后放入蒜泥煸香，倒入苋菜煸炒，加入盐，炒至有汤汁时再放入火腿丝、鸡精翻炒均匀，出锅即可。
（功效）清热去火。

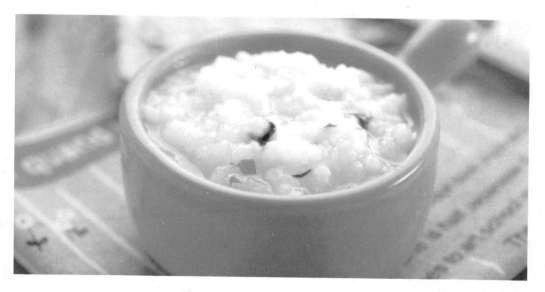

茼蒿　润肺化痰，消食开胃　　性温

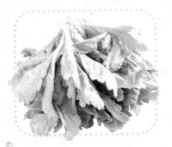

别名：皇帝菜、蒿子杆、蓬蒿菜、蒿菜、菊花菜、茼笋、茼莴菜、春菊。
来源：为菊科植物茼蒿的茎叶。
产地：全国大部分地区均栽培。
性味归经：性温，味甘、涩。归肝、肾经。
适宜人群：一般人群均可食用。特别适合高血压、脑力劳动者、贫血及骨折患者等食用。

健康密码

消食开胃

茼蒿含有特殊香味的挥发油，有助于宽中理气，消食开胃，增加食欲。

清血养心，润肺化痰

茼蒿含有丰富的维生素、胡萝卜素及多种氨基酸，可以养心安神，润肺补肝，稳定情绪，防止记忆力减退。此外，茼蒿气味芬芳，可以消痰开郁，避秽化浊。

利小便，降血压

茼蒿含有多种氨基酸、脂肪、蛋白质及较高量的钠、钾等矿物盐，能调节体内水液代谢，通利小便，消除水肿；茼蒿含有一种挥发性的精油，以及胆碱等物质，具有降血压、补脑的作用。

通便利肺

茼蒿所含粗纤维有助肠道蠕动，促进排便，起到通腑利肠的作用。

营养加油站

茼蒿　＋　蜂蜜　＝　两者同食，能够达到显著的润肺化痰、止咳的食疗功效。

茼蒿　＋　鱿鱼　＝　两者同食，可以达到很好的健脾消肿、清热解毒的功效。

食用禁忌

1. 脾胃虚寒腹泻者忌食茼蒿。
2. 茼蒿冰镇时间太久，不但色彩不艳，口感不脆，且流失维生素A。
3. 由于茼蒿气浊、上火，所以一次不要吃得过多。

选购 挑选茼蒿以叶片无黄色斑点、鲜亮翠绿、根部肥满挺拔为宜。茼蒿春季易抽薹，不要买抽薹的。

储存 冷藏前先用纸把茼蒿包起来，然后将根部朝下直立摆放在冰箱中，这样既可以保湿，又可避免茼蒿过于潮湿而腐烂。

【营养档案】

100 克茼蒿中含有：

人体必需营养素		维生素等营养素		矿物质	
热量	21（千卡）	维生素 A	252（微克）	钾	220（毫克）
蛋白质	1.9（克）	胡萝卜素	1510（微克）	钠	161.3（毫克）
脂肪	0.3（克）	维生素 B_3	0.6（毫克）	钙	73（毫克）
碳水化合物	2.7（克）	维生素 C	18（毫克）	镁	20（毫克）
膳食纤维	1.2（克）	维生素 E	0.92（毫克）	铁	2.5（毫克）

保健应用

拌茼蒿 ▼

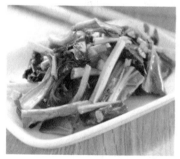

【原料】茼蒿 250 克，香油、盐、醋各适量。

【做法】先将茼蒿洗净，入滚开水中焯过，再以香油、盐、醋拌匀即成。

功效 辛香清脆，甘酸爽口，具有健脾胃、助消化的功效，对于胃脘痞塞、食欲不振者，有良好的辅助治疗作用。

茼蒿子生梨汤 ▼

【原料】梨 1 个，茼蒿子、川贝母粉各适量。

【做法】① 先把梨除去皮和心，然后切成小片。② 再放入锅中加茼蒿子、川贝母粉，用小火煨煮，煮沸即可。

功效 止咳祛痰，对儿童尤为适宜。

茼蒿炒猪心 ▼

【原料】茼蒿 350 克，猪心 250 克，葱花、盐、料酒、白糖、味精、植物油各适量。

【做法】① 将茼蒿去梗，洗净，切段。② 猪心洗净，切片。③ 锅中放油烧热，放葱花煸香，投入心片煸炒至水干，加入盐、料酒、白糖，煸炒至熟，加入茼蒿继续煸炒至心片熟，茼蒿入味，点入味精即可。

功效 开胃健脾，降压补脑，适用于心悸、烦躁不安、头昏失眠、神经衰弱等病症。

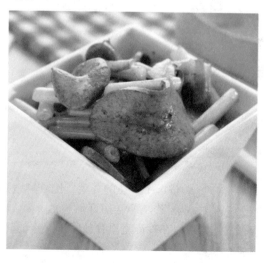

荠菜

止血健胃，降血压

性温

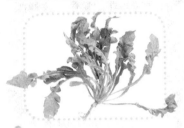

别名：地丁菜、地菜、荠、靡草、花花菜、护生草。
来源：为十字花科植物荠菜的带根全草。
产地：全国大部分地区均产。
性味归经：性平，味甘。归心经、肺经、肝经。
适宜人群：特别适合痢疾、水肿、淋病、乳糜尿、吐血、便血、血崩、月经过多、目赤肿痛等患者食用。

健康密码

防癌抗癌

荠菜中所含的二硫酚硫酮，具有抗癌作用。荠菜还含有丰富的维生素C，可防止硝酸盐和亚硝酸盐在消化道中转变成致癌物质亚硝胺，预防胃癌和食管癌。

止血

荠菜能止血，如内伤吐血、产后子宫出血、便血、尿血、消化道溃疡出血等。

消炎抗菌

荠菜所含的橙皮苷能够消炎抗菌，能增强体内维生素C的含量，还能抗病毒，预防冻伤，对糖尿病性白内障患者也有疗效。

营养加油站

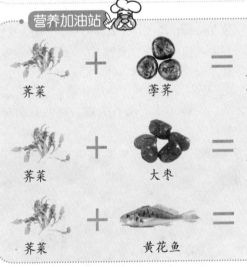

荠菜 + 荸荠 =

荠菜具有健脾利水、止血解毒、降压明目、清凉祛热等功效，荸荠具有清热解毒、凉血生津的作用。两者同食，可以清热降压，非常适合高血压患者食用。

荠菜 + 大枣 =

荠菜具有健脾利水、止血解毒、降压明目、清凉祛热等功效，大枣具有益气补血、健脾和胃的作用。两者同食，可以达到很好的健脾止血的食疗效果。

荠菜 + 黄花鱼 =

荠菜具有健脾利水、止血解毒、降压明目等功效，黄花鱼具有益气填精、健脾开胃、安神止痢之功效。两者同食，可以明目止血、益气开胃。

选购与储存

选购 挑选不带花的荠菜，比较鲜嫩、好吃。

储存 荠菜洗净、切好后再放入冷冻室摊开冻结，冻硬之后，再用保鲜袋包裹保存，这样可以在冷冻室里存放将近一年的时间。

食用禁忌

做荠菜时最好不要加蒜、姜、料酒来调味，以免破坏荠菜本身的清香味。

【营养档案】

100克荠菜中含有：

人体必需营养素		维生素等营养素		矿物质	
热量	27（千卡）	维生素A	432（微克）	钾	280（毫克）
蛋白质	2.9（克）	胡萝卜素	2590（微克）	钠	31.6（毫克）
脂肪	0.4（克）	维生素B₃	0.6（毫克）	钙	294（毫克）
碳水化合物	3（克）	维生素C	43（毫克）	镁	37（毫克）
膳食纤维	1.7（克）	维生素E	1.01（毫克）	铁	5.4（毫克）

保健应用

荠菜豆腐羹 ▼

【原料】嫩豆腐200克，荠菜100克，胡萝卜25克，水发香菇25克，熟竹笋25克，水面筋50克，盐、味精、姜末、湿淀粉、鲜汤、香油、植物油各适量。

【做法】❶将嫩豆腐、熟笋、面筋分别切成小丁。❷水发冬菇洗净，切小丁。❸胡萝卜洗净，入沸水锅中焯熟，捞出凉凉，切小丁。❹荠菜去杂，洗净，切成细末。❺炒锅加油，烧至七成热，加鲜汤、豆腐丁、冬菇丁、胡萝卜丁、笋丁、面筋丁、荠菜末、盐、姜末，烧沸后加入味精，用湿淀粉勾稀芡，淋上香油，出锅即成。

•功效 清肝明目，清热止血，利水降压。

荠菜鸡蛋汤 ▼

【原料】荠菜240克，鸡蛋4个，盐、味精、植物油各适量。

【做法】❶新鲜荠菜去杂，洗净，切成段，放进盘内；将鸡蛋打入碗内，用筷子顺着一个方向拌匀。❷炒锅上旺火，放水加盖烧沸，放入植物油，接着放入荠菜，再煮沸，倒入鸡蛋稍煮片刻，加入盐、味精即成。

•功效 补心安神，养血止血，清热降压。

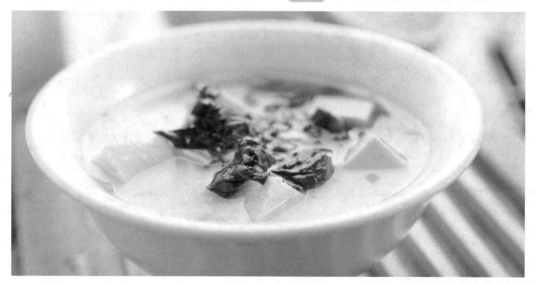

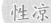

性凉

莴笋 改善心肌功能，预防癌症

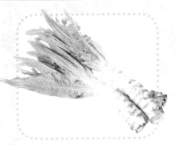

别名：千金菜、石苣、名莴菜、春菜、生笋、茎用莴苣、青笋。

来源：为菊科植物莴苣的茎叶。

产地：我国大部分地区均有种植。

性味归经：性凉，味甘、苦。归大肠经、胃经、心经。

适宜人群：一般人群均可。

健康密码

改善心肌功能，利尿

多吃莴笋能提高血管张力，改善心肌收缩功能，促进排尿，对神经官能症、高血压、心脏病、心律失常、肾脏病等有良好的食疗作用。

调养气血

莴笋是传统的丰胸蔬菜，与含B族维生素的牛肉合用，具有调养气血的作用，可以促使乳房部位的营养供应。

促进消化

莴笋中所含的酶能促进消化，对消化不良、胃酸少及便秘患者大有益处。

保健身体

莴笋中含有的有机铁在有机酸和酶的作用下，易被人体所吸收，对贫血患者及孕妇、老年人、儿童有良好的食疗作用。

维持甲状腺功能

莴笋中所含的碘有利于维持甲状腺的生理功能，适于甲状腺疾病患者食用。

营养加油站

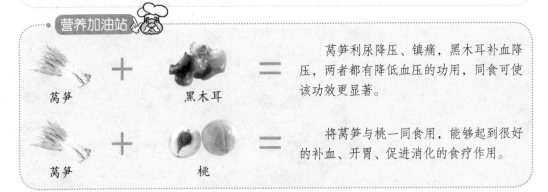

莴笋 ＋ 黑木耳 ＝ 莴笋利尿降压、镇痛，黑木耳补血降压，两者都有降低血压的功用，同食可使该功效更显著。

莴笋 ＋ 桃 ＝ 将莴笋与桃一同食用，能够起到很好的补血、开胃、促进消化的食疗作用。

食用禁忌

1. 莴笋怕咸，盐要少放才好吃。

2. 视力弱者不宜多食莴笋，有眼疾特别是夜盲症的人也应少食。

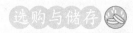

选购 莴笋一般以粗短条顺、皮薄、质脆、水分充足者品质最佳。叶萎蔫松软，有枯黄叶；茎皮厚，纤维多；带老根，有泥土的为次。

储存 浸泡在冰冷水中，使其温度降至7℃~8℃，用毛巾吸去水分，再用纸巾包好放进冰箱，可以延长莴笋保鲜的时间。

【营养档案】

100克莴笋中含有：

人体必需营养素		维生素等营养素		矿物质	
热量	14（千卡）	维生素A	25（微克）	钾	212（毫克）
蛋白质	1（克）	胡萝卜素	150（微克）	钠	36.5（毫克）
脂肪	0.1（克）	维生素B₃	0.5（毫克）	钙	23（毫克）
碳水化合物	2.2（克）	维生素C	4（毫克）	镁	19（毫克）
膳食纤维	0.6（克）	维生素E	0.19（毫克）	铁	0.9（毫克）

保健应用

清炒莴笋丝 ▼

【原料】莴笋300克，大葱、蒜、植物油、盐、高汤、鸡精各适量。

【做法】❶莴笋削皮后切丝，大葱切成葱花。❷锅里油烧热，下葱花爆香，然后倒入莴笋丝，翻炒片刻后放盐，再炒匀后依次淋上高汤、放入蒜泥。❸最后放鸡精快炒几下出锅。

功效 清淡爽口，保健身体。

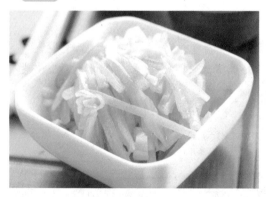

莴笋炒肉 ▼

【原料】猪肉200克，去皮莴笋1根，青

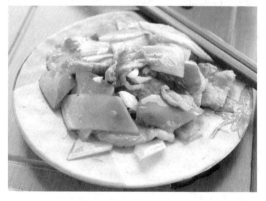

椒1个，生姜、蒜、料酒、酱油、鸡精、香油各适量。

【做法】❶青椒切块，姜、蒜切片。❷将莴笋切菱形片。❸将肉的肥瘦两部分分开，瘦肉切片，肥肉切薄片。❹将锅里放入底油烧热，改小火倒入肥肉炼油，等肥肉变成半透明后，开大火倒入姜片、蒜片爆香，之后再把瘦肉倒入翻炒。❺待瘦肉变色即可倒入莴笋片和青椒，翻炒1分钟左右，加入一小匙盐，炒匀，再撒入少量料酒、酱油，翻炒3分钟，出锅前加入鸡精，再淋点儿香油。

功效 增进食欲，促进胆汁分泌。

竹笋

清热化痰，开胃健脾通便

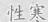

性寒

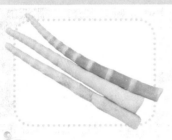

别名：竹萌、竹芽、竹胎、竹子。
来源：有圆笋、毛笋、冬笋、青笋、鞭笋等。
产地：毛笋多产于浙江、福建山区，青笋产于云贵山区。
性味归经：性寒，味甘、微涩。归肺经、胃经。
适宜人群：一般人群均可食用。肥胖和习惯性便秘的人尤为适合。

健康密码

清热化痰

竹笋味甘，微寒，无毒，具有清热消痰、消渴益气等功效，对防治咳喘、糖尿病、高血压、烦渴、失眠等症有一定的辅助疗效。

宽胸利膈、通肠排便

竹笋甘寒通利，其所含有的植物纤维可增加肠道水分的储留量，促进胃肠蠕动。

开胃健脾

竹笋有一种白色的含氮物质，具有开胃、促进消化、增强食欲的作用。

营养加油站

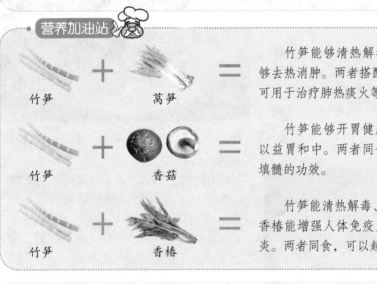

竹笋　＋　莴笋　＝　竹笋能够清热解毒、化痰益气，莴笋能够去热消肿。两者搭配同食，能够清热去火，可用于治疗肺热痰火等症。

竹笋　＋　香菇　＝　竹笋能够开胃健脾、化痰益气，香菇可以益胃和中。两者同食，有益气养胃、补精填髓的功效。

竹笋　＋　香椿　＝　竹笋能清热解毒、开胃健脾、清洁肠道，香椿能增强人体免疫力、燥湿清热、抗菌消炎。两者同食，可以起到清热解毒的作用。

选购与储存

选购　一要看根部，根部"痣"红的笋鲜嫩。二要看节，节与节之间距离越近，笋越嫩。三要看壳，外壳色泽鲜黄或淡黄略带粉红、笋壳完整且饱满光洁的质量较好。四要手感饱满。

储存　竹笋不宜去壳保存，避免风吹日晒，以防肉质变硬，失去清香的风味。

🥄 食用禁忌

患有胃溃疡、胃出血、肾炎、肝硬化、肠炎、尿路结石等症的人不宜多吃竹笋。

【营养档案】

100 克竹笋中含有：

人体必需营养素		维生素等营养素		矿物质	
热量	19（千卡）	维生素 B$_1$	0.08（毫克）	钾	389（毫克）
蛋白质	2.6（克）	维生素 B$_2$	0.08（毫克）	钠	0.4（毫克）
脂肪	0.2（克）	维生素 B$_3$	0.6（毫克）	钙	9（毫克）
碳水化合物	1.8（克）	维生素 C	5（毫克）	镁	1（毫克）
膳食纤维	1.8（克）	维生素 E	0.05（毫克）	铁	0.5（毫克）

🍲 保健应用

驴肉炒竹笋 ▼

【原料】卤驴肉 300 克，竹笋 150 克，葱 10 克，盐 6 克，味精 3 克，植物油适量。

【做法】❶ 竹笋洗净，切成片；驴肉洗净，切成片；葱洗净，切成段。❷ 锅中放油，再加入竹笋片、葱段，然后下入驴肉，炒匀后，调入盐、味精炒香入味即可出锅。

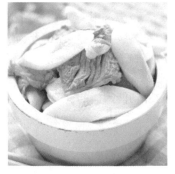

•功效 滋阴凉血，开胃健脾。

三鲜竹笋榄菜 ▼

【原料】猪肉 250 克，鲜竹笋肉 250 克，榄菜、生抽各 1 汤匙，糖、蒜茸、葱、糖、香油、生粉、水及食用油各适量。

【做法】❶ 猪肉拌入腌料腌 10 分钟；鲜竹笋肉切片，放滚水内煮 5 分钟，取出隔净；葱切段。❷ 锅烧热，加 2 汤匙油，将猪肉炒至八成熟取出；锅内加 2 汤匙油，

爆炒笋片，加入生抽及糖炒匀。❸ 把蒜茸、葱、榄菜及猪肉一起放回锅内兜炒，勾芡即成。

•功效 补充营养和矿物质。

竹笋香菇炒肉 ▼

【原料】竹笋 300 克，猪肉 50 克，香菇 5 个，木耳 3 朵，青椒 1 个，盐、葱、蒜、盐、酱油、胡椒面、芝麻各适量。

【做法】❶ 把香菇和木耳用冷水浸泡。❷ 把竹笋分半切成片，并以盐调味炒出来；把肉用调好的作料炒出来。❸ 把泡好的香菇和木耳切成丝。❹ 把青椒分半并切成细丝。❺ 将肉和香菇、木耳、青椒再次翻炒一下，然后放在水里煮熟，并与炒好的竹笋混在一起盛在碗里即可。

•功效 通肠排便，增强免疫力。

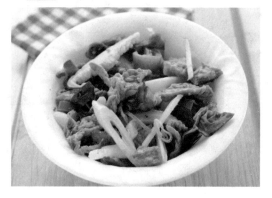

芦笋 防癌抗癌，保护眼睛

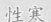

性寒

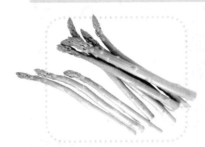

别名： 千金菜、石苣、名莴菜、春菜、生笋、茎用莴苣、青笋。

来源： 为禾本科植物芦苇的嫩苗。

产地： 福建、河南、陕西、安徽、四川等地。

性味归经： 性寒，味甘、微苦。归肺经。

适宜人群： 一般人群均可食用。

健康密码

补充叶酸

芦笋含有丰富的叶酸，5根芦笋大概就有110微克的叶酸，是人体每天需求量的20%。妇女在预备怀孕前三个月，多吃含高叶酸的蔬菜，可以预防流产及胎儿骨椎分歧、先天性神经管缺损等妊娠问题。

保护血管弹性

芦笋可以增进食欲，帮助消化，缓解疲劳，对高血压、血管硬化、心脏病、气喘、心悸、糖尿病、膀胱炎、急慢性肝炎及肝硬化有一定的疗效。芦笋还含有大量芦丁（维生素P）、维生素C、甘露聚糖、胆碱、精氨酸等，对维护毛细血管形态、弹性及生理功能有较好的作用。

增强肝脏功能

芦笋与其他天门冬属植物一样含有天门冬酰胺，β-谷甾醇及糖醛衍生物等，故对心血管系统、泌尿系统和其他人体器质性病变都有一定的疗效，是治疗蛋白代谢与肝功能障碍的良药。

营养加油站

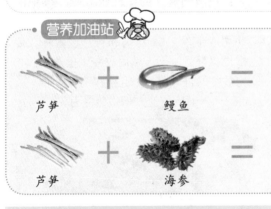

芦笋 ＋ 鳗鱼 ＝

芦笋能够滋肾、利水消肿，鳗鱼具有补虚壮阳、调节血糖的功效。两者同食，可以很好地益肾壮阳、利水消肿，还能够调节血糖。

芦笋 ＋ 海参 ＝

芦笋能够提高人体免疫力，是抗癌佳品；海参具有补肾滋阴、养血益精之功效。两者同食，可以起到很好的抗癌作用。

食用禁忌

1. 芦笋中含有少量的嘌呤，因此痛风病人不宜多食。
2. 芦笋勿与巴豆同食。

选购与储存

选购 芦笋以鲜嫩整条为佳，如长 12 ~ 26 厘米，粗 0.8 ~ 3.8 厘米，白笋呈白色，尖端紧密。绿笋颜色为绿色，无空心、无开裂者为佳；表皮萎缩，以手折之，不断者为次。

储存 不宜存放 1 周以上才吃，而且应低温避光保存。

【营养档案】

100 克芦笋中含有：

人体必需营养素		维生素等营养素		矿物质	
热量	19（千卡）	维生素 A	17（微克）	钾	213（毫克）
蛋白质	1.4（克）	胡萝卜素	100（微克）	钠	3.1（毫克）
脂肪	0.1（克）	维生素 B_3	0.7（毫克）	钙	10（毫克）
碳水化合物	3（克）	维生素 C	45（毫克）	镁	10（毫克）
膳食纤维	1.9（克）	维生素 B_1	0.04（毫克）	铁	1.4（毫克）

保健应用

芦笋炒虾仁 ▼

【原料】虾仁 50 克，绿芦笋 150 克，葱 20 克，姜、植物油、盐、料酒各适量。

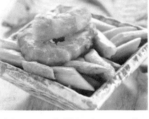

【做法】❶ 葱、姜切丝；芦笋切段，下沸水中焯一会儿盛出。❷ 炒锅中加适量油烧热，下葱、姜丝炒香。❸ 下虾仁翻炒，下芦笋翻炒至熟。❹ 加入盐、料酒调味。

•功效 补充维生素，保护视力。

上汤芦笋 ▼

【原料】芦笋 400 克，咸鸭蛋、皮蛋、青辣椒、红辣椒各 1 个，高汤 1 大匙，蒜、料酒、盐、白糖、味精各适量。

【做法】❶ 将芦笋切寸段，咸鸭蛋、皮蛋切块，青红椒切圈。❷ 将芦笋放入沸水中氽烫后待用，把咸鸭蛋、皮蛋、辣椒圈、高汤放入锅内，加入所有调料，烧

开，淋在芦笋上即可。

•功效 助消化，增强心脏功能。

芦笋鸡丝汤 ▼

【原料】芦笋 300 克，鸡胸脯肉 100 克，金针菇 40 克，豌豆苗 40 克，鸡蛋清 80克，淀粉 30 克，盐、味精、鸡油各适量。

【做法】❶ 鸡胸肉切成丝，用鸡蛋清、盐、淀粉拌腌 20 分钟。❷ 芦笋切段；金针菇洗净，沥干；豆苗摘取嫩心。❸ 鸡肉丝先用开水烫熟，见肉丝散开即捞起沥干。❹ 高汤入锅，加肉丝、芦笋、金针菇同煮；待滚起加盐、味精、豆苗再滚起即可起锅。❺ 食用前，淋加鸡油。

•功效 预防癌症。

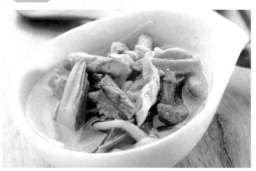

茭白

利尿止渴，解酒毒

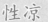
性凉

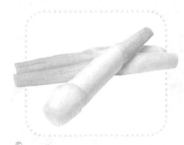

别名： 茭瓜、茭笋。
来源： 为禾本科植物菰的花茎经茭白黑粉的刺激而形成的纺锤形肥大的菌瘿。
产地： 全国各地均产。
性味归经： 性凉，味甘。归脾经。
适宜人群： 一般人均可食用。尤其适宜高血压、黄疸性肝炎患者及产后乳汁缺少的妇女食用。

健康密码

补虚健体

茭白含较多的碳水化合物、蛋白质、脂肪等，能补充人体的营养物质，强健身体。

利尿止渴、解酒毒

茭白既能利尿，辅助治疗四肢水肿、小便不利等症，又能清暑解烦、止渴，夏季食用尤为适宜，对于清热通便、解除酒毒效果明显。

营养加油站

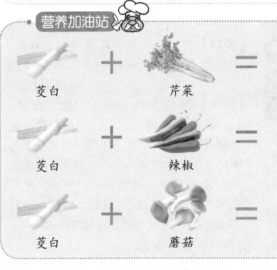

茭白 ＋ 芹菜 ＝ 茭白能够清湿热、解毒利尿、止烦渴，芹菜能清热利水、降压降脂。将两者搭配食用，可以起到很好的利水解毒、降低血压的作用。

茭白 ＋ 辣椒 ＝ 茭白能够解毒通便，辣椒可以健脾开胃、促进食欲。两者同食，能够达到开胃、增进食欲的效果。

茭白 ＋ 蘑菇 ＝ 茭白能够清湿热、解毒、止烦渴、通便，蘑菇可以改善人体新陈代谢、增进食欲。两者同食，不仅能够解毒、除烦渴，还能增进食欲。

选购与储存

选购 以肉质肥大、新鲜柔嫩、肉色洁白、带甜味者为好。过期老化，肉质松软，纤维粗硬，甚至寄生的菌丝产生厚膜孢子，在茭白内发生黑点，逐渐扩大成为黑褐色不堪食用。

储存 茭白水分极高，若放置过久，会丧失鲜味，最好即买即食。若需保存，可以用纸包住，再用保鲜膜包裹，放入冰箱保存。

食用禁忌

1. 茭白不可生食。
2. 茭白含草酸较多，其钙质不易吸收，肾病、尿路结石者应少吃。

【营养档案】

100 克茭白中含有：

人体必需营养素		维生素等营养素		矿物质	
热量	23（千卡）	维生素 A	5（微克）	钾	209（毫克）
蛋白质	1.2（克）	胡萝卜素	30（微克）	钠	5.8（毫克）
脂肪	0.2（克）	维生素 B_3	0.5（毫克）	钙	4（毫克）
碳水化合物	4（克）	维生素 C	5（毫克）	镁	8（毫克）
膳食纤维	1.9（克）	维生素 E	0.99（毫克）	铁	0.4（毫克）

保健应用

茭白炒肉片 ▼

【原料】茭白 3 根，里脊肉 150 克，葱 2 根，辣椒 1 个，蒜末、料酒、酱油、花椒、淀粉、盐、糖、植物油各适量。

【做法】❶里脊肉切片，拌入酱油、花椒、水淀粉、盐、糖略腌。❷茭白去皮，洗净，切片；葱切小段。❸辣椒去子，切片。❹先将肉片过油，再用 2 大匙油炒蒜末和茭白，然后倒入肉片，翻炒。❺放入葱段、辣椒，炒匀即可。

•功效 清口开胃。

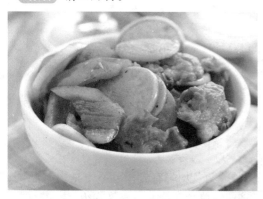

咖喱茭白 ▼

【原料】茭白 200 克，色拉油、咖喱油、

香油、鸡汤、盐、白糖各适量。

【做法】❶将茭白去壳，去老皮，洗净后切成 5 厘米长、筷粗的条。❷锅洗净置中火上，入色拉油烧至四成热时，倒入

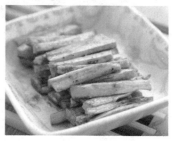

茭白条烧至断生，捞出沥油待用。❸原锅留油适量，放入咖喱油炒一下，再放入茭白条，炒至杏黄色时，加入鸡汤、盐、白糖，用小火烧至卤汁将尽时，加味精，淋香油，翻炒起锅装碟即成。

•功效 增添食欲，清热通便。

酱淋茭白 ▼

【原料】茭白 200 克，芝麻酱、酱油、香油、白糖、醋各适量。

【做法】❶将茭白洗净，放入锅中蒸熟，取出后放凉。❷将芝麻酱、酱油、香油、白糖和醋一起调匀。❸将放凉的茭白切成块，放入盘内，淋上酱料，食用时拌匀即可。

•功效 消除水肿，利尿。

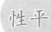

山药 温补脾胃，延缓细胞衰老

性平

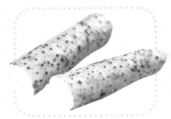

别名： 薯、土薯、山薯、山芋、玉延。

来源： 薯蓣科植物薯蓣的干燥根茎。

产地： 主产于河南、山西、河北、陕西等地。

性味归经： 性平，味甘。归肝经、肾经、肺经。

适宜人群： 一般人群均可食用。适宜糖尿病、腹胀、病后虚弱、慢性肾炎、长期腹泻者食用。

健康密码

补中益气，温补脾胃

山药富含 18 种氨基酸和 10 余种微量元素及其他矿物质，有健脾胃、补肺肾、补中益气、健脾补虚、固肾益精、益心安神等作用。

增强免疫力，延缓衰老

鲜山药富含多种维生素、氨基酸和矿物质，可以防治人体脂质代谢异常，以及动脉硬化，对维护胰岛素正常功能也有一定作用，有增强人体免疫力、益心安神、宁咳定喘、延缓衰老等保健作用。

预防骨质疏松

山药中的钙，对伤筋损骨、骨质疏松、牙齿脱落有很好的疗效。久用可耳聪目明，延年益寿。

预防心脑血管疾病

山药中的铜离子与结缔组织对人体发育有极大帮助，对血管系统疾病有明显的疗效。

营养加油站

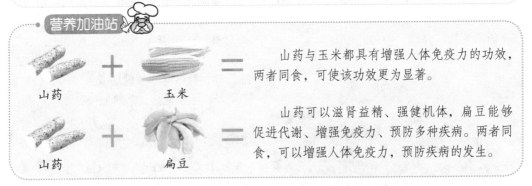

山药 ＋ 玉米 ＝ 山药与玉米都具有增强人体免疫力的功效，两者同食，可使该功效更为显著。

山药 ＋ 扁豆 ＝ 山药可以滋肾益精、强健机体，扁豆能够促进代谢、增强免疫力、预防多种疾病。两者同食，可以增强人体免疫力，预防疾病的发生。

选购与储存

选购 挑选表皮光滑无伤痕、薯块完整肥厚、颜色均匀有光泽、不干枯、无根须的。有异常斑点的山药可能已经感染过病害，食用价值会降低，不建议购买。

储存 若整支山药没有切开，可放在阴凉通风处。如果切开了，盖上湿布保湿，放入冷藏室保鲜；或削皮后切块，分袋包装，放在冷冻室保鲜。

食用禁忌

有腹胀症状者忌食。由于山药有收涩的作用，因此大便燥结者不宜食用。

【营养档案】

100克山药中含有：

人体必需营养素		维生素等营养素		矿物质	
热量	56（千卡）	维生素A	3（微克）	钾	213（毫克）
蛋白质	1.9（克）	胡萝卜素	20（微克）	钠	18.6（毫克）
脂肪	0.2（克）	维生素B₃	0.3（毫克）	钙	16（毫克）
碳水化合物	11.6（克）	维生素C	5（毫克）	镁	20（毫克）
膳食纤维	0.8（克）	维生素E	0.24（毫克）	铁	0.3（毫克）

保健应用

山药枸杞粥 ▼

【原料】山药300克，白米100克，枸杞子10克。

【做法】❶ 将白米和枸杞子洗净，沥干。❷ 山药洗净，去皮，切成小块。❸ 将水倒入锅内煮开，然后放入白米、山药及枸杞子续煮至滚时稍搅拌，改中小火熬煮30分钟即可。

•功效 美容养颜，补血益气。体弱、容易疲劳的女士宜多食用。

枣泥山药糕 ▼

【原料】新鲜山药2根，无核大枣20颗，枸杞子、白糖、糯米粉各适量。

【做法】❶ 洗净无核大枣和枸杞子，分别用清水先浸泡一晚；山药去皮，切成薄片，浸泡在清水中待用。❷ 烧开半锅水，放入山药片，洒上1汤匙白糖拌匀，以大火隔水清蒸25分钟，取出摊凉。❸ 大枣切成细丝，放进锅内洒上3汤匙白糖拌匀，大火隔水清蒸15分钟，取出凉凉。❹ 将凉凉的山药压制成泥，加入3汤匙糯米粉，用手不断揉搓压制成山药面团，让其静置15分钟。❺ 蒸好的大枣用勺子捣烂，放入榨汁机中搅打成枣泥，取出待用。❻ 取鸡蛋大小的山药面团，压成饼状，夹入适量枣泥作馅，用手将其搓成丸状，一一置入碟中。❼ 烧开锅内的水，放入做好的枣泥山药糕，大火隔水清蒸10分钟，取出放入枸杞子做点缀，便可食用。

•功效 清香甜美，易于消化吸收，可以补气血、健脾胃、增强免疫力。

山药排骨汤 ▼

【原料】排骨、山药各300克，芹菜20克，葱、姜、花椒、盐、胡椒粉各适量。

【做法】❶ 将排骨洗净，剁块，在水中焯一下。❷ 锅内放入清水、排骨、葱、姜、芹菜，用中火烧开，转小火炖，放入花椒。❸ 将山药去皮，切成块，待排骨炖至五成熟时，放入山药，3小时后待排骨酥烂时，拣去葱、姜、芹菜，放入盐、胡椒粉即可。

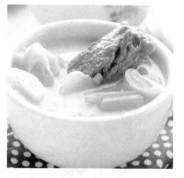

•功效 补肾养血，增强免疫力。

芋头 洁齿，辅助治疗癌症

性平

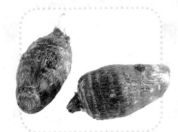

别名：芋艿、芋奶、芋鬼、香芋。
来源：为天南星科植物芋的块茎。
产地：南方及华北各省均栽培。
性味归经：性平，味甘、辛，有小毒。归小肠经、胃经。
适宜人群：一般人都可食用，比较适宜淋巴结肿大、瘰疬、龋齿、便秘、癌症、妇女乳腺增生等患者食用。

健康密码

洁齿护齿

芋头中富含蛋白质、钙、磷、铁、钾、镁、钠、胡萝卜素、烟酸、维生素C、B族维生素、皂角苷等多种成分，所含的矿物质中，氟的含量较高，具有洁齿防龋、保护牙齿的作用。

乌发养颜

芋头为碱性食品，能中和体内积存的酸性物质，调整人体的酸碱平衡，具有美容养颜、乌黑头发的作用，还可用来防治胃酸过多症。

补中益气

芋头含有丰富的黏液皂素及多种微量元素，可帮助机体纠正微量元素缺乏导致的生理异常，同时能增进食欲，帮助消化，故中医认为芋艿可补中益气。

防治肿瘤

芋头具有解毒作用，对人体的痈肿毒痛（包括癌毒）皆有抑制消解作用，因此对肿瘤及淋巴结结核等病症有一定的防治作用。

营养加油站

芋头 + 白糖 = 将两者搭配食用，有很好的养血安神、美容养颜的功效。

芋头 + 芹菜 = 两者同食，可以起到补气虚、利尿、增强食欲的作用。

食用禁忌

1. 腹中胀满及糖尿病患者当少食或忌食。
2. 芋头含有较多的淀粉，一次吃得过多会导致腹胀。

选购与储存

选购 芋头体型匀称，拿起来重量轻，就表示水分少；切开来肉质细白的，就是上品。

储存 芋头不耐低温，故鲜芋头一定不能放入冰箱，在气温低于7℃时，应存放于室内较温暖处，防止因冻伤造成腐烂。

【营养档案】

100克芋头中含有：

人体必需营养素		维生素等营养素		矿物质	
热量	79（千卡）	维生素A	27（微克）	钾	378（毫克）
蛋白质	2.2（克）	胡萝卜素	160（微克）	钠	33.1（毫克）
脂肪	0.2（克）	维生素B₃	0.7（毫克）	钙	36（毫克）
碳水化合物	17.1（克）	维生素C	6（毫克）	镁	23（毫克）
膳食纤维	1（克）	维生素E	0.45（毫克）	铁	1（毫克）

保健应用

芋头扣肉 ▼

【原料】 带皮五花肉200克，大芋头1/3个，八角1个，蒜2瓣，盐1/2茶匙，蜂蜜1茶匙，老抽、腐乳汁、食用油、水淀粉各适量。

【做法】 ❶ 芋头去皮备用；五花肉洗净，放入汤锅中，加入八角，将肉煮至七成熟后捞出。

❷ 用牙签在煮好的肉上扎一些小孔，用老抽均

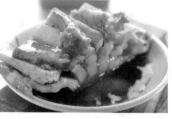

匀地涂抹五花肉表面。❸ 涂好老抽的五花肉切片，芋头切稍厚的片，蒜切碎备用。❹ 将盐、蜂蜜、老抽、腐乳汁、食用油和蒜碎混合成调味汁备用。❺ 芋头片和肉片在调料中拌匀，使每片尽可能涂匀调料。❻ 涂好的芋头一层、肉片一层，整齐地码在碗里，上锅蒸30分钟。❼ 扣肉蒸好后，另起锅将水淀粉加热勾

芡，浇至刚才蒸好的扣肉上即可。

功效 补中益气，对抗化疗对身体的副作用。

芋头排骨煲 ▼

【原料】 小排骨300克，芋头400克，蒜2瓣，酒、酱油、盐、糖、胡椒粉、植物油各适量。

【做法】 ❶ 小排骨洗净，拌入调味料腌10分钟，再用热油炸至上色捞出。❷ 芋头去皮，切小块，放入热油中炸过捞出。❸ 用2大匙油炒香蒜瓣，再放入小排骨，加入调味料和2杯清水烧开，改小火煮20分钟。❹ 芋头下锅同煮约20分钟，待其酥软并汤汁收至稍干时，即可盛出。

功效 补益气血，提高身体抵抗力。

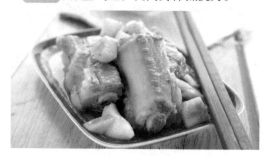

黄瓜

减肥美容，降低血糖 性凉

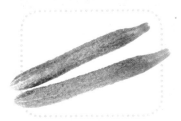

别名：胡瓜、青瓜、刺瓜。
来源：为葫芦科植物黄瓜的果实。
产地：全国各地均产。
性味归经：性凉，味甘。归脾经、胃经、大肠经。
适宜人群：肥胖症、高胆固醇、动脉硬化、糖尿病患者。

健康密码

减肥

黄瓜中含有一种叫作丙醇二酸的物质，它可以抑制碳水化合物转化为脂肪，因此肥胖的人多吃些黄瓜可以收到减肥的功效。

降低血糖

黄瓜中所含的葡萄糖苷、果糖、甘磺醇、木糖等不参与通常的糖代谢，所以糖尿病患者食用黄瓜后，血糖不仅不会升高，而且还会降低血糖。

美容

鲜黄瓜中含有一种黄瓜酶，具有很强的生物活性，能有效地促进机体的新陈代谢，而且黄瓜中还含丰富的维生素 E，可以滋润肌肤、去除皱纹、抗衰老。

增强大脑神经的功能

黄瓜所含维生素 B_1，对增强大脑和神经系统功能很有利，并能辅助治疗失眠症。

预防坏血病

现代研究表明，生黄瓜含有丰富的维生素 C，可增强抗病能力，预防坏血病。

营养加油站

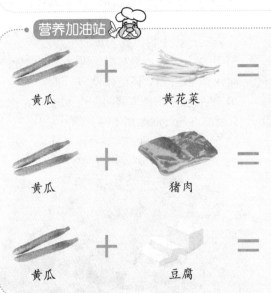

黄瓜 + 黄花菜 =

两者都能用于防治酒精中毒，因此若同食，可使解酒毒的功效更为显著。

黄瓜 + 猪肉 =

黄瓜具有除湿利尿、降脂减肥、促进人体新陈代谢、有益肝脏、促进消化、安神、排毒、强健身体之功效，猪肉能够滋阴润燥，补虚养血。两者同食，可以滋阴润燥、强健体魄。

黄瓜 + 豆腐 =

黄瓜具有除湿利尿、降脂减肥、促进人体新陈代谢、促进消化、安神、排毒之功效，豆腐能生津润燥、清热解毒。两者同食，可以清热解毒、利尿消肿。

食用禁忌

1. 黄瓜尽量不要与蔬果一起食用，否则会影响人体对维生素C的吸收。
2. 黄瓜不宜和辣椒、菠菜、西红柿、花菜、小白菜、柑橘同食。

选购与储存

选购 带刺、挂白霜的黄瓜为新摘的鲜瓜；瓜鲜绿、有纵棱的是嫩瓜。

储存 保存黄瓜要先将其表面的水分擦干，再放入密封保鲜袋中冷藏。

【营养档案】

100 克黄瓜中含有：

人体必需营养素		维生素等营养素		矿物质	
热量	15（千卡）	维生素A	15（微克）	钾	102（毫克）
蛋白质	0.8（克）	胡萝卜素	90（微克）	钠	4.9（毫克）
脂肪	0.2（克）	维生素B₃	0.2（毫克）	钙	24（毫克）
碳水化合物	2.4（克）	维生素C	9（毫克）	镁	15（毫克）
膳食纤维	0.5（克）	维生素E	0.49（毫克）	铁	0.5（毫克）

保健应用

香干炒黄瓜 ▼

【原料】黄瓜500克，豆腐干100克，料酒、味精、盐、香油、葱末、植物油各适量。

【做法】❶ 将黄瓜和豆腐干洗净，切条，放置一边备用。❷ 锅置火上，烧热油后，下入葱末炝锅，放入黄瓜煸炒片刻后再下豆腐干，烹入料酒，加入味精、盐，淋上香油，颠炒几下即可出锅。

功效 清热，降糖。

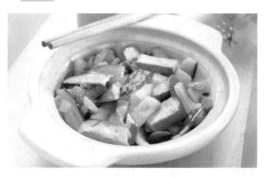

黄瓜炒鸡蛋 ▼

【原料】黄瓜250克，鸡蛋2个，植物油35克，盐、味精、葱末、姜末各适量。

【做法】❶ 把鸡蛋打入碗内，加入盐、味精调拌均匀。❷ 黄瓜洗净，切成菱形片。❸ 炒勺放油加热至六成热，倒入调好的蛋液，炒成蛋花倒出。❹ 原勺留少许油，烧热后放葱、姜末稍炒，投入瓜片翻炒几下加入盐、味精煸

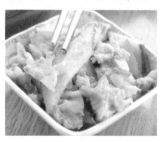

炒至断生，再倒入蛋花颠翻拌匀出勺即成。

功效 降低血糖，预防癌症。

黄瓜蒲公英粥 ▼

【原料】黄瓜、大米各50克，新鲜蒲公英30克。

【做法】❶ 先将黄瓜洗净，切片；蒲公英洗净，切碎。❷ 大米淘洗后入锅中，加水1000毫升，如常法煮粥，待粥熟时，加入黄瓜、蒲公英，再煮片刻即可食之。

功效 清热解暑，利尿消肿。适用于热毒炽盛、咽喉肿痛、风热眼疾、小便短赤等病症。

莲藕

养血生津，散瘀止血

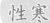
性寒

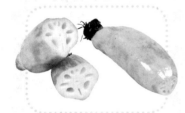

别名： 藕丝菜、莲菜。
来源： 为睡莲科植物莲的根茎的节部。
产地： 我国山东、河南、河北均有种植。
性味归经： 性寒，味甘。归心经、脾经、胃经。
适宜人群： 食欲不振、肺炎、肠炎患者及中老年人。

健康密码

止咳镇静

饮用莲藕汁有镇咳的作用，若不削皮效果更佳。若是伴有发热，可与同量的梨汁混合饮用。食用莲藕有镇静的作用，可抑制神经兴奋，还可强化血管弹性。焦躁的人常吃莲藕，可安定身心。

止血，防贫血

莲藕含有丰富的维生素C及矿物质，具有止血作用，对于停经期的不正常出血或过度疲劳的人，可食用加少许盐的莲藕汁。莲藕中含有维生素B_{12}，对防治贫血颇有效。

降低血压

莲藕含丰富的单宁酸，具有收缩血管和降低血压的功效。

营养加油站

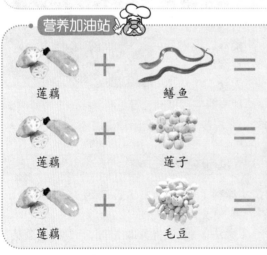

莲藕 ＋ 鳝鱼 ＝		两者都含有丰富的营养成分，一同食用，具有滋阴养血、健脾开胃的功效，还可以帮助人体保持酸碱平衡。
莲藕 ＋ 莲子 ＝		莲藕能补血止血、消除烦渴、清热润肺，莲子能够去火益气、消除烦躁。两者同食，有补肺益气、消除烦渴、补血止血的功效。
莲藕 ＋ 毛豆 ＝		莲藕能够润肺生津、滋补五脏，毛豆可以益气润肺。两者同食，能够起到清肺利咽的功效。

食用禁忌

1. 凡脾胃虚寒、便溏腹泻及妇女寒性痛经者均忌食生藕；胃、十二指肠溃疡者少食。

2. 藕性寒，所以产妇不宜过早食用，一般在产后 1 ~ 2 周再吃藕可以逐瘀。

3. 在烹制莲藕时忌用铁器，以免引起食物发黑。

选购与储存

选购 外皮呈黄褐色、较长、较粗壮的、有清香味的为好。

储存 要保存的藕不要用水清洗，可以糊上些泥巴，放在冷凉处保存。

【营养档案】

100 克莲藕中含有：

人体必需营养素		维生素等营养素		矿物质	
热量	70（千卡）	维生素 A	3（微克）	钾	243（毫克）
蛋白质	1.9（克）	胡萝卜素	20（微克）	钠	44.2（毫克）
脂肪	0.2（克）	维生素 B_3	0.3（毫克）	钙	39（毫克）
碳水化合物	15.2（克）	维生素 C	44（毫克）	镁	19（毫克）
膳食纤维	1.2（克）	维生素 E	0.73（毫克）	铁	1.4（毫克）

保健应用

糖醋藕片 ▼

【原料】藕 250 克，姜末、醋、糖、水淀粉各适量。

【做法】❶ 藕洗净，切片，热水焯一下。

❷ 热锅，少许姜末炝锅，倒入藕片翻炒。

❸ 加糖、醋，继续翻炒，加水淀粉勾芡，出锅即可。

•功效 含有丰富的碳水化合物、维生素 C 及钙、磷、铁等多种营养素，能够止血、止泻，保胎，防止流产。

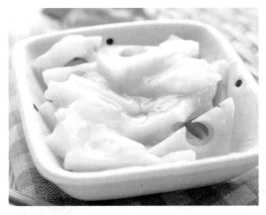

莲藕排骨汤 ▼

【原料】排骨 500 克，莲藕 1 节，生姜 4

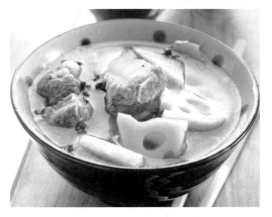

片、花椒、料酒、盐各适量。

【做法】❶ 先把藕放炖锅中小火炖 40 分钟，然后放入排骨，烧沸后打去浮沫。

❷ 再放料酒、花椒、老姜，沸后改小火炖 1 小时后，放盐再继续炖 1 小时即成。

•功效 补气养血，养颜抗老，活血润肤。

鲜藕茶 ▼

【原料】鲜莲藕 250 克，红糖 20 克。

【做法】把洗净的莲藕切成薄片，放入锅中，加适量的水，以中火煨煮半小时左右，再加入红糖拌匀即可。

•功效 清热去火，养胃益血，可防治贫血、疲劳、慢性胃炎、腹泻等症。

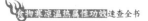
空心菜

洁齿防龋，增强抗病能力

性微寒

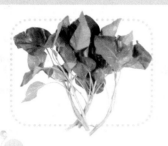

别名： 雍菜、藤藤菜、蕹菜、蓊菜、通心菜、无心菜、瓮菜、空筒菜。

来源： 为旋花科植物蕹菜的茎、叶。

产地： 我国长江流域，南至广东均有。

性味归经： 性微寒，味甘，无毒。归肠胃。

适宜人群： 一般人群均可食用。

健康密码

清热解毒

空心菜中粗纤维含量极为丰富，由纤维素、木质素和果胶等组成。果胶能使体内有毒物质加速排泄，木质素能提高巨噬细胞吞食细菌的活力，杀菌消炎，对疮疡、痈疖等有很好的食疗功效。

通便防癌

空心菜中的大量纤维素，可增进肠道蠕动，加速排便，对于防治便秘及减少肠道癌变有积极的作用。

增强体质，洁齿防龋

空心菜中有丰富的维生素C和胡萝卜素，其维生素含量高于大白菜，这些物质有助于增强体质，防病抗病。空心菜中的叶绿素可洁齿、防龋、除口臭，健美皮肤。

降低血糖

紫色空心菜中含胰岛素成分而能降低血糖，可作为糖尿病患者的食疗佳蔬。

降脂减肥

空心菜所含的烟酸、维生素C等能降低胆固醇、三酰甘油，具有降脂减肥的功效。

营养加油站

空心菜 ＋ 玉米 ＝

空心菜具有通便解毒、防止便秘、除口臭、防暑解热、凉血排毒等功效，玉米具有泄热祛湿、利尿的功效。两者同食，可很好地帮助人体祛湿排毒。

空心菜 ＋ 辣椒 ＝

两者同食，不仅可以很好地开胃排毒，还能达到防治癌症的功效。

食用禁忌

1. 体质虚弱、脾胃虚寒、大便溏泄者不宜多食空心菜。
2. 空心菜搭配酸奶会影响钙质吸收。

选购与储存

选购　选购空心菜时，以色正，鲜嫩，茎条均匀，无枯黄叶、病斑、须根者为优。失水萎蔫、软烂、长出根的为次等品，不宜购买。

储存　空心菜不耐久放，如想保存较长的时间，可选购带根的空心菜，放入冰箱中冷藏可维持 5 ~ 6 天。

【营养档案】

100 克空心菜中含有：

人体必需营养素		维生素等营养素		矿物质	
热量	20（千卡）	维生素 A	253（微克）	钾	243（毫克）
蛋白质	2.2（克）	胡萝卜素	1520（微克）	钠	94.3（毫克）
脂肪	0.3（克）	维生素 B_3	0.8（毫克）	钙	99（毫克）
碳水化合物	2.2（克）	维生素 C	25（毫克）	镁	29（毫克）
膳食纤维	1.4（克）	维生素 E	1.09（毫克）	铁	2.3（毫克）

保健应用

蒜香空心菜 ▼

【原料】空心菜 300 克，水发粉丝 100 克，盐、蒜泥、生抽、腐乳汁、鸡精、辣椒油、香油、白糖各适量。

【做法】❶ 将空心菜洗干净，粉丝用温水泡一下，再将空心菜和粉丝分别用开水焯一下捞出过凉，沥干水分，分别切成寸段，放入器皿中。❷ 将蒜去皮，洗净，切成末，放入碗中，加入盐、生抽、白糖、鸡精、辣椒油、香油调制均匀待用。❸ 将调制好的蒜茸加入腐乳汁，与空心菜和粉丝拌匀即可食用。

功效　润肠通便，预防癌症。

空心菜排骨汤 ▼

【原料】空心菜 500 克，猪排骨 250 克，虾米 10 克，姜 5 克，植物油 10 克，盐 2 克，味精 1 克。

【做法】❶ 排骨洗净，剁小块。❷ 空心菜去根，洗净。❸ 虾米用清水浸泡。❹ 煲内加清水，放入排骨、虾米，以猛火煮滚，转中火煮 20 分钟。❺ 放入空心菜，煮 5 分钟调味即可。

功效　增强抗病能力。

空心菜炒肉 ▼

【原料】空心菜 300 克，里脊肉 200 克，盐 1 克，白砂糖 3 克，猪油 40 克。

【做法】❶ 里脊肉切丝。❷ 锅内放油，加入肉末煸炒；再加入盐、糖，略炒后放入洗好、切段的空心菜翻炒片刻即可。

功效　控制胆固醇的摄入量。

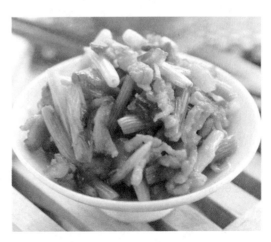

蕨菜 去痰生津，沁心透脾

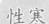
性寒

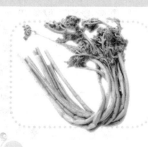

别名：拳头菜、猫爪、龙头菜。
来源：为凤尾蕨科植物蕨的嫩叶。
产地：辽宁、内蒙、吉林、黑龙江、贵州、湖南、山东、广西等地。
性味归经：性寒，味甘。归肝经、胃经、脾经、大肠经。
适宜人群：脾胃虚寒的人。

健康密码

下气降压

蕨菜的某些有效成分能扩张血管，降低血压；粗纤维能促进胃肠蠕动，具有下气通便的作用。

清热解毒，杀菌消炎

蕨菜对细菌有一定的抑制作用，可应用于发热不退、肠风热毒、湿疹等病症。

止泻利尿

蕨菜能清肠排毒，民间常用蕨菜治疗泄泻痢疾及小便淋漓不通，有一定效果。

营养加油站

蕨菜　＋　鸡蛋　＝

蕨菜含氨基酸、蕨素、维生素C、胡萝卜素、纤维素、钾、钙、铁等物质，鸡蛋富含蛋白质、脂肪、胆固醇、钙、磷、铁、无机盐、维生素A、维生素D和维生素B_2等成分。两者同食，可以相互弥补营养物质的不足，为人体提供丰富而全面的营养。

蕨菜　＋　肉类　＝

蕨菜含氨基酸、蕨素、维生素C、胡萝卜素、纤维素、钾、钙、铁等物质，肉类富含蛋白质、脂肪、碳水化合物、磷、钙、铁、B族维生素等成分。两者同食，可使人体获得全面均衡的营养。

选购与储存

选购 选择粗细整齐、色泽鲜艳、质地柔软的，这样的蕨菜比较嫩。茎秆摸上去比较硬的，说明蕨菜已经老了。

储存 上锅蒸，摊开晒成干菜，可以存放较长时间。

食用禁忌

1. 脾胃虚寒者慎食蕨菜。
2. 蕨菜忌与黄豆、花生、毛豆同食。

【营养档案】

100 克蕨菜中含有：

人体必需营养素		维生素等营养素		矿物质	
热量	39（千卡）	维生素A	183（微克）	钾	292（毫克）
蛋白质	1.6（克）	胡萝卜素	1100（微克）	磷	50（毫克）
脂肪	0.4（克）	维生素C	23（毫克）	钙	17（毫克）
碳水化合物	7.2（克）	维生素E	0.78（毫克）	镁	30（毫克）
膳食纤维	1.8（克）	维生素B$_2$	0.16（毫克）	铁	4.2（毫克）

保健应用

蕨菜木耳肉片 ▼

【原料】蕨菜15克，木耳6克，猪瘦肉100克，淀粉、盐、酱油、醋、白糖、泡姜、泡辣椒、植物油各适量。

【做法】❶ 将蕨菜用水浸漂后切段，把木耳用水泡发。❷ 将猪瘦肉切片，用湿淀粉拌匀。❸ 起锅放油，待锅中油热后放入瘦猪肉，炒至变色，即加入蕨菜、木耳及盐、酱油、醋、白糖、泡姜、泡辣椒等翻炒均匀即可。

•功效 蕨菜质滑润而能利肠道，性寒，与肉同炒，则较平和而味鲜美。用于老年人、体质虚弱的人津血不足，肠燥便秘或大便不利。

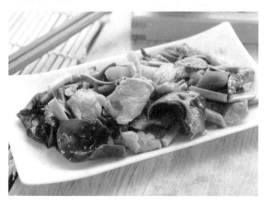

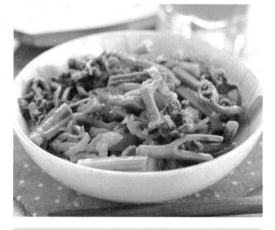

蕨菜炒肉丝 ▼

【原料】蕨菜200克，猪里脊200克，胡萝卜1根，姜末、蒜末、红椒、盐、料酒、糖、生抽、味精各适量。

【做法】❶ 新鲜的蕨菜提前用开水焯一下，入凉水浸泡2小时以上，蕨菜沥干水分，切成段。❷ 猪里脊、胡萝卜切丝，姜蒜切末，红椒切碎。❸ 胡萝卜提前焯水。❹ 热锅冷油，油热后爆香红椒碎和葱姜末。❺ 下入肉丝大火翻炒至肉色变白，下入胡萝卜丝翻炒片刻，烹入料酒、生抽、糖，下入焯好的蕨菜段大火翻炒片刻。❻ 调入适量盐、味精出锅即可。

•功效 生津润肺，利尿。

大蒜 消炎杀菌，预防癌症

性温

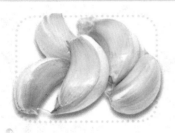

别名：蒜头、独蒜。
来源：为百合科植物大蒜的鳞茎。
产地：全国各地均产。
性味归经：性温，味辛、辣。归脾经、胃经、肺经。
适宜人群：一般人都可食用。

健康密码

杀菌消炎

大蒜所含大蒜素被称为植物抗生素，对流行性感冒、流行性脑膜炎、流行性乙型脑炎、大叶性肺炎、肺结核、伤寒及胃肠道细菌性传染病等均有较好的防治作用。

防治肿瘤和癌症

大蒜中的锗和硒等元素可抑制肿瘤细胞和癌细胞的生长。实验发现，癌症发生率最低的人群就是血液中含硒量最高的人群。美国国家癌症组织认为，全世界最具抗癌潜力的植物中，位居榜首的是大蒜。

排毒清肠

大蒜可有效抑制和杀死引起肠胃疾病的幽门螺杆菌等细菌病毒，清除肠胃有毒物质，刺激胃肠黏膜，促进食欲，加速消化。

防治心脑血管疾病

大蒜可防止心脑血管中的脂肪沉积，诱导组织内部脂肪代谢，显著增加纤维蛋白溶解活性，降低胆固醇，从而抑制血栓的形成和预防动脉硬化。

营养加油站

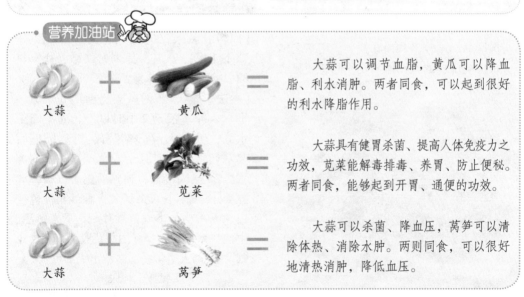

大蒜 + 黄瓜 = 大蒜可以调节血脂，黄瓜可以降血脂、利水消肿。两者同食，可以起到很好的利水降脂作用。

大蒜 + 苋菜 = 大蒜具有健胃杀菌、提高人体免疫力之功效，苋菜能解毒排毒、养胃、防止便秘。两者同食，能够起到开胃、通便的功效。

大蒜 + 莴笋 = 大蒜可以杀菌、降血压，莴笋可以清除体热、消除水肿。两则同食，可以很好地清热消肿，降低血压。

食用禁忌

1. 体虚火旺，胃及十二指肠溃疡，眼病等患者不宜食用。
2. 大蒜吃得过多容易引起贫血，因此一次不易吃得太多。

选购与储存

选购 蒜头大，包衣紧，蒜瓣大且均匀，味道浓厚，辛香可口的为好。特白大蒜谨慎购买。

储存 用网状袋子装好，吊在通风处。

【营养档案】

100 克大蒜（脱水）中含有：

人体必需营养素		维生素等营养素		矿物质	
热量	348（千卡）	胡萝卜素	—	钾	798（毫克）
蛋白质	13.2（克）	维生素 B_1	0.29（毫克）	钠	36.8（毫克）
脂肪	0.3（克）	维生素 C	79（毫克）	钙	65（毫克）
碳水化合物	75.4（克）	维生素 B_2	—	镁	61（毫克）
膳食纤维	4.5（克）	维生素 E	—	铁	6.6（毫克）

保健应用

大蒜烧鳝鱼 ▼

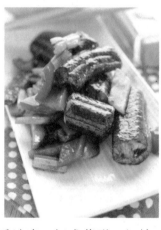

【原料】鳝鱼 300 克，黄瓜 1 根，红辣椒 50 克，香芹 50 克，姜末 5 克，郫县豆瓣、香油、糖、胡椒粉、料酒、大蒜、盐、植物油、鸡精各适量。

【做法】❶ 黄瓜洗净，切成菱形；红辣椒洗净，去子，去蒂，切成菱形片；香芹去老叶，切成段。❷ 鳝鱼去头、尾、骨、内脏，用盐水洗去黏液，切成长约 3 厘米的段，用少量盐和胡椒粉、料酒抓匀，腌制 15 分钟。❸ 炒锅烧热，放入植物油，放入鳝段炒变色，捞出待用。❹ 锅洗净，烧热，放入植物油，放入郫县豆瓣炒香。❺ 放入蒜末炒香。❻ 加入适量的汤，煮开，烧几分钟。❼ 放入鳝鱼、黄瓜烧开。❽ 待黄瓜烧变色，加入红辣椒一起烧。❾ 待汤汁收浓，加入香芹炒匀，用糖、鸡精调味即可，临出锅时淋入香油。

功效 补充营养，增强免疫力。

大蒜猪肚肉 ▼

【原料】大蒜 4 瓣，猪肚肉 300 克，芹菜 100 克，盐、鸡精各适量。

【做法】❶ 大蒜和芹菜洗干净，切斜刀。❷ 猪肚肉切片。❸ 炒锅中爆香猪肚后，把大蒜倒下去翻炒，再加入适量水煮一会儿。❹ 煮到大蒜熟烂时，加入芹菜翻炒均匀，加盐和鸡精调味即可。

功效 开胃消食。

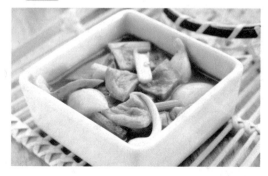

大葱 解热祛痰，防治感冒

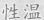
性温

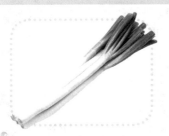

别名：芤、菜伯、和事草、鹿胎。
来源：多年生草本植物，叶圆筒状，中空，茎叶有辣味。
产地：东亚国家以及各处华人地区。
性味归经：性温，味辛。归肺经、胃经。
适宜人群：一般人群均可。伤风感冒无汗、胃寒腹痛、腹泻、食欲不振等患者及孕妇均宜食大葱。

健康密码

促进消化吸收

大葱有刺激机体消化液分泌的作用，能够健脾开胃，增进食欲。

抗菌，抗病毒，防治感冒

大葱中含大蒜素，具有明显的抵御细菌、病毒的作用。

将大葱和姜片熬成汤汁饮用，可以收到祛寒散热、治疗伤风感冒的作用。

营养加油站

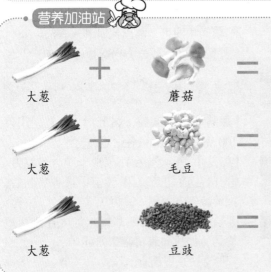

大葱 ＋ 蘑菇 ＝ 大葱可以刺激人体血液循环、促使发汗、预防老年痴呆，蘑菇可以促进人体新陈代谢和血液循环，舒筋活络。两者同食有很好的促进血液循环的功效。

大葱 ＋ 毛豆 ＝ 大葱与毛豆都具有促进新陈代谢、改善睡眠的功效，将二者同食可使该功效更加显著。

大葱 ＋ 豆豉 ＝ 大葱具有散寒健胃、利肺通阳、发汗解表、刺激血液循环、杀菌抑菌之作用，豆豉具有解表除烦、祛寒、解毒的功效。将葱与豆豉一同食用，能够发汗解表，祛寒杀菌，辅助治疗风寒感冒。

食用禁忌

1.体虚多汗者不宜食用；记忆力衰减者忌久食用；慢性皮肤病和慢性胃炎患者忌久食、多食。
2.葱不可久煮，否则挥发油等丧失殆尽，最好用开水烫洗后再吃（生吃）。

选购与储存

选购 新鲜，无烂叶。
储存 葱买回来可以把它切碎放在盒子里，底下铺一张纸巾放入冰箱，因冰箱有干燥作用，可以去除葱的水分变成干葱，使用时只要用油加热炒香就能恢复。

【营养档案】

100 克大葱中含有：

人体必需营养素		维生素等营养素		矿物质	
热量	30（千卡）	维生素 A	10（微克）	钾	144（毫克）
蛋白质	1.7（克）	胡萝卜素	60（微克）	钠	4.8（毫克）
脂肪	0.3（克）	维生素 B₃	0.5（毫克）	钙	29（毫克）
碳水化合物	5.2（克）	维生素 C	17（毫克）	镁	19（毫克）
膳食纤维	1.3（克）	维生素 E	0.3（毫克）	铁	0.7（毫克）

保健应用

葱枣汤 ▼

【原料】 大枣 20 枚，葱白 7 根。

【做法】 ❶ 将大枣洗净，用水泡发。❷ 入锅内，加水适量，用小火烧沸。❸ 约 20 分钟后，再加入洗净、切丁的葱白，继续用小火煮 10 分钟即成。❹ 服用时吃枣喝汤，每日 2 次。

●功效 补益脾胃，散寒通阳。适用于心气虚弱、胸中烦闷、失眠多梦、健忘等病症。

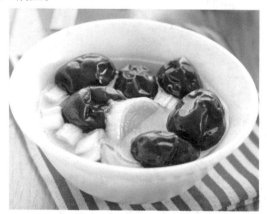

葱白饮 ▼

【原料】 小葱白 20 支，生姜 1 ~ 3 片。

【做法】 ❶ 将葱白、生姜洗净放入锅内。❷ 再加入适量白糖煎煮，一共煮 15 分钟，分 2 次煮，取头汁、二汁混合。分多次饮用。

●功效 散寒、通窍，治疗感冒咳嗽初起。

葱炖猪蹄 ▼

【原料】 葱 50 克，猪蹄 4 只，盐适量。

【做法】 ❶ 将猪蹄拔毛，洗净，用刀划口。❷ 葱切段，与猪蹄一同放入，加水适量，入盐少许。❸ 先用大火烧沸，后用小火炖熬，直至熟烂即成。

●功效 补血消肿，通乳。适用于血虚体弱、四肢疼痛、形体水肿、疮疡肿痛、妇人产后乳少等病症。

葱烧海参 ▼

【原料】 葱 120 克，水发海参 200 克，清汤 250 毫升，油菜心 2 棵，料酒、熟猪油、湿玉米粉各适量。

【做法】 ❶ 先将海参洗净，用开水氽一下。❷ 用熟猪油把葱段炸黄，制成葱油。❸ 海参下锅，加入清汤和酱油、味精、盐、料酒等调料，用湿玉米粉勾芡浇于海参、菜心上，淋上葱油即成。

●功效 滋肺补肾，益精壮阳。适用于肺阳虚所致的干咳、咯血，肾阳虚的阳痿、遗精及再生障碍性贫血、糖尿病等病症。

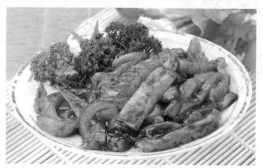

生姜 促进食欲，防晕车，止呕吐

性微温

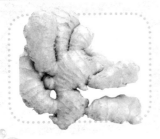

别名： 薑、紫姜、子姜、母姜。
来源： 姜科植物姜的鲜或干燥根茎。
产地： 主产于四川、广东、山东、陕西等地。
性味归经： 性微温，味辛。归肺经、脾经、胃经。
适宜人群： 伤风感冒、寒性痛经、晕车、晕船者食用。

健康密码

开胃健脾，促进食欲

饭前吃几片生姜，可刺激唾液、胃液和消化液的分泌，增加胃肠蠕动，增进食欲。

防暑、降温、提神

生姜能起到兴奋、排汗、降温、提神的作用。对于有一般暑热表现，如头昏、心悸、胸闷等，适当喝点儿姜汤是大有裨益的。中国传统的防暑中成药——人丹就含有生姜成分，其作用就是健胃、提神、醒脑。

杀菌解毒，消肿止痛

科学研究发现，生姜能起到某些抗生素的作用，尤其是对沙门氏菌效果更好。适量吃些生姜可防治急性肠胃炎。

防晕车，止恶心呕吐

民间用吃生姜或贴内关穴防晕车、晕船，有明显的效果。

营养加油站

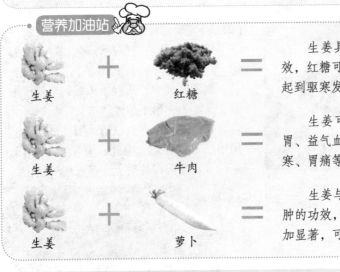

生姜	红糖	生姜具有解表散寒、发汗温胃之功效，红糖可以化食散寒。两者同食，可以起到驱寒发汗、有益肠胃的作用。
生姜	牛肉	生姜可以驱寒暖胃，牛肉能够补脾胃、益气血。两者同食，可以辅助治疗胃寒、胃痛等症。
生姜	萝卜	生姜与萝卜都具有清热解毒、利水消肿的功效，因此将两者同食可使该功效更加显著，可用于治疗急性咽喉炎等症。

食用禁忌

烂姜、冻姜不要吃，因为姜变质后会产生致癌物。

选购与储存

选购 修整干净，不带泥土、毛根、不烂、无蔫萎、虫伤、无受热、受冻现象的为好。外表微黄，显得非常白嫩，表皮脱落的生姜被硫黄熏烤过。

储存 把洗净后的生姜装在塑料袋里，在上面撒一些盐。

【营养档案】

100 克生姜（干）中含有：

人体必需营养素		维生素等营养素		矿物质	
热量	46（千卡）	胡萝卜素	170（微克）	钾	41（毫克）
蛋白质	1.3（克）	维生素 B₂	0.03（毫克）	钠	9.9（毫克）
脂肪	0.6（克）	维生素 B₃	0.8（毫克）	钙	62（毫克）
碳水化合物	10.3（克）	维生素 C	4（毫克）	锰	10.65（毫克）
膳食纤维	2.7（克）	维生素 A	28（毫克）	铁	85（毫克）

保健应用

凉拌子姜 ▼

【原料】 子姜 30 ~ 60 克，醋、盐、白糖、香油各适量。

【做法】 将子姜切成细丝，加醋、盐适量拌食；亦可加适量白糖、香油。

功效 适用于胃气不和而偏寒的呕逆少食。

仔姜烧田鸡 ▼

【原料】 田鸡 1/2 只，仔姜 100 克，鲜朝天椒 200 克，泡辣椒、泡姜、豆瓣酱、酱油、醪糟、白糖、料酒、植物油、盐、味精各适量。

【做法】 ❶ 田鸡整理干净后放入料酒、适量盐，拌匀腌 10 分钟以上；仔姜切滚刀块；朝天椒切圈；泡辣椒、泡生姜均剁细粒；将豆瓣酱、酱油、醪糟、白糖同放一个碗里调匀。❷ 锅中放油烧至六成热，下田鸡爆干水分至表面微黄。❸ 将田鸡推至锅边，下泡辣椒、泡生姜粒，用小火翻炒约半分钟。❹ 续下调好的调料，再翻炒约半分钟。❺ 将田鸡和调料翻合炒匀后，加入约 500 毫升水，加盖用中火烧沸后改小火烧约 3 分钟。❻ 下仔姜后再烧约 3 分钟，再下辣椒圈续烧约 2 分钟，放味精，炒匀即可。

功效 香辣开胃。

姜香红烧肉 ▼

【原料】 五花肉 300 克，鲜姜 100 克，醋 100 毫升，丁香 5 枚，酱油、盐、白糖、植物油各适量。

【做法】 ❶ 把油烧热，放 2 勺白糖和姜片进去翻炒片刻。❷ 放入切好的五花肉厚片一道翻炒，直至颜色变黄。❸ 加水漫过肉片，加酱油少许、盐、醋、丁香。❹ 起锅前 10 分钟适当翻炒，水收干起锅即可。

功效 去除腥味，增添食欲。

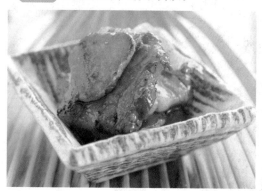

绿豆芽 祛痰去热，对抗坏血病

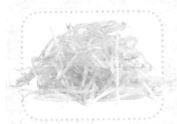

别名： 豆芽。

来源： 为豆科植物绿豆的种子经浸泡后发出的嫩芽。

产地： 黄河以北。

性味归经： 性寒，味甘。归心经，胃经。

适宜人群： 适宜胃中积热者食用，如妇女妊娠高血压、矽肺、肥胖症、便秘、痔疮者。

健康密码

预防便秘，消化道癌

绿豆芽含纤维素，是便秘患者的理想蔬菜，有预防消化道癌症（食管癌、胃癌、直肠癌）的功效。

降低胆固醇，清热解毒

绿豆芽有清除血管壁中胆固醇和脂肪的堆积、防止心血管病变的作用。中医学认为，经常食用绿豆芽可清热解毒、利尿除湿、解酒毒。

祛痰去热，清理肠胃

绿豆芽是祛痰火湿热的家常蔬菜，凡体质属痰火湿热者，血压偏高或血脂偏高，而且多嗜烟酒肥腻者，常吃绿豆芽，可以起到清肠胃、解热毒、洁牙齿的作用。

对抗坏血病，口腔溃疡

据说第二次世界大战中，美国海军因无意中吃了受潮发芽的绿豆，竟治愈了困扰全军多日的坏血病，这是因为豆芽中含有丰富的维生素 C。绿豆芽中还含有维生素 B_2，口腔溃疡的人也很适合食用。

营养加油站

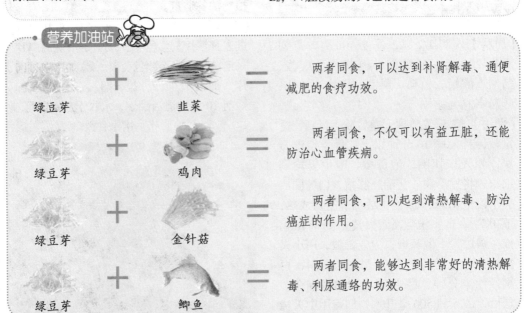

绿豆芽 ＋ 韭菜 ＝ 两者同食，可以达到补肾解毒、通便减肥的食疗功效。

绿豆芽 ＋ 鸡肉 ＝ 两者同食，不仅可以有益五脏，还能防治心血管疾病。

绿豆芽 ＋ 金针菇 ＝ 两者同食，可以起到清热解毒、防治癌症的作用。

绿豆芽 ＋ 鲫鱼 ＝ 两者同食，能够达到非常好的清热解毒、利尿通络的功效。

食用禁忌

绿豆芽纤维较粗，不易消化，且性寒，脾胃虚寒之人不宜久食。

选购与储存

选购 正常的绿豆芽略呈黄色，不太粗，水分适中，无异味，5~6厘米长的为好。

储存 可洗净，沥干，放入冰箱冷藏。

【营养档案】

100 克绿豆芽中含有：

人体必需营养素		维生素等营养素		矿物质	
热量	18（千卡）	维生素 A	3（微克）	钾	68（毫克）
蛋白质	2.1（克）	胡萝卜素	20（微克）	钠	4.4（毫克）
脂肪	0.1（克）	维生素 B_3	0.5（毫克）	钙	9（毫克）
碳水化合物	2.1（克）	维生素 C	6（毫克）	镁	18（毫克）
膳食纤维	0.8（克）	维生素 E	0.19（毫克）	铁	0.6（毫克）

保健应用

凉拌银芽 ▼

【原料】绿豆芽 250 克，盐、味精、香油、醋各适量。

【做法】❶ 将绿豆芽掐去芽和根，只留下嫩梗，约 3.5 厘米长备用。❷ 锅内注入清水，水沸后倒入绿豆芽，约半分钟急速捞出过凉，捞入盘中，加盐、味精、醋、香油拌匀即成。

●功效 清热，利尿，排毒。

豆芽滑肉丝 ▼

【原料】绿豆芽 250 克，猪肉 125 克，料酒、盐、味精、大葱、姜、花生油、淀粉各适量。

【做法】❶ 将绿豆芽洗净；将肉洗净，切细丝，用料酒、盐、湿淀粉抓匀上浆，下入四成热油中滑透，倒入漏勺滤油。❷ 锅内加油烧热，放入葱丝、姜丝炝锅，放入绿豆芽用大火翻炒，加入盐、料酒、肉丝、味精炒匀，出锅装盘即成。

●功效 清热解毒。

银芽炒韭菜 ▼

【原料】绿豆芽 400 克，韭菜 75 克，虾皮 5 克，植物油 40 克，醋 10 毫升，味精、盐各适量。

【做法】❶ 韭菜切段；虾皮洗净，备用。❷ 炒锅上火，油热后，下虾皮爆香，加入韭菜、绿豆芽翻炒几下，烹入醋，加盐、味精，快速炒熟即成。

●功效 减肥健美。

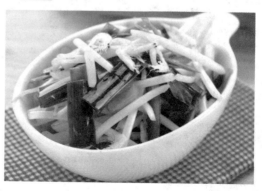

黄豆芽 预防动脉硬化

性凉

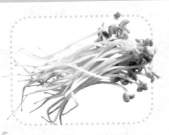

别名：豆芽。
来源：为豆科植物黄豆的种子经浸泡后发出的嫩芽。
产地：东北地区。
性味归经：性凉，味甘。入脾经、大肠经。
适宜人群：一般人群均可食用。特别适合坏血病、口腔溃疡、消化道癌症患者和减肥人士食用。

健康密码

预防动脉硬化

黄豆芽中含有丰富的蛋白质和维生素C，具有保护肌肉、皮肤和血管，防止动脉硬化，消除紧张综合征的作用。

美发淡斑

常吃黄豆芽能营养毛发，使头发保持乌黑光亮，对面部雀斑有较好的淡化作用。

健脑、促进身体发育

黄豆芽对青少年生长发育、预防贫血等大有好处。常吃黄豆芽能健脑、抗疲劳。

营养加油站

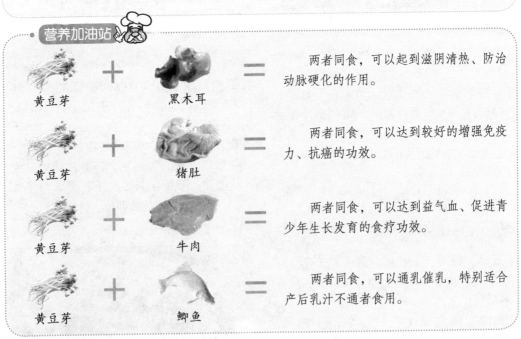

黄豆芽 ＋ 黑木耳 ＝ 两者同食，可以起到滋阴清热、防治动脉硬化的作用。

黄豆芽 ＋ 猪肚 ＝ 两者同食，可以达到较好的增强免疫力、抗癌的功效。

黄豆芽 ＋ 牛肉 ＝ 两者同食，可以达到益气血、促进青少年生长发育的食疗功效。

黄豆芽 ＋ 鲫鱼 ＝ 两者同食，可以通乳催乳，特别适合产后乳汁不通者食用。

食用禁忌

烹调黄豆芽不可加碱，要加少量食醋，这样才能保持维生素 B_2 不被破坏。

选购与储存

选购 有须根，没气味，顶芽大，不很白的是优质的黄豆芽。颜色雪白，还带有刺激味道的豆芽不要购买。

储存 黄豆芽由黄豆浸水发芽而成，应趁新鲜时食用。

【营养档案】

100 克黄豆芽中含有：

人体必需营养素		维生素等营养素		矿物质	
热量	44（千卡）	维生素 A	5（微克）	钾	160（毫克）
蛋白质	4.5（克）	胡萝卜素	30（微克）	钠	7.2（毫克）
脂肪	1.6（克）	维生素 B_3	0.6（毫克）	钙	21（毫克）
碳水化合物	3（克）	维生素 C	8（毫克）	镁	21（毫克）
膳食纤维	1.5（克）	维生素 E	0.8（毫克）	铁	0.9（毫克）

保健应用

黄豆芽蘑菇汤 ▼

【原料】黄豆芽 250 克，鲜蘑菇 50 克，猪油、盐、味精各适量。

【做法】❶ 将黄豆冲洗干净，待用。❷ 把蘑菇切成丝，待用。❸ 将煮锅洗净，置于火上，煮沸后放入猪油、黄豆芽、

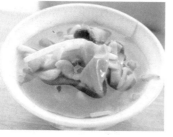

蘑菇丝，到沸点时，点入盐、味精调味，再煮 3 分钟，起锅即可。

功效 清热利湿，消水肿，清积热。

黄豆芽汤饭 ▼

【原料】鲫鱼 30 克，黄豆芽 250 克，葱、蒜各 20 克，芝麻、香油、虾酱各 3 勺，酱油各 2 勺，饭、清水各适量。

【做法】❶ 把黄豆芽去头截尾，放 3 杯水煮熟并捞取加佐料拌匀。❷ 在 10 杯水中放鲫鱼做鲫鱼酱汤并与煮黄豆芽的汤混在

一起。❸ 把饭盛在砂锅中，在上面放虾酱、葱、蒜、黄豆芽，并倒适量汤加酱油熬。❹ 盛的时候放芝麻、香油。

功效 促进儿童身体发育。

豆芽炒香肠 ▼

【原料】黄豆芽 400 克，香肠 1 节，料酒、植物油、蒜末、酱油、盐各适量。

【做法】❶ 黄豆芽在清水下反复冲洗，洗掉黄豆壳后捞出沥干水分。❷ 把香肠切片。❸ 锅内倒入少许油烧热后，放入蒜末爆香，倒入香肠，调入少许料酒和酱油，中火翻炒 1 分钟捞出。❹ 然后炒锅内再次倒入适量油烧热，倒入黄豆芽大火爆炒 1 分钟，调入少许盐和香肠炒匀即可。

功效 预防心血管硬化，降低胆固醇。

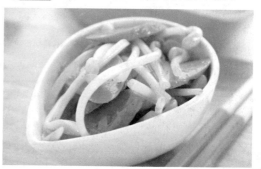

香椿 抗衰老，补阳滋阴

性凉

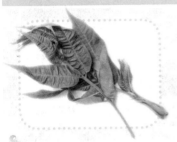

别名： 山樗名椿、虎目树、大眼桐。
来源： 为楝科植物香椿春天生长的嫩芽、叶。
产地： 全国大部分地区有种植。
性味归经： 性凉，味苦。归肺经、胃经、大肠经。
适宜人群： 脱发、目赤、肺热、咳嗽者。

健康密码

清热解毒，止泻杀虫

香椿能够清热解毒、健胃理气、固精止血；香椿的挥发气味能透过蛔虫的表皮，使蛔虫不能附着在肠壁上而被排出体外，可用治蛔虫病。

消炎杀菌

香椿煎服对许多病原菌有良好的抑制作用，能抑制肺炎球菌、伤寒杆菌、大肠杆菌等。

抗衰老，补阳滋阴

香椿含有维生素 E 和性激素物质，有抗衰老和补阳滋阴的作用，故有"助孕素"的美称。

增强免疫力，护肤

香椿含有丰富的维生素 C、胡萝卜素等，有助于增强机体免疫功能，并有润滑肌肤的作用，是保健美容的良好食品。

营养加油站

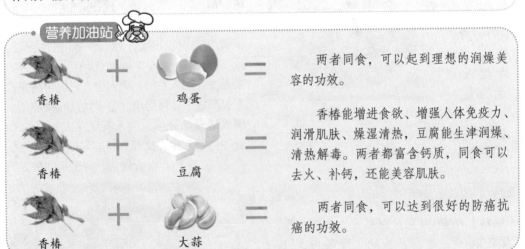

香椿 ＋ 鸡蛋 ＝ 两者同食，可以起到理想的润燥美容的功效。

香椿 ＋ 豆腐 ＝ 香椿能增进食欲、增强人体免疫力、润滑肌肤、燥湿清热，豆腐能生津润燥、清热解毒。两者都富含钙质，同食可以去火、补钙，还能美容肌肤。

香椿 ＋ 大蒜 ＝ 两者同食，可以达到很好的防癌抗癌的功效。

食用禁忌

香椿为发物，多食易诱使痼疾复发，故慢性疾病患者应少食或不食。

选购 颜色碧绿、具有香味、无腐烂的香椿为好。用手指甲掐一掐根，掐不动为老，不要购买。

储存 香椿应该防水，但也不要在烈日下暴晒，放置于阴凉通风处可储存 1 ~ 2 天。

【营养档案】

100 克香椿中含有：

人体必需营养素		维生素等营养素		矿物质	
热量	47（千卡）	维生素 A	117（微克）	钾	172（毫克）
蛋白质	1.7（克）	胡萝卜素	700（微克）	钠	4.6（毫克）
脂肪	0.4（克）	维生素 B_3	0.9（毫克）	钙	96（毫克）
碳水化合物	9.1（克）	维生素 C	40（毫克）	镁	36（毫克）
膳食纤维	1.8（克）	维生素 E	0.99（毫克）	铁	3.9（毫克）

保健应用

香椿炒鸡蛋 ▼

【原料】香椿 250 克，鸡蛋 5 个，植物油、盐各适量。

【做法】❶ 将香椿洗净，下沸水稍焯，捞出切碎；鸡蛋磕入碗内搅匀。❷ 油锅烧热，倒入鸡蛋炒至成块，投入香椿炒匀，加入盐，炒至鸡蛋熟而入味，即可出锅。

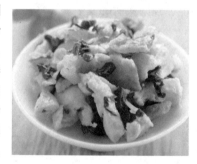

•功效 滋阴润燥，泽肤健美。适用于虚劳吐血、目赤、营养不良、白秃等病症。

香椿拌豆腐 ▼

【原料】豆腐 500 克，嫩香椿 50 克，盐、味精、香油各适量。

【做法】❶ 豆腐切块，放锅中加清水煮沸沥水，切小丁装盘中。❷ 将香椿洗净，稍焯，切成碎末，放入碗内，加盐、味精、香油，拌匀后浇在豆腐上，吃时用筷子拌匀。

•功效 润肤明目，益气和中，生津润燥。适用于心烦口渴、胃脘痞满、目赤、口舌生疮等病症。

香椿竹笋 ▼

【原料】鲜净竹笋 200 克，嫩香椿头 500 克，盐、鸡精、植物油、湿淀粉各适量。

【做法】❶ 竹笋切成块。❷ 嫩香椿头洗净，切成细末，并用盐稍腌片刻，去掉水分待用。❸ 炒锅烧热放油，先放竹笋略加煸炒，再放香椿末、盐、鲜汤用旺火收汁，点味精调味，

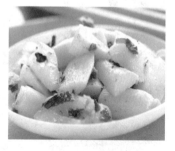

用湿淀粉勾芡，淋上香油即可起锅装盘。

•功效 清热解毒，利湿化痰。适用于肺热咳嗽、胃热嘈杂及脾胃湿热内蕴所致的赤白痢疾、小便短赤涩痛等病症。

莼菜 增强机体免疫功能

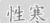性寒

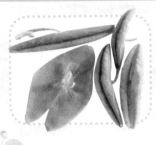

别名: 蓴菜、荇荠菜、湖菜。
来源: 多年生宿根水生草本植物。
产地: 主要分布于黄河以南的池沼湖泊中。
性味归经: 性寒,味甘。归肝经、脾经。
适宜人群: 气喘者。

健康密码

消热解毒,杀菌消炎

莼菜的黏液质含有多种营养物质及多缩戊糖,有较好的清热解毒作用,能抑制细菌的生长,食之清胃火、泻肠热,捣烂外敷可治痈疽疔疮。

防治贫血、肝炎

莼菜中含有丰富的维生素 B_{12},可用于防治恶性贫血、巨幼细胞性贫血、肝炎及肝硬化等病症。

益智健体

莼菜中含有丰富的锌,为植物中的"锌工",是小儿最佳的益智健体食品之一,可防治小儿多动症。

增强机体免疫功能

莼菜含有一种酸性杂多糖,它不仅能够增加免疫器官——脾脏的重量,而且能明显地促进巨噬细胞吞噬异物,是一种较好的免疫促进剂,可以增强机体的免疫功能,预防疾病的发生。

营养加油站

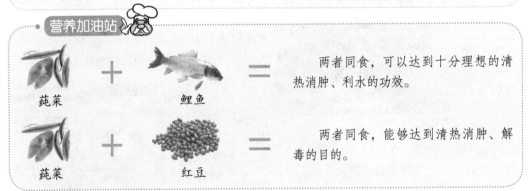

莼菜 + 鲤鱼 = 两者同食,可以达到十分理想的清热消肿、利水的功效。

莼菜 + 红豆 = 两者同食,能够达到清热消肿、解毒的目的。

选购与储存

选购 莼菜选新鲜、胶质多透明、大小均匀、硬度好的为好;碎叶、碎杆、异物、黑节等混入、腐烂的为次。

储存 洗净,放在罐中加入清水保存。

食用禁忌

莼菜不宜用铁锅炒制，更不可加醋食用，否则损伤毛发。

【营养档案】

100 克莼菜中含有：

人体必需营养素		维生素等营养素		矿物质	
热量	20（千卡）	维生素 A	55（微克）	钾	2（毫克）
蛋白质	1.4（克）	胡萝卜素	330（微克）	钠	7.9（毫克）
脂肪	0.1（克）	维生素 B₂	0.01（毫克）	钙	42（毫克）
碳水化合物	3.3（克）	维生素 B₃	0.1（毫克）	镁	3（毫克）
膳食纤维	0.5（克）	维生素 E	0.9（毫克）	铁	2.4（毫克）

保健应用

莼菜鲫鱼羹 ▼

【原料】鲜鲫鱼4条，莼菜150克，葱、姜、蒜末各10克，酱油、白糖、盐、猪油、香油、湿淀粉各适量。

【做法】❶ 将鲫鱼去鳃、内脏、鳞，洗净。❷ 莼菜去杂，洗净切小段。❸ 鱼放锅内，加水适量，煮熟捞出，拆下鱼肉，鱼汤倒出待用。❹ 锅内放猪油烧热，下入葱、姜、蒜煸香，放入鱼肉、莼菜、酱油、白糖、盐、鱼汤烧至入味，用湿淀粉勾芡，出锅装碗，淋入香油即成。

•功效 清热利水，消肿。

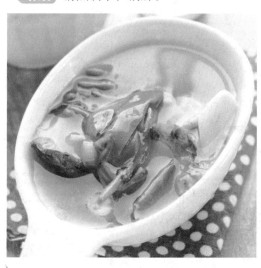

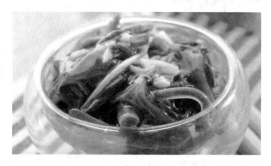

凉拌莼菜 ▼

【原料】鲜莼菜500克，姜、葱、蒜末各20克，盐、味精、香油各适量。

【做法】❶ 将莼菜洗净，入开水锅中烫熟，捞出沥水。❷ 放入碗内，加入盐、味精调匀，再加葱、姜、蒜末及香油拌匀，装入平盘即成。

•功效 健脾开胃，润肠通便。

莼菜羹 ▼

【原料】莼菜250克，冬笋25克，香菇20克，榨菜丝15克，盐、香油各适量。

【做法】❶ 将莼菜去杂物，洗净，切段；冬笋、香菇分别切丝。❷ 锅中放入鲜汤，烧沸加入冬笋丝、香菇丝、榨菜丝，同煮至沸。❸ 再加入莼菜，汤沸后加盐，出锅后淋上香油即成。

•功效 止呕，止泻痢，消炎解毒。

苦菜

清热解毒，预防癌症

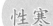
性寒

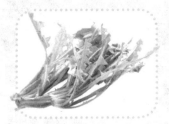

别名： 节托莲、小苦麦菜、苦叶苗、败酱、苦麻菜、黄鼠草。

来源： 苦菜是菊科多年生草本植物。

产地： 中国北部、东部和南部、江苏灌南等地。

性味归经： 性寒，味苦。归心经、脾经、胃经、肠经。

适宜人群： 一般人群均可食用。

健康密码

防治贫血，消暑保健

苦菜中含有丰富的胡萝卜素、维生素C及钾盐、钙盐等，对预防和治疗贫血，维持人体正常的生理活动，促进生长发育和消暑保健有较好的作用。

清热解毒

苦菜中含有蒲公英甾醇、胆碱等成分，具有清热解毒等功效。

增强免疫力

食用苦菜有助于促进人体内抗体的合成，增强机体免疫力，促进大脑机能。

营养加油站

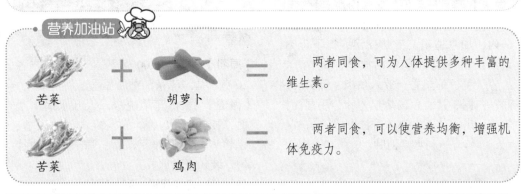

苦菜 + 胡萝卜 = 两者同食，可为人体提供多种丰富的维生素。

苦菜 + 鸡肉 = 两者同食，可以使营养均衡，增强机体免疫力。

食用禁忌

苦菜忌与蜂蜜同食。

选购与储存

选购 在购买苦菜时一定要看好，具体选购方法是一闻二看。 闻就是拿起来闻闻有无化学品的味道，如果有最好不要购买；二看就是看菜的外表是否很脏、有颗粒物或者经过了冲洗，如果是则说明苦菜生长的环境较差，不宜购买。

储存 低温冷藏。

第三章

水果类

性味寒热功效速查

性寒

西瓜

治肾炎水肿，肝病黄疸

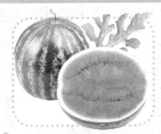

别名： 水瓜、寒瓜、夏瓜。
来源： 为葫芦科植物西瓜的果瓤。
产地： 全国大部分地区均有。
性味归经： 性寒，味甘。归心经、胃经、膀胱经。
适宜人群： 适宜高血压、急慢性肾炎、胆囊炎、高热不退者食用。

健康密码

清热解暑

西瓜含有大量水分、多种氨基酸和糖，可有效补充人体的水分，防止因水分散失而中暑。同时，西瓜还可以通过利尿排出体内多余的热量而达到清热解暑之功效。

美容，抗衰老

新鲜的西瓜汁和鲜嫩的瓜皮可增加皮肤弹性，减少皱纹，增添光泽。因此，西瓜不但有很好的食用价值，还有很经济实用的美容价值。

帮助蛋白质的吸收

现代研究发现，西瓜汁中含有蛋白酶，可将不溶性蛋白质转化为水溶性蛋白质，以帮助人体对蛋白质的吸收。

利尿降压，治疗肾炎

西瓜的苷也具有利尿降压作用。西瓜含有少量盐类，对肾炎有特殊的治疗效果。西瓜含有的瓜氨酸，具有很强的利尿作用。

营养加油站

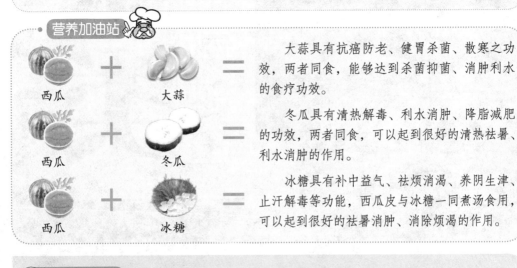

西瓜 + 大蒜 = 大蒜具有抗癌防老、健胃杀菌、散寒之功效，两者同食，能够达到杀菌抑菌、消肿利水的食疗功效。

西瓜 + 冬瓜 = 冬瓜具有清热解毒、利水消肿、降脂减肥的功效，两者同食，可以起到很好的清热祛暑、利水消肿的作用。

西瓜 + 冰糖 = 冰糖具有补中益气、祛烦消渴、养阴生津、止汗解毒等功能，西瓜皮与冰糖一同煮汤食用，可以起到很好的祛暑消肿、消除烦渴的作用。

食用禁忌

西瓜性寒，脾胃虚寒及便溏腹泻者忌食；含糖分也较高，糖尿病患者当少食。

选购与储存

选购 将西瓜托在手中，用手指轻轻弹拍，发出"咚、咚"地清脆声，托瓜的手感觉有些颤动，是熟瓜；发出"噗、噗"声，是过熟的瓜，发出"嗒、嗒"声的是生瓜。

储存 完整的西瓜可冷藏 15 天左右。

【营养档案】

100 克西瓜中含有：

人体必需营养素		维生素等营养素		矿物质	
热量	25（千卡）	维生素 A	35（微克）	钾	87（毫克）
蛋白质	0.6（克）	胡萝卜素	210（微克）	钠	3.2（毫克）
脂肪	0.1（克）	维生素 B_3	0.2（毫克）	钙	8（毫克）
碳水化合物	5.5（克）	维生素 C	6（毫克）	镁	8（毫克）
膳食纤维	0.3（克）	维生素 E	0.1（毫克）	铁	0.3（毫克）

保健应用

西瓜皮粳米大枣粥 ▼

【原料】西瓜皮 50 克，淡竹叶 15 克，粳米 100 克，大枣 20 克，白糖 25 克。

【做法】❶ 将淡竹叶洗净，放入锅中，加水适量煎煮 20 分钟，将竹叶去掉。❷ 把淘洗干净的粳米及切成碎块的西瓜皮、大枣一同置入锅中，煮成稀粥后加入白糖即可食用。

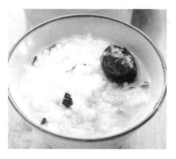

功效 对心胸烦热、口舌生疮、湿热黄疸有效。

翡翠鲤鱼 ▼

【原料】西瓜皮 250 克，茯苓皮 50 克，鲤鱼 1 条，生抽、醋、盐、味精、色拉油各 2 大勺。

【做法】❶ 西瓜皮洗干净，削去表面绿色硬皮，切成菱形片；茯苓皮洗净；鲤鱼去鳞及肠杂，洗干净。❷ 炒锅烧热，倒入油，放入鲤鱼稍煎，再加入生抽、醋，盖上锅盖稍焖。❸ 加入西瓜皮、茯苓皮和清水，用小火焖入味，最后放盐、味精就可以出锅了。

功效 补虚除湿，清热退黄。

西瓜皮卤肉 ▼

【原料】西瓜皮 250 克，五花肉 200 克，八角、酱油各适量。

【做法】❶ 五花肉洗净，切厚片；西瓜皮切小段，待用。❷ 将西瓜皮、五花肉放入锅中，加适量水、八角、酱油，用中火炖 30 ~ 40 分钟即可。

功效 预防肝脏疾病。

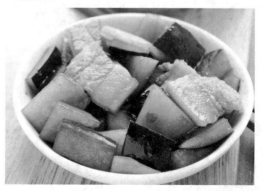

葡萄

补气血，益肝肾

性平

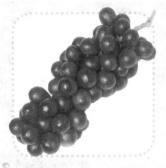

别名：蒲桃、草龙珠。
来源：落叶藤本植物。
产地：主产于新疆、甘肃、山西、河北、山东等地。
性脉归经：性平，味甘、酸、涩。归肺经、脾经、肾经。
适宜人群：肾炎、高血压、水肿、贫血、神经衰弱、过度疲劳、体倦乏力、未老先衰者，以及肺虚咳嗽、盗汗者，风湿性关节炎、四肢筋骨疼痛者，癌症患者尤其适合食用。

健康密码

抗病毒，杀细菌

葡萄中含有天然的聚合苯酚，能与病毒或细菌中的蛋白质化合，使之失去传染疾病的能力，尤其对肝炎病毒、脊髓灰质炎病毒等有很好的食疗作用。

抗贫血

葡萄中含有抗恶性贫血作用的维生素 B_{12}，尤其是带皮的葡萄发酵制成的红葡萄酒，每升中含维生素 B_{12} 约 15 毫克。因此，常饮红葡萄酒，有益于治疗恶性贫血。

利尿消肿，安胎

据《本草纲目》记载，葡萄的根、藤、叶等有很好的利尿、消肿、安胎作用，可治疗妊娠、呕哕、水肿等病症。

壮肝肾

葡萄生津液、滋肝肾、强筋骨，有补益气血、通利小便的作用。

抗氧化

葡萄中含的类黄酮是一种强力抗氧化剂，可抗衰老，并可清除体内自由基。

营养加油站

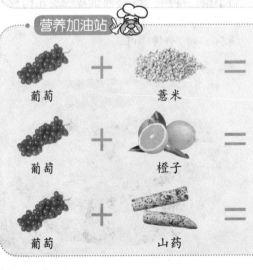

葡萄 ＋ 薏米 ＝ 薏米具有利水渗湿、益肾、抗癌、解热、健脾止泻、美容健肤的作用。两者同食，可以达到健脾利水、抗癌的功效。

葡萄 ＋ 橙子 ＝ 橙子有健脾、温胃、助消化、增食欲、通便、增强免疫力、抗氧化、延缓衰老等功效。两者同食，能够达到开胃、促进消化以及显著的抗氧化、延缓衰老的食疗功效。

葡萄 ＋ 山药 ＝ 山药具有补肺肾、滋肾益精、养护肌肤、强健机体之功效。两者同食，可以补虚养身、养护肌肤、延缓机体衰老。

🥄食用禁忌

1.葡萄含糖分高，故糖尿病患者应少食或不食，肥胖者亦应少食。
2.吃葡萄后不能立刻喝水，否则很容易发生腹泻。
3.葡萄不宜与水产品同时食用，间隔至少2小时再食为宜，以免葡萄中的鞣酸与水产品中的钙质形成难以吸收的物质，影响健康。
4.多食易生内热，或致腹泻。

选购与储存

选购 一串葡萄上的颗粒大小均匀整齐，枝梗新鲜牢固，颗粒饱满，外有白霜者，品质为最佳。葡萄纷纷脱落，则表明不够新鲜。

储存 买回来葡萄之后，用纸包好，放在冰箱暂时储存，不要使用塑料袋，那样会使葡萄表面结霜，引起裂果和腐烂。

【营养档案】

100克葡萄中含有：

人体必需营养素		维生素等营养素		矿物质	
热量	43（千卡）	维生素A	8（微克）	钾	104（毫克）
蛋白质	0.5（克）	胡萝卜素	50（微克）	钠	1.3（毫克）
脂肪	0.2（克）	维生素B₃	0.2（毫克）	钙	5（毫克）
碳水化合物	9.9（克）	维生素C	25（毫克）	镁	8（毫克）
膳食纤维	0.4（克）	维生素E	0.7（毫克）	铁	0.4（毫克）

🎍保健应用

●功效 补益气血，延缓衰老。

葡萄果酱 ▼

【原料】葡萄450克，麦芽糖150克，白砂糖80克，水150毫升。

【做法】❶将洗净的葡萄剥皮、去子，葡萄皮及果肉分别置于碗中备用。❷将葡萄皮放入不锈钢锅中，加入水用中火煮开，再改小火继续煮到汁液呈紫红色。❸取出葡萄皮，挤压出汁液。❹葡萄果肉放入锅中。❺将汁液倒入，大火煮开。❻转小火加入麦芽糖继续熬煮，熬煮时必须用木勺不停地搅拌。❼麦芽糖完全溶化后加入白砂糖，继续拌煮至酱汁呈浓稠状即可。

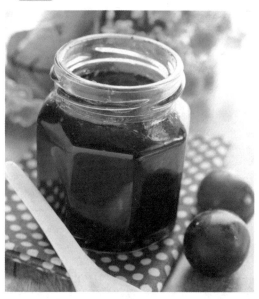

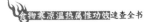

梨　清心，润肺，降火

性凉

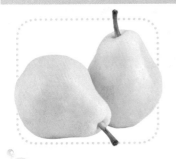

别名： 快果、果宗、玉乳、蜜父。

来源： 蔷薇科植物梨树的果实。

产地： 河北、山东、辽宁、江苏、四川、云南、新疆等。

性味归经： 性凉，味甘、酸。归肺经、胃经、心经、肝经。

适宜人群： 适宜咳嗽痰稠或无痰、咽喉发痒干痛及慢性支气管炎、肺结核、高血压、心脏病、肝炎、肝硬化患者食用，饮酒后或宿醉未醒者尤其适宜食用。

健康密码

祛痰止咳，利咽

梨能祛痰止咳，对于肺结核咳嗽，具有较好的辅助食疗作用。梨对咽喉还具有养护作用。

保护肝脏

梨含有较多的碳水化合物和多种维生素，碳水化合物中果糖含量占大部分，易被人体吸收，可促进食欲，对肝炎患者的肝脏具有保护作用。

降低血压

药理研究证明，梨具有增加血管弹性、降低血压的作用。其性凉并能清热镇静，对于肝阳上亢或肝火上炎型高血压患者，常食梨能使血压恢复正常，改善头晕目眩等症状。

促进消化，通利大便

梨中的果胶含量很高，比苹果更有助于消化，促进大便排泄。消化不良及便秘者，每餐后食用 1 个梨，则大有裨益。

营养加油站

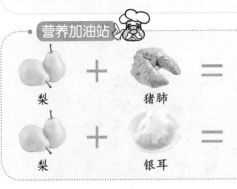

梨 ＋ 猪肺 ＝ 猪肺具有止咳、补虚、补肺之功效，两者同食，可以清热润肺、促进消化。

梨 ＋ 银耳 ＝ 银耳具有滋阴润燥、补脾润肺、增强人体免疫力、抗癌的功效，梨与银耳一同煮汤食用，可以起到非常有效的滋阴润燥、防治癌症的作用。

食用禁忌

1. 梨性凉，一次不能吃太多。凡脾胃虚寒及便溏腹泻者忌食；糖尿病患者当少食或不食。

2. 梨含果酸较多，胃酸多者不可多食。

选购与储存

选购 选购时要注意果实坚实但不可太硬，并避免购买皮皱缩或皮上有斑点的梨。

储存 把选好的梨洗净，放入陶制容器或瓷坛内，用凉水配制1%的淡盐水溶液，倒入盛梨的容器内，注意梨和盐水溶液都不要太满，以便留出梨自我呼吸的空间和余地；最后用薄膜将容器口密封，放在阴凉处，这样处理后的梨，可以保存1~2个月。

【营养档案】

100克梨中含有：

人体必需营养素		维生素等营养素		矿物质	
热量	44（千卡）	维生素A	6（微克）	钾	92（毫克）
蛋白质	0.4（克）	胡萝卜素	33（微克）	钠	2.1（毫克）
脂肪	0.2（克）	维生素B₃	0.3（毫克）	钙	9（毫克）
碳水化合物	10.2（克）	维生素C	6（毫克）	镁	8（毫克）
膳食纤维	3.1（克）	维生素E	1.34（毫克）	铁	0.5（毫克）

保健应用

梨子甘蓝果菜汁 ▼

【原料】梨1个，甘蓝200克，柠檬汁、蜂蜜各适量。

【做法】❶ 将梨肉切片。❷ 甘蓝切片。❸ 把梨、甘蓝同时放入果汁机中榨汁，取出汁液，加入柠檬汁、蜂蜜调匀即可。

•功效 助消化，利尿，提神。

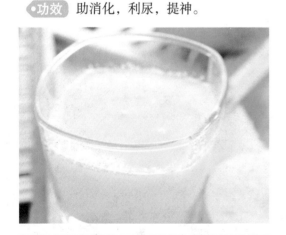

梨子川贝 ▼

【原料】梨1个，川贝母粉8克，冰糖适量。

【做法】❶ 梨去皮，用刀从上端削盖状，再去掉核，将梨中间掏空。❷ 然后加入川贝母粉、冰糖，将梨盖盖上，放入碗中，加入适量的水。把碗放入锅中隔水煨煮即可。

•功效 化痰止咳，对呼吸道感染有很好的防治作用。

红酒雪梨 ▼

【原料】红酒700毫升，雪梨1个，柠檬1/2个，冰糖、肉桂粉各少许。

【做法】❶ 雪梨去皮、核，对半切开，放入泡有柠檬的清水中防止变色。❷ 红酒倒入锅中，放入冰糖、肉桂粉，煮至冰糖溶化。❸ 放入雪梨，中火煮至红酒翻滚后继续煮1个小时。

•功效 清热降火，生津润燥，延缓衰老。

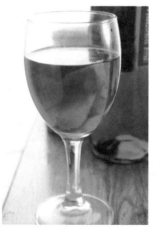

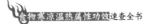

柚子 止咳平喘，清热化痰

性寒

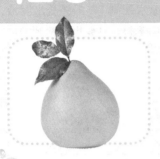

别名： 条、壶柑、臭橙、朱栾。
来源： 柚子是芸香科植物柚的成熟果实。
产地： 产于我国南方地区。
性味归经： 性寒，味甘、酸。归胃经、肺经。
适宜人群： 患胃病、消化不良者，慢性支气管炎、咳嗽、痰多气喘者，心脑肾病患者尤其适合。

健康密码

理气止咳，化痰清热

柚子味甘酸、性寒，具有理气化痰、润肺清肠、补血健脾等功效。

防治心血管疾病

柚子含有生理活性物质皮苷，可降低血液的黏滞度，减少血栓的形成，对脑血管疾病，如脑血栓、中风等有较好的预防作用。柚子中含有高血压患者必需的天然微量元素钾，几乎不含钠，因此是患有心脑血管病及肾脏病患者极佳的食疗水果之一。

预防贫血，促进发育

柚子能帮助身体吸收钙及铁质，所含的天然叶酸，对于怀孕中的妇女有预防贫血症状和促进胎儿发育的功效。

辅助治疗败血症

柚子具有健胃、润肺、补血、清肠、利便的功效，可促进伤口愈合，对败血症等有良好的辅助疗效。

营养加油站

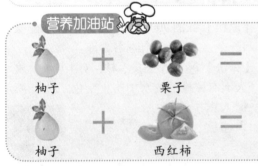

柚子 ＋ 栗子 ＝ 栗子具有养胃健脾、补肾强腰之功效，两者同食，可以起到健脾养胃的食疗作用。

柚子 ＋ 西红柿 ＝ 两者同食，不仅能生津止渴，还能起到润白肌肤、降脂减肥的作用。

食用禁忌

1. 柚子性寒，凡脾胃虚寒泄泻者不宜食用。
2. 与柚子产生不良作用的药物有：洛伐他汀、环孢素、咖啡因、西沙必利及钙拮抗剂等。在服药期间不要食用柚子，以免药物"过量"。
3. 服避孕药的女性应忌食柚子。

选购与储存

选购 购买柚子的方法一般是"闻""叩"两个环节。闻，即闻香气，熟透的柚子，芳香浓郁；叩，即按压果实外皮，外皮下陷没弹性的质量较差。

储存 刚采下来的柚子，口感不是最佳。最好在室内放置2周以后，待果实水分逐渐蒸发，此时甜度提高，吃起味道更美。

【营养档案】

100 克柚子中含有：

人体必需营养素		维生素等营养素		矿物质	
热量	41（千卡）	维生素A	2（微克）	钾	119（毫克）
蛋白质	0.8（克）	胡萝卜素	10（微克）	钠	3（毫克）
脂肪	0.2（克）	维生素B₃	0.3（毫克）	钙	4（毫克）
碳水化合物	9.1（克）	维生素C	23（毫克）	镁	4（毫克）
膳食纤维	0.4（克）	维生素E	—	铁	0.3（毫克）

保健应用

葡萄柚梨子汁 ▼

【原料】葡萄柚1个，梨1个。

【做法】❶ 将葡萄柚去皮和膜，取出果肉备用。❷ 梨洗净后削皮，去心，然后切成块。❸ 将梨和葡萄柚一起放入果汁机，加入适量的水榨汁即可。

功效 去火凉血，健胃消食。

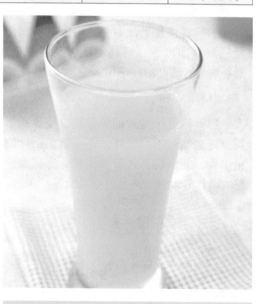

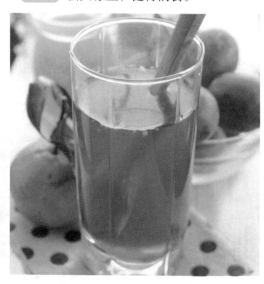

葡萄柚紫苏果汁 ▼

【原料】葡萄柚1个，紫苏叶、蜂蜜各适量。

【做法】❶ 将葡萄柚去皮，切成块；紫苏叶洗净。❷ 将两者一起放入果汁机中榨汁，放入蜂蜜搅匀即可。

功效 补益气血，可为月经失血的妇女和孕妇补充大量的维生素和铁。

猕猴桃 抑制抑郁症，补充脑力

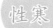
性寒

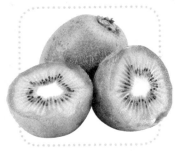

别名：猕猴梨、藤梨、杨桃、木子。
来源：猕猴桃是双子叶植物的成熟果实。
产地：主产于山西、河南、安徽及南方各省区。
性味归经：性寒，味甘、酸。归肾经、胃经。
适宜人群：情绪低落、常吃烧烤、经常便秘者适合吃猕猴桃；癌症、高血压、冠心病、心血管疾病、食欲不振、消化不良者，航空、高原、矿井等特种工作人员尤其适合。

健康密码

防治心血管疾病

猴桃鲜果及果汁制品，可降低胆固醇及三酰甘油水平，对高血压、高脂血症、冠心病等有辅助治疗作用。

解毒护肝

猕猴桃可作为汞的解毒剂，使血汞下降，肝功能改善。此外，还可辅助治疗酒精中毒、坏血病、过敏性紫癜、感冒及脾脏大、骨节风病、热毒、咽喉痛等。

防癌抗痛

猴桃果汁能阻断致癌物质 N- 亚硝酸氨化合物在人体的生成，预防多种癌症的发生，其有效物质 AH 中具有直接抗癌和间接抗痛的作用，既能抑制亚硝基的产生，又能提高免疫力。

乌发美容

猕猴桃含有营养头发的多种氨基酸，尤其是能黑发的酪氨酸、叶酸等物质，并含有合成黑色颗粒的铜、铁等矿物质和具有美容作用的镁，因此被人称为"美容果"。

营养加油站

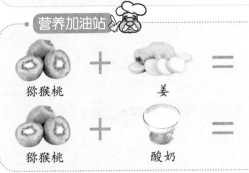

猕猴桃 ＋ 姜 ＝ 姜具有发表散寒、抗癌、温胃止呕、美容养颜等作用，两者同食，可以起到很好的开胃健脾、美容养颜、防治癌症的作用。

猕猴桃 ＋ 酸奶 ＝ 酸奶具有生津止渴、补虚开胃、润肠通便、降血脂、美容、抗癌等功效，两者同食，可以开胃润肠、促进肠道健康，适合便秘者食用。

食用禁忌

1. 猕猴桃性寒，凡脾胃虚寒与便溏腹泻之人忌食。
2. 脾胃虚寒者，食用猕猴桃后不要马上喝牛奶或吃其他乳制品，否则会引起腹痛、腹泻。

选购与储存

选购 选择整体处于坚硬状态的果实。凡是有小块碰伤、有软点、有破损的，都不能买。

储存 不可将猕猴桃拿出放置通风处，这样水分流失，就会越来越硬。正确的方法是，放置箱子中，挑选出软的可食用的猕猴桃后要将箱子盖好。

【营养档案】

100 克猕猴桃中含有：

人体必需营养素		维生素等营养素		矿物质	
热量	56（千卡）	维生素 A	22（微克）	钾	144（毫克）
蛋白质	0.8（克）	胡萝卜素	130（微克）	钠	10（毫克）
脂肪	0.6（克）	维生素 B_3	0.3（毫克）	钙	27（毫克）
碳水化合物	11.9（克）	维生素 C	62（毫克）	镁	12（毫克）
膳食纤维	2.6（克）	维生素 E	2.43（毫克）	铁	1.2（毫克）

保健应用

猕猴桃茶 ▼

【原料】猕猴桃 2 个，红茶 5 克，大枣 20 克。

【做法】猕猴桃洗净，去皮，切成小块；将大枣去核备用。将猕猴桃与大枣加水煮沸，等

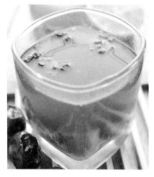

汤汁变浓时加入红茶，煮 1 分钟即可。

功效 健脾开胃，解毒抗癌。

猕猴桃羹 ▼

【原料】猕猴桃 200 克，苹果 1 个，香蕉 2 根，白糖、湿淀粉各适量。

【做法】❶ 将猕猴桃、苹果、香蕉分别取肉，切成小丁。❷ 将桃丁、苹果丁、香蕉丁放锅内，加适量水煮沸，再加白糖，用湿淀粉勾芡，出锅即成。

功效 清热解毒，生津止渴。适用于烦热、消渴、食欲不振、消化不良、石淋等病症。常人食用能增强防病抗病能力，泽肤健美。

猕猴桃银耳羹 ▼

【原料】猕猴桃 100 克，水发银耳 50 克，白糖适量。

【做法】❶ 将猕猴桃洗净，去皮，切片。❷ 水发银耳去杂，洗净，撕片，放锅内，加水适量，煮至银耳熟。❸ 加入猕猴桃片、白糖，煮沸出锅即可。

功效 润肺生津，滋阴养胃。

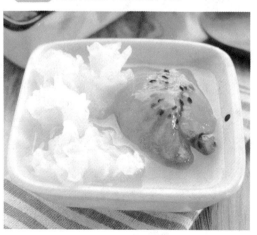

桑葚

补血滋阴，生津止渴

性微寒

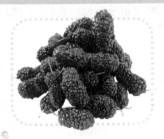

别名： 桑果、桑枣。
来源： 为桑科植物桑的果穗。
产地： 我国广东、广西、浙江、河南等地均有分布。
性味归经： 性微寒，味甘、酸。归心经、肝经、肾经。
适宜人群： 肝肾亏损、心脾气血双亏的痴呆患者尤为适宜。

健康密码

防止血管硬化

桑葚中含有脂肪酸，主要由亚油酸、硬脂酸及油酸组成，具有分解脂肪、降低血脂、防止血管硬化等作用。桑葚对脾脏有重要作用，对溶血性反应有增强作用，可防止人体动脉硬化、骨骼关节硬化。

健脾胃，助消化

桑葚中含有软酸、脂肪酸、苹果酸等营养物质，能帮助脂肪、蛋白质及淀粉的消化，故有健脾胃、助消化之功效，可用于治疗因消化不良而导致的腹泻。

乌发美发

桑葚中除含有大量人体所需要的营养物质外，还含有乌发素，能使头发变得黑而亮泽，故可用来美发。

延缓衰老

桑葚有改善皮肤（包括头皮）血液供应，营养肌肤，使皮肤白嫩及乌发等作用，并能延缓衰老。桑葚是中老年人健体美颜、抗衰老的佳果。

营养加油站

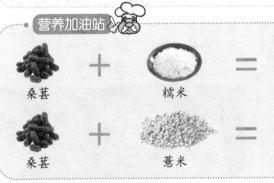

桑葚 ＋ 糯米 ＝ 糯米具有补中益气、健脾养胃、温补强身的作用，两者同食，可以起到滋养肝肾、健脾养胃的作用。

桑葚 ＋ 薏米 ＝ 薏米具有利水渗湿、益肾、健脾止泻、美容健肤等功效，两者同食，可以补肝益肾、利水、美容健肤。

食用禁忌

1.未成熟的桑葚含有氢氰酸（此酸有剧毒），不可食。
2.熬桑葚膏时忌用铁器；桑葚忌与鸭蛋同食。

选购与储存

选购 新鲜果实较大、色泽呈深紫红者为佳，紫中带红者，味道稍酸。
储存 冷藏保存。

【营养档案】

100 克桑葚中含有：

人体必需营养素		维生素等营养素		矿物质	
热量	55（千卡）	维生素 A	3（微克）	钾	32（毫克）
蛋白质	1.6（克）	胡萝卜素	20（微克）	钠	1.9（毫克）
脂肪	0.4（克）	维生素 B₁	—	钙	30（毫克）
碳水化合物	12.9（克）	维生素 B₂	0.05（毫克）	磷	33（毫克）
膳食纤维	3.3（克）	维生素 E	12.78（毫克）	铁	0.3（毫克）

保健应用

桑葚饮 ▼

【原料】桑葚 1000 克，蜂蜜 300 克。

【做法】❶ 将桑葚洗净，加适量水煎煮。❷ 每隔 30 分钟取煎液 1 次，加水再煎，共取煎液 2 次；将煎液合并，凉凉加入蜂蜜即可。

•功效 滋补肝肾，健脑益智。

桑葚杏仁蛋糕 ▼

【原料】面粉、牛奶各 50 克，杏仁粉 150 克，鸡蛋 3 个，桑葚 80 克，杏仁 30 克，柠檬 1 个，黄油、白砂糖、盐各适量。

【做法】❶ 黄油化成液态备用；将糖、蛋、盐搅打均匀后，将柠檬皮擦入其中。❷ 先加入牛奶混匀，再加入黄油搅拌至乳化状。❸ 依次将面粉、杏仁粉倒入，用蛋器拌匀。❹ 桑葚洗净，用约 1/2 茶匙的面粉拌匀，加入面糊中略拌几下。❺ 将面糊倒入蛋糕模具中，表面撒上杏仁片（杏仁片提前用水浸湿后再控干）。❻ 烤箱提前预热到 180 度，将模具放入，同样温度烘烤 25 分钟即可。

•功效 安神补心，健脾。

桑葚醋 ▼

【原料】桑葚 800 克，陈醋 1000 毫升。

【做法】❶ 桑葚清洗干净后，以纸巾擦干表面水分，放置数小时彻底风干。❷ 取一干净且干燥的玻璃罐将桑葚、醋放进去，把盖口密封。❸ 将罐静置在阴凉处 3 ~ 4 个月，用凉开水稀释 8 ~ 10 倍，饭后饮用。

•功效 安定神经，预防感冒和便秘。

太阳果桑葚粥 ▼

【原料】糯米 100 克，桑葚 20 克，太阳果（小南瓜）1 个，水适量。

【做法】❶ 用雕花刀在太阳果 1/3 处切成齿状，用勺子将中间的子挖出来，上锅蒸熟备用。❷ 将米洗干净，下锅煮半熟时放入桑葚一起煮，至完全变熟整个米汤变成红色。❸ 将煮好的桑葚粥盛入太阳果中就可以食用了。

•功效 和中温胃，对抗肌肤老化。

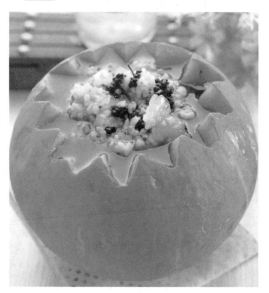

苹果 增强记忆力，辅助减肥

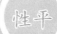

性平

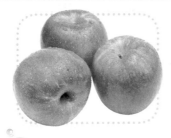

别名：奈、滔婆。
来源：为蔷薇科植物苹果的果实。
产地：我国东北、西北、山东、河北等地。
性味归经：性平，味甘、酸。归脾经、肺经。
适宜人群：一般人群均可食用，减肥、胃炎、腹泻、高血压、结肠炎患者尤其适合。

健康密码

止泻，通便

苹果中含有鞣酸及有机酸、果胶和纤维等，其中鞣酸和有机酸有收敛作用；果胶、纤维有吸收细菌和毒素的作用，能止泻。

益智，增强记忆力

苹果含有增强儿童记忆力的锌，因此儿童多吃苹果，对大脑发育及增强记忆力，提高智能非常有益。同时，苹果中的胡萝卜素，被人体吸收后可转化成维生素A，能促进人体的生长发育。

促进消化吸收

现代医学证明，苹果能中和过剩胃酸，促进胆汁分泌，增加胆汁酸功能，对于脾胃虚弱、消化不良等病症有良好的治疗作用。

降低血脂，预防心血管疾病

苹果中的维生素C能加强胆固醇的转化，降低血液中胆固醇和三酰甘油的含量。老年人常食，有防治高血压、动脉硬化及冠心病的作用。

营养加油站

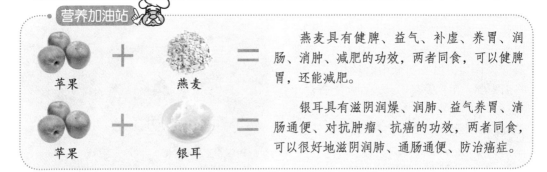

| 苹果 | + | 燕麦 | = | 燕麦具有健脾、益气、补虚、养胃、润肠、消肿、减肥的功效，两者同食，可以健脾胃，还能减肥。 |
| 苹果 | + | 银耳 | = | 银耳具有滋阴润燥、润肺、益气养胃、清肠通便、对抗肿瘤、抗癌的功效，两者同食，可以很好地滋阴润肺、通肠通便、防治癌症。 |

食用禁忌

1.苹果一次不宜吃得太多，特别是肠胃不佳者，否则会伤胃或导致便秘等。苹果没熟也不要吃，因为生苹果含酸较多，对身体健康不利。
2.苹果不宜与海味同食。

选购与储存

选购　选购苹果时，应挑选大小适中、果皮光洁、颜色艳丽、软硬适中、果皮无虫眼和损伤、肉质细密、酸甜适度、气味芳香者。用手握试苹果的硬软情况，太硬者未熟，太软者过熟，软硬适度为佳；用手掂量，如果重量轻则是肉质松绵，一般质量不佳。

储存　苹果应在低温增湿环境下保存。

【营养档案】

100 克苹果中含有：

人体必需营养素		维生素等营养素		矿物质	
热量	52（千卡）	维生素 A	3（微克）	钾	119（毫克）
蛋白质	0.2（克）	胡萝卜素	20（微克）	钠	1.6（毫克）
脂肪	0.2（克）	维生素 B_3	0.2（毫克）	钙	4（毫克）
碳水化合物	12.3（克）	维生素 C	4（毫克）	镁	4（毫克）
膳食纤维	1.2（克）	维生素 E	2.12（毫克）	铁	0.6（毫克）

保健应用

鸡肉苹果色拉 ▼

【原料】鸡脯肉 200 克，青苹果 200 克，鸡蛋 2 个，小番茄 100 克，色拉酱、盐、料酒各适量。

【做法】❶ 青苹果切成小粒，泡入盐水中防止变色；小番茄对半切开。❷ 鸡脯肉放入沸水中，加盐和少许料酒煮熟（6 ~ 7 分钟）捞起，撕成细丝。❸ 鸡蛋煮熟，去壳，取出蛋黄，压碎，调入色拉酱中，蛋白切成小粒。❹ 将鸡丝、青苹

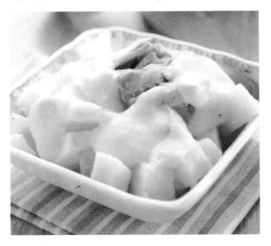

果、小番茄、蛋白放在盘子上，调入色拉酱即可。

功效　增强免疫力和肌肉力量。

莴苣菠萝苹果汁 ▼

【原料】莴苣段（8 厘米长），菠萝 2 片，苹果 1 个，饮用水 200 毫升。

【做法】❶ 将莴苣去皮，洗净，切成块；将菠萝洗净，切成块；将苹果洗净，去核，切成块。❷ 将准备好的莴苣块、菠萝块、苹果块和饮用水一起放入榨汁机榨汁。

功效　抑制细胞癌化。

芝麻苹果 ▼

【原料】苹果 250 克，芝麻 20 克，鸡蛋 1 个，面粉、泡打粉、糖、橄榄油各适量。

【做法】❶ 将苹果洗净，切开备用。❷ 将鸡蛋、糖、面粉和少许泡打粉，和成面糊备用。❸ 将芝麻放入盘中，苹果裹上面液后在盘中裹上芝麻。❹ 油锅倒入适量橄榄油，烧热后，将苹果放入，煎到表面焦黄即可。

功效　提高抗氧化能力。

水蜜桃 滋补病体，预防贫血

性温

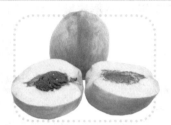

别名：仙桃、寿桃、寿果。
来源：为蔷薇科植物桃的果实。
产地：我国东北、西北、山东、河北等地。
性味归经：性温，味甘、酸。归胃经、大肠经、小肠经。
适宜人群：有气血两亏、面黄肌瘦、心悸气短、便秘、闭经、瘀血肿痛等症状的人适宜多食水蜜桃。

健康密码

抗贫血，促进血液生成

水蜜桃果肉中含铁量较高。由于铁参与人体血液的合成，所以水蜜桃具有促进血红蛋白再生的功效，可防治因缺铁引起的贫血，是缺铁性贫血患者的理想辅助食物。

抗血凝

药理研究表明，桃仁的萃取物能提高血小板中环－磷酸腺苷含量，抑制血小板聚集，具有一定的抗血凝作用及较弱的溶血作用。

利尿通淋，退黄消肿

水蜜桃含钾多钠少，适合水肿病人食用。桃花中含有条酚，具有利尿作用，能除水气，消肿满，医治黄疸、淋证等。同时桃花能导泻，而对肠壁无刺激作用。

滋补病体

桃味有甜有酸，属温性食物，具有补气养血、养阴生津、止咳杀虫等功效，可用于大病之后气血亏虚、面黄肌瘦者。

营养加油站

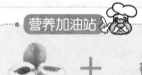 ＋ ＝ 草莓具有生津润肺、养血润燥、防治癌症等作用，两者同食，能够很好地养血润燥、生津止渴。

水蜜桃　　　　草莓

食用禁忌

凡内热生疮、毛囊炎及疮疖等患者忌食水蜜桃。

选购与储存

选购 以果个大，形状端正，色泽新鲜漂亮为好。有硬斑、破皮、虫蛀者较次。
储存 勿接触水，直接放入冰箱冷藏即可。

【营养档案】

100 克水蜜桃中含有：

人体必需营养素		维生素等营养素		矿物质	
热量	41（千卡）	维生素 A	2（微克）	钾	169（毫克）
蛋白质	0.9（克）	胡萝卜素	10（微克）	钠	2.9（毫克）
脂肪	0.2（克）	维生素 B₃	1（毫克）	钙	10（毫克）
碳水化合物	9（克）	维生素 C	4（毫克）	镁	9（毫克）
膳食纤维	0.8（克）	维生素 E	1（毫克）	铁	0.5（毫克）

保健应用

水蜜桃茶 ▼

【原料】红茶茶包 1 包，水蜜桃 3 个，柠檬 1/2 个，蜂蜜 1 大匙。

【做法】❶ 先将水蜜桃切小块。❷ 将水蜜桃放入锅中，加入开水煮沸。❸ 加入新鲜压榨的柠檬汁及蜂蜜。❹ 加入红茶 1 包并充分搅拌均匀，直至茶包不再渗出茶色时熄火即成。

●功效 预防便秘，纤体排毒，养颜美肤。

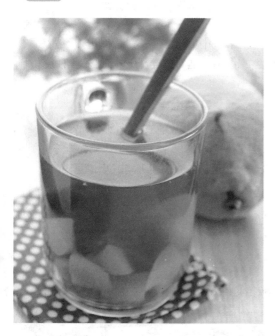

水蜜桃布丁 ▼

【原料】水蜜桃 2 片，全蛋 4 个，蛋黄 2 个，鲜奶 300 克，细砂糖 60 克，糖粉适量。

【做法】❶ 水蜜桃先用汤匙等器具压碎，再用滤网过筛一次备用。❷ 将全蛋和蛋黄先打散，加入鲜奶与细砂糖，用小火加热，煮至细砂糖溶解即可熄火，随即过筛二次备用。❸ 将做法 1 的水蜜桃与做法 2 的布丁液拌匀，倒入模型中，烤盘加水隔水蒸烤，入烤箱以上火 0℃、下火 170℃，烤约 40 分钟即可。❹ 待烤好的布丁冷却后，表面装饰些水蜜桃并撒上适量糖粉。❺ 放入冰箱。

●功效 清凉怡神。

水蜜桃派 ▼

【原料】甜派皮 250 克，水蜜桃 1 个，鸡蛋 60 克，鸡蛋黄 20 克，低筋面粉 250 克，杏仁粉 125 克，黄油 150 克，白砂糖 90 克。

【做法】❶ 将 100 克黄油放置室温软化，用打泡器稍微打发。❷ 加入过筛后的糖粉拌至乳白色后，分次加入全蛋及蛋黄拌匀。❸ 加入过筛的杏仁粉和低筋面粉搅拌成团。❹ 将面团擀成 0.4 厘米厚，放入模具内整形后用叉子插孔，松弛约 15 分钟。❺ 将水蜜桃去皮，切成块，与剩余的黄油和砂糖一起慢煮 15 分钟，煮成水蜜桃酱。❻ 将水蜜桃酱放入松弛好的派皮中。❼ 再放入烤箱以上火、下火均 190℃，烘烤 50～60 分钟即可。

●功效 营养全面，口感松软，增加机体营养。

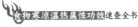

李子 美容，促进造血功能

性平

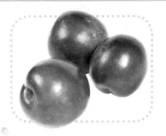

别名： 李实、嘉庆子。
来源： 为蔷薇科植物李的果实。
产地： 全国大部分地区都有分布。
性味归经： 性平，味甘、酸。归肺经、大肠经。
适宜人群： 一般人群均可食用。

健康密码

促进消化

李子能促进胃酸和胃消化酶的分泌，有增加胃肠蠕动的作用，因而食李子能促进消化，增加食欲，为胃酸缺乏、食后饱胀、大便秘结者的食疗良品。

清肝利水

新鲜李子肉中含有多种氨基酸，如丝氨酸、甘氨酸、脯氨酸等，生食之对于肝硬化腹水大有裨益。

降压

李子核仁中含苦杏仁和大量的脂肪油，药理证实，它有显著的利水降压作用。

导泻，镇咳

李子核仁中含有的大量脂肪油，还可以加快肠道蠕动，促进干燥大便的排出，同时也具有止咳祛痰的作用。

促进造血功能

李子中的维生素 B_{12} 有促进血红蛋白再生的作用，适量吃李子对贫血患者有益。

营养加油站

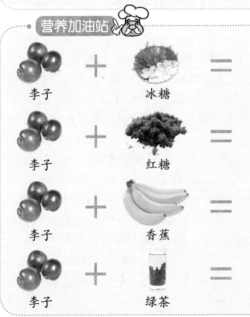

李子 ＋ 冰糖 ＝ 冰糖具有补中益气、和胃润肺、止咳化痰、祛烦消渴、养阴生津等功能，李子与冰糖同煮汤服，可以润喉开音、生津止渴。

李子 ＋ 红糖 ＝ 红糖具有补中疏肝、止痛益气、益气补血、和血化瘀之功效，将李子与红糖一同食用，可以很好地补血养肝。

李子 ＋ 香蕉 ＝ 香蕉具有清热、通便、润滑肌肤、明目、强身健体之功效，两者同食，能够清肝明目、美容养颜。

李子 ＋ 绿茶 ＝ 绿茶具有补肝、消脂去腻、清热解毒、利尿排毒之作用，两者同食，可以达到补肝养肝、利水排毒的食疗功效。

食用禁忌

1. 溃疡病及急慢性胃肠炎、肾虚遗精者及孕妇忌食。脾胃湿弱者及小儿不宜多食李子；体虚、久虚者不宜多食李子。

2. 未熟透的李子不要吃；李子不宜多吃，因为含大量的果酸，过量食用易引起胃痛。

选购与储存

选购 果实饱满、大小适中、外形完好、无碰伤及病斑为好。

储存 放在阴凉处，不要洗。

【营养档案】

100 克李子中含有：

人体必需营养素		维生素等营养素		矿物质	
热量	36（千卡）	维生素 A	25（微克）	钾	144（毫克）
蛋白质	0.7（克）	胡萝卜素	150（微克）	钠	3.8（毫克）
脂肪	0.2（克）	维生素 B_3	0.4（毫克）	钙	8（毫克）
碳水化合物	7.8（克）	维生素 C	5（毫克）	镁	10（毫克）
膳食纤维	0.9（克）	维生素 E	0.74（毫克）	铁	0.6（毫克）

保健应用

冰冻李子羹 ▼

【原料】 李子 10 枚，蜂蜜 25 毫升，清水适量。

【做法】 ❶ 李子洗净，切片，与核入锅煮沸至深红色。❷ 去核，加蜂蜜，烧开片刻，将李子水去渣盛入碗中。❸ 置冰箱冷藏，待冷冻后饮用。

●功效 清肝养胃，生津润燥。

腌李子 ▼

【原料】 李子 600 克，盐 20 克，赤砂糖 300 克，甘草 1 克。

【做法】 ❶ 将李子洗净，沥干水分，加入盐搓揉均匀，再将多余的盐除去。❷ 加入甘草粉（磨碎）、赤砂糖拌匀，腌渍一天

就可以吃了。

●功效 健脾开胃，滋阴清热。

李子酒 ▼

【原料】 白葡萄酒 300 毫升，李子 150 克，白糖适量。

【做法】 ❶ 将李子洗净，用餐纸擦干净水分。❷ 将李子和白糖放在玻璃容器里腌渍一夜。❸ 将腌渍一夜后的李子装瓶，倒入酒，密封好。❹ 1 个月以后就可以喝了。

●功效 舒筋行血，消除疲劳。

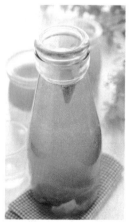

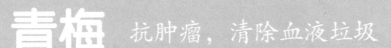

青梅

抗肿瘤，清除血液垃圾

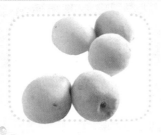

别名：梅子、酸梅。
来源：龙脑香料植物。
产地：主产于海南。
性味归经：性平，味甘。归肝经、脾经、肺经、大肠经。
适宜人群：一般人群均可食用。

健康密码

抗肿瘤，清除血液垃圾

青梅含有丰富的柠檬酸和苹果酸，酸味极强，这些有机酸不仅能把血液中积存的乳酸排出体外，而且还能抑制新的乳酸产生，达到清洁血液的作用，而丰富的维生素 B_2 又具有防止癌变的作用。

改善肠胃功能

青梅具有调节肠胃功能的独特功效。青梅中的儿茶酸能促进肠蠕动和调理肠功能，同时又有促进收缩肠壁的作用，对便秘（尤其是孕妇）有显著功效。

保护肝脏

青梅中含有丙酮酸和齐墩果酸等活性物质，对肝脏有保护作用，能提高肝脏的解毒功能，增强人体解食毒、水毒能力。

延缓衰老，保持美容

梅制品能使唾液腺分泌更多的腮腺激素，腮腺激素是一种内分泌素，常被称为"返老还童素"，可以促进皮肤细胞新陈代谢。

营养加油站

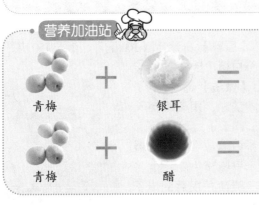

青梅 ＋ 银耳 ＝ 青梅与银耳同炖汤食，能够起到很好的润肺止咳、杀菌止泻、美容的食疗作用。

青梅 ＋ 醋 ＝ 两者搭配，能促进肝肾功能、消除疲劳提高免疫力、改善酸性体质。

选购与储存

选购 青梅以果个大，色泽美，味甜汁多，核小，有香味为佳。
储存 干燥阴冷处。

食用禁忌

湿热泻痢忌食青梅。

【营养档案】

100 克青梅中含有：

人体必需营养素		维生素等营养素		矿物质	
热量	33（千卡）			钙	11（毫克）
蛋白质	0.9（克）			铁	1.8（毫克）
脂肪	0.9（克）	B 族维生素	5.6（毫克）	磷	36（毫克）
碳水化合物	5.2（克）			钠	2.6（毫克）
膳食纤维	1（克）			镁	3.3（毫克）

保健应用

青梅鸡翅 ▼

【原料】鸡翅4个，鸡脯肉1块，蒜2片，腌青梅、料酒、盐、生粉、老抽、白糖、植物油各适量。

【做法】❶ 鸡翅用开水氽过，划几刀；鸡脯肉切小块，用料酒、盐和生粉腌一下。❷ 起油锅，煎香蒜瓣，下鸡翅用小火煎，等两面皆金黄时倒入鸡块，炒至颜色发白。❸ 烹料酒，调盐，加老抽、白糖和准备好的腌青梅（含青梅汁），加适量水煮。❹ 大火煮2～3分钟，把汁收浓稠。

功效 补充维生素。

青梅酱 ▼

【原料】青梅、冰糖、白砂糖、水各适量。

【做法】❶ 青梅洗净，用盐水浸泡半天去涩。❷ 用水将青梅煮软，用勺子压碎，使肉核分离，加砂糖和冰糖。❸ 小火继续煮，过滤出梅核，装在小瓶子里当话梅吃。❹ 剩下的果酱继续煮至浓稠。

功效 生津润肺。

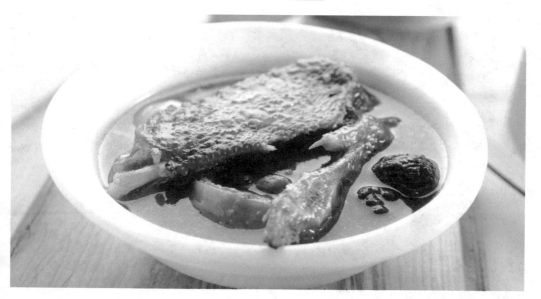

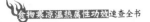

杏 抗癌，预防慢性疾病

性凉

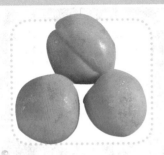

别名： 杏果、甜梅、叭达杏、杏实、杏子。
来源： 蔷薇科杏属植物。
产地： 主产于河北、山东、山西、河南、陕西、甘肃、青海、新疆等地。
性味归经： 性凉，味甘、酸。归肝经、心经、胃经。
适宜人群： 有呼吸系统疾病患者、癌症患者及术后放化疗的人适宜食用。

健康密码

抗癌

杏中维生素C、儿茶酚、黄酮类及苦杏仁苷等，在人体内具有直接或间接的抑制癌细胞作用，能够防癌和抗癌。

生津止渴，润肺止咳

杏含柠檬酸、苹果酸等，具有生津止渴的作用，故可用于治疗咽干烦渴之症。

杏中含苦杏仁苷，其具有较强的镇咳化痰作用，可用于各种急慢性咳嗽。

营养加油站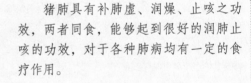

 + =
杏 + 猪肺

猪肺具有补肺虚、润燥、止咳之功效，两者同食，能够起到很好的润肺止咳的功效，对于各种肺病均有一定的食疗作用。

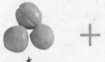 +  =
杏 + 枣

枣具有益气补血、祛风、抑癌、抗过敏之作用，两者同食，可以起到补血养血、防治癌症的作用。

 +   =
杏 + 菜花

菜花具有生津止渴、爽喉润肺、止咳、提高人体的免疫力、防止感染、预防感冒、防治癌症之作用，两者同食，可以很好地润肺止咳，防治癌症。

食用禁忌

1. 服用磺胺类药物及碳酸氢钠时不宜食用杏。
2. 杏不宜与黄瓜或动物肝脏及胡萝卜同时食用。

选购与储存

选购 以果个大，色泽美，味甜汁多，纤维少，核小，有香味，无病虫害者为佳。过生的果实酸味浓，甜味不足；过熟的果实肉质酥软，缺乏水分。

储存 放到干燥通风处，避免堆放。千万不要放到普通塑料袋里，如果放到保鲜袋里可以储存到冰箱冷藏室。

【营养档案】

100 克杏中含有：

人体必需营养素		维生素等营养素		矿物质	
热量	36（千卡）	维生素 A	75（微克）	钾	226（毫克）
蛋白质	0.9（克）	胡萝卜素	450（微克）	钠	2.3（毫克）
脂肪	0.1（克）	维生素 B_3	0.6（毫克）	钙	14（毫克）
碳水化合物	7.8（克）	维生素 C	4（毫克）	镁	11（毫克）
膳食纤维	1.3（克）	维生素 E	0.95（毫克）	铁	0.6（毫克）

保健应用

杏仁红薯小西饼 ▼

【原料】低筋面粉 70 克，南杏仁 25 个，杏仁粉 50 克，红薯 80 克，黄油 100 克，糖粉适量。

【做法】❶ 黄油放室温软化，糖粉、杏仁粉、低筋面粉过筛。❷ 红薯蒸熟，去皮，捣碎。❸ 将黄油和糖粉一起用打蛋器搅拌到奶油中至松发变白，再加入红薯泥拌匀。❹ 加入杏仁粉和低筋面粉，用刮刀以切压翻拌方式混合至无干粉状，再用手按压成团；至面团呈光滑状，用保鲜袋装好，拍扁，放入冰箱冷藏室静置松弛约 30 分钟。❺ 取出面团，放在撒了手粉的工作台上，以手整成条形，再分切成每个约 10 克大小的面团。❻ 将面团搓成圆球形，用手压扁，每个饼干上用手按上一个大杏仁，排入铺好烘焙布的烤盘中。❼ 烤箱提前预热，上下火各 180℃，将烤盘放入预热好的烤箱中，烘烤 15 分钟即可。❽ 凉透后，在饼干上撒上适量糖粉作为装饰，入密封容器室温保存。

功效 生津补血。

杏仁茶 ▼

【原料】杏仁、大米、糯米、白糖、糖桂花、水各适量。

【做法】❶ 将大米、糯米用凉水浸泡 2 小时；杏仁用温水浸泡 15 分钟取出，搓掉黄皮。❷ 将杏仁与大米、糯米一起加凉水 250 毫升，磨成稀糊状，凉水入锅，用旺火烧沸腾 5 分钟即成杏仁茶，随即舀入桶中。食用时，将杏仁茶盛入碗中，放上白糖和糖桂花即可。

功效 滋补益寿。

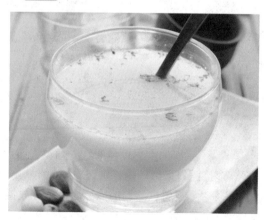

大枣 补气养血，安神解郁

性温

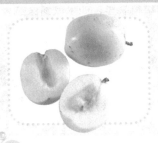

别　名： 红枣、干枣、枣子。
来　源： 为鼠李科植物枣的成熟果实。
产　地： 主产于河北、河南、山东、四川、贵州等地。
性味归经： 性温，味甘。归脾经、胃经。
适宜人群： 贫血、肝病、白细胞或血小板减少、心血管疾病、免疫力低下、癌症患者，均适宜食用大枣。

健康密码

减少老年斑

大枣中所含的维生素 C 是一种活性很强的还原性抗氧化物质，参与体内的生理氧气还原过程，防止黑色素在体内慢性沉着，可有效减少老年斑的产生。

补气养血

大枣为补养佳品，食疗药膳中常加入大枣补养身体、滋润气血。平时多吃大枣，能提升身体的元气，增强免疫力。

安神解郁

女性躁郁症、哭泣不安、心神不宁等，可用服甘草小麦大枣汤，能起到养血安神、疏肝解郁的功效。

保肝护肝

大枣中所含的碳水化合物、脂肪、蛋白质是保护肝脏的营养剂。用大枣 50 克、大米 90 克熬成稠粥食之，对肝炎患者养脾护肝大有裨益。用大枣、花生、冰糖各 30 克，先煮花生，再加大枣与冰糖煮汤，每晚临睡前服用，适用于肝硬化辅助治疗。

营养加油站

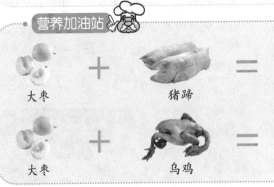

大枣 ＋ 猪蹄 ＝

大枣具有益气补血、健脾养胃的功效，猪蹄具有补虚弱、填肾精、补血养血、通乳等功效。两者同食，营养丰富，是气虚者的极佳食品。

大枣 ＋ 乌鸡 ＝

大枣益脾胃、补血养颜，乌鸡滋阴补肾、养血添精、补虚。两者同食，有补血养颜，益精明目的作用。

选购与储存

选购 好的大枣皮色紫红，颗粒大而均匀，果形短壮圆整，皱纹少，痕迹浅。皱纹多，痕迹深，果形凹瘪，则肉质差。

储存 放置在冰箱的冷冻层，不宜放置冷藏室。

食用禁忌

1. 凡痰湿偏盛、湿热内盛、腹部胀满者忌食大枣；因大枣糖分含量较高，所以糖尿病患者应当少食或者不食。
2. 大枣虽好，但吃多了会胀气，因此应注意控制食量。湿热重、舌苔黄的人不宜食用。
3. 腐烂变质的大枣忌食用。
4. 大枣不宜与维生素、动物肝脏、退热药、苦味健胃药及祛风健胃药同时食用。

【营养档案】

100克大枣（鲜）中含有：

人体必需营养素		维生素等营养素		矿物质	
热量	122（千卡）	维生素A	40（微克）	钾	375（毫克）
蛋白质	1.1（克）	胡萝卜素	240（微克）	钠	1.2（毫克）
脂肪	0.3（克）	维生素B₃	0.9（毫克）	钙	22（毫克）
碳水化合物	28.6（克）	维生素C	243（毫克）	镁	25（毫克）
膳食纤维	1.9（克）	维生素E	0.78（毫克）	铁	1.2（毫克）

保健应用

大枣山药排骨汤 ▼

【原料】山药500克，大枣3枚，排骨500克，枸杞子5克，葱、姜、绍酒、盐、鸡精各适量。

【做法】❶ 排骨剁小块，洗净；山药去皮切滚刀块。❷ 排骨和山药分别飞水捞出。

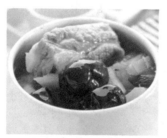

❸ 锅中放清水烧开后放入排骨、葱段、姜片、绍酒，煮30分钟加入山药、大枣、盐、鸡精调味，再煮10分钟，出锅前放入枸杞子即可。

•功效 补气养血，强壮骨骼。

大枣鸡蛋汤 ▼

【原料】鸡蛋2个，大枣60克，红糖适量。

【做法】❶ 大枣泡软，去核，放入锅中。❷ 锅中加水500毫升煮沸30分钟。❸ 将鸡蛋轻轻打入汤中，勿搅拌，煮熟后加入红糖即成。

•功效 补养气血，美容养颜。

大枣鱼肚 ▼

【原料】鱼肚、鱼肉500克，桂圆肉、大枣各3枚，核桃仁、米酒、葱末、姜末、植物油各适量。

【做法】❶ 鱼肚、鱼肉切成块。❷ 桂圆肉、大枣、核桃仁加水炖至半熟，取出待用。❸ 油锅入葱、姜末爆香，入鱼块、鱼肚炒几下，加入米酒去腥，再加入大枣、桂圆肉、核桃仁烧熟即成。

•功效 美容养颜。

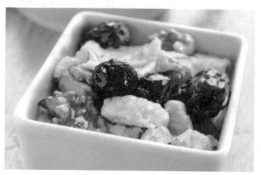

樱桃 补气养血，养颜驻容

性热

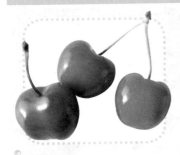

别名：莺桃、含桃、荆桃。
来源：为蔷薇科植物樱桃的果实，颜色发紫。
产地：分布于河北、河南、山东、安徽、江苏、浙江等地。
性味归经：性热，味甘、涩。归脾经、肝经。
适宜人群：消化不良者、瘫痪、风湿腰腿痛者、体质虚弱、面色无华者适宜食用。

健康密码

抗贫血，促进血液生成

　　樱桃含有丰富的铁，可促进血红蛋白再生，防治缺铁性贫血，还能增强体质，健脑益智。

收涩止痛

　　民间经验表明，樱桃可以治疗烧烫伤，起到收敛止痛、防止伤处起泡化脓的作用。同时，樱桃还能治疗轻、中度冻伤。

营养加油站

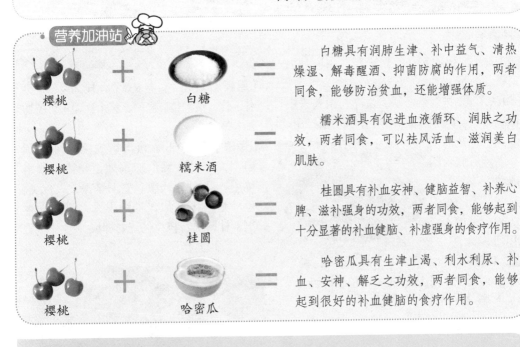

樱桃 ＋ 白糖 ＝ 白糖具有润肺生津、补中益气、清热燥湿、解毒醒酒、抑菌防腐的作用，两者同食，能够防治贫血，还能增强体质。

樱桃 ＋ 糯米酒 ＝ 糯米酒具有促进血液循环、润肤之功效，两者同食，可以祛风活血、滋润美白肌肤。

樱桃 ＋ 桂圆 ＝ 桂圆具有补血安神、健脑益智、补养心脾、滋补强身的功效，两者同食，能够起到十分显著的补血健脑、补虚强身的食疗作用。

樱桃 ＋ 哈密瓜 ＝ 哈密瓜具有生津止渴、利水利尿、补血、安神、解乏之功效，两者同食，能够起到很好的补血健脑的食疗作用。

食用禁忌

　　樱桃性热，阴虚火旺者、溃疡及糖尿病患者当少食或不食；热性病及虚热咳嗽患者也要忌食。

选购与储存

选购 选樱桃时应选择连有果蒂的、色泽光艳、表皮饱满者。避免买碰伤、裂开和枯萎的樱桃。

储存 樱桃洗干净后，可放置在餐巾纸上吸收残余水分，干燥后装入保鲜盒或保鲜袋中放入冰箱中。

【营养档案】

100 克樱桃中含有：

人体必需营养素		维生素等营养素		矿物质	
热量	46（千卡）	维生素A	35（微克）	钾	232（毫克）
蛋白质	1.1（克）	胡萝卜素	210（微克）	钠	8（毫克）
脂肪	0.2（克）	维生素B₃	0.6（毫克）	钙	11（毫克）
碳水化合物	9.9（克）	维生素C	10（毫克）	镁	12（毫克）
膳食纤维	0.3（克）	维生素E	2.22（毫克）	铁	0.4（毫克）

保健应用

樱桃巧克力蛋糕 ▼

【原料】黄油 150 克，糖 120 克，新鲜鸡蛋 3 个，面粉 200 克，无糖可可粉 25 克，牛奶 100 毫升，黑巧克力 150 克，去核糖水樱桃 1 罐，发酵粉 2 小勺，制作蛋糕专用小纸杯 12 个。

【做法】❶ 将黄油和 100 克黑巧克力放到一个小锅中溶化，火力用最小的一档，注意搅拌，使 2 种材料均匀混合，到两种材料完全融化了便可。❷ 将另外 50 克黑巧克力切碎，待用（注意颗粒不能太小，否则会在高温下完全融化，便看不到了）；把烤箱设为 180℃预热。❸ 樱桃罐头放干糖水，稍微晾干些，待用。❹ 将所有的材料放到大量杯中（除了樱桃和 1/4 的巧克力碎屑），注意将鸡蛋放在最下，溶化好的黄油和巧克力放在最上，用电动搅拌器的最高速度打 3 分钟，然后加入 3/4 的樱桃，手动搅拌均匀。❺ 将纸杯放入烤盘中，将料分 3 次逐步放入纸杯中，最后在顶端加上剩余的樱桃和巧克力碎屑点

缀，放入 180℃的烤箱中烤 20 分钟。

功效 补充维生素，提高身体抗氧化能力。

养颜樱桃羹 ▼

【原料】鲜樱桃 60 克，桂圆 20 克，枸杞子 20 克，白糖适量。

【做法】❶ 桂圆肉切块；樱桃去核，切碎块。❷ 在干净的锅中放入适量清水，倒入桂圆肉、枸杞子，旺火烧沸，去浮沫，再用小火煮 30 分钟，放入樱桃，煮约 15 分钟，待汤汁稠浓后加入白糖和匀，即可食用。

功效 填精补髓，乌发生发。

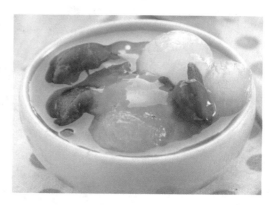

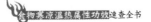

柿子 健脾开胃，涩肠止血 性寒

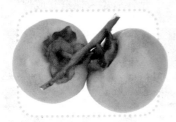

别名：朱果、柿。
来源：为柿科植物柿的果实。
产地：主产于河北、山东一带。
性味归经：性寒，味甘、涩。归心经、肺经、大肠经。
适宜人群：适宜大便干结者、高血压患者、甲状腺疾病患者、长期饮酒者。

健康密码

润肺生津

柿子含有大量水分、维生素C、蛋白质、氨基酸、甘露醇等物质，能有效补充人体的养分及细胞内液，起到润肺生津之效。

健脾开胃、涩肠止血

柿子含有大量的有机酸和鞣质，能帮助胃肠对食物进行消化，增进食欲。又因酸性收敛，故有涩肠止血之功效，可用于治疗血痢和痔疮出血。

解酒

柿子能促进血液中酒精的氧化，帮助机体对酒精的排泄，减少酒精对机体的伤害，醒酒解醉。

营养加油站

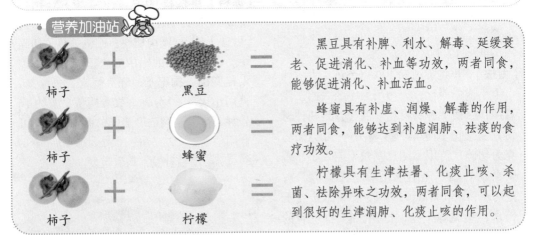

柿子 ＋ 黑豆 ＝ 黑豆具有补脾、利水、解毒、延缓衰老、促进消化、补血等功效，两者同食，能够促进消化、补血活血。

柿子 ＋ 蜂蜜 ＝ 蜂蜜具有补虚、润燥、解毒的作用，两者同食，能够达到补虚润肺、祛痰的食疗功效。

柿子 ＋ 柠檬 ＝ 柠檬具有生津祛暑、化痰止咳、杀菌、祛除异味之功效，两者同食，可以起到很好的生津润肺、化痰止咳的作用。

食用禁忌

1. 糖尿病患者、脾胃泄泻、便溏、体弱多病、产后、外感风寒者忌食柿子；患有慢性胃炎、排空延缓、消化不良等胃动力功能低下者、胃大部切除术后不宜食柿子。

2. 忌空腹食用鲜柿子，因为空腹吃柿子后胃酸与柿子内的单宁会结合形成"柿石"，从而导致腹胀、腹痛。

选购与储存

选购 质硬的柿子应选择橙黄色，外表完整、光滑而有光泽，没有挤压伤的；质软的柿子应选择黄色，外表光滑完整的。软柿应整体同等柔软，有硬有软者则不佳。

储存 质硬的成熟柿子可在自然状态下保存 2 ~ 5 个月，变软后即可食用；经特殊处理除去涩味后的柿子，不宜长时间存放，以免变软、变质，放入冰箱冷藏可保存 3 ~ 5 天。

【营养档案】

100 克柿子中含有：

人体必需营养素		维生素等营养素		矿物质	
热量	71（千卡）	维生素 A	20（微克）	钾	151（毫克）
蛋白质	0.4（克）	胡萝卜素	120（微克）	钠	0.8（毫克）
脂肪	0.1（克）	维生素 B₃	0.3（毫克）	钙	9（毫克）
碳水化合物	17.1（克）	维生素 C	30（毫克）	镁	19（毫克）
膳食纤维	1.4（克）	维生素 E	1.12（毫克）	铁	0.2（毫克）

保健应用

柿子黑豆汤 ▼

【原料】新鲜柿子 1 个，黑小豆 30 克，盐少许。

【做法】❶ 柿子洗净，去柿蒂，切成柿丁。❷ 黑小豆洗净。❸ 两者同放入瓦罐中，加清水 300 毫升，盐少许，共煎 20 分钟后沥出汤汁，趁热饮用。

功效 清热止血。适用于尿血、痔疮出血等病症。

冻柿子 ▼

【原料】柿子 4 个，蓝莓果酱适量。

【做法】❶ 新鲜无伤痕的柿子用清水冲洗干净。❷ 洗净的柿子放在保鲜盒里，盖好盒盖。❸ 放入冰箱冷冻室冷冻一夜。❹ 吃的时候取出柿子，可以看到柿子的表面有一层薄薄的白色冻霜。❺ 往保鲜盒里加入适量的清水，没过柿子表面，放在一边静置 10 分钟左右。❻ 10 分钟后用手捏一捏柿子，感觉柿子果肉变软，倒掉清水。❼ 把柿子放在干净的盘子里。❽

用手把柿子的果蒂摘掉。❾ 用手轻轻地把柿子皮剥掉。❿ 剥掉外皮的柿子果肉放在杯子里。⓫ 淋入少许蓝莓果酱做点缀即可。

功效 清凉爽口，增进食欲。

柿子饼 ▼

【原料】柿子 2 个，面粉 500 克，红豆沙 250 克，色拉油适量。

【做法】❶ 柿子洗净，去皮，放入容器中捣成泥。❷ 将面粉放入柿子泥中，搅拌均匀，直到揉成软硬适中的面团。❸ 将面团静置 15 分钟左右取出，切成适当大小的小面剂子。❹ 用手掌按

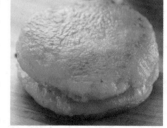

扁，取适量豆沙馅放入其中，像包包子一样将口收紧，压扁即可。❺ 火上放一平底煎锅，放适量的油，小火加热，将做好的柿子饼放入，小火煎至两面金黄即可。

功效 辅助治疗痔疮。

黑加仑

抗氧化，预防关节炎

性温

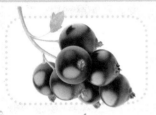

别名： 黑醋栗、黑豆果、紫梅。
来源： 耳草目茶藨子科小型。
产地： 主产于新疆、东北等地。
性味归经： 性温，味甘、酸。归心经、肺经、肝经、肾经。
适宜人群： 一般人群均可食用。

健康密码

抗氧化

黑加仑中维生素C的含量极高，种子中亚油酸含量高，具有抗氧化、降血压、降血脂和抗动脉硬化等作用。

多重保健功效

黑加仑含有非常丰富的维生素C、磷、镁、钾、钙、花青素、酚类物质，能够预防痛风、贫血、水肿、关节炎、风湿病、口腔和咽喉疾病、咳嗽等。

营养加油站

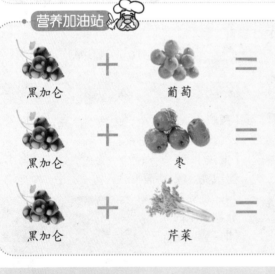

黑加仑具有预防痛风、贫血、水肿、关节炎、风湿病、口腔和咽喉疾病、咳嗽的功效。两者同食能有效去除色斑、雀斑，美容养颜。

两者同食能补血养血，有效缓解女性生理期及易出现的轻度贫血。

黑加仑中含有大量的抗氧化成分，能防止牙龈萎缩退化，以及牙龈红肿出血等。芹菜纤维素含量很高，能够有效清洁牙齿。两者同食能够坚固、美白牙齿。

食用禁忌

湿热泻痢不宜多食。

选购与储存

选购 黑加仑以果个大、色泽美、味甜汁多、有香味者为佳。
储存 干燥阴冷处。

158

【营养档案】

100 克黑加仑中含有：

人体必需营养素		维生素等营养素		矿物质	
热量	63（千卡）	胡萝卜素	—	钾	322（毫克）
蛋白质	1.4（克）	维生素 B₁	0.05（毫克）	钠	2（毫克）
脂肪	0.4（克）	维生素 B₂	0.05（毫克）	钙	55（毫克）
碳水化合物	15.4（克）	维生素 B₃	0.3（毫克）	镁	24（毫克）
膳食纤维	2.4（克）	维生素 C	181（毫克）	铁	1.5（毫克）

保健应用

黑加仑小西饼 ▼

【原料】低筋面粉 160 克，牛奶 30 克，黑加仑 60 克，黄油 115 克，白砂糖 60 克，香精适量。

【做法】❶ 黄油提前在室内软化，用电动打蛋器打散，依次加入白砂糖、牛奶、香精拌匀。❷ 加入黑加仑干果略拌匀，低筋面粉过筛加入用刮刀拌匀，整形成圆形的长条，面团直径为约 3 厘米，最后用油纸包好放入冰箱冷藏约 1 个小时。❸ 冷藏好后取出，去除油纸，把面团切成厚度为 0.5 厘米的圆片，依次放入垫有锡纸或是油纸的烤盘上，烤箱提前预热，上下火均为 175℃，烤盘放入中层，烤约 15 分钟出炉即可。

●功效 抗氧化，补充能量。

黑加仑柠檬汁 ▼

【原料】新鲜黑加仑 450 克，糖 250 克，柠檬 1 个，水 260 毫升。

【做法】❶ 黑加仑洗净。❷ 将糖和水混合，在小火上搅拌至融化后加入黑加仑。❸ 小火煮沸 5 分钟，挤进柠檬汁，柠檬皮也一起放进锅中续煮 5 分钟，过滤取汁饮用即可。

●功效 提神醒脑。

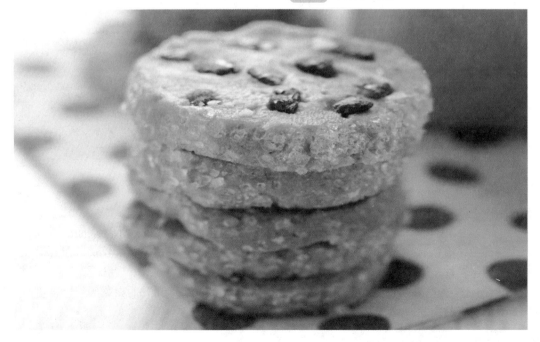

性平

无花果

润肠通便，预防癌症

别名： 映日果、奶浆果、蜜果、树地瓜、明目果、天生子、文仙果。
来源： 为桑科植物无花果的干燥花托。
产地： 南方各地均产。
性味归经： 性平，味甘。归心经、脾经、胃经。
适宜人群： 一般人群均可食用。消化不良者、食欲不振者、高血脂患者、高血压患者、冠心病患者、动脉硬化患者、癌症患者、便秘者适宜食用。

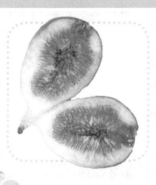

健康密码

润肠通便

无花果含有苹果酸、柠檬酸、脂肪酶、蛋白酶、水解酶等，能帮助人体消化食物，促进食欲；又因其含有多种脂类，故具有润肠通便的功效。

降低血压

无花果所含的脂肪酶、水解酶等有降低血脂和分解血脂的功效，可减少脂肪在血管内的沉积，进而起到降血压、预防冠心病的作用。

利咽消肿

无花果有抗炎消肿功效，可利咽消肿。

预防癌症

未成熟果实的乳浆中含有补骨脂素、佛柑内酯等活性成分，其成熟果实的果汁中可提取一种芳香物质苯甲醛，两者都具有防癌抗癌、增强机体抗病能力的作用，可以预防多种癌症的发生，延缓移植性腺癌、淋巴肉瘤的发展，促使其退化。

营养加油站

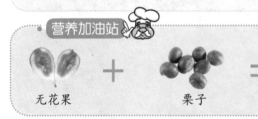

无花果　＋　栗子　＝　栗子具有养胃健脾、补肾强腰、抗衰老、延年益寿、治疗口腔溃疡的作用，两者同食，可以起到延缓衰老、消肿利咽、治疗口腔溃疡的食疗作用。

选购与储存

选购 无花果圆锥形或类球形，长约2厘米，直径1.5～2.5厘米。表面淡黄棕色或棕黑色，有波状弯曲的纵棱线，上端稍平截，中央有圆形突起，基部较狭，连有果序柄及残序苞片，质硬，味甜。

储存 无花果在常温下不耐储藏，鲜果用200～300毫克/升的山梨酸处理，可减少真菌危害；用50%苯来特浸果20分钟，可控制果腐。

食用禁忌

1．脂肪肝患者、脑血管意外患者、腹泻者、正常血钾性周期性麻痹等患者不适宜食用；大便溏薄者不宜生食。
2．寒性胃痛者忌食。

【营养档案】

100 克无花果中含有：

人体必需营养素		维生素等营养素		矿物质	
热量	59（千卡）	维生素 A	5（微克）	钾	212（毫克）
蛋白质	1.5（克）	胡萝卜素	30（微克）	钠	5.5（毫克）
脂肪	0.1（克）	维生素 B_3	0.1（毫克）	钙	67（毫克）
碳水化合物	13（克）	维生素 C	2（毫克）	镁	17（毫克）
膳食纤维	3（克）	维生素 E	1.82（毫克）	铁	0.1（毫克）

保健应用

无花果茶 ▼

【原料】无花果30克，白糖适量。

【做法】将无花果切碎，炒至半焦。每次10克，加白糖适量，用沸水冲泡，代茶饮。

•功效 本品能健脾胃、助消化。用于脾胃虚弱、消化不良、饮食减少、便溏腹泻等。

虫草无花果煲排骨 ▼

【原料】排骨150克，虫草花10克，无花果6个，枸杞子、盐、姜各适量。

【做法】❶ 排骨洗净，姜切片，虫草花用清水浸泡3分钟，无花果和枸杞子洗净备用。❷ 水烧沸，放入排骨，余烫至变色。❸ 捞出排骨，用凉水冲去浮沫。❹ 紫砂煲中放入排骨，加足量清水。❺ 放入虫草花、无花果和枸杞。❻ 最后放入姜片，大火烧开后转小火，煲2小时左右，出锅前加少许盐调味。

•功效 温补养颜，润肺补肾。

川贝无花果蒸雪梨 ▼

【原料】雪梨1个，无花果8个，南杏仁、川贝母、枸杞子、海底椰各适量。

【做法】全部食材洗干净，放在碗里，加满水，隔水蒸30分钟。

•功效 润肺止咳，化痰平喘，补脾益胃，润肠通便。

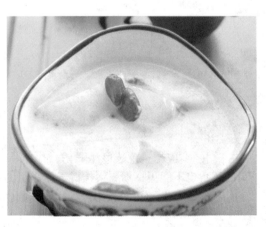

草莓 益气补血，预防动脉硬化

性凉

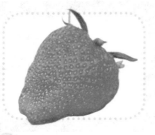

别名： 红莓、地莓。
来源： 蔷薇科多年生草本植物的果实。
产地： 全国各地均产。
性味归经： 性凉，味酸、甘。归肺经、脾经。
适宜人群： 风热咳嗽、咽喉肿痛、声音嘶哑者；夏季烦热口干或腹泻如水者；癌症患者。

健康密码

抗癌防癌

草莓是鞣酸含量丰富的水果之一，在体内可吸附和阻止致癌化学物质的吸收，具有防癌作用。

明目养肝

草莓中所含的胡萝卜素是合成维生素A的重要物质，具有明目养肝作用。

预防动脉硬化

草莓除可以预防坏血病外，对防治动脉硬化、冠心病也有较好的功效。

营养加油站

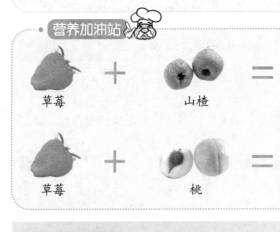

草莓 + 山楂 =
草莓具有生津润肺、养血润燥、健脾、通便、解酒的作用，山楂有消食化积、利尿、减肥等功效。两者同食，可以健脾利水、消食减肥。

草莓 + 桃 =
草莓具有生津润肺、养血润燥、防治癌症等作用，桃有补气养血、补心、生津解渴、利水、祛斑美容之功效。两者同食，能够很好地养血润燥、生津止渴。

食用禁忌

畸形草莓不宜食用。

选购与储存

选购 应尽量挑选色泽鲜亮、有光泽，手感较硬的草莓。太大的草莓忌买，过于水灵的草莓也不能买；不要买长得奇形怪状的草莓。

储存 草莓浆果柔软多汁，味美爽口，适合速冻保鲜储藏。

【营养档案】

100 克草莓中含有：

人体必需营养素		维生素等营养素		矿物质	
热量	30（千卡）	维生素 A	5（微克）	钾	131（毫克）
蛋白质	1（克）	胡萝卜素	30（微克）	钠	4.2（毫克）
脂肪	0.2（克）	维生素 B_3	0.3（毫克）	钙	18（毫克）
碳水化合物	6（克）	维生素 C	47（毫克）	镁	12（毫克）
膳食纤维	1.1（克）	维生素 E	0.71（毫克）	铁	1.8（毫克）

保健应用

草莓酒 ▼

【原料】草莓 250 克，米酒适量。

【做法】❶ 先把草莓洗净并捣烂，用干净纱布过滤汁液。❷ 把草莓汁和米酒一起放入酒瓶中，密封浸泡 1 天即可。

●功效 补益气血。

草莓汤圆 ▼

【原料】草莓 12 个，红米 10 克，大枣 6 枚，糯米粉 150 克，蜂蜜适量。

【做法】❶ 将大枣用水浸泡后洗净，去核。❷ 草莓洗净，摘去蒂；红米拣去杂质，用水浸泡后淘洗。❸ 糯米粉用水调匀，做成汤圆。❹ 将汤圆煮熟，放入凉开水中过凉，捞出控水放汤碗内。❺ 锅中放入适量清水，放入红米、大枣，旺火烧沸，去浮沫，改用小火煮 30 分钟，加草莓、蜂蜜烧沸搅匀，均匀地浇在汤圆上即可。

●功效 通便减肥，去油润肤。

草莓蜂蜜羹 ▼

【原料】草莓 150 克，大米 60 克，蜂蜜 30 克。

【做法】❶ 将草莓、大米分别洗净，备用。❷ 锅内加水适量，放入大米煮至八成熟时加入草莓，再煮至粥熟，调入蜂蜜即成。

●功效 润肠通便，消暑去热。

草莓冰激凌 ▼

【原料】草莓 300 克，牛奶 300 克，鸡蛋黄 4 个，淡奶油 150 克，白糖 150 克。

【做法】❶ 取 2/3 的草莓洗净，放入料理机中，搅打成草莓汁。❷ 鸡蛋黄加糖打至浓稠。❸ 牛奶小火加热至微沸。❹ 将热牛奶缓慢地倒入蛋黄中，边倒边搅匀。❺ 将冲好的牛奶蛋黄液隔水加热，煮至较之前的液体更为浓稠。❻ 煮好的牛奶蛋黄液盖上保鲜膜，冷却。❼ 将冷却后的牛奶蛋黄液和淡奶油、草莓汁一同倒入冰激凌机中（冰激凌机的桶需要提前放入冷冻室冷冻 12 小时以上）。❽ 冰激凌桶的桶身用毛巾包裹，开动机器，搅打 40 分钟左右。❾ 搅好之后的冰激凌放入保鲜盒内，剩余的草莓切成小块，倒入搅匀，放入冰箱冷冻数小时后即可食用。

●功效 开胃消食，怡神清爽。

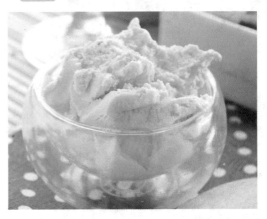

橙子 通气化痰，促进消化

性凉

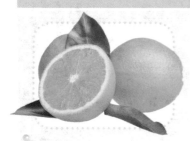

别名： 甜橙、广柑、黄橙、金球、黄果。
来源： 芸香科柑橘属植物橙树的果实。
产地： 全国各地均产。
性味归经： 性凉，味甘。归肺经、脾经。
适宜人群： 胸膈满闷、恶心欲吐者，饮酒过多、宿醉未醒者尤宜食用。

健康密码

通气化痰

橙皮具有宽胸降气、止咳化痰的作用。实验证明，橙皮含 0.93% ~ 1.95% 的橙皮油，对慢性气管炎有效，且易为患者接受。

通乳汁

甜橙具有疏肝理气、促进乳汁通行的作用，为治疗乳汁不通、乳房红肿胀痛之食品。

解鱼蟹毒、醒酒

甜橙果肉及皮能解除鱼、蟹小毒，对醉酒者有良好的醒酒作用。

营养加油站

橙子 + 猕猴桃 =
橙子与猕猴桃一同生食或榨汁服用，具有非常好的生津祛热、增强人体免疫力和美容嫩肤的功效，可为人体提供丰富的维生素 C 等营养成分。

橙子 + 橘子 =
两者均富含维生素 C，同食可以促进对维生素 C 的吸收、增强人体免疫力，还有美容抗衰老的作用。

橙子 + 牛肉 =
牛肉具有补脾胃、益气血、补虚强身之作用，两者同食，可以达到很好的补虚强身、健脾开胃的食疗功效。

食用禁忌

脾胃虚寒腹泻者及糖尿病患者忌食，贫血患者不宜多吃橙子。橙子忌与羊肉、槟榔同时烹调。

选购与储存

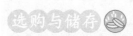

选购 新鲜橙子往往表皮皮孔较多，摸着比较粗糙。

储存 冰箱冷藏。

【营养档案】

100 克橙子中含有：

人体必需营养素		维生素等营养素		矿物质	
热量	47（千卡）	维生素A	27（微克）	钾	159（毫克）
蛋白质	0.8（克）	胡萝卜素	160（微克）	钠	1.2（毫克）
脂肪	0.2（克）	维生素B₃	0.3（毫克）	钙	20（毫克）
碳水化合物	10.5（克）	维生素C	33（毫克）	镁	14（毫克）
膳食纤维	0.6（克）	维生素E	0.56（毫克）	铁	0.4（毫克）

保健应用

橙子草莓果汁 ▼

【原料】橙子1个，草莓250克，蜂蜜、葡萄各适量。

【做法】❶ 橙子切成两半榨汁，取汁液备用。❷ 草莓洗净后去蒂，然后与橙子汁一起放入果汁机里榨汁。❸ 最后放入蜂蜜、葡萄搅拌均匀即可。

功效 增强抵抗力，提神养颜。

香橙果冻 ▼

【原料】橙子1个，琼脂2克，白砂糖、水各适量。

【做法】❶ 在50毫升清水里把琼脂泡软。❷ 把橙子切成两半，用研磨器榨取橙汁，但不要破坏橙皮的外形。❸ 把榨取完橙汁的橙肉用勺子取出。❹ 把泡软的琼脂连同水一起倒入锅中，煮开后倒入橙汁，加入白砂糖，琼脂煮融化后停火。不要煮太久，煮时间略久橙子会有苦味。❺ 趁热把橙汁倒入橙子皮做的小碗中，橙子是圆的，为了防止橙子滚动、橙汁洒出来，可以在橙子下面放个小碗。❻ 静置放凉后，果冻就凝固了，可随意切成自己喜欢的块。

功效 生津止渴，开胃下气。

盐蒸橙子 ▼

【原料】橙子1个，盐适量。

【做法】❶ 彻底洗净橙子，可在盐水中浸泡一会儿。❷ 将橙子割去顶，就像橙盅那样的做法。❸ 将少许盐均匀撒在橙肉上，用筷子戳几下，便于盐分渗入。❹ 装在碗中，上锅蒸，水开后再蒸大约10分钟。❺ 取出后去皮，取果肉连同蒸出来的水一起吃。

功效 生津理气，增加食欲。

香橙叉烧鸡 ▼

【原料】鸡腿2个，紫苏叶4片，橙子1个，蚝油、叉烧酱各适量。

【做法】❶ 鸡腿洗净，将蚝油、叉烧酱、紫苏叶均匀涂抹在鸡腿表面。❷ 用手将橙子的汁水挤在鸡腿上，放在冰箱内腌制至少3小时以上。❸ 烤箱预热180℃，放在烤箱中烤20分钟。❹ 取出鸡腿将碗内余下的腌料用刷子再次刷一遍后，翻一面入烤箱烤20分钟即可。

功效 香甜美味，尤其适合压力大的上班族。

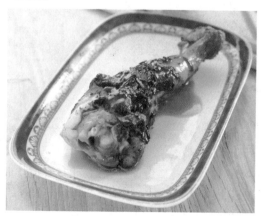

柑橘

止咳化痰，预防动脉硬化

性寒凉

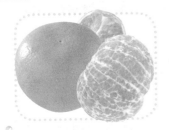

别名： 黄橘、蜜橘。
来源： 芸香科柑橘属的一种水果。
产地： 北纬 35° 以南的区域、长江中下游和长江以南地区。
性味归经： 性温，味甘。归肺经、胃经。
适宜人群： 一般人群均可食用。

健康密码

抗氧化，降低胆固醇

橘皮中含有的维生素 C 远高于果肉，在体内起着抗氧化的作用，能降低胆固醇，预防血管破裂。

平喘，消除胀气

柑橘能扩张支气管，具有平喘作用；因其有刺激性，能促使消化液分泌与排出肠内积气。

祛痰化湿

橘红性较燥烈，具有祛痰化湿之功。

营养加油站

柑橘 ＋ 生姜 ＝ 姜具有发表散寒、温肺止咳、解毒杀菌的作用，可用于风寒感冒等症，两者同食，可以润肺止咳，用于治疗风寒感冒等症。

柑橘 ＋ 蜂蜜 ＝ 蜂蜜具有补虚、润燥、解毒等功效，两者同食，可以达到润肺生津、解毒的食疗功效。

食用禁忌

柑橘不要与萝卜同食，否则会诱发或导致甲状腺肿。

选购与储存

选购 应挑选果形端正、无畸形、果色鲜红或橙红、果面光洁明亮、果梗新鲜者。果形畸形为次。

储存 将 2 份苏打、1 份水稀释搅拌成液，放入柑橘浸泡 2 分钟捞出晾干，装入保鲜袋内，扎紧袋口，可使柑橘保鲜 3 个月。

【营养档案】

100 克柑橘中含有:

人体必需营养素		维生素等营养素		矿物质	
热量	51(千卡)	维生素 A	148(微克)	钾	154(毫克)
蛋白质	0.7(克)	胡萝卜素	890(微克)	钠	1.4(毫克)
脂肪	0.2(克)	维生素 B₃	0.4(毫克)	钙	35(毫克)
碳水化合物	11.5(克)	维生素 C	28(毫克)	镁	11(毫克)
膳食纤维	0.4(克)	维生素 E	0.92(毫克)	铁	0.2(毫克)

保健应用

橘子酱 ▼

【原料】橘子 4 个,冰糖、柠檬汁、糖浆各适量。

【做法】❶ 橘子剥皮,把外皮朝下,白色一面朝上,用刀慢慢去掉白色部分。❷ 果肉横切两刀,顺便去除子,备用。❸ 锅里烧水,放入切好的橘子皮,煮开后把水倒掉,这一步是为了去掉橘皮的苦味。❹ 再将煮过的皮加一小杯水入料理机打成泥。❺ 果肉放入锅里,加冰糖,倒入橘皮泥,大火煮开后转小火继续煮。❻ 然后挤入柠檬汁,边煮边搅拌至汤汁有些黏稠时,加入 2 汤匙糖浆,边搅拌续煮一小会即可。

【功效】开胃健脾,消除胀气。

拔丝橘子 ▼

【原料】橘子 200 克,鸡蛋清 90 克,小麦面粉 20 克,白砂糖、玉米淀粉、猪油各适量。

【做法】❶ 将去皮橘子分成瓣,每瓣都蘸上面粉。❷ 把鸡蛋清抽成蛋泡糊,放上玉米淀粉拌匀。❸ 炒勺内放入油,烧三四成热时,把橘子蘸上蛋泡糊放入炒勺内炸成浅黄色,倒入漏勺。❹ 炒勺内放入白糖和水,炒至金黄色能拔出丝时,倒入炸好的橘子,翻炒勺挂匀糖浆出炒勺即可。

【功效】止渴化痰。

山楂橘子羹 ▼

【原料】山楂糕 250 克,橘子 250 克,白砂糖 150 克,豌豆淀粉 35 克。

【做法】❶ 将山楂糕切成碎块,加 400 毫升清水,煮 15 分钟。❷ 再放入白糖,以及去皮并切成块的橘子,水开后挂稀芡即成。

【功效】健脾开胃,降低胆固醇。

橘子凉拌蔬菜 ▼

【原料】橘子罐头 50 克,圆白菜 20 克,绿豆芽 20 克,干裙带菜 10 克,香油、酱油各适量。

【做法】❶ 将橘子罐头的汤汁倒掉,沥干。❷ 将圆白菜切成细丝,绿豆芽去根须,裙带菜切碎,全部材料都用热水烫过,以滤网沥干水分。❸ 将橘子、圆白菜、绿豆芽、裙带菜放入料理盆中,搅拌均匀,再以香油和酱油调味。

【功效】清凉爽口,去除燥热。

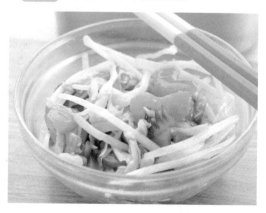

柠檬 预防心脑血管疾病 性平

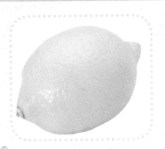

别名： 黎檬子、宜母子、里木子、药果、梦子、宜母果、柠果。

来源： 为芸香科植物黎檬或洋柠檬的果实。

产地： 主产于我国广东、广西、福建、云南、贵州等地。

性味归经： 性平，味酸。归肺经、胃经。

适宜人群： 暑热口干烦躁、消化不良者，维生素C缺乏者，胎动不安的孕妇，肾结石患者适宜食用。

健康密码

杀菌，促进消化

柠檬含有烟酸和丰富的有机酸，其味极酸、柠株酸汁有很强的杀菌作用。实验显示，柠檬能促进胃中蛋白分解酶的分泌，增加胃肠蠕动。

抗炎，防治肾结石

柠檬中所含的橙皮苷和柚皮苷具有抗炎作用。柠檬汁中含有大量柠檬酸盐，其中柠檬酸钾盐能够抑制钙盐结晶，从而阻止肾结石形成，甚至已成形成的结石也可被溶解掉。

营养加油站

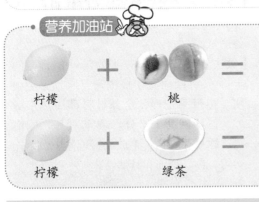

柠檬 + 桃 =

桃子具有生津解渴、利水、止咳、祛斑美容之功效，两者同食，能够起到生津解渴、止咳祛痰的作用，还能够很好地滋润肌肤。

柠檬 + 绿茶 =

绿茶具有消脂去腻、清热解毒、利尿排毒、明目、清洁皮肤、抗氧化、延缓衰老之功效，柠檬汁与绿茶同饮，能够起到很好的解毒杀菌、延缓衰老的食疗作用。

食用禁忌

凡脾胃虚寒、胃酸过多、胃溃疡及便溏腹泻者忌食柠檬。

选购与储存

选购 选购柠檬一定要选手感硬实、表皮看起来紧绷、很亮丽，拈一拈分量很够，这种发育良好的果实，才会芳香多汁又不致酸度过大。果皮软的不新鲜。

储存 用保鲜纸包好放进冰箱是最简单的保存方法。

【营养档案】

100 克柠檬中含有:

人体必需营养素		维生素等营养素		矿物质	
热量	35(千卡)	胡萝卜素	—	钾	209(毫克)
蛋白质	1.1(克)	维生素 B₁	0.05(毫克)	钠	1.1(毫克)
脂肪	1.2(克)	维生素 B₃	0.6(毫克)	钙	101(毫克)
碳水化合物	4.9(克)	维生素 C	22(毫克)	镁	37(毫克)
膳食纤维	1.3(克)	维生素 E	1.14(毫克)	铁	0.8(毫克)

保健应用

蜂蜜柠檬茶 ▼

【原料】柠檬 1/2 个,蜂蜜、水各适量。

【做法】❶ 柠檬用水清洗后,拿盐将表皮仔细地蹭一遍,去除上面的腊,切薄片。❷ 杯子内放入 2 勺蜂蜜,放入柠檬片,倒入 1 瓶矿泉水,搅拌均匀即可。

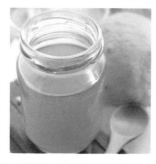

•功效 润喉润肺,适用于咽炎。

柠檬鸡翅 ▼

【原料】鸡翅 6 个,柠檬 4 片,八角、桂皮各 1 块,色拉油、盐、冰糖、姜、料酒、生抽、老抽、植物油各适量。

【做法】❶ 将鸡翅洗净,焯烫 2 分钟捞出备用。❷ 将调料全部加在一起调成一碗酱汁。❸ 锅烧热,放一点点油,将鸡翅放入略煎至微黄。❹ 将所有材料全部加入,烧开,转小火,盖锅,等到汤汁收尽,起锅即可。

•功效 爽口开胃,舒心养智。

香煎柠檬鸭 ▼

【原料】鸭肉 500 克,柠檬 2 个,鸡蛋 1 个,盐、葱、姜、淀粉、胡椒粉、白糖、植物油、生粉各适量。

【做法】❶ 将鸭肉、姜、葱清洗干净,控干水分;把鸭肉放在砧板上,用刀背在鸭肉上拍打让其筋断开、肉松弛,煎炸时肉不缩;姜、葱切丝;柠檬对半切开。❷ 鸭肉装盘平铺,撒上姜丝、葱丝、胡椒粉、盐。❸ 拿出 1/2 个柠檬用手挤捏出柠檬汁,滴在鸭肉上。❹ 用手轻揉鸭肉,让辅料充分融入肉里,打上鸡蛋后再轻揉几下,再平铺静置腌制 30 分钟左右。❺ 利用鸭肉腌制的时间,将柠檬切薄片待摆盘用。❻ 剩余的柠檬起锅与水同煮,烧开后捞出柠檬渣,入糖勾芡,煮至透明,凉凉了待用。❼ 腌制过柠檬的鸭肉,下锅前,拍上薄薄的生粉,可起到锁住鸭肉水分的作用。❽ 起锅注入少量油,油热后将鸭肉放入,中火煎至两面金黄,出锅前改大火,把油逼出。❾ 熄火后,取出煎好的鸭肉控干油,趁热切片,排盘。❿ 上桌时蘸刚才调制的柠檬酱一起吃。

•功效 美味爽口,利尿排毒,养颜。

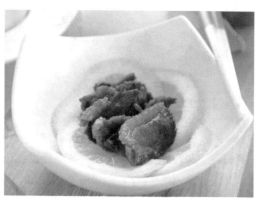

菠萝

利尿抗炎，降低血压

性平

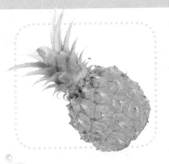

别名： 凤梨。
来源： 凤梨科多年生常绿植物凤梨的果实。
产地： 广东、广西、福建、云南等地。
性味归经： 性平，味甘。归脾经、胃经。
适宜人群： 特别适宜身热烦躁者、肾炎、高血压、支气管炎、消化不良者。

健康密码

减肥，美容

菠萝减肥的秘密在于它丰富的果汁，能有效地酸解脂肪。丰富的 B 族维生素能有效地滋养肌肤。

降低血压

食用菠萝，可以预防脂肪沉积，促进血液循环，降低血压。

营养加油站

菠萝 ＋ 冰糖 ＝ 冰糖具有补中益气、和胃润肺、祛烦消渴、清热养阴、生津解毒等功效，两者同食，可以益气和胃、解渴生津。

菠萝 ＋ 盐 ＝ 盐具有杀菌解毒的作用，可以杀灭菠萝中的有毒物质，食用菠萝前将其泡在淡盐水中，可有效杀灭有毒物质。

菠萝 ＋ 猪肉 ＝ 猪肉主要含有蛋白质、脂肪、维生素 B_1、维生素 B_2、磷、钙、铁等，两者同食能增强食欲，补充机体营养。

菠萝 ＋ 鸡蛋 ＝ 鸡蛋含有丰富的微量元素，如钾、钠、镁、磷等，两者同食，可以美容颜颜、营养机体。

选购与储存

选购 菠萝果皮呈橙黄且微带红色，有光泽，那么生长发育一般较为成熟，口味也更香甜。果皮呈青绿色，表示菠萝还没熟透，含有的糖分较低，口感差。

储存 冰箱保存，但最好不要超过 2 天，吃时用盐水泡一下。

🥄食用禁忌

1. 胃溃疡、肾脏病、血凝机制不健全者忌食；发热及患有湿疹、疥疮的人不宜多吃。
2. 菠萝和蜂蜜不能同时食用。

【营养档案】

100克菠萝中含有：

人体必需营养素		维生素等营养素		矿物质	
热量	41（千卡）	维生素 A	3（微克）	钾	113（毫克）
蛋白质	0.5（克）	胡萝卜素	20（微克）	钠	0.8（毫克）
脂肪	0.1（克）	维生素 B_1	0.04（毫克）	钙	12（毫克）
碳水化合物	9.5（克）	维生素 B_3	0.2（毫克）	镁	8（毫克）
膳食纤维	1.3（克）	维生素 C	18（毫克）	铁	0.6（毫克）

保健应用

菠萝咕噜炒肉 ▼

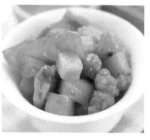

【原料】里脊肉250克，菠萝1/2个，鸡蛋1个，青红椒片、盐、胡椒粉、淀粉、料酒、葱汁、姜汁、醋、糖、酱油、番茄酱、植物油各少许。

【做法】❶ 里脊肉切条，用盐、胡椒粉、淀粉、料酒、葱汁、姜汁腌半小时。❷ 青红椒和菠萝都切成块。❸ 起油锅，把肉块均匀的沾上一层面粉和蛋液，包裹均匀后，放入油锅用中火炸至肉块变色捞出，然后再次放入油锅内炸至肉块外壳酥脆金黄后捞出。❹ 另起油锅，加入番茄酱煸炒，加盐、醋、糖、酱油和其他配菜一起快炒，然后用水淀粉勾芡，把炸好的肉块和菠萝块放入翻匀，淋上香油即可。

•功效 开胃消食，缓解压力。

泰式菠萝饭 ▼

【原料】菠萝1个，虾仁6个，鸡蛋1个，青豆10克，洋葱20克，花生仁、大米饭、蚝油、朝天椒、鱼露、胡椒粉、植物油各适量。

【做法】❶ 菠萝直立，将果肉挖出，留下2/3段做容器。❷ 洋葱切成丁；朝天椒切圈；鸡蛋打入碗中，调入一点儿蚝油打散备用。❸ 锅中油热时，下鸡蛋液炒熟，盛出；再放入花生仁炒约1分钟至酥脆后捞出。❹ 热锅再倒入1勺油，放入青豆、洋葱丁、虾仁、朝天椒炒片刻，放入大米饭、炒好的鸡蛋和菠萝丁，最后加入调味料拌炒均匀，然后盛入菠萝盅里，撒上花生仁即可。

•功效 清心健脾。

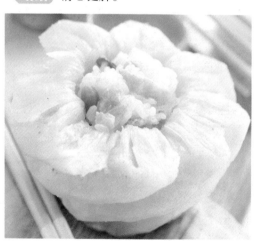

荔枝

生津止渴，补脾养血

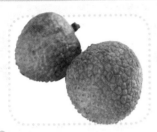

别名： 离枝、丹荔。
来源： 为无患子科植物荔枝的果实。
产地： 主产于广东、广西、福建等地。
性味归经： 性温，味甘、酸。归肝经、脾经。
适宜人群： 尤其适合产妇、老人、体质虚弱者、病后调养者食用；贫血、胃寒和口臭者也很适合。

健康密码

降低血糖

荔枝中含有一种氨基酸，具有降血糖的作用，对糖尿病患者十分适宜。

消肿解毒，止血止痛

荔枝除广为人知的滋补作用外，还可用于外科疾病，如肿瘤、外伤出血等。

促进血液循环

荔枝拥有丰富的维生素，可促进微细血管的血液循环，防止雀斑的发生，令皮肤更加光滑。

滋补元气

常食荔枝能滋补元气、补脑健身、开胃健脾，适用于失眠、贫血、心悸、口渴气喘等病症。

增强免疫力

荔枝含有丰富的碳水化合物、蛋白质、多种维生素、脂肪、柠檬酸、果胶等，具有增强人体免疫力的功效。

营养加油站

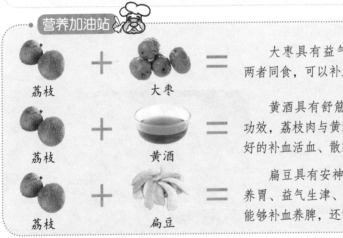

荔枝 ＋ **大枣** ＝ 大枣具有益气补血、祛风、抗癌之功效，两者同食，可以补血养心、强身健体。

荔枝 ＋ **黄酒** ＝ 黄酒具有舒筋活血、抗衰老、祛寒祛湿之功效，荔枝肉与黄酒一同煮食，不仅可以达到很好的补血活血、散寒之功效，还能够治疗感冒。

荔枝 ＋ **扁豆** ＝ 扁豆具有安神养精、利水消肿、补脾止泻、养胃、益气生津、解毒下气的作用，两者同食，能够补血养脾，还能辅助治疗慢性腹泻。

食用禁忌

上火的人不要吃荔枝，以免加重上火症状。

选购与储存

选购 如果荔枝外壳的龟裂片平坦、缝合线明显，一定会很甘甜。如果荔枝头部比较尖，而且表皮上的"钉"密集程度比较高，说明荔枝还不够成熟。

储存 把过长的荔枝枝梗剪掉，然后将荔枝装进保鲜袋内，并扎紧袋口，放置在阴凉处。若有条件，可将装荔枝的保鲜袋浸入水中。这样，荔枝经过几天后其色、香、味仍保持不变。

【营养档案】

100 克荔枝中含有：

人体必需营养素		维生素等营养素		矿物质	
热量	70（千卡）	维生素 A	2（微克）	钾	151（毫克）
蛋白质	0.9（克）	胡萝卜素	10（微克）	钠	1.7（毫克）
脂肪	0.2（克）	维生素 B_1	0.10（毫克）	钙	2（毫克）
碳水化合物	16.1（克）	维生素 B_3	1.1（毫克）	镁	12（毫克）
膳食纤维	0.5（克）	维生素 C	41（毫克）	铁	0.4（毫克）

保健应用

荔枝红糖饮 ▼

【原料】荔枝干 12 个，生姜 2 片，红糖适量。

【做法】将荔枝干、生姜、红糖一起放入锅中加适量的水煮，等汁液煮沸后即可。

功效 止痛益气，适合妇女体弱、腹痛者食用。

荔枝虾球 ▼

【原料】大虾 10 个，荔枝 10 个，姜、色拉油、盐、鸡精、料酒、水淀粉、高汤、鸡蛋白各适量。

【做法】❶ 荔枝去核，放淡盐水中浸泡片刻捞出；虾去头、肠，留尾，用 1/3 茶匙盐、1/2 茶匙鸡精、1 茶匙料酒、5 毫升蛋清上浆，腌制 10 分钟。❷ 将虾身卷曲放入荔枝内，做成荔枝虾球待用。❸ 姜切成碎粒，高汤、水淀粉备好。❹ 锅下油烧温，放入姜粒爆香。❺ 然后把荔枝虾虾身朝下放入锅里，倒入上汤焖一会儿；

❻ 煮至虾身变色，撒入 2/3 茶匙盐，淋入水淀粉即可出锅。

功效 补充蛋白质。

荔枝大枣糙米粥 ▼

【原料】糙米 150 克，荔枝 8 个，大枣 10 克。

【做法】❶ 先把糙米泡一晚，放入大枣再泡 30 分钟。❷ 将荔枝剥壳去核，备用。❸ 锅中放入足够的清水煮开，倒入糙米、荔枝煮 30 分钟。❹ 放入大枣，再煮至糙米开花即可。

功效 补气养血。

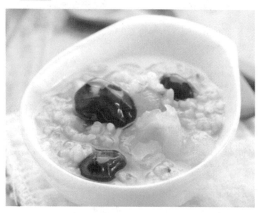

杧果

杀菌消炎，滋养皮肤

性凉

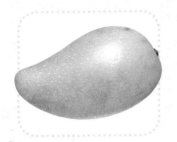

别名： 檬果、樣果、闷果、蜜望、望果、面果、庵波罗果。

来源： 漆树科植物杧果的果实。

产地： 中国台湾、广西及东南亚和南美洲的某些国家。

性味归经： 性凉，味甘、酸。归肺经、脾经、胃经。

适宜人群： 适宜眩晕症、晕车船者、恶心呕吐、妊娠呕吐、高血压、心脏病及癌症患者食用。

健康密码

抗癌，杀菌

杧果含有的三萜类皂苷，对癌症及心脏病有明显的疗效。杧果叶的提取物和未成熟杧果汁能抑制化脓球菌、大肠杆菌、铜绿假单胞菌。

滋润肌肤

由于杧果中含有大量的维生素，因此经常食用杧果，可以起到滋润肌肤的作用。

营养加油站

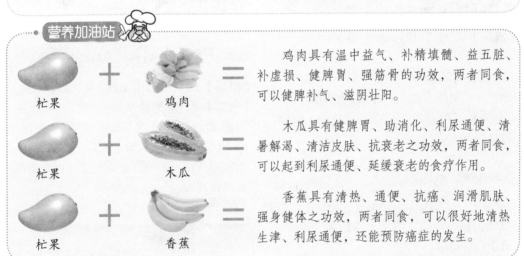

杧果 ＋ 鸡肉 ＝ 鸡肉具有温中益气、补精填髓、益五脏、补虚损、健脾胃、强筋骨的功效，两者同食，可以健脾补气、滋阴壮阳。

杧果 ＋ 木瓜 ＝ 木瓜具有健脾胃、助消化、利尿通便、清暑解渴、清洁皮肤、抗衰老之功效，两者同食，可以起到利尿通便、延缓衰老的食疗作用。

杧果 ＋ 香蕉 ＝ 香蕉具有清热、通便、抗癌、润滑肌肤、强身健体之功效，两者同食，可以很好地清热生津、利尿通便，还能预防癌症的发生。

选购与储存

选购 自然成熟的杧果，颜色不十分均匀，大多在表皮上能闻到一种果香味，杧果有硬度、有弹性。催熟的杧果只有小头尖处果皮翠绿，其他部位果皮均发黄，杧果味淡或有异味，催熟的杧果整体较软。

储存 将没有成熟的杧果装进一个纸盒子中，然后放在厨房的角落里，这样可以保存十几天。

食用禁忌

杧果种子含有氢氰酸，误食可引起中毒。

【营养档案】

100 克杧果中含有：

人体必需营养素		维生素等营养素		矿物质	
热量	32（千卡）	维生素 A	150（微克）	钾	138（毫克）
蛋白质	0.6（克）	胡萝卜素	897（微克）	钠	2.8（毫克）
脂肪	0.2（克）	维生素 B_3	0.3（毫克）	磷	11（毫克）
碳水化合物	7（克）	维生素 C	23（毫克）	镁	14（毫克）
膳食纤维	1.3（克）	维生素 E	1.21（毫克）	铁	0.2（毫克）

保健应用

杧果咖喱炒饭

【原料】 杧果 1 个，豆角 1 根，青红彩椒各 1 个，胡萝卜 1/2 个，鸡蛋 2 个，腊肠 1 条，虾米 15 只，干贝 5 粒，咖喱粉 1/2 汤匙，生抽 1 汤匙，蚝油 1 汤匙，植物油适量。

【做法】 ❶ 杧果、腊肠、胡萝卜、豆角、青红彩椒切粒，虾米和干贝用温水泡软，将鸡蛋打成蛋液。❷ 热油锅，鸡蛋先炒熟，用铲子铲碎，盛起备用。❸ 放进腊肠、干贝、虾米爆出香味。❹ 加入胡萝卜粒一起翻炒几下，加入 2 汤匙的清水，盖上盖子焖煮 3 分钟。❺ 加入豆角粒，翻炒至豆角变色。❻ 加入青红彩椒粒翻炒几下，放一点儿盐调味。❼ 加入米饭翻炒均匀。❽ 加入炒好的鸡蛋，一起翻炒均匀。❾ 咖喱粉用凉开水、生抽、蚝油一起调成汁，倒进饭里翻炒 2 分钟。❿ 加入杧果，翻炒均匀，装盘上桌。

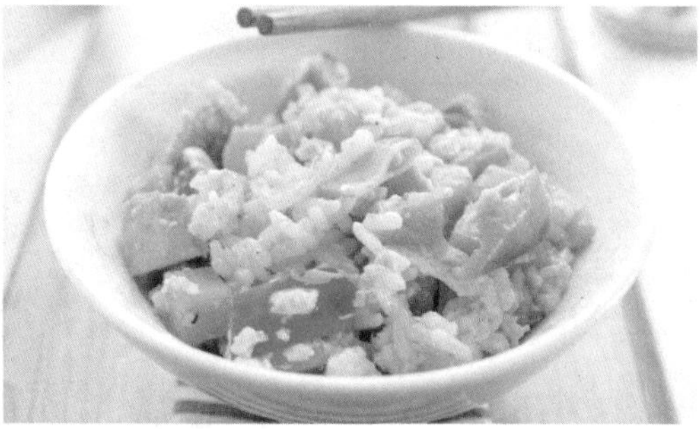

功效 增加食欲，治疗便秘。

杧果虾仁沙拉

【原料】 大虾 2 只，杧果 1 个，原味沙拉酱、盐、黑胡椒粉各适量。

【做法】 ❶ 大虾去肠，洗净，用盐、料酒、黑胡椒粉腌制半小时。❷ 少量水煮开，把腌好的大虾快速焯一下，捞出备用。❸ 杧果切小块。❹ 大虾、杧果放到碗里加入沙拉酱、盐、黑胡椒粉拌匀即可。

功效 去肺火，增食欲。

杧果鸡

【原料】 鸡胸肉 400 克，小杧果 2 个，青椒 1 个，柠檬 1/2 个，香葱、蒜、白糖、鸡精、黄酒、生抽、白胡椒粉、盐、植物油各适量。

【做法】 ❶ 鸡胸肉切丁，加盐、白胡椒粉、黄酒腌制十几分钟。❷ 杧果切丁。❸ 青椒切三角块。❹ 柠檬切片、蒜切末、香葱切成葱花。❺ 锅中油烧至六成热，放入蒜末炒香，放入鸡丁翻炒至变色。❻ 放适量生抽和白糖翻炒均匀。❼ 放入青椒、柠檬翻炒约 1 分钟，放入杧果和香葱混合均匀即可。

功效 生津开胃，增强肠道功能。

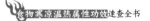
木瓜 丰胸，健脾消食

性温

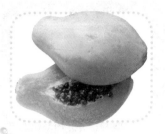

别名： 茂、万寿果。
来源： 为蔷薇科木瓜属木瓜的果实。
产地： 主要产于我国南方各地。
性味归经： 性温，味酸。归肝经、脾经。
适宜人群： 适宜慢性萎缩性胃炎患者、风湿筋骨痛、跌打扭挫伤患者、消化不良、肥胖患者及乳汁不足的产妇。

健康密码

丰胸，预防乳腺疾病

木瓜富含 17 种以上氨基酸及多种营养元素，对丰胸有很大帮助，是女性滋补美胸的天然果品。

健脾消食

木瓜有健脾消食的作用。木瓜中的木瓜蛋白酶能消化蛋白质，有利于人体对食物进行消化和吸收。吃了太多的肉，胃肠负担加重，不易消化，而木瓜蛋白酶可帮助分解肉食，减少胃肠的工作量。

防癌抗癌

木瓜中所含的番木瓜碱具有抗肿瘤的作用。

降低血脂

木瓜含番木瓜碱、木瓜蛋白酶、凝乳酶、胡萝卜素等，并富含 17 种以上氨基酸及多种营养元素，其中所含的齐墩果成分是一种具有护肝降酶、抗炎抑菌、降低血脂等功效的化合物。

营养加油站

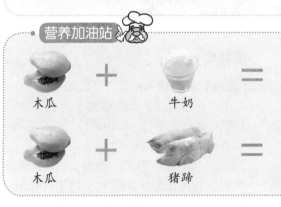

木瓜 ＋ 牛奶 ＝ 牛奶具有补肺养胃、生津润肠、促进骨骼发育、防止骨质疏松的作用，两者同食，可以养胃、促进消化、强筋健骨。

木瓜 ＋ 猪蹄 ＝ 两者同食，可以达到非常显著的丰胸、通乳的食疗功效，非常适合欲丰胸的女性及产后缺乳的产妇食用，同时还能够起到补肾壮骨的作用。

选购与储存

选购 挑木瓜的时候要轻按其表皮，千万不可买表皮很松的；手感沉的木瓜一般还未完全成熟，口感有些苦。手感很轻的木瓜果肉比较甘甜。

储存 冷藏储存。

🥄 食用禁忌

1. 孕妇忌食，过敏体质者慎食。
2. 木瓜中的番木瓜碱，对人体有小毒，每次食量不宜过多。

【营养档案】

100 克木瓜中含有：

人体必需营养素		维生素等营养素		矿物质	
热量	27（千卡）	维生素 A	145（微克）	钾	18（毫克）
蛋白质	0.4（克）	胡萝卜素	870（微克）	钠	28（毫克）
脂肪	0.1（克）	维生素 B_3	0.3（毫克）	钙	17（毫克）
碳水化合物	6.2（克）	维生素 C	43（毫克）	镁	9（毫克）
膳食纤维	0.8（克）	维生素 E	0.3（毫克）	铁	0.2（毫克）

保健应用

银耳木瓜羹 ▼

【原料】木瓜 1 个，银耳、枸杞子、小枣、莲子、冰糖各适量。

【做法】❶ 莲子用凉水浸泡半小时，银耳、枸杞子泡发，小枣和木瓜洗净。❷ 用水果刀在木瓜上方轻轻刻一个圈，沿圈将木瓜刻成形状。❸ 冰糖、莲子在锅中煮半个小时后加入银耳，10 分钟后将锅中汤盛入木瓜中，再加入小枣、枸杞子。❹ 木瓜在蒸锅中蒸 15 分钟，一份造型漂亮的银耳木瓜羹就做成了，味道十分的清甜滑爽。

●功效 润肺生津。

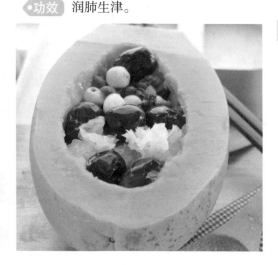

木瓜猪脚汤 ▼

【原料】猪脚骨高汤 4 杯，木瓜 1 个，黄豆 100 克，盐 1 小匙。

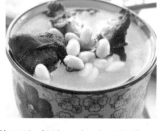

【做法】❶ 木瓜去皮及子，洗净，切块；黄豆泡水约 3 小时，洗净、沥干。❷ 锅中倒入猪脚骨高汤煮滚，放入黄豆煮至八分熟，加入木瓜煮至熟烂，加入盐调味即可。

●功效 美肤，丰胸养颜。

木瓜烧带鱼 ▼

【原料】鲜带鱼 350 克，木瓜 400 克，葱段、姜片、醋、盐、酱油、黄酒、味精各适量。

【做法】❶ 将带鱼去鳃、内脏，洗净，剁成 3 厘米长的段；木瓜洗净，去皮，去子，切块。❷ 砂锅置火上，加入适量清水、带鱼、木瓜块、葱段、姜片、醋、盐、酱油、黄酒，烧至熟时放入味精即成。

●功效 养阴，补虚，通乳。适于产后乳汁缺乏者食用。

香蕉 润肠通便，释放压力

性寒

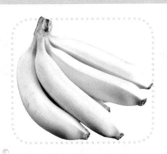

别名: 甘蔗、芎蕉。
来源: 为芭蕉科植物甘蕉的果实。
产地: 分布广西、广东、云南、福建、海南岛、四川等地。
性味归经: 性寒，味甘。归肺经、大肠经。
适宜人群: 适合口干烦躁、咽干喉痛者，大便干燥、痔疮、大便带血者，上消化道溃疡者。

健康密码

抗癌，通便

香蕉中含有大量的碳水化合物、粗纤维，能将体内致癌物质迅速排出体外，润肠通便，是一种较好的防癌、抗癌果品。

减缓压力

香蕉能让人减轻心理压力、减少忧郁，令人快乐开心。欧洲人称其为"快乐水果"。

保护胃黏膜

香蕉能缓和胃酸的刺激，对胃黏膜有保护作用，对胃溃疡有改善作用。

营养加油站

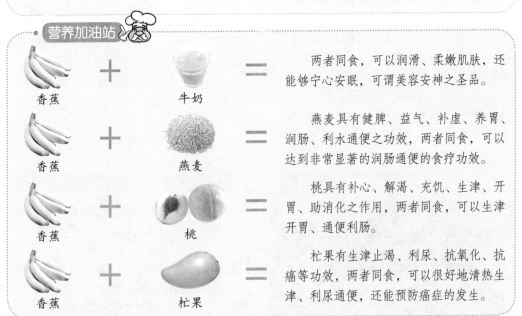

香蕉 + 牛奶 = 两者同食，可以润滑、柔嫩肌肤，还能够宁心安眠，可谓美容安神之圣品。

香蕉 + 燕麦 = 燕麦具有健脾、益气、补虚、养胃、润肠、利水通便之功效，两者同食，可以达到非常显著的润肠通便的食疗功效。

香蕉 + 桃 = 桃具有补心、解渴、充饥、生津、开胃、助消化之作用，两者同食，可以生津开胃、通便利肠。

香蕉 + 杧果 = 杧果有生津止渴、利尿、抗氧化、抗癌等功效，两者同食，可以很好地清热生津、利尿通便，还能预防癌症的发生。

食用禁忌

香蕉性寒，体质偏于虚寒者最好少吃，胃酸过多者也不宜吃。

选购与储存

选购 优质香蕉果皮呈鲜黄或青黄色，梳柄完整，无缺只和脱落现象。单只香蕉体弯曲，果实丰满、肥壮、色泽新鲜、光亮、果面光滑，无病斑、无虫疤、无霉菌、无创伤，果实易剥离，果肉稍硬。

储存 香蕉属于热带水果，适宜储存温度在11℃~18℃，一般情况下保存时间最长的是13天。香蕉不要放进冰箱里保存。

【营养档案】

100克香蕉中含有：

人体必需营养素		维生素等营养素		矿物质	
热量	91（千卡）	维生素A	10（微克）	钾	256（毫克）
蛋白质	1.4（克）	胡萝卜素	60（微克）	钠	0.8（毫克）
脂肪	0.2（克）	维生素B$_3$	0.7（毫克）	钙	7（毫克）
碳水化合物	20.8（克）	维生素C	8（毫克）	镁	43（毫克）
膳食纤维	1.2（克）	维生素E	0.24（毫克）	铁	0.4（毫克）

保健应用

香蕉鲜桃奶 ▼

【原料】香蕉1/2根，鲜桃1个，鲜奶100毫升，糖适量。

【做法】❶ 将香蕉去皮，并切成数段。❷ 将鲜桃洗净，削皮，去核，切成小块。❸ 将切好的水果放进搅拌机内搅拌约40秒。❹ 将果汁倒入杯中，加入糖和鲜奶，搅拌均匀即可。

功效 使皮肤光洁靓丽。

翠皮香蕉 ▼

【原料】香蕉、西瓜皮各500克，玉米须、山楂、白糖各少许。

【做法】❶ 香蕉去皮，切厚片，放碗中，上笼蒸30分钟。❷ 西瓜皮洗净，切成小块，同玉米须、山楂煎煮20分钟，取汁100毫升，再加水煮1次，共收取汁200毫升，用纱布过滤，倒入锅中。❸ 加白糖收汁，浇入香蕉碗中。

功效 润肠通便。

拔丝香蕉 ▼

【原料】香蕉3根，鸡蛋2个，面粉1碗，砂糖6匙，纯麦芽1匙，色拉油6碗，黑芝麻2匙。

【做法】❶ 香蕉去皮，切成滚刀块。❷ 鸡蛋打匀，与面粉拌和。❸ 砂糖、清水、纯麦芽在锅中煮，待砂糖溶化，用小火慢慢熬黄。❹ 糖快好时，另起锅将色拉油烧热，香蕉块沾满面糊投入油中，炸至金黄色时捞出，倒入糖汁中拌匀。❺ 撒上黑芝麻即可。

功效 香甜可口，润肠通便。

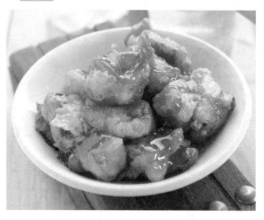

杨梅 抗氧化，降低血脂浓度

性平

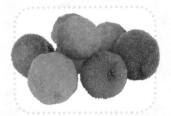

别名： 树梅、珠红。
来源： 为杨梅科植物杨梅的果实。
产地： 我国东南各省。
性味归经： 性平，味甘、酸。归肺经、胃经。
适宜人群： 适合于湿热、阴虚体质的人群。杨梅对下痢不止者有良效。

健康密码

抗氧化，降血脂

杨梅不仅可直接参与体内糖的代谢和氧化还原过程，增强毛细血管的通透性，而且还有降血脂、阻止癌细胞生成的功效。

消炎，抗氧化

杨梅叶子的有效成分杨梅黄酮具有收敛剂、兴奋剂和催吐剂的作用，用于腹泻、黄疸肝炎、淋巴结核、慢性咽喉炎等。

杨梅的树皮素还具有抗氧化性，能消除体内自由基。

营养加油站

 杨梅 + 荸荠 ＝ 荸荠具有清热解毒、去火生津、利尿通便、抗菌的功效，两者同食，能够达到很好的去火生津、利尿止泻、抗菌消炎的食疗功效。

 杨梅 + 绿豆 ＝ 绿豆具有清热解毒、消暑止渴、利水消肿的功效，两者同食，能够起到生津解毒、利水解暑的食疗作用。

食用禁忌

凡阴虚火旺、牙齿疼痛及糖尿病等患者忌食；胃酸过多的人不宜吃。

选购与储存

选购 杨梅以个大浑圆、果实饱满、味甜者为好。过于黑红的杨梅，应尽量避免选购。

储存 在冰箱的冷藏室可存放 3 ~ 5 天。

【营养档案】

100克杨梅中含有：

人体必需营养素		维生素等营养素		矿物质	
热量	28（千卡）	维生素A	7（微克）	钾	149（毫克）
蛋白质	0.8（克）	胡萝卜素	40（微克）	钠	0.7（毫克）
脂肪	0.2（克）	维生素B₃	0.3（毫克）	钙	14（毫克）
碳水化合物	5.7（克）	维生素C	9（毫克）	镁	10（毫克）
膳食纤维	1（克）	维生素E	0.81（毫克）	铁	1（毫克）

保健应用

杨梅酒 ▼

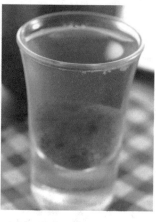

【原料】鲜杨梅500克，白糖80克。

【做法】❶ 将杨梅洗净，加白糖装入瓷罐中捣烂，加盖，约7天自然发酵成酒。❷ 用纱布绞汁，即成约12度的杨梅露酒，然后倒入锅内煮沸，待冷装瓶，密封保存，时间越久越佳。

●功效　消暑解腻。

杨梅果酱夹心蛋糕 ▼

【原料】低筋面粉60克，鸡蛋4个，牛奶50克，玉米油、白砂糖、杨梅果酱各适量。

【做法】❶ 玉米油、牛奶、白砂糖倒进容器，小火加热，边加热边搅拌至沸腾时关火。❷ 拿着容器慢慢一圈圈地摇晃，摇晃大约100圈，然后筛入已经过筛2次的低筋面粉；用橡皮刮刀拌成烫面团。❸ 分开蛋白与蛋黄，等烫面团冷却到不烫手的温度后，倒入蛋黄。❹ 搅打至顺滑，盖上保鲜膜放冰箱冷藏。❺ 蛋白分3次加入白糖，搅打至提起打蛋头可以拉出小弯钩即可；预热烤箱170℃。❻ 分3次混合蛋黄糊和蛋白糊，不要转圈搅拌，从底部抄起蛋糕糊翻拌。❼ 翻拌均匀的蛋糕糊，倒进铺上油纸的烤盘上，双手端起烤盘，用力在桌子上震几下，震出大气泡。❽ 放进烤箱中上层，上下火170℃烤20分钟，转上火烤2分钟，出炉后倒扣在烤网上，趁热撕开油纸，稍凉后反扣在油纸上。❾ 从中间切开，分成大小相等的两块。❿ 把其中一块翻过来，有烤网压痕的一面朝下，用小勺涂上一层杨梅果酱。⓫ 把另一块蛋糕覆盖在上面，烤网压痕一面朝上，按自己的喜好切成块即可。

●功效　口感清爽，营养丰富。

红情杨梅玫瑰冰茶 ▼

【原料】杨梅150克，玫瑰花2克，冰块、蜂蜜各适量。

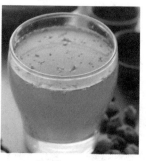

【做法】❶ 冰格加水，放入干玫瑰花一起冻成冰块。❷ 杨梅去核，切成小块。❸ 将冰块、杨梅、少量水放入料理机；搅打成泥。❹ 滤汁，加少量蜂蜜。❺ 另取冰块打成碎冰，将上述食材一起混合入杯中即可。

●功效　开胃解暑。

杨桃

生津止渴，消除炎症

性寒

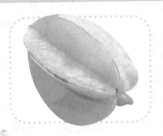

别名： 阳桃、羊桃、五敛子。

来源： 为酢酱草科植物杨桃的果实。

产地： 福建、广东、广西、云南等地。

性味归经： 性寒，味甘、酸。归脾经、胃经。

适宜人群： 一般人群均可食用。

健康密码

防治心血管疾病

现代医学认为，杨桃能减少机体对脂肪的吸收，有降低胆固醇的作用，对动脉硬化、高血压等心血管疾病有预防作用；同时还可保护肝脏，降低血糖。

消除炎症

杨桃含有大量的挥发性成分、胡萝卜素类化合物、碳水化合物、有机酸及B族维生素、维生素C等，可消除咽喉炎症及口腔溃疡，防治风火牙痛。

营养加油站

杨桃
＋

白糖
＝
白糖具有润肺生津、补中益气、清热燥湿、化痰止咳的作用，两者同食，能够润肺生津、消暑利水。

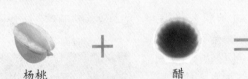
杨桃
＋
醋
＝
醋具有活血散瘀、消食化积、杀菌解毒、开胃之功效，将杨桃泡在醋中食用，可以很好地消食化积、止吐。

食用禁忌

杨桃性寒，凡脾胃虚寒或有腹泻的人宜少食；糖尿病患者当少食或不食。

选购与储存

选购 品质以7月开花、秋分果熟为最佳。皮薄如膜、纤维少、果脆汁多、甜酸可口、芳香清甜为佳。萎蔫、变质、有异味的不宜选购。

储存 通风、避光保存。

【营养档案】

100 克杨桃中含有：

人体必需营养素		维生素等营养素		矿物质	
热量	29（千卡）	维生素 A	3（微克）	钾	128（毫克）
蛋白质	0.6（克）	胡萝卜素	20（微克）	钠	1.4（毫克）
脂肪	0.2（克）	维生素 B₃	0.7（毫克）	钙	4（毫克）
碳水化合物	6.2（克）	维生素 C	7（毫克）	镁	10（毫克）
膳食纤维	1.2（克）	维生素 E	—	铁	0.4（毫克）

保健应用

五星杨桃炖牛腱 ▼

【原料】牛腱 1 条，杨桃 1 个，荸荠 3 个，盐、姜、料酒各适量。

【做法】❶ 牛腱肉洗净；杨桃洗净，蒂荸去皮，洗净备用。❷ 锅里烧水，把牛腱肉放到水里，煮开后再继续焯煮 5 分钟，加入料酒去腥。❸ 把牛腱肉捞起，放入冷水中浸泡，让牛腱肉中的血水流出，再换一盆水继续浸泡，直到血水流完为止。❹ 取一个汤锅，把浸泡完血水的牛腱放入锅内，加 1000 毫升清水。❺ 加入姜片，开大火煮开后，调小火煮 30 分钟。❻ 杨桃去掉凸起那部分的边沿。❼ 再把杨桃切成五角星的模样。❽ 把杨桃和蒂荸放到锅里，调入盐，再炖煮 20 分钟即可。

●功效 补中益气，滋养脾胃。

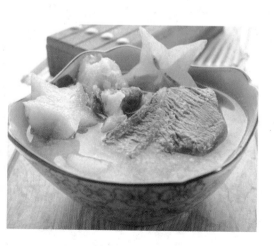

杨桃糯米粥 ▼

【原料】杨桃 100 克，粳米 100 克，糯米 50 克，白糖 50 克。

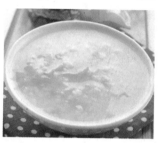

【做法】❶ 将杨桃切成果丁，糯米、粳米淘洗干净。❷ 把杨桃丁、糯米、粳米放入大瓦罐中，加水 750 毫升，用小火炖 60 分钟，放入白糖即可。

●功效 健脾益胃，可作为大病初愈患者的主食。

鱿鱼烩杨桃 ▼

【原料】鱿鱼 300 克，花枝 200 克，碗豆荚 10 支，黄甜椒 1/2 颗，杨桃 1 个，葱 2 支，蒜头 1 个，姜 3 片，香油 1/3 大匙，砂糖 1/2 大匙，淀粉 1/2 大匙，水 1 大匙，盐 1 小匙，胡萝卜少许。

【做法】❶ 将材料分别洗净、切好，备用。❷ 淀粉加水搅拌均匀。❸ 花枝用清水冲洗干净，加 3 杯水煮 20 分钟后取 1 杯汤汁。❹ 锅预热加入少许油，放入葱、蒜、姜爆香。❺ 放入鱿鱼、杨桃、胡萝卜略炒。❻ 加入汤汁、调味料及碗豆荚、黄甜椒片一起翻炒。❼ 再淋入淀粉水勾芡，拌炒一会儿即可。

●功效 养阴润肺，清心去烦躁，补肾养心，改善精神衰弱。

椰子 清凉消暑，防治皮肤病 性平

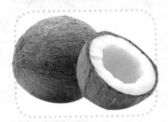

别名： 胥余、越王头、椰瓢、大椰。
来源： 椰子是棕榈科椰属椰树的果实。
产地： 海南三亚。
性味归经： 性平，味甘。归胃经、脾经、大肠经。
适宜人群： 一般人群均可食用。

健康密码

肪酸、游离脂肪酸及多种甾醇物质。这些物质具有美容、防治皮肤病的作用。

防治皮肤病

椰肉的含油量约为35%，油中的主要成分是癸酸、棕榈酸、油酸、月桂酸、脂

清凉消暑

在炎热的夏季，椰汁是很好的清凉消暑、生津止渴的饮品。

营养加油站

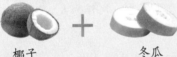

冬瓜具有清热解毒、利水消肿、排毒润肠、通便、光洁皮肤的功效，两者同食，可以达到十分显著的清热生津、利尿排毒的食疗功效。

百合具有养阴润肺、补中益气、清心安神、镇静止咳、抗癌之功效，两者同食，可以清热生津、润肺止咳。

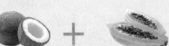

木瓜具有健脾胃、助消化、利尿通便、解毒消肿、清暑解渴、促进新陈代谢之功效，两者同食，可以健脾胃、利尿通便。

【营养档案】

100 克椰子中含有：

人体必需营养素		维生素等营养素		矿物质	
热量	231（千卡）	胡萝卜素	—	钾	475（毫克）
蛋白质	4（克）	维生素 B$_1$	0.01（毫克）	钠	55.6（毫克）
脂肪	12.1（克）	维生素 B$_2$	0.01（毫克）	钙	2（毫克）
碳水化合物	26.6（克）	维生素 B$_3$	0.5（毫克）	镁	65（毫克）
膳食纤维	4.7（克）	维生素 C	6（毫克）	铁	1.8（毫克）

🍲 食用禁忌

支气管炎患者、体内热盛者、生理期妇女不宜食用椰子。

选购与储存 🍽

选购 椰子以皮色呈黑褐色或黄褐色，外形饱满，呈圆形或长圆形，双手捧起椰子手感沉重，放在耳边摇动汁液撞击声大的果子质优；而皮色灰黑，外形呈棱形、三角形，摇动果身时汁液撞击声小的果子质次。

储存 常温或低温存储。

🏵 保健应用

椰子糯米蒸鸡饭 ▼

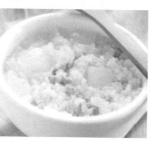

【原料】椰子肉、糯米、鸡肉各适量。

【做法】❶ 将椰子肉切成小块。❷ 将切好的椰子块同糯米、鸡肉一起放入大盅内隔水蒸烂熟服食。

●功效 温中，益气，祛风，补脑。适用于脾虚倦怠、四肢无力、食欲不振、中气虚弱等患者食用。

椰子浓香咖喱鸡 ▼

【原料】鸡腿6个，土豆2个，胡萝卜2根，洋葱1/2个，椰浆、色拉油、盐、葱、香叶、八角、桂皮、咖喱粉、白糖、蒜、香叶、水、植物油各适量。

【做法】❶ 鸡腿剁块，焯水去血沫，裹上咖喱粉，腌制30分钟。❷ 洋葱、胡萝卜、土豆切块，蒜拍碎。❸ 锅里放油，放洋葱和蒜碎爆香。❹ 放入腌制好的鸡块，此时可以补一些咖喱粉、糖、香叶、桂皮、小角。❺ 倒入椰浆，没过鸡，放入葱，中火煮20分钟，中途翻动几下，

防止粘锅。❻ 另起锅，把土豆和胡萝卜放点儿油炒一下；然后将炒过的土豆和胡萝卜块放入煮鸡块的锅中，再煮30分钟，放盐调味即可。

●功效 开胃，增加食欲，舒畅心神。

椰子银耳煲鸽汤 ▼

【原料】雏鸽500克，椰子肉（鲜）200克，银耳（干）25克，火腿25克，蜜枣30克，盐适量。

【做法】❶ 椰子肉切成小块。❷ 蜜枣洗净。❸ 银耳用清水浸泡1小时，撕成小朵，放入滚水中煮5分钟，捞起洗净。❹ 鸽子去毛及肠杂，切去脚，洗净，放入滚水中煮10分钟，取出洗净。❺ 在煲内放适量清水煮沸，放入鸽、火腿、蜜枣、椰子肉、银耳煲滚，慢火煲3小时，下盐调味即可。

●功效 清热解毒，补钙健体。

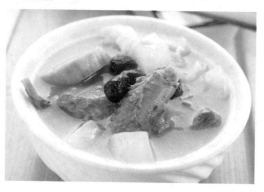

枇杷 润肺止咳，延缓衰老

性平

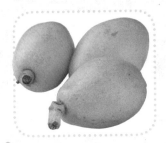

别名：腊兄、金丸、卢橘。
来源：为蔷薇科植物枇杷的果实。
产地：福建、四川、陕西、湖北、浙江等地均产。
性味归经：性平，味甘、酸。归脾经、肺经。
适宜人群：肺痿咳嗽、胸闷多痰、劳伤吐血者及坏血病患者尤其适合食用。

健康密码

润肺止咳，预防流感

枇杷核中含有苦杏仁苷，能够镇咳祛痰，治疗各种咳嗽。枇杷果实及叶有抑制流感病毒作用，可以预防感冒。

降胃止呕

枇杷叶泄热苦降，下气降逆，为止呕之良品，可治疗各种呕吐嗝逆。

刺激消化腺分泌

枇杷中所含的有机酸，能刺激消化腺分泌，对增进食欲、帮助消化有很好的疗效。

营养加油站

枇杷 ＋ 银耳 ＝ 银耳具有滋阴润燥、补脾润肺、增强人体免疫力之功效，枇杷与银耳同煮汤食，可以生津润燥、润肺化痰。

枇杷 ＋ 百合 ＝ 百合具有养阴润肺、补中益气、清心安神之功效，两者同食，能够达到很好的润肺生津、止咳安神的食疗功效。

枇杷 ＋ 海蜇 ＝ 海蜇具有清热解毒、化痰软坚、降压消肿等功效，两者同食，可以起到十分显著的生津解毒、止咳祛痰的食疗功效。

选购与储存

选购 果实外形要匀称，表皮茸毛完整，尽量购买散装产品。茸毛脱落则说明枇杷不够新鲜。如果表面颜色深浅不一则说明枇杷很有可能已变质。

储存 枇杷不易存放，购买后应尽早食用。

🥄 食用禁忌

未成熟的枇杷不可食用；脾虚泄泻者忌食；由于枇杷含糖量高，因此糖尿病患者也要忌食。

【营养档案】

100 克枇杷中含有：

人体必需营养素		维生素等营养素		矿物质	
热量	39（千卡）	胡萝卜素	—	钾	122（毫克）
蛋白质	0.8（克）	维生素 B_2	0.03（毫克）	钠	4（毫克）
脂肪	0.2（克）	维生素 B_3	0.3（毫克）	钙	17（毫克）
碳水化合物	8.5（克）	维生素 C	8（毫克）	镁	10（毫克）
膳食纤维	0.8（克）	维生素 E	0.24（毫克）	铁	1.1（毫克）

🍶 保健应用

秋梨枇杷膏 ▼

【原料】秋梨 6 个，南杏 10 个，蜜糖 5 汤匙，蜜枣 2 枚，枇杷叶 5 片，锡纸 1 张。

【做法】❶ 先将 5 个秋梨削去 1/5 做盖，再把梨肉和梨心挖去。❷ 把枇杷叶、南杏和蜜枣洗净，放进梨内。❸ 余下的 1 个梨削皮，去心，切小

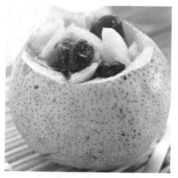

块，将所有梨肉和蜜糖拌匀，分别放入每个梨内，盖上梨盖，放在炖盅里，封上锡纸，以小火炖 2 小时即成。

●功效 生津润肺，止咳化痰。

豆茸酿枇杷 ▼

【原料】枇杷 300 克，甜豆沙 150 克，糖猪板油丁、松子仁、红樱桃、白糖、糖桂花、水淀粉各适量。

【做法】❶ 削去枇杷的顶端，剥去皮，挖去核及内膜，口朝上放入盘中。❷ 将糖猪板油丁掺入豆沙中拌和，分别放入枇杷内，再在每只枇杷口的周围插上松子仁 5 粒，中间缀以红樱桃，上笼旺火蒸 15 分钟，取出整齐排入另一盘中。❸ 锅上火放清水，加白糖、糖桂花烧沸，用水淀粉勾芡，浇在枇杷上即成。

●功效 促进消化，解暑。

枇杷百合银耳汤 ▼

【原料】枇杷 2 个，银耳、百合、冰糖各适量。

【做法】❶ 枇杷去皮，将果肉切小粒；银耳泡发，撕小块。❷ 锅内加开水放入银耳、冰糖、干百合小火煨 40 分钟，放入枇杷果再煨 15 分钟即可。

●功效 清心润肺，护养肺脏。

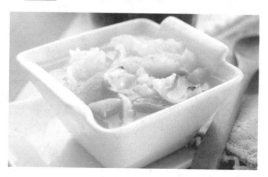

橄榄 生津，醒酒安神

性平

别名： 橄榄子、余甘子、橄椟、忠果、青果、青子、谏果、青橄榄、白榄、黄榄、甘榄。
来源： 为橄榄科植物橄榄的果实。
产地： 主产于广东、广西、福建、四川等地。
性味归经： 性平，味甘、酸、涩。归肺经、胃经。
适宜人群： 橄榄适宜肺热咳嗽、咯血、咽喉肿痛、烦热口渴、流感、痢疾、坏血病、高脂血症、动脉硬化症等患者食用。

健康密码

解鱼蟹毒

古人发现，橄榄可解河豚、毒草中毒等。现代研究认为，橄榄解毒功能与其含大量释酸、香树脂阵、挥发油等有关。

利咽消肿

橄榄中含有大量鞣酸、挥发油、香树脂醇等，具有滋润咽喉、抗炎消肿的作用。

生津止渴

橄榄含有大量水分及多种营养物质，能有效地补充人体的体液及营养成分，具有生津止渴之功效。

醒酒安神

橄榄含有大量碳水化合物、维生素、棘酸、挥发油及微量元素等，能帮助解除酒毒，并可安神定志。

营养加油站

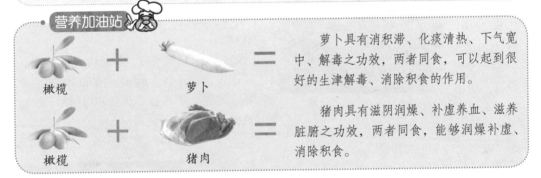

橄榄 ＋ 萝卜 ＝ 萝卜具有消积滞、化痰清热、下气宽中、解毒之功效，两者同食，可以起到很好的生津解毒、消除积食的作用。

橄榄 ＋ 猪肉 ＝ 猪肉具有滋阴润燥、补虚养血、滋养脏腑之功效，两者同食，能够润燥补虚、消除积食。

选购与储存

选购 橄榄以果粒饱满为好。色泽变黄且有黑点的橄榄说明已不新鲜。
储存 用水洗净橄榄果，然后将它们泡在 10% 的盐水里，这样可以去除苦味，并可放置 6 个月。一般只要苦味达到可接受的程度，就可将橄榄果从浸泡的盐水里拿出来。

食用禁忌

市面上色泽特别青绿的橄榄果如果没有一点儿黄色，说明已经用矾水浸泡过，为的是好看，最好不要食用或吃时务必要漂洗干净。

【营养档案】

100克橄榄（白榄）中含有：

人体必需营养素		维生素等营养素		矿物质	
热量	49（千卡）	维生素A	22（微克）	钾	23（毫克）
蛋白质	0.8（克）	胡萝卜素	130（微克）	磷	18（毫克）
脂肪	0.2（克）	维生素B_1	0.01（毫克）	钙	49（毫克）
碳水化合物	11.1（克）	维生素B_3	0.7（毫克）	镁	10（毫克）
膳食纤维	4（克）	维生素C	3（毫克）	铁	0.2（毫克）

保健应用

橄榄瘦肉汤 ▼

【原料】猪肉300克，橄榄20粒，盐适量。

【做法】❶ 将橄榄洗净，切开；猪肉洗净切成片。❷ 砂锅里加入清水烧开后倒入橄榄和瘦肉。❸ 煮开后转小火炖1小时关火。❹ 食用时加盐调味即可。

功效 清肺利咽，生津。

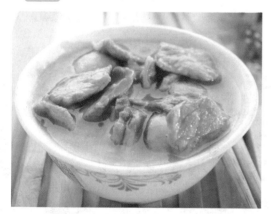

橄榄萝卜煲瘦肉 ▼

【原料】橄榄10粒，白萝卜1根，猪肉250克，大枣6枚，盐、姜各适量。

【做法】❶ 橄榄洗净，用剪刀从中间剪开，使味道更易析出。❷ 猪肉切小块；

萝卜切小块。❸ 橄榄、萝卜、瘦肉、大枣和姜片一起下高压锅，放入足量水。

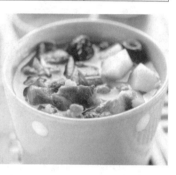

❹ 高压锅出汽后煲30分钟即可。❺ 喝时调入盐。

功效 滋阴养肺，提高免疫力。

橄榄奶酪焗饭 ▼

【原料】米饭200克，马苏里拉150克，橄榄10粒，芦笋8根，腊肠4根，胡萝卜3根，扁尖笋30克，奶酪、盐、黑胡椒各适量。

【做法】❶ 橄榄洗净，切圆片；芦笋洗净，去外皮，切丁；腊肠切丁；笋尖洗净，切小圆丁；胡萝卜去皮，切粒；奶酪刨成丝。❷ 将蒸熟的米饭盛入烤盘中，橄榄、芦笋、腊肠、笋尖、胡萝卜、奶酪丝、黑胡椒碎、盐混合均匀，撒在米饭上。❸ 放入已经预热好的烤箱内，以200℃的温度烤10分钟即可。

功效 生津去燥。

哈密瓜 增强造血功能

性微寒

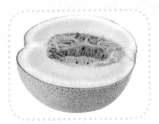

别名：甜瓜、甘瓜、网纹瓜。
来源：新疆产哈密瓜的全果。
产地：新疆、甘肃等。
性味归经：性寒，味甘。归心经、胃经。
适宜人群：一般人群均可食用。

健康密码

补充叶酸

哈密瓜中含有一定的叶酸成分，它能保水，帮助身体排出多余的钠。还可预防小儿神经管畸形，因此孕妇可以适量地食用哈密瓜，以提高身体健康质量。

清热止咳，利便

哈密瓜性质偏寒，它具有利便、益气、清肺热、止咳嗽的功效。适用于肾病、贫血、便秘者、胃病和咳嗽痰多的患者。

抗氧化，防晒

哈密瓜的含钾量是西瓜的3倍。哈密瓜瓜瓤的橙黄色源于胡萝卜素，这是一种强抗氧化剂，可以抵抗紫外线的辐射，增强细胞抗防晒的能力，减少黑色素的形成，是很好的天然防晒霜。

增强造血功能

哈密瓜含有丰富蛋白质、葡萄糖、维生素及铁、磷、钙等微量元素，对人体的造血功能有显著的促进作用。对女性来说，哈密瓜是很好的滋补水果。

营养加油站

哈密瓜 ＋ 苹果 ＝ 苹果具有润肺、生津止渴、消食、下气、醒酒的作用，两者同食，可以润肺生津、解渴除烦。

哈密瓜 ＋ 胡萝卜 ＝ 胡萝卜具有滋阴润燥、补肝明目、嫩肤的作用，两者同食，可以起到很好的生津润燥、明目、嫩肤美容的食疗作用。

食用禁忌

1. 哈密瓜性寒，不宜吃得过多，以免引起腹泻。
2. 患有脚气病、黄疸、腹胀、便溏、寒性咳喘及产后体虚的人不宜食用。它含糖较多，糖尿病患者也应慎食。

选购与储存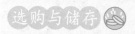

选购 哈密瓜皮色分果绿色带网纹、金黄色、花青色等几种，成熟的哈密瓜色泽鲜艳，有瓜香，坚实微软；没成熟的哈密瓜则无香味或香味很淡，质地硬；过熟的哈密瓜质地很软。

储存 常温存储；搬动哈密瓜应轻拿轻放，不要碰伤瓜皮，受伤后的瓜很容易变质腐烂，不能储藏。

【营养档案】

100 克哈密瓜中含有：

人体必需营养素		维生素等营养素		矿物质	
热量	34（千卡）	维生素 A	153（微克）	钾	190（毫克）
蛋白质	0.5（克）	胡萝卜素	920（微克）	钠	26.7（毫克）
脂肪	0.1（克）	维生素 B₂	0.01（毫克）	钙	4（毫克）
碳水化合物	7.7（克）	维生素 C	12（毫克）	镁	19（毫克）
膳食纤维	0.2（克）	维生素 E	—	磷	19（毫克）

保健应用

哈密瓜汁 ▼

【原料】哈密瓜 1/2 个，柠檬汁、蜂蜜、碎冰各少许。

【做法】❶ 将哈密瓜削皮，切成块，放入果汁机内。❷ 加入碎冰，打成汁倒入杯中。❸ 加入柠檬汁、蜂蜜调匀后即可饮用。

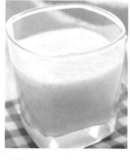

功效 消暑解燥，生津止渴，美白防皱。

哈密瓜果酱 ▼

【原料】哈密瓜 500 克，柠檬 1/2 个，QQ 糖 8 个，白砂糖适量。

【做法】❶ 哈密瓜去皮，切块，放入料理机中搅打成果酱汁。❷ 在哈密瓜果酱中挤 1/2 个柠檬汁水进去；烧沸后加入白砂糖小火熬煮。❸ 煮到变浓稠时加 QQ 糖进去，继续煮到水分变少，果酱黏稠即可。

功效 生津开胃，清香怡人。

哈密瓜百合瘦肉汤 ▼

【原料】哈密瓜 1/2 个，瘦肉 500 克，百合 50 克，陈皮 5 克，盐适量。

【做法】❶ 哈密瓜洗净，去皮，切块。❷ 瘦肉洗净，切块，备用。❸ 陈皮浸软，百合冲洗备用。❹ 锅内放入适量清水，加入所有材料用猛火煲半小时，转慢火煲 2 小时，加盐调味即可食用。

功效 降低胆固醇，润肺清心，化痰止咳，驱寒消滞。

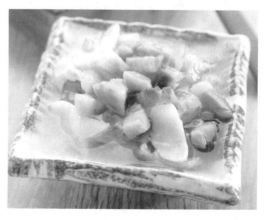

香瓜 生津解渴，补充蛋白质

性寒

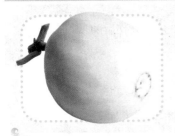

别名： 甜瓜、甘瓜。

来源： 为葫芦科植物甜瓜的果实。

产地： 全国各地均有。

性味归经： 性寒，味甘。归胃经、肺经、大肠经。

适宜人群： 夏季烦热口渴者、口鼻生疮者、中暑者尤其适合食用。

健康密码

补充能量

香瓜营养丰富，可补充人体所需的能量及营养素。

生津解渴

香瓜含大量碳水化合物及柠檬酸等，且水分充沛，可消暑清热，生津解渴，除烦，去口臭。

补充蛋白质

香瓜中的转化酶可将不溶性蛋白质转变成可溶性蛋白质，能帮助肾脏病患者吸收营养。

辅助治疗感冒

香瓜含有苹果酸、葡萄糖、氨基酸、甜菜茄、维生素 C 等，对感染性高热、口渴等具有很好的疗效。

营养加油站

  香瓜 ＋ 糯米 ＝

糯米具有补中益气、健脾养胃、温补强身的功效，两者同食，可以起到消暑止渴、益气养胃的食疗作用。

 香瓜 ＋ 白糖 ＝

白糖具有润肺生津、补中益气、清热除燥、化痰止咳、解毒醒酒、抑菌防腐的作用，两者同食，可以很好地清热润肺、生津除燥。

 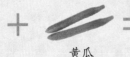 香瓜 ＋ 黄瓜 ＝

黄瓜具有除湿利尿、促进人体新陈代谢、润肤除皱、促进消化、排毒之功效，将香瓜与黄瓜搭配食用，可以起到很好的利尿排毒的食疗作用。

食用禁忌

1. 出血及体虚者，脾胃虚寒、腹胀便溏者忌食。

2. 香瓜不宜与田螺、螃蟹共同食用。

选购与储存

选购 选取香瓜首先看瓜蒂，用手一揪，根茎掉下来，留下一个圆圆的坑，是好瓜。再看瓜顶，瓜顶有又圆又大的一个脐印，为好瓜。瓜身过软的香瓜，不宜购买。

储存 香瓜不适宜冷藏，存放在干燥处即可。

【营养档案】

100 克香瓜中含有：

人体必需营养素		维生素等营养素		矿物质	
热量	26（千卡）	维生素 A	5（微克）	钾	139（毫克）
蛋白质	0.4（克）	胡萝卜素	30（微克）	钠	8.8（毫克）
脂肪	0.1（克）	维生素 B₃	0.3（毫克）	钙	14（毫克）
碳水化合物	5.8（克）	维生素 C	15（毫克）	镁	11（毫克）
膳食纤维	0.4（克）	维生素 E	0.47（毫克）	铁	0.7（毫克）

保健应用

炒香瓜 ▼

【原料】香瓜 1 个，基围虾 8 个，鸡胸肉 1 块，红辣椒 1 个，葱、姜、蒜、生抽、花生油、盐、淀粉、胡椒粉各适量。

【做法】❶ 鸡胸肉切片，用生抽、盐、胡椒粉腌制一会儿。❷ 基围虾煮熟，去皮。❸ 香瓜去皮、子，切块。❹ 葱、姜、蒜、红辣椒根据个人喜好改刀。❺ 腌制好的鸡胸肉，加淀粉拌匀，再加适量花生油拌匀。❻ 炒锅大火烧热，加适量花生油，下葱、姜、蒜、红辣椒炒出香味，下拌好的鸡胸肉划散，翻炒。❼ 待鸡胸肉颜色开始变白，肉片不再软塌时，倒入基围虾仁和香瓜块翻炒，加盐，继续翻炒 2

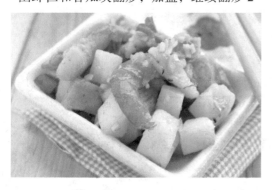

分钟。❽ 关火，装盘。

•功效 补充能量和营养。

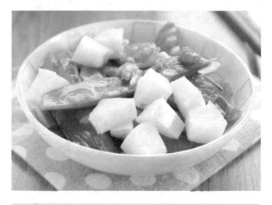

香瓜蜜豆虾米 ▼

【原料】香瓜 1/2 个，荷兰豆 200 克，虾米 10 克，色拉油、盐、姜、白胡椒、鸡蛋白各适量。

【做法】❶ 将荷兰豆放在加了少量油和盐的水中焯一下。❷ 焯过水的荷兰豆捞出后马上过凉水。❸ 在锅中加入适量油，加入姜片爆香。❹ 待炒出香味后加入荷兰豆翻炒。❺ 荷兰豆微微变色后加入虾米翻炒。❻ 加入切好的香瓜块。❼ 下入盐等调料翻炒好后装盘。

•功效 滋养补水，益气生津。

甘蔗 解酒通便，美白牙齿

性平

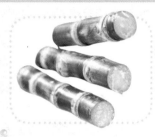

别名： 薯蔗、竿蔗、糖梗、菅蔗、竹蔗、接肠草。
来源： 为禾本科植物甘蔗的茎秆。
产地： 广东、广西、福建、安徽、江西、浙江、湖南、湖北、四川、云南等地均有。
性味归经： 性平，味甘。归肺经、胃经。
适宜人群： 一般人群均可食用。

健康密码

美容

甘蔗中含有一种称为乙醇酸的天然物质，对粗细皱纹、瘢痕、皮肤色素退化和由日晒引起的可能恶变的鳞状角质生长物有明显的疗效。

美白牙齿

甘蔗含纤维多，在反复咀嚼时就像用牙刷一样，把残留在口腔牙缝中的垢物一扫而净，从而能美白牙齿，还有抗龋的功效。

营养加油站

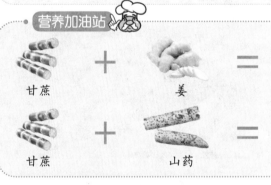

甘蔗 ＋ 姜 ＝

姜具有发表散寒、解毒杀菌、抗氧化、抗衰老等作用，两者同食，可以下气生津、解毒杀菌。

甘蔗 ＋ 山药 ＝

山药具有健脾胃、助消化、补肺肾、养肺止咳、化痰、滋肾益精、养护肌肤、强健机体之功效，两者同食，可以达到非常好的润肺补肾、健脾胃的食疗功效。

食用禁忌

脾胃虚寒、胃腹寒痛者不宜食用甘蔗。

选购与储存

选购 鉴别甘蔗时应掌握"摸、看、闻"的原则。摸就是检验甘蔗的软硬度。看就是看甘蔗的瓤部是否新鲜，新鲜甘蔗质地坚硬，瓤部呈乳白色；闻就是鉴别甘蔗有无气味，新鲜甘蔗有清香味，霉变甘蔗闻之无味或略有酒糟味。

储存 头部不要，把叶子削干净，让其包住甘蔗身；竖起放置，根部放在水中（浸到 2 ~ 3 节位置）；存放于阴凉处。

【营养档案】

100 克甘蔗（汁）中含有：

人体必需营养素		维生素等营养素		矿物质	
热量	64（千卡）	维生素 A	2（微克）	钾	95（毫克）
蛋白质	0.4（克）	胡萝卜素	10（微克）	钠	3（毫克）
脂肪	0.1（克）	维生素 B₂	0.02（毫克）	钙	14（毫克）
碳水化合物	15.4（克）	维生素 B₃	0.2（毫克）	镁	4（毫克）
膳食纤维	0.6（克）	维生素 C	2（毫克）	铁	0.4（毫克）

保健应用

甘蔗生姜汁 ▼

【原料】甘蔗 250 ~ 500 克，生姜 15 ~ 30 克。

【做法】将甘蔗和生姜分别切碎，略捣绞汁，和匀服用，或煎热服。可分 3 ~ 4 次服。

功效 用于阴液不足、胃气上逆、反胃呕吐，或噎膈饮食不下。

羊肉甘蔗汤 ▼

【原料】羊肉 400 克，甘蔗 3 节、盐、姜、胡椒粉各适量。

【做法】❶ 羊肉洗净，切块，氽水捞起。❷ 甘蔗去皮，冲洗，切成 5 ~ 6 厘米长段，再剖开成小块。❸ 煲汤锅倒入羊肉、甘蔗，放入姜，加水炖到羊肉酥软。❹ 加适量盐、胡椒粉即可。

功效 甘蔗能去羊肉的燥热，使羊肉属性变平补。羊肉加入甘蔗，基本上所有体质的人都可以吃。甘蔗能去除羊膻味。

甘蔗鸡汤 ▼

【原料】母鸡 1 只，甘蔗 2 节，葱、姜、黄酒各适量。

【做法】❶ 母鸡去毛及肠杂，切块，洗净后氽烫洗去浮沫。❷ 甘蔗去皮后洗一洗，再切成小块。❸ 鸡块放入砂锅里，添加足量的清水以及葱、姜和黄酒，大火煮开后转小火煲 2 小时左右。❹ 鸡肉软烂后

再放入甘蔗，再煮 1 小时即可。煮的时间越久，甘蔗的香甜味越浓。

功效 滋补养血。适于贫血、低血糖、低血压人群。

甘蔗红萝卜猪骨汤 ▼

【原料】猪脊骨 250 克，甘蔗 2 节，胡萝卜 2 根，盐、葱、姜、陈皮、胡椒粉各适量。

【做法】❶ 陈皮提前用温水泡软，用小刀刮去内里的白色瓤壁。❷ 锅中放冷水和剁成小块的猪脊骨，大火煮开后，再煮 1 分钟。❸ 焯水的脊骨捞出放在流动的水下冲洗干净；甘蔗去皮，切小段；胡萝卜去皮，切滚刀块；葱、姜洗净，葱打结，姜切片。❹ 砂锅中放足量冷水，同时把脊骨放入，煮开后转小火。❺ 放黄酒、姜片、葱结、陈皮和甘蔗同煮，小火煲半个小时。❻ 加胡萝卜块再煲半个小时，加盐和少许胡椒粉即可。

功效 清热润燥。

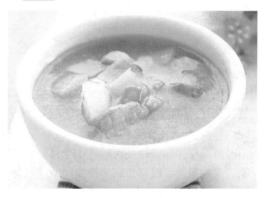

火龙果

消炎，抗氧化

性凉

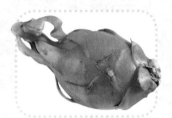

别名： 青龙果、红龙果。
来源： 火龙果是仙人掌科三角柱属植物。
产地： 原产于中美洲热带地区。
性味归经： 性凉，味甘。入肺经、胃经、大肠经。
适宜人群： 一般人均可食用。

健康密码

养胃护胃

火龙果中富含一般蔬果中较少有的植物性白蛋白，对胃壁有保护作用。

抗氧化，美白

火龙果富含维生素C，可以消除氧自由基，具有美白皮肤的作用。

预防癌症，炎症

火龙果果实和茎的汁对肿瘤的生长、病毒感染有抑制作用。

营养加油站

火龙果 ＋ 银耳 ＝ 银耳具有滋阴润燥、益气养胃、清肠通便、对抗肿瘤、抗癌的功效，两者同食，可以很好地润肠通便、防治癌症。

火龙果 ＋ 牛奶 ＝ 牛奶具有补虚健脾、补肺养胃、生津润肠、清热通便、强身健体之功效，两者同食，能够有效地润肠通便。

火龙果 ＋ 猕猴桃 ＝ 猕猴桃含氨基酸丰富，还含有维生素B_1、维生素C、胡萝卜素以及钙、磷等，两者同食具有很好的排毒功效。

选购与储存

选购 火龙果以外观光滑亮丽、果身饱满、颜色鲜紫红、均匀者为佳；表面红色的地方越红越好，绿色的部分也要越绿的越新。若是绿色部分变得枯黄，就表示已经不新鲜了。

储存 火龙果是热带水果，最好现买现吃，在5℃～9℃的低温中，新摘下的火龙果不经挤压碰撞，保存期可超过1个月。在25℃～30℃的室温状态下，保质期可超过2个星期。火龙果如要保存，则应放在阴凉通风处，而不要放在冰箱中，以免冻伤而很快变质。

食用禁忌

女性体质虚冷者，不宜吃太多火龙果。

【营养档案】

100 克火龙果中含有：

人体必需营养素		维生素等营养素		矿物质	
热量	51(千卡)	维生素 A	18（微克）	磷	29（毫克）
蛋白质	0.8（克）	维生素 B$_1$	0.08（毫克）	钠	76（毫克）
脂肪	0.2（克）	维生素 B$_2$	0.06（毫克）	钙	6（毫克）
碳水化合物	3.52（克）	维生素 B$_3$	0.4（毫克）	镁	41（毫克）
膳食纤维	0.5（克）	维生素 C	7（毫克）	铁	0.3（毫克）

保健应用

火龙果番薯香奶饮 ▼

【原料】火龙果 100 克，番薯 100 克，牛奶 250 毫升。

【做法】❶ 番薯切成小方块，隔水蒸熟。❷ 火龙果切成与番薯同等大小的方块，与蒸熟了的番薯一起装碗，淋上牛奶即可（喜欢甜食者，可用甜牛奶）。

•功效　常吃可以提高免疫力，预防便秘和肠癌。

火龙果西米露 ▼

【原料】火龙果 1 个，西米 1 把，冰糖、枸杞子各适量。

【做法】❶ 煮西米需要经过两次冷热交替，先煮至中间有白点，呈半透明状，捞起过一次冷水；再入沸水中煮至透明后，捞起过第二次冷水，才能让西米成为晶莹剔透、口感爽滑的西米露。❷ 火龙果对半切开，用挖勺挖出果肉，保持果皮完整，然后将挖出来的果肉粒放回果皮中，加入西米、冰糖、枸杞子即可。

•功效　夏日常吃可以健脾养胃。

火龙果炒虾仁 ▼

【原料】火龙果 1 个，鲜虾仁 200 克，鸡蛋清 1 个，芹菜 2 根，淀粉、色拉油、盐各适量。

【做法】❶ 鲜虾（沙虾）去皮，用干布将水分去掉。❷ 用盐腌一会儿，沥干水分，再用干布挤掉水分；把虾放在鸡蛋清中加入干淀粉，顺一个方向搅拌；最后用色拉油抓拌（防止虾进锅后粘在一起），静置 10 分钟。❸ 芹菜洗净，切段；火龙果去皮，切块。❹ 油锅不要烧得太热，把虾放进锅中用筷子顺时针打转，颜色一变就出锅。❺ 放油、细芹菜梗、火龙果，炒两下放入虾，翻炒出锅。

•功效　补肾健脾。

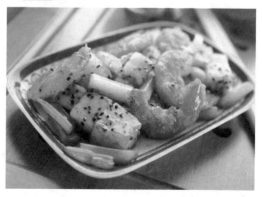

山竹 降燥开胃，补养病体

性寒

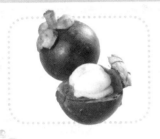

别名： 莽吉柿、山竺、山竹子。
来源： 金丝桃科藤黄属植物。
产地： 马来西亚、泰国。
性味归经： 性寒，味甘、酸。归肺经、脾经、肾经、胃经。
适宜人群： 一般人都可食用。体弱、病后的人更适合。

健康密码

补养病体

山竹含有丰富的蛋白质和脂类，对机体有很好的补养作用，对体弱、营养不良、病后都有很好的调养作用。

开胃降脂，去火

山竹含有一种特殊物质，具有降燥、开胃、消减脂肪的作用。山竹是一种得天独厚的水果，果壳厚，较不易损害果肉，与榴梿齐名，号称"水果之后"，能清热解毒，去火。

营养加油站

山竹 + 榴梿 =		榴梿性热，山竹可以去除食用榴梿使人体产生的燥热；同时山竹与榴梿都有滋补强身的功效。
山竹 + 哈密瓜 =		哈密瓜具有祛暑、生津止渴、利水利尿之功效，两者同食，不仅能够降燥解毒、补虚利水，还能够降低胆固醇。
山竹 + 胡萝卜 =		胡萝卜维生素丰富，治疗贫血、感冒、便秘、高血压，预防癌症，健胃。两者同食能有效补充营养，增强免疫力。

选购与储存

选购 挑选时可用手指轻压山竹的表壳，表壳软表示新鲜，如果表皮很硬，手指用力仍无法使表皮凹陷，表示山竹已太老；看看果实下面的蒂瓣，六瓣表示果实甘甜不酸，核非常小。

储存 保存山竹以冷藏方式为主，保存时需放入冰箱冷藏，山竹通常存放 5 日后味道每况愈下，最多只能储藏 10 天。

食用禁忌

1. 山竹富含纤维素，但在肠胃中会吸水膨胀，过多食用反而会引起便秘。
2. 山竹含较高钾，肾病及心脏病人应少吃；它含糖分较高，肥胖者宜少吃，糖尿病者应忌食。

【营养档案】

100克山竹中含有：

人体必需营养素		维生素等营养素		矿物质	
热量	69（千卡）	维生素A	0.55（毫克）	钾	48（毫克）
蛋白质	0.4（克）	维生素B$_1$	0.08（毫克）	钠	3.8（毫克）
脂肪	0.2（克）	维生素B$_3$	0.3（毫克）	钙	11（毫克）
碳水化合物	18（克）	维生素C	1.2（毫克）	镁	19（毫克）
膳食纤维	1.5（克）	维生素E	0.36（毫克）	铁	0.3（毫克）

保健应用

山竹生菜沙拉 ▼

【原料】山竹2个，西红柿1个，苹果1个，生菜1棵，沙拉酱适量。

【做法】❶ 山竹去皮，去子；番茄切薄片；苹果去皮，切片；生菜洗净。❷ 所有材料混合拼盘，淋上沙拉酱即可。

•功效 净化血液，降低胆固醇。

山竹哈密瓜汁 ▼

【原料】山竹2个，哈密瓜300克，大豆卵磷脂10克。

【做法】❶ 山竹去皮，去子；哈密瓜去皮，去子，切小块。❷ 两种材料放入果汁机中，加冷开水200毫升榨汁，调入大豆卵磷脂拌匀即可。

•功效 益智醒脑，改善健忘。

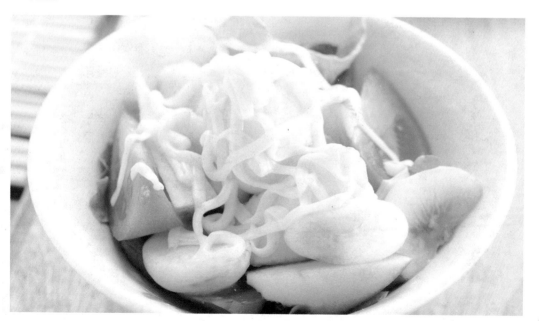

山楂

疏通经络，活血化瘀

性微温

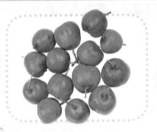

别名： 山果红、红果、胭脂果子、酸梅子、山梨。
来源： 为蔷薇科植物山楂或野山楂的果实。
产地： 北山楂主产山东、河北、河南、辽宁等地；南山楂主产江苏，浙江、云南、四川等地。
性味归经： 性微温，味酸、甘。归入脾经、胃经、肝经。
适宜人群： 心血管疾病、癌症、肠炎患者及消化不良者。

健康密码

防治心血管疾病

山楂能防治心血管疾病，具有扩张血管、强心、增加冠脉血流量、改善心脏活力、兴奋中枢神经系统、降低血压和胆固醇、软化血管及利尿和镇静的作用。

抗衰老

山楂所含的黄酮类和维生素 C、胡萝卜素等物质能阻断并减少自由基的生成，增强机体的免疫力，有防衰老、抗癌的作用。

活血化瘀

山楂有活血化瘀的功效，有助于解除局部瘀血状态，对跌打损伤有辅助疗效。

促进子宫复原

山楂对子宫有收缩作用，在孕妇临产时有催生之效，并能促进产后子宫复原。

防治支气管炎

山楂具有利尿清热、滋阴润燥、排痰平喘等作用，有助于扩张气管，促进气管纤毛运动，用以治疗支气管炎功效良好。

营养加油站

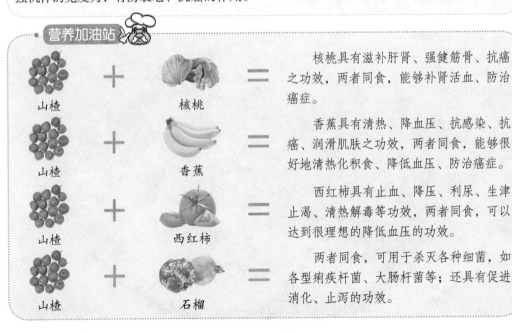

山楂	＋ 核桃	＝ 核桃具有滋补肝肾、强健筋骨、抗癌之功效，两者同食，能够补肾活血、防治癌症。
山楂	＋ 香蕉	＝ 香蕉具有清热、降血压、抗感染、抗癌、润滑肌肤之功效，两者同食，能够很好地清热化积食、降低血压、防治癌症。
山楂	＋ 西红柿	＝ 西红柿具有止血、降压、利尿、生津止渴、清热解毒等功效，两者同食，可以达到很理想的降低血压的功效。
山楂	＋ 石榴	＝ 两者同食，可用于杀灭各种细菌，如各型痢疾杆菌、大肠杆菌等；还具有促进消化、止泻的功效。

🥄 食用禁忌

1. 山楂含有大量的有机酸、果酸、山楂酸等，空腹吃会使胃酸猛增，刺激胃黏膜，使胃部胀满，反酸。

2. 生山楂中所含的鞣酸与胃酸结合容易形成胃石，很难消化掉。因此，应尽量少吃生的山楂。

3. 儿童要少吃山楂，若长时间贪食山楂，对牙齿生长不利。吃完山楂要及时漱口，以免损坏牙齿。

选购与储存

选购 在购买山楂的时候要选择形状规则，果皮深红，暗红或者鲜红且有光泽者。

储存 适宜放在阴凉的地方储存，不宜放置过久。

【营养档案】

100 克山楂中含有：

人体必需营养素		维生素等营养素		矿物质	
热量	95（千卡）	维生素 A	17（微克）	钾	299（毫克）
蛋白质	0.5（克）	维生素 B_1	0.02（毫克）	钠	5.4（毫克）
脂肪	0.6（克）	维生素 B_2	0.02（毫克）	钙	52（毫克）
碳水化合物	22（克）	维生素 B_3	0.4（毫克）	镁	19（毫克）
膳食纤维	3.1（克）	维生素 E	7.32（毫克）	铁	0.9（毫克）

🏛 保健应用

山楂桃仁露 ▼

【原料】鲜山楂 1000 克，桃仁 100 克，蜂蜜 250 克。

【做法】山楂洗净、去子，与桃仁一起加水熬煮，凉凉后调入蜂蜜即可。

●功效 活血化瘀，消食抗癌。适用于血瘀型食管癌等多种癌症。

山楂百合汤 ▼

【原料】山楂 80 克，百合 150 克，白糖适量。

【做法】❶ 百合剥去老瓣，洗净。❷ 山楂去核，切成小片。❸ 山楂、百合一起放入锅内，加适量水煮透，加白糖调味即可。

●功效 此汤对于清肠减脂、去除油腻有很好的作用。

山楂粥 ▼

【原料】糯米 50 克，山楂适量。

【做法】糯米洗净，煮粥；山楂去子，在粥快煮成时放入，煮烂即可。

●功效 健脾胃，消食积，散瘀血。适用于高血压、冠心病、心绞痛、高脂血症及食积停滞、腹痛、腹泻、小儿乳食不消等病症。

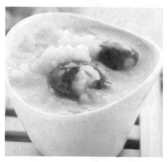

榴梿

开胃，滋阴壮阳

性热

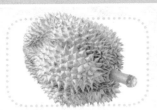

别　名：韶子、麝香猫果。
来　源：木棉科热带落叶乔木榴梿树的果实。
产　地：主要生长在泰国、马来西亚、印度尼西亚。
性味归经：性热，味辛、甘。归肝经、肾经、肺经。
适宜人群：一般人都可食用。体弱、病后的人更适合。

健康密码

滋阴壮阳

　　榴梿的营养价值很高。身体虚弱者可以食用榴梿，以补充身体需要的能量和营养，达到强身健体、滋阴补阳的功效。

治疗痛经

　　榴梿食用后可以起到活血散寒、缓解痛经的作用，特别适合体寒、痛经者食用。

增强抵抗力

　　榴梿含丰富的维生素 A，能维持上皮细胞组织健康，促进生长发育，增强抵抗力。

营养加油站

榴梿　＋　鸡肉　＝　鸡肉具有温中益气、补精填髓、益五脏、补虚损、健脾胃、强筋骨的功效，两者同食，可以达到很好的稳步散寒、补虚壮阳的食疗功效。

榴梿　＋　盐　＝　榴梿具有补气强身、开胃健脾、缓解痛经的作用，盐具有清火解毒、预防中暑、解腻提鲜、保鲜防腐的作用，两者同食具有降火解滞的功效。

榴梿　＋　红薯　＝　榴梿具有温补散寒、缓解痛经、开胃健脾的功效，红薯具有防治便秘、抗衰老的功效，两者同食，具有排除毒素、延缓衰老的作用。

食用禁忌

食用榴梿后 9 小时内禁忌饮酒。

选购与储存

选购 榴梿果形完整端正，摇晃起来感觉有物者为上品；有酒精味的为变质的。
储存 榴梿果肉取出后，宜放入保鲜袋，于冰箱保鲜层保存。

第四章

五谷杂粮类

性味寒热功效速查

粳米

防过敏，增强肠胃蠕动

性平

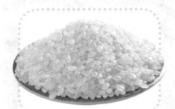

别名：稻、大米。
来源：为禾本科植物稻（粳稻）的种仁。
产地：全国各地均栽培。
性味归经：性平，味甘。归脾经、胃经。
适宜人群：一般人群均可食用。

健康密码

增强胃肠蠕动

粳米米糠层的粗纤维分子有助胃肠蠕动，对胃病、便秘、痔疮等疗效很好。

防过敏

粳米可防过敏性疾病，因粳米所供养的红细胞生命力强，又无异体蛋白进入血流，故能防止一些过敏性皮肤病的发生。

预防高血压

粳米能提高人体免疫功能，促进血液循环，从而减少高血压的发生。

预防糖尿病、便秘

粳米能预防糖尿病、脚气病、老年斑和便秘等疾病。

预防心血管疾病

粳米中的蛋白质、脂肪、维生素含量都比较多，多吃能降低胆固醇，减少心脏病发作和中风的概率。

营养加油站

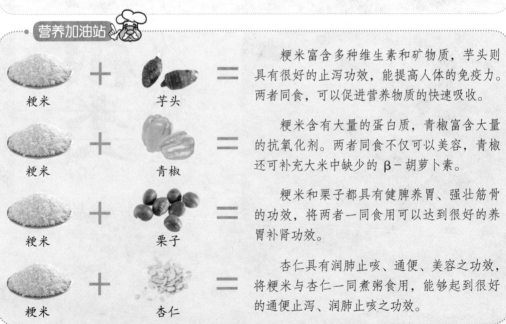

粳米 ＋ 芋头 ＝ 粳米富含多种维生素和矿物质，芋头则具有很好的止泻功效，能提高人体的免疫力。两者同食，可以促进营养物质的快速吸收。

粳米 ＋ 青椒 ＝ 粳米含有大量的蛋白质，青椒富含大量的抗氧化剂。两者同食不仅可以美容，青椒还可补充大米中缺少的 β-胡萝卜素。

粳米 ＋ 栗子 ＝ 粳米和栗子都具有健脾养胃、强壮筋骨的功效，将两者一同食用可以达到很好的养胃补肾功效。

粳米 ＋ 杏仁 ＝ 杏仁具有润肺止咳、通便、美容之功效，将粳米与杏仁一同煮粥食用，能够起到很好的通便止泻、润肺止咳之功效。

食用禁忌

1.糖尿病患者不宜多喝粥，因为粳米粥消化吸收得快，血糖也会随之升高。

2.炒米香燥，体质热盛者忌食。

3.粳米做粥时不要放碱，碱能破坏粳米中的维生素 B_1，导致维生素 B_1 缺乏，出现"脚气病"。

选购与储存

选购 要挑选米粒整齐、少有碎粒的。新米的米粒白、半透明，如果仔细看，上面有较清晰的一条一条纹路的比较好。陈米是乳白色的，不透明，有些陈米重新磨过比较光滑，看不到纹路。

储存 阴凉、通风、干燥处保存。将包有花椒的沙包放入米袋内可防虫蛀。

【营养档案】

100 克粳米中含有：

人体必需营养素		维生素等营养素		矿物质	
热量	347（千卡）	胡萝卜素	—	钾	103（毫克）
蛋白质	7.4（克）	维生素 B_1	0.11（毫克）	磷	110（毫克）
脂肪	0.8（克）	维生素 B_2	0.05（毫克）	钙	13（毫克）
碳水化合物	77.9（克）	维生素 B_3	1.9（毫克）	镁	34（毫克）
膳食纤维	0.7（克）	维生素 E	0.46（毫克）	锌	1.70（毫克）

保健应用

黑芝麻粳米粥 ▼

【原料】黑芝麻 25 克，粳米 50 克。

【做法】❶ 黑芝麻炒熟，研末备用。❷ 粳米洗净，与黑芝麻入锅同煮，旺火煮沸后，改用小火煮至粥成。

●功效 补益肝肾，滋养五脏。

粳米松糕 ▼

【原料】粳米 5 杯，浊酒、白糖、热水、盐、大枣、鸡冠花、石耳、黑芝麻各适量。

【做法】❶ 把粳米放在 20℃水中泡 8 小时，捞出后磨成面。❷ 以白糖 10%、浊酒 15%、水 45%、粳米面 30% 的比例和面，在 30℃温度下发酵 8 小时。❸ 大枣去核，切成丝；鸡冠叶要挑红且嫩的洗净捞取；炒熟黑芝麻。❹ 把和好的面放在垫有干净麻布的蒸锅里，并将大枣、鸡冠叶、黑芝麻、石耳均匀放在上面。❺ 上

锅蒸 20 分钟，凉凉后切成菱形和四角形。

●功效 松软可口，促进肠胃蠕动。

粳米羊肉粥 ▼

【原料】鲜羊肉 250 克，粳米 20 克，葱、姜、盐各适量。

【做法】❶ 将羊肉洗净，切小块。❷ 切好的羊肉与粳米、葱、姜、盐一起熬粥，至羊肉熟烂即可。

●功效 补气，养血，止痛。适用于气血亏虚引起的痛经。

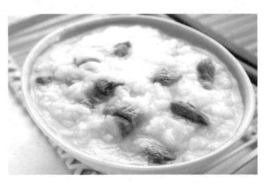

糯米

壮气活血，温补身体

性温

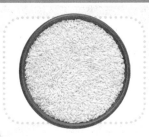

别名：江米。

来源：为禾本科植物稻（糯稻）的种仁。

产地：全国各地均栽培。

性味归经：性温，味甘。归脾经、胃经、肺经。

适宜人群：一般人都可食用，尤其适合体虚多汗、脾虚泄泻及小便次数多者食用。

健康密码

预防心血管疾病

糯米不但可以配药物酿酒，而且可以和果品同酿。如"刺梨糯米酒"，常饮能防心血管疾病，抗癌。

壮气活血

糯米制成的酒，可用于滋补健身和治病，可用糯米、杜仲、黄芪、杞子、当归等酿成"杜仲糯米酒"，饮之有壮气提神、美容益寿、舒筋活血的功效。

收涩止泻

糯米具有很好的收涩止泻作用，对尿频、自汗、腹泻有很好的食疗作用。

温补健体

糯米含有蛋白质、脂肪、碳水化合物、钙、磷、铁、B族维生素及淀粉等，为温补强壮的好食材。

健脾暖胃

糯米是一种温和的滋补品，有补虚、补血、健脾暖胃、止汗等作用。

营养加油站

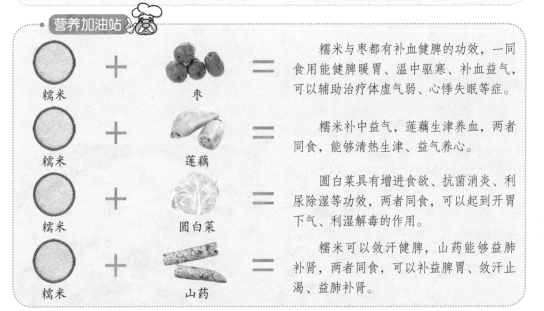

糯米 ＋ 枣 ＝ 糯米与枣都有补血健脾的功效，一同食用能健脾暖胃、温中驱寒、补血益气，可以辅助治疗体虚气弱、心悸失眠等症。

糯米 ＋ 莲藕 ＝ 糯米补中益气，莲藕生津养血，两者同食，能够清热生津、益气养心。

糯米 ＋ 圆白菜 ＝ 圆白菜具有增进食欲、抗菌消炎、利尿除湿等功效，两者同食，可以起到开胃下气、利湿解毒的作用。

糯米 ＋ 山药 ＝ 糯米可以敛汗健脾，山药能够益肺补肾，两者同食，可以补益脾胃、敛汗止渴、益肺补肾。

食用禁忌

1. 脾胃虚弱积滞者、湿热痰火盛者、糖尿病患者、老年人应慎食。
2. 糯米性黏滞，难于消化，小儿或病人宜慎用。
3. 糯米一次不宜食用过多。

选购与储存

选购 米粒较大，颜色洁白，有米香，无杂质者为佳。
储存 干燥处保存。

【营养档案】

100 克糯米（优）中含有：

人体必需营养素		维生素等营养素		矿物质	
热量	344（千卡）	胡萝卜素	—	钾	136（毫克）
蛋白质	9（克）	维生素 B_1	0.1（毫克）	磷	48（毫克）
脂肪	1（克）	维生素 B_2	0.03（毫克）	钙	8（毫克）
碳水化合物	74.7（克）	维生素 B_3	1.9（毫克）	镁	50（毫克）
膳食纤维	0.6（克）	维生素 E	0.93（毫克）	锌	1.2（毫克）

保健应用

糯米百合粥 ▼

【原料】糯米、百合、莲子适量。

【做法】❶ 将所有材料洗净，锅中加水，水烧到半开时，倒入上述所有原料。❷ 当水烧开之后，调至小火，慢慢熬至粥成即可。

•功效 滋阴补肾，安神。

藕汁糯米粥 ▼

【原料】糯米 100 克，嫩藕 30 克，白糖、桂花糖各适量。

【做法】❶ 糯米淘洗干净；藕洗净，去皮后剁碎，取其汁备用。❷ 把糯米和藕汁倒入锅内，加适量水熬煮成粥，最后加少许白糖和桂花糖调味，拌匀即可。

•功效 鲜藕有解毒作用，糯米可调节泌尿系统。

糯米蒸排骨 ▼

【原料】肋排 300 克，糯米 50 克，白菜叶 1 张，盐、糖、酱油、料酒、姜、醋、鸡精、香油、葱花各适量。

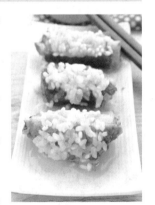

【做法】❶ 肋排洗净，剁寸段，用盐、糖、酱油、料酒、姜、鸡精、香油等腌渍 30 分钟。❷ 糯米淘洗干净，加水浸泡 2 个小时后沥干备用。❸ 白菜叶在沸水中烫一下，沥干，铺在盘子底部。❹ 腌渍好的肋排放进糯米中滚一下，使肋排表面裹上一层糯米；均匀平铺在盘子里，周围也略撒一些糯米。❺ 上锅蒸 90 分钟，取出撒上葱花即可。

•功效 补充营养，健脾。

小米 养肾气，滋阴养肺

性凉

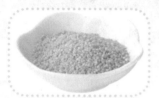

别名： 粟米、白粱粟、粢米、黄粟、稞子、谷子。
来源： 为禾本科植物粟的种子。
产地： 主产河北。
性味归经： 性凉，味甘、咸。归肾经，兼归脾、胃经。
适宜人群： 适合慢性胃炎、胃溃疡患者食用。

健康密码

维护生殖健康

小米中所含的锰能维持性功能，有利于性欲，维护生殖功能健康正常。

维持甲状腺功能，优生

妊娠期妇女经常食用小米可维持甲状腺功能正常，避免胎儿痴呆、智力低下、骨骼发育延缓，或成为侏儒症患者。

滋阴养肺

小米中所含的类雌激素物质，有滋阴养肺的功效。

预防炎症

小米中所含的维生素 B_2，能防止男性阴囊皮肤出现渗液、糜烂、脱屑等现象；防止女性会阴瘙痒、阴唇皮炎和白带过多。

改善性功能

小米中所含的硒，有利于谷胱甘肽的生成，而谷胱甘肽能改善性功能。

营养加油站

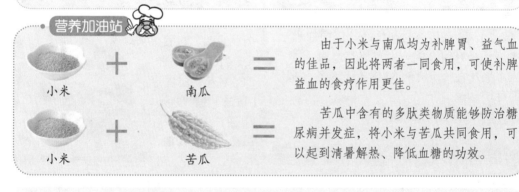

小米 ＋ 南瓜 ＝ 由于小米与南瓜均为补脾胃、益气血的佳品，因此将两者一同食用，可使补脾益血的食疗作用更佳。

小米 ＋ 苦瓜 ＝ 苦瓜中含有的多肽类物质能够防治糖尿病并发症，将小米与苦瓜共同食用，可以起到清暑解热、降低血糖的功效。

选购与储存

选购 优质小米米粒大小均匀，颜色呈乳白色、黄色或金黄色，有光泽，很少有碎米，无虫，无杂质。取少量待测小米放于软白纸上，用嘴哈气使其润湿，然后用纸捻搓小米数次，观察纸上是否有轻微的黄色，如有黄色，说明待测小米中染有黄色素。

储存 通常将小米放在阴凉、干燥、通风较好的地方。储藏前水分过大时，不能曝晒，可于阴凉通风处晾干。

🥄 食用禁忌

1. 气滞者忌用；素体虚寒、小便清长者少食。
2. 小米忌与杏仁同食。
3. 小米营养虽好，但产妇不能完全以小米为主食，应注意搭配，以免缺乏其他营养。

【营养档案】

100 克小米中含有：

人体必需营养素		维生素等营养素		矿物质	
热量	361（千卡）	胡萝卜素	100（微克）	钾	284（毫克）
蛋白质	9（克）	维生素 A	17（微克）	磷	229（毫克）
脂肪	3.1（克）	维生素 B₂	0.1（毫克）	钙	41（毫克）
碳水化合物	75.1（克）	维生素 B₃	1.5（毫克）	镁	107（毫克）
膳食纤维	1.6（克）	维生素 E	3.63（毫克）	铁	5.1（毫克）

🍴 保健应用

桂圆芝麻小米粥 ▼

【原料】桂圆 5 个，黑芝麻 50 克，小米 100 克，白糖少许。

【做法】❶ 桂圆去皮，去核，取肉，冲洗干净，切成小块。❷ 小米淘洗干净；黑芝麻拣去杂质，入干锅炒香。❸ 锅中加入清水，先下入小米，中火煮至小米半熟，下入桂圆肉和炒香的黑芝麻，继续煮至米熟粥成时，加入白糖即可。

•功效 补肝肾，养心神，健脑益智。

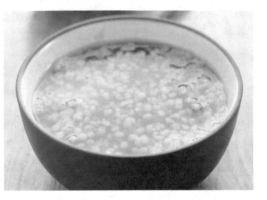

❷ 将小米加水煮粥，快熟时加入红糖。

•功效 开肠胃，补虚损，益丹田。适于产妇乳少、产后虚损而引起的乏力倦怠。

鲢鱼小米粥 ▼

【原料】鲢鱼肉 100 克，丝瓜仁 10 克，小米 100 克，葱花、姜片、香油、味精、盐各适量。

【做法】❶ 鲢鱼肉洗净，去刺，切成片，放入盆中，加葱、姜、香油、盐拌匀，腌渍片刻。❷ 小米淘洗干净，丝瓜仁洗净。❸ 锅置火上，放入小米、丝瓜仁、适量清水煮粥，等粥将熟时，加入鱼片再煮片刻，鱼熟加入味精即可。

•功效 通经下乳。适于产后乳少者食用。

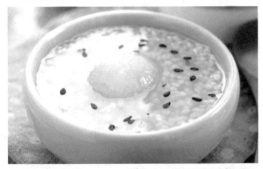

小米红糖粥 ▼

【原料】小米 45 克，红糖适量。

【做法】❶ 将小米洗净，泡半个小时。

玉米 明目，预防心脑血管疾病

性平

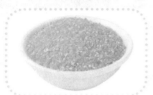

别名： 玉蜀黍、包谷、苞米、棒子。
来源： 为禾本科植物玉蜀黍的种子。
产地： 全国各地均栽培。
性味归经： 性平，味甘、淡。归胃经、肾经。
适宜人群： 一般人群均可食用。

健康密码

延缓衰老

玉米含有一种长寿因子谷胱甘肽，它在硒的参与下，生成谷胱甘肽氧化酶，具有恢复青春、延缓衰老的功效。

预防心脑血管疾病

玉米中的不饱和脂肪酸和玉米胚芽中的维生素E协同作用，可降低血液胆固醇浓度，并防止其沉积于血管壁，因此玉米对冠心病、动脉粥样硬化、高脂血症及高血压等都有一定的预防和治疗作用。

防癌

玉米中含的硒和镁有防癌、抗癌作用。当硒与维生素E联合作用时，能防止十多种癌瘤，尤其是最常见的乳腺癌和直肠癌；镁也能抑制癌细胞的发展，有防癌功效。

美容、减肥

玉米胚芽中的维生素E可促进人体细胞分裂，防止皮肤出现皱纹；玉米须有利尿作用，有利于减肥。

营养加油站

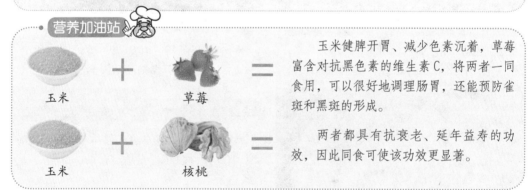

玉米　＋　草莓　＝　玉米健脾开胃、减少色素沉着，草莓富含对抗黑色素的维生素C，将两者一同食用，可以很好地调理肠胃，还能预防雀斑和黑斑的形成。

玉米　＋　核桃　＝　两者都具有抗衰老、延年益寿的功效，因此同食可使该功效更显著。

选购与储存

选购 玉米粒饱满，手按时有弹性表明玉米成熟度适中，凹下去表明玉米已经老化。

储存 干玉米或玉米粉放在干燥处即可。鲜玉米带一层表皮放入保鲜袋再放冰箱内冷藏。

🥄 食用禁忌

凡干燥综合征、糖尿病及阴虚火旺等患者不宜吃爆玉米花，食之易助火伤阴，恐其加重病情。

【营养档案】

100 克玉米（白、干）中含有：

人体必需营养素		维生素等营养素		矿物质	
热量	336（千卡）	胡萝卜素	—	钾	262（毫克）
蛋白质	8.8（克）	维生素 B₁	0.27（毫克）	磷	244（毫克）
脂肪	3.8（克）	维生素 B₂	0.07（毫克）	钙	10（毫克）
碳水化合物	66.7（克）	维生素 B₃	2.3（毫克）	镁	95（毫克）
膳食纤维	8（克）	维生素 E	8.23（毫克）	铁	2.2（毫克）

🍲 保健应用

玉米木瓜粥 ▼

【原料】木瓜 600 克，鲜奶 1 杯，糖 50 克，玉米粉 3 汤匙。

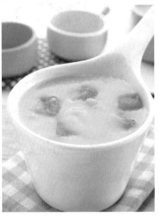

【做法】❶ 木瓜去子、皮，切粒。❷ 两杯开水加糖，放入木瓜粒，再加入鲜奶煮开。❸ 用小半杯开水匀开玉米粉，逐步加入奶露中，最后煮至成稠状即可。

•功效 丰胸润肌。

培根烤玉米 ▼

【原料】玉米棒、培根、黄油、盐、芥末各适量。

【做法】❶ 玉米棒去皮、须，切成段，用盐水煮 20 分钟，沥干水分。❷ 在玉米棒上均匀涂抹一层芥末，然后裹上两片培根，放在抹上黄油的烧烤盘或烤箱的托盘里。❸ 将烧烤盘放在炭火上烤 15 ～ 20 分钟即可。

•功效 健脑，抗衰老。

排骨玉米汤 ▼

【原料】排骨 500 克，玉米 3 根，水 8 ～ 10 杯，大葱 10 克，盐 1/3 大匙，味精 1/3 大匙，香油适量。

【做法】❶ 将排骨洗净后用热水汆烫去血水，捞起洗净沥干备用；玉米洗净，切段备用；大葱切圈。❷ 将上述材料及调味料一起放入锅内，煮沸后改中火煮 5 ～ 8 分钟，加盖后熄火，放入焖烧锅中，焖约 2 小时即可。

•功效 养颜，预防癌症。

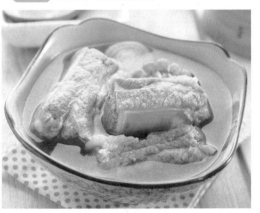

高粱米 和胃健脾

性温

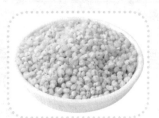

别名： 蜀黍、芦稷、荻草、荻子、芦穄、芦粟。
来源： 高粱为禾本科草本植物蜀黍的种子。
产地： 主要产于我国东北三省。
性味归经： 性温，味甘、涩。归脾经、胃经。
适宜人群： 一般人都可以食用，尤其适合小儿消化不良、女性白带过多者食用。

健康密码

和胃、健脾

研究证实，高粱具有和胃、健脾、消积、温中、涩肠胃、止霍乱的功效。

收敛固脱

高粱的性质温和但带涩性，具有利小便、止泻、止吐、生津、健脾、改善消化不良的功效。

研究发现，高粱中含有单宁，有收敛固脱的作用，对腹泻有明显疗效。

预防癞皮病

高粱的烟酸含量比玉米低，但为游离型，更易被人体吸收。因此，经常食用高粱制食品可有效预防"癞皮病"，即烟酸缺乏病的发生。

营养加油站

高粱米 + 鸡蛋 = 高粱米和鸡蛋都富含蛋白质、维生素和矿物质，两者同食，有利于人体对营养物质的吸收。

高粱米 + 甘蔗汁 = 高粱米能够散寒止泻，甘蔗可以生津润燥、益气止呕。两者煮粥同食，可以益气生津、健脾和胃。

选购与储存

选购 一看，看高粱米是否呈乳白色，有光泽，颗粒是否饱满、完整，均匀一致；用牙咬籽粒，观察断面质地是否紧密，无杂质、虫害和霉变。二闻，取少量高粱米于手掌中，用嘴哈热气，然后立即嗅其气味。优质高粱米具有高粱固有的气味，无任何其他不良气味。三尝，取少许样品，用嘴咀嚼，品尝其滋味。优质高粱米具有高粱特有的滋味，味微甜。

储存 阴凉干燥处。

食用禁忌

1. 糖尿病患者忌多食，初痢者忌食用高粱米饭，便秘者忌食。
2. 高粱的皮层中含有单宁物质，具有涩味，食用后会妨碍人体对食物的消化吸收，还易引起便秘，因此不宜多吃。

【营养档案】

100 克高粱米中含有：

人体必需营养素		维生素等营养素		矿物质	
热量	351（千卡）	胡萝卜素	—	钾	281（毫克）
蛋白质	10.4（克）	维生素 B_1	0.29（毫克）	磷	329（毫克）
脂肪	3.1（克）	维生素 B_2	0.1（毫克）	钙	22（毫克）
碳水化合物	70.4（克）	维生素 B_3	1.6（毫克）	镁	129（毫克）
膳食纤维	4.3（克）	维生素 E	1.88（毫克）	铁	6.3（毫克）

保健应用

高粱米大枣粥 ▼

【原料】白高粱米 50 克，大枣 5 个。

【做法】❶ 将大枣洗净，去核，用温开水浸泡至软。❷ 将白高粱米倒入锅中，小火炒至淡黄色。❸ 将高粱米、大枣共同倒入锅中，加适量清水，大火煮至稠状即可。

•功效 滋阴补血。可促进儿童生长发育，有利于预防贫血、小儿软骨病。

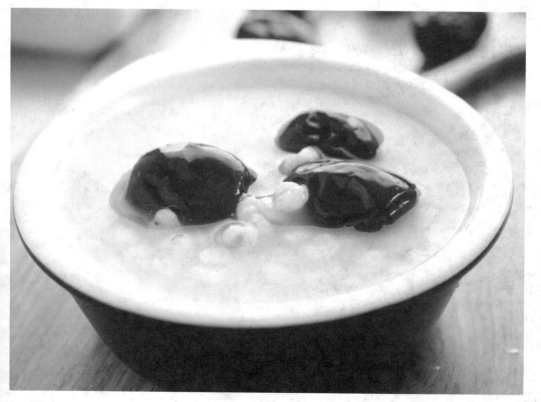

薏米 祛湿美容，预防脚气病

性微寒

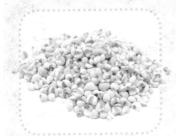

别名： 薏仁、苡米、苡仁、土玉米、起实、薏珠子、草珠珠。

来源： 为禾本科植物薏苡的种仁。

产地： 我国大部分地区均产，主产福建、河北、辽宁。

性味归经： 性微寒，味甘、淡。归胃经、脾经、肺经。

适宜人群： 一般人都可食用，尤其适合消化不良和身体虚弱者。

健康密码

清热利尿，增强肾功能

经常食用薏米食品对慢性肠炎、消化不良等症有疗效。薏米能增强肾功能，并有清热利尿作用，对水肿病有益。

祛湿美容

薏米中含有一定的维生素 E，是一种美容食品，常食可以保持人体皮肤光泽细腻，消除粉刺、色斑。

防治脚气病

薏米中含有丰富的 B 族维生素，对防治脚气病十分有益。

强壮骨骼

薏米可抑制骨骼肌收缩，能减少肌肉之挛缩，缩短其疲劳曲线；能抑制横纹肌之收缩。

营养加油站

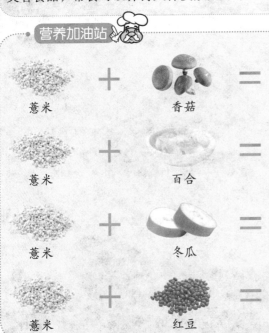

薏米 ＋ 香菇 ＝ 由于两者都是抗癌佳品，且都具有健脾利水的功效，因此同食能够使功效更加显著。

薏米 ＋ 百合 ＝ 薏米能够健脾利水，百合能够润肺止咳、养阴安神。两者同食，可以起到滋阴润肺、健脾安神的功效。

薏米 ＋ 冬瓜 ＝ 薏米能够健脾化湿，冬瓜能够清热利水。两者同食，可以使利水祛湿的功效更显著。

薏米 ＋ 红豆 ＝ 两者都是除湿的食物，同食可令该功能更佳，还能帮助人体消除水肿，从而改善臃肿的体态，达到减肥的目的。

食用禁忌

1. 便秘，尿滴留及孕早期的妇女忌食。
2. 消化功能较弱的小儿和老弱病者应忌食。

选购与储存

选购 颗粒饱满，有光泽，白色或黄白色，抓起来无粉末者为佳。

储存 密封放于阴凉干燥处。

【营养档案】

100 克薏米中含有：

人体必需营养素		维生素等营养素		矿物质	
热量	357（千卡）	胡萝卜素	—	钾	238（毫克）
蛋白质	12.8（克）	维生素 B₁	0.22（毫克）	磷	217（毫克）
脂肪	3.3（克）	维生素 B₂	0.15（毫克）	钙	42（毫克）
碳水化合物	69.1（克）	维生素 B₃	2（毫克）	镁	88（毫克）
膳食纤维	2（克）	维生素 E	2.08（毫克）	铁	3.6（毫克）

保健应用

绿豆薏米粥 ▼

【原料】大米 20 克，绿豆 15 克，薏米 30 克。

【做法】将大米、绿豆、薏米洗净，放入锅中，加入适量水煮成粥即可。

功效 清热解渴，补肺，健脾胃，祛风湿，消水肿。

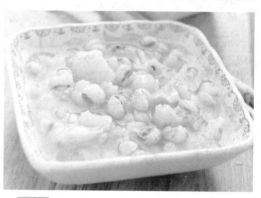

功效 健脾益胃，泽肤祛斑。适用于妇女面部雀斑、痤疮、湿疹等症。

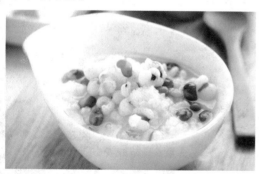

百合薏米粥 ▼

【原料】薏米 50 克，百合 15 克，水、蜂蜜各适量。

【做法】① 将薏米、百合洗净，放入锅中，加水煮至薏米熟烂。② 加入蜂蜜调匀，出锅即成。

山药薏米芡实粥 ▼

【原料】山药 100 克，薏米、芡实各 50 克，大枣数个，白糖少许。

【做法】① 把薏米和芡实洗净，入清水浸泡半天以上；山药洗净，切成小块；大枣洗净备用。② 把泡好的薏米和芡实放锅里，加适量清水煮开，10 分钟后再把山药块、大枣放进去同煮，小火煮至熟烂，加少许白糖调味即可。

功效 健脾益胃。

黄米 滋阴养肺

性微寒

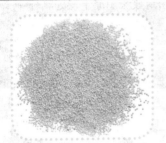

别名： 黍、糜子、夏小米。
来源： 黄米属禾本科黍的种子。
产地： 黄河流域。
性味归经： 性微寒，味甘。归胃经、肺经、大肠经。
适宜人群： 一般人都可以食用，尤其适合小儿消化不良、女性白带过多者食用。

健康密码

调补机体代谢

黄米含有多种米、麦所缺乏的氨基酸，更有助于调节身体代谢。

滋阴养肺

黄米富含蛋白质、碳水化合物、B族维生素、维生素E、锌、铜、锰等营养元素，具有益阴、利肺、利大肠之功效。

营养加油站

黄米 ＋ 大米 ＝ 大米有暖脾健胃、补中益气、益精强志的作用，两者同食有利于人体氨基酸的吸收，十分适合食欲不佳的老人食用。

黄米 ＋ 黑米 ＝ 黑米具有活血养精、滋阴补肾、养精明目的作用，两者同食能够固精益智、滋养补阳。

黄米 ＋ 糙米 ＝ 糙米具有健脾胃的功效，两者同食能够提供丰富的氨基酸。

黄米 ＋ 燕麦 ＝ 燕麦富含氨基酸和蛋白质，具有降血压、降低血糖的作用，两者同食可以预防高血压、糖尿病。

食用禁忌

身体燥热者禁食。

选购与储存

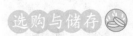

选购 大小均匀，手感圆滑者佳。
储存 放于阴凉干燥处。

【营养档案】

100 克黄米中含有:

人体必需营养素		维生素等营养素		矿物质	
热量	351(千卡)	胡萝卜素	—	铜	0.9(毫克)
蛋白质	9.7(克)	维生素 B₁	0.09(毫克)	钠	3.3(毫克)
脂肪	1.5(克)	维生素 B₂	0.13(毫克)	锰	0.23(毫克)
碳水化合物	76.9(克)	维生素 B₃	1.3(毫克)	锌	2.07(毫克)
膳食纤维	4.4(克)	维生素 E	4.61(毫克)	钙	—

保健应用

黄米面炸糕 ▼

【原料】 豆馅、花生油、黄米、糖桂花。

【做法】 ❶ 将黄米洗净,用凉水浸泡 4 小时,连米带水磨成稀糊状,再吊袋净水,放在较温暖的地方发酵,面刚发起时即成。❷ 将发面揪一小块,团成团,按成圆皮。❸ 挑豆馅放在圆皮上,边旋转圆皮边用匙往里按馅,将馅逐渐包住,揪去收口处面头,放在湿布上按成圆饼状。❹ 锅内油用旺火烧至六成热,将圆饼下入油锅,炸至金黄色捞出即成。

●功效 祛湿消肿,驱除体内寒气。

东北特色黄米黏豆包 ▼

【原料】 黄米面、干面粉、红小豆、发酵粉、白糖、桂花酱、植物油各适量。

【做法】 ❶ 将黄米面放入盆中,加入 60℃ 的水和成面团,待凉后,把发酵粉用水澥开,再加入干面粉,倒入黄米面中和匀,饧几个小时。❷ 红豆淘洗干净,放入高压锅中压 15 分钟,压好后开盖加入白糖、少许植物油,用力将红豆捣碎,放适量桂花酱搅拌成豆沙。❸ 将面团取出下剂,包好豆沙馅,入锅蒸 12 ~ 15 分钟即可。

●功效 健脾健胃,增强免疫力。

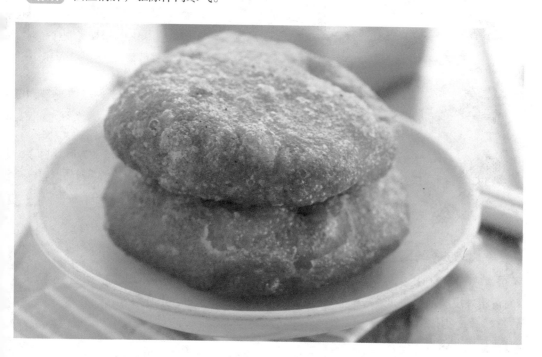

黑米

抗衰老，预防动脉硬化

性平

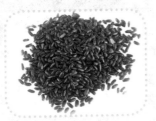

别名：贡米。
来源：黑粳米或黑糯米的成熟种子。
产地：陕西、云南等地。
性味归经：性平，味甘。归脾经、胃经。
适宜人群：一般人都可食用，少年白发者、产妇、贫血者等可多吃。

健康密码

抗衰老

黑米外部的皮层中含有花青素类色素，这种色素具有很强的抗衰老作用。

预防动脉硬化

黑米的色素中还富含黄酮类活性物质，是白米的5倍之多，对预防动脉硬化有很好的作用。

营养加油站

黑米 ＋ 核桃 ＝		两者都具有健脾补肾的作用，核桃还能固精益智，同食可健脾补肾。
黑米 ＋ 莲子 ＝		黑米可以健脾强身，莲子具有养心安神、益肾涩精之作用。两者同食能够起到滋阴安神、补肾健脾的功效。
黑米 ＋ 枣 ＝		黑米能够养精乌发，枣可以健脾和胃。两者同食能够滋补脾胃、乌发养颜。
黑米 ＋ 黑芝麻 ＝		黑米能够补肝益肾，黑芝麻可以养发、抗衰老。两者同食能够乌发养颜、滋补肝肾。

选购与储存

选购 优质黑米有光泽，大小均匀。劣质的色泽暗淡，大小不均，饱满度差。购买时可将外皮层刮掉，如果米粒不是白色，则可能是人为染色，不宜购买。

储存 阴凉干燥处。

食用禁忌

病后消化能力较弱者不宜急于吃黑米。

【营养档案】

100 克黑米中含有：

人体必需营养素		维生素等营养素		矿物质	
热量	333（千卡）	胡萝卜素	—	钾	256（毫克）
蛋白质	9.4（克）	维生素 B₁	0.33（毫克）	磷	356（毫克）
脂肪	2.5（克）	维生素 B₂	0.13（毫克）	钙	12（毫克）
碳水化合物	68.3（克）	维生素 B₃	7.9（毫克）	镁	147（毫克）
膳食纤维	3.9（克）	维生素 E	0.22（毫克）	锌	3.8（毫克）

保健应用

黑米粥 ▼

【原料】党参 15 克，山楂 10 克，黑米 100 克。

【做法】❶ 把党参洗净，切片；山楂洗净，去核，切片；黑米淘洗干净。❷ 把黑米放锅内，加入山楂、党参，加水 800 毫升。❸ 把锅置大火烧沸，改小火煮 55 分钟即成。

•功效 补肾养胃。

牛奶黑米粥 ▼

【原料】牛奶 250 毫升，黑米 100 克，白糖适量。

【做法】❶ 黑米淘洗干净，加入适量水，放入锅中浸泡 2～3 小时。❷ 开火煮至粥快熟时，加入牛奶、白糖稍煮即可。

•功效 益气，养血，生津，健脾胃。适用于产后、病后及老年人等一切气血亏虚、脾胃虚弱者服用。

黑米桂花粥 ▼

【原料】黑米 100 克，红豆 50 克，莲子 30 克，花生 30 克，桂花 20 克，冰糖适量。

【做法】❶ 黑米洗净，浸泡 6 小时；红豆洗净，浸泡 1 小时；莲子洗净；花生洗净，沥干备用。❷ 锅置火上，将黑米、红豆、莲子放入锅中，加水 1000 毫升，大火煮沸后改小火煮 1 小时，加入花生，继续煮 30 分钟。❸ 加入桂花、冰糖，拌匀，煮 3 分钟即可。

•功效 降血压，改善心肌营养。

黑米莲子粥 ▼

【原料】黑米 100 克，莲子 20 克，冰糖适量。

【做法】❶ 将黑米、莲子洗净，黑米提前浸泡 3 个小时。❷ 共同煮粥，熟后加冰糖调味即可。

•功效 滋阴养心，补肾健脾。适合孕妇、老年人食用，健康人食之也可防病。

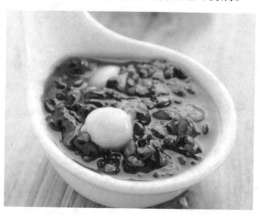

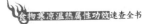
小麦 活血化瘀，养护子宫

 性平

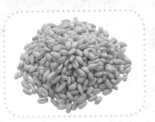

别名：麸麦、浮麦、浮小麦、空空麦、麦子软。
来源：为禾本科植物小麦的种子或其面粉。
产地：全世界广泛栽培。
性味归经：性平，味甘。归心经、胃经、脾经。
适宜人群：小麦人人皆可食。特别适宜心血不足的失眠多梦、心悸不安、多呵欠、喜悲伤欲哭者食用。

健康密码

防治乳腺癌

小麦可以降低血液循环中雌激素的含量，从而达到防治乳腺癌的目的。

缓解更年期综合征

对于更年期妇女，食用未精制的小麦能缓解更年期综合征。

补充营养

小麦营养价值很高，所含的 B 族维生素和矿物质对人体健康很有益处。

补虚、养肠胃

面粉善于补虚，长时间食用使人肌肉结实、养肠胃、增强气力。它可以养气、补不足，有助于五脏。将面粉和水调服可以用于缓解中暑、肺热。将面粉敷在痈疮伤处，可以散血止痛。

活血化瘀

麦麸土治瘟疫和热疮，汤疮溃疡，跌伤、折伤的瘀血，用醋和麦麸炒后贴于患处即可。将麦麸醋蒸后用来熨手脚，可治风湿痹痛、寒湿脚气，交替使用直到出汗，效果很好。将麦麸研成末服用，能止虚汗。

营养加油站

小麦 + 豌豆 = 两者均富含能够抑制大肠细菌繁殖的物质丁酸盐，因此同食可以抑制癌细胞的生长，预防结肠癌。

小麦 + 大米 = 两者搭配食用，有利于人体对氨基酸的吸收，使氨基酸的品种和数量更充足，提高氨基酸的利用率，使营养更均衡，适合脾胃不佳、病后体虚和身体羸弱者食用。

食用禁忌

糖尿病患者不宜食精面粉，可吃含麦麸较多的粗面粉或全麦食品。

选购与储存

选购 正常的小麦粉是白中带有浅黄色，无酸、霉等异味。异常的小麦粉为灰白色或青灰色。忌选购颜色特别白的小麦粉。

储存 干燥通风处。

【营养档案】

100克小麦中含有：

人体必需营养素		维生素等营养素		矿物质	
热量	317（千卡）	胡萝卜素	—	钾	289（毫克）
蛋白质	11.9（克）	维生素B₁	0.4（毫克）	钠	6.8（毫克）
脂肪	1.3（克）	维生素B₂	0.1（毫克）	钙	34（毫克）
碳水化合物	64.4（克）	维生素B₃	4（毫克）	镁	4（毫克）
膳食纤维	10.8（克）	维生素E	1.82（毫克）	铁	5.1（毫克）

保健应用

拔丝苹果 ▼

【原料】苹果2个，面粉400克，白糖250克，水淀粉100克，色拉油适量。

【做法】❶ 苹果去核、皮，切成2厘米见方的块，先用水淀粉滚拌，再沾上干面粉，反复滚粘2遍。❷ 将锅置于火上，加油烧至七成熟，下入苹果块，炸至金黄色时捞出控油。❸ 锅内留底油，加入白糖熬至黏稠状，下入苹果块快速颠翻，使糖汁裹匀苹果，装盘即可。

功效 甜糯可口，缓解精神紧张。

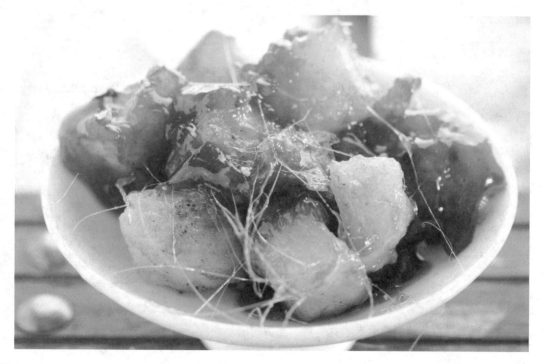

荞麦　消炎，降低胆固醇

性寒

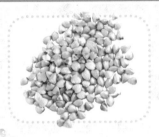

别名： 三角麦、乌麦、花荞。
来源： 为蓼科植物荞麦的种子。
产地： 中国各地普遍栽培，尤以北方为多。
性味归经： 性寒，味甘。归胃经、脾经。
适宜人群： 一般人群均可。尤其适宜心血管疾病及糖尿病患者食用。

健康密码

防治心血管疾病

荞麦含有丰富的维生素 E 和可溶性膳食纤维，同时还含有烟酸和芦丁，芦丁有降低人体血脂和胆固醇、软化血管、保护视力和预防脑血管出血的作用。

降低胆固醇

荞麦含有的烟酸成分能促进机体的新陈代谢，增强解毒能力，还具有扩张小血管和降低血液胆固醇的作用。

消炎，降血糖

荞麦中的某些黄酮成分具有抗菌、消炎、止咳、平喘、祛痰的作用，因此荞麦有"消炎粮食"的美称。另外，这些成分还具有降低血糖的功效。

预防癌症

荞麦中的大量纤维能刺激肠蠕动增加，加速粪便排泄，可以降低肠道内致癌物质的浓度，从而减少结肠癌和直肠癌的发病率。

营养加油站

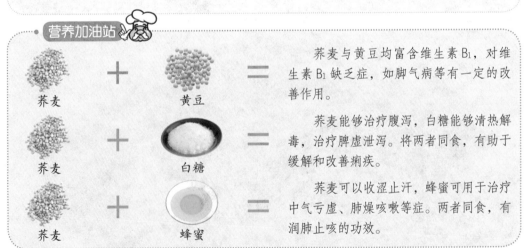

荞麦 ＋ 黄豆 ＝ 荞麦与黄豆均富含维生素 B_1，对维生素 B_1 缺乏症，如脚气病等有一定的改善作用。

荞麦 ＋ 白糖 ＝ 荞麦能够治疗腹泻，白糖能够清热解毒，治疗脾虚泄泻。将两者同食，有助于缓解和改善痢疾。

荞麦 ＋ 蜂蜜 ＝ 荞麦可以收涩止汗，蜂蜜可用于治疗中气亏虚、肺燥咳嗽等症。两者同食，有润肺止咳的功效。

食用禁忌

皮肤过敏者忌食，脾胃虚寒者不宜多食，正服绿矾者忌食。

选购与储存

选购 荞麦粒大小均匀，颗粒饱满，有光泽为佳。

储存 干燥通风处保存。

【营养档案】

100 克荞麦中含有：

人体必需营养素		维生素等营养素		矿物质	
热量	337（千卡）	胡萝卜素	20（微克）	钾	401（毫克）
蛋白质	9.3（克）	维生素 A	3（微克）	磷	297（毫克）
脂肪	2.3（克）	维生素 B₂	0.16（毫克）	钙	47（毫克）
碳水化合物	66.5（克）	维生素 B₃	2.2（毫克）	镁	258（毫克）
膳食纤维	6.5（克）	维生素 E	4.4（毫克）	锌	3.62（毫克）

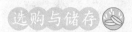

保健应用

黑豆荞麦粥 ▼

【原料】 荞麦 1 杯，黑豆 1/2 杯，枸杞子 10 克，猕猴桃 1 个，蜂蜜适量。

【做法】 ❶ 将黑豆洗净，用水浸泡 30 分钟后，蒸 20 分钟。❷ 荞麦洗净，加水 4 杯，用小火煮滚。❸ 将黑豆与荞麦粥混合，放凉。❹ 把猕猴桃切丁后与枸杞子同撒于粥中，食用时加入蜂蜜调味即可。

•功效 枸杞子明目，黑豆解毒，荞麦防治糖尿病。

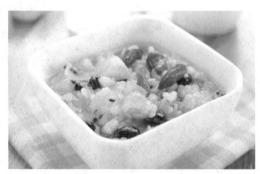

日式荞麦面 ▼

【原料】 荞麦面条 1 把，柴鱼汤 50 毫升，芝麻酱 20 毫升，熟芝麻、瘦肉丝、酱油、海苔、黄瓜、蛋皮各适量。

【做法】 ❶ 荞麦面条氽烫熟，捞出、冲凉后备用。❷ 把柴鱼汤、芝麻酱和酱油混入容器，搅拌成浓稠状。❸ 将新鲜黄瓜、海苔和蛋皮均匀切成丝与肉丝一起铺放在面条上，洒上芝麻提味。

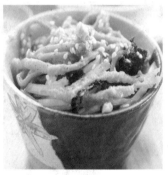

•功效 细滑爽口，增强心肌功能。

荞麦面扒糕 ▼

【原料】 荞麦面、胡萝卜、盐、酱油、植物油、醋、芝麻酱、芥末酱、干辣椒、蒜各适量。

【做法】 ❶ 将胡萝卜切成丝，加少许盐腌制几分钟；蒜拍成泥，放入小碗中，加入芝麻酱、醋、酱油、盐、芥末酱调匀备用；干辣椒放入锅中煸香，取出切碎，倒入少许热油制成辣椒油。❷ 取一器皿，放入荞麦面，加少许盐拌匀，用开水和面，上蒸锅蒸熟后取出切成片，摆在盘中，周围摆胡萝卜丝，浇上芝麻酱汁和辣椒油即可。

•功效 柔韧爽口，酸辣而香，开胃健脾。

燕麦 预防骨质疏松

性微温

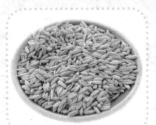

别 名：莜麦、油麦、玉麦。
来 源：一年生草本植物禾本科雀麦的种子。
产 地：主产于长江、黄河流域。
性味归经：性微温，味酸、甘。归脾经、胃经、肝经。
适宜人群：一般人都可食用，尤其适合于高血压、脂肪肝、高脂血症、冠心病、糖尿病、动脉硬化、肥胖症等患者。

健康密码

防治心血管疾病

燕麦可以有效降低人体中的胆固醇，经常食用，对中老年人心脑血管病起到一定的预防作用。

预防骨质疏松

燕麦可以改善血液循环，缓解生活工作带来的压力；含有的钙、磷、铁、锌等矿物质有预防骨质疏松、防止贫血的功效。

增强体力，延年益寿

燕麦中含有丰富的亚油酸，对脂肪肝、糖尿病、水肿等有辅助疗效，对老年人增强体力、延年益寿也是大有裨益的。

美白祛斑

燕麦中含有大量的抗氧化成分，这些物质可以有效抑制黑色素形成过程中氧化还原反应的进行，减少黑色素的形成，淡化色斑，保持白皙靓丽的皮肤。

营养加油站

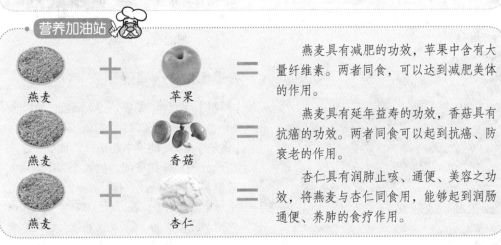

燕麦	苹果	燕麦具有减肥的功效，苹果中含有大量纤维素。两者同食，可以达到减肥美体的作用。
燕麦	香菇	燕麦具有延年益寿的功效，香菇具有抗癌的功效。两者同食可以起到抗癌、防衰老的作用。
燕麦	杏仁	杏仁具有润肺止咳、通便、美容之功效，将燕麦与杏仁同食用，能够起到润肠通便、养肺的食疗作用。

食用禁忌

燕麦一次不宜吃太多，否则会造成胃痉挛或胀气。

选购与储存

选购 购买燕麦片时，选择能看见燕麦片特有形状的产品，如果包装不透明，可以看一下其蛋白质含量，如果在 8% 以下，说明其中燕麦片比例较低，不适合作为早餐的唯一食物。

储存 密封，干燥的地方。保存时间不宜太长，否则容易生虫。

【营养档案】

100 克燕麦中含有：

人体必需营养素		维生素等营养素		矿物质	
热量	367（千卡）	维生素 B$_1$	0.3（毫克）	钾	214（毫克）
蛋白质	15（克）	维生素 B$_2$	0.13（毫克）	磷	291（毫克）
脂肪	6.7（克）	维生素 B$_3$	1.2（微克）	钙	186（毫克）
碳水化合物	66.9（克）	维生素 E	3.07（毫克）	镁	177（毫克）
膳食纤维	5.3（克）	维生素 C	—	铁	7（毫克）

保健应用

薏米燕麦粥 ▼

【原料】薏米 50 克，燕麦 50 克，鸡蛋 1 个，松子、核桃各少许。

【做法】❶ 薏米、燕麦入清水中泡软；松子、核桃放榨汁机内，加水打烂。❷ 把薏米、燕麦、松子、核桃一起放入锅内，再加少许清水熬成粥。❸ 粥熟时，把鸡蛋打入碗内，倒入锅内调匀即成。

功效 此粥能有效改善肠道过敏引起的胀气、便秘等症状。

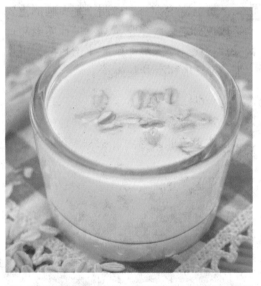

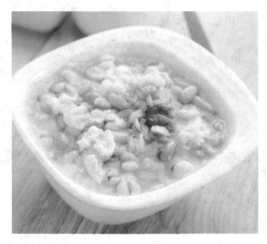

牛奶燕麦片 ▼

【原料】燕麦 30 克，牛奶 120 毫升，清水、白糖各适量。

【做法】❶ 燕麦片加少许水入锅，中火煮开。❷ 待燕麦片煮至八分熟时，将牛奶倒入锅中和燕麦同煮，边煮边搅拌均匀。❸ 依个人口味调入适量白糖，化开后起锅即可。

功效 补钙，预防骨质疏松。

黄豆

抗衰老，增强大脑活性

性平

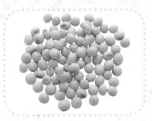

别名： 大豆。
来源： 豆科大豆属一年生草本植物的种子。
产地： 全国各地均有。
性味归经： 性平，味甘。归脾经、肾经。
适宜人群： 一般人都可食用。是更年期妇女、糖尿病和心血管病患者的理想食品。

健康密码

增强大脑活性

黄豆富含大豆卵磷脂，是大脑的重要组成成分之一。多吃黄豆有助预防老年痴呆症。此外，大豆卵磷脂中的甾醇，可增加神经功能和活力。

美白护肤

黄豆富含大豆异黄酮，这种植物雌激素能改善皮肤衰老。黄豆中含有的亚油酸可以有效阻止皮肤细胞中黑色素的合成。

预防癌症

美国纽约大学研究员实验发现，大豆含有蛋白酶抑制素，可以抑制多种癌症，对乳腺癌的抑制效果最为明显。

降低血脂和胆固醇

大豆中的植物固醇在肠道内可与胆固醇竞争，减少胆固醇吸收。在降低高脂血症患者血液中的"坏胆固醇"的同时，不影响血液中的"好胆固醇"，有降脂作用。

营养加油站

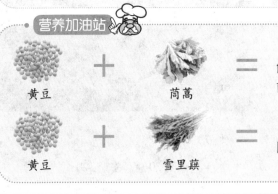

黄豆 + 茼蒿 = 两者同食，有助于缓解骨质疏松症，还能够调节更年期妇女体内的激素水平，从而起到缓解更年期综合征的作用。

黄豆 + 雪里蕻 = 两者同食，不仅味美，还能够起到滋阴润燥、开胃通便的食疗作用。

食用禁忌

1.患有严重肝病、肾病、痛风、消化性溃疡、动脉硬化、低碘者不宜食用，消化功能较弱、有慢性消化道疾病的人也应尽量少吃。

2.凡豆类均忌生食，生大豆含消化酶抑制剂及过敏因子等，食后易引起恶心、呕吐、腹泻等症，故必须彻底煮熟以后才能吃。

选购与储存

选购 颗粒饱满，用手掂量有沉甸甸的感觉。而且要选质地坚硬、饱满均匀、色泽光亮、无虫害、无霉变、无挂丝的黄豆。

储存 干燥处保存。

【营养档案】

100 克黄豆中含有：

人体必需营养素		维生素等营养素		矿物质	
热量	359（千卡）	胡萝卜素	220（微克）	钾	1503（毫克）
蛋白质	35（克）	维生素 A	37（微克）	磷	465（毫克）
脂肪	16（克）	维生素 B_2	0.2（毫克）	钙	191（毫克）
碳水化合物	18.7（克）	维生素 B_3	2.1（毫克）	镁	199（毫克）
膳食纤维	15.5（克）	维生素 E	18.9（毫克）	铁	8.2（毫克）

保健应用

黄豆拌雪菜 ▼

【原料】雪菜 350 克，泡好的黄豆 100 克，辣椒油、盐、味精、香油、蒜末各少许。

【做法】❶ 将腌好的雪菜去除老叶、老根，切成黄豆粒大小的丁，放沸水中焯一下，捞出过凉，控水备用。❷ 将黄豆煮熟，捞出与雪菜一起盛入盘中。❸ 将盐、味精、香油、辣椒油、蒜末一起加入雪菜和黄豆中，拌匀即可。

功效 营养丰富，增强身体抵抗力。

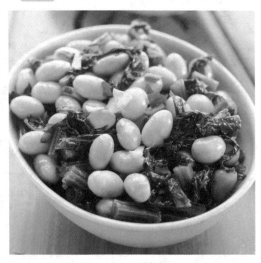

黄豆核桃糊 ▼

【原料】黄豆 300 克，白及 10 克，核桃肉 400 克，粳米 50 克，白糖适量。

【做法】❶ 将黄豆、白及、核桃肉、粳米分别清洗干净，烘干，共研成细粉，待用。❷ 先用适量冷水调成浆，拌匀，再徐徐倒入锅内滚水中（约 500 毫升），边倒入边搅拌，煮成糊状，加入白糖拌匀。

功效 益气养血，润燥消肿。

黄豆丹参膏 ▼

【原料】黄豆 500 克，丹参 250 克，蜂蜜、冰糖各适量。

【做法】❶ 将黄豆浸泡一夜，捞出，沥干水分，放入锅内，加入清水 500 毫升，置于火上，先用大火煮沸后，改为用小火炖至酥烂时，去渣留汁，待用。❷ 把丹参清洗干净，放入砂锅内，加水适量，置于火上，水煎 2 次，每次煎半小时，将 2 次煎液混合，去渣，留汁于锅中，加入黄豆汁，搅匀，用小火收汁。❸ 加入蜂蜜和冰糖，慢熬成膏。

功效 益气养血，清热解毒。

黑豆 消肿下气，压热解毒

性平

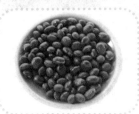

别名：乌豆、黑大豆、冬豆。
来源：为豆科植物大豆的黑色种子。
产地：全国各地均栽培。
性味归经：性平，味甘。归脾经、胃经。
适宜人群：一般人群均可。尤其适宜脾虚水肿、体虚多汗、肾虚耳聋、夜尿频多、白发早生等患者食用。

健康密码

补肾益精，乌发

黑豆具有补肾益精和润肤乌发的作用，经常食用有利于抗衰延年、解表清热、滋养止汗。

利水消肿

黑豆能利水、祛风，活血、解毒；可治水肿、风痹、脚气、黄疸、痢疾、腹痛、产后风痉。

祛湿，治疗关节炎

中医处方称黑豆皮为"料豆衣"或"稆豆衣"等，具有解毒利尿作用；中医处方称黑豆芽为"大豆卷"，水煎服可治疗风湿性关节炎。

退蛇毒，养目

黑豆叶以清水洗净、捣烂、外敷，可治蛇咬伤；黑豆花能治日翳。

营养加油站

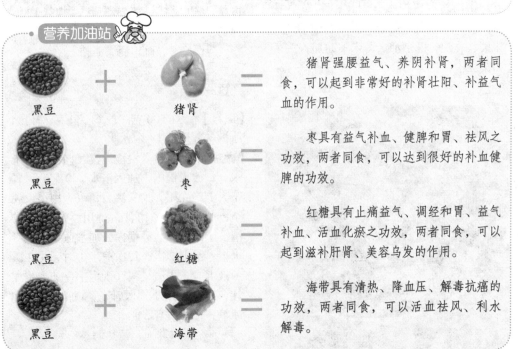

黑豆 ＋ 猪肾 ＝ 猪肾强腰益气、养阴补肾，两者同食，可以起到非常好的补肾壮阳、补益气血的作用。

黑豆 ＋ 枣 ＝ 枣具有益气补血、健脾和胃、祛风之功效，两者同食，可以达到很好的补血健脾的功效。

黑豆 ＋ 红糖 ＝ 红糖具有止痛益气、调经和胃、益气补血、活血化瘀之功效，两者同食，可以起到滋补肝肾、美容乌发的作用。

黑豆 ＋ 海带 ＝ 海带具有清热、降血压、解毒抗癌的功效，两者同食，可以活血祛风、利水解毒。

食用禁忌

1. 黑豆有解药毒的作用，同时亦可降低中药功效，故正在服中药者忌食黑豆。
2. 肠热便秘者少食。
3. 黑豆一次不宜吃得过多，否则容易胀气。

选购与储存

选购 颗粒均匀，表面光洁，无异味、无虫眼为佳。

储存 干燥处保存。

【营养档案】

100 克黑豆中含有：

人体必需营养素		维生素等营养素		矿物质	
热量	401（千卡）	胡萝卜素	30（微克）	钾	1377（毫克）
蛋白质	36（克）	维生素 A	5（微克）	磷	500（毫克）
脂肪	15.9（克）	维生素 B_2	0.33（毫克）	钙	224（毫克）
碳水化合物	23.4（克）	维生素 B_3	2（毫克）	镁	243（毫克）
膳食纤维	10.2（克）	维生素 E	17.36（毫克）	铁	7（毫克）

保健应用

黑豆莲藕鸡汤 ▼

【原料】黑豆 15 克，藕 500 克，鸡 1 只，大枣 12 枚，葱姜、料酒、盐、味精、白胡椒粉各适量。

【做法】❶ 先将鸡去毛、内脏，洗净，把鸡爪放入鸡腹中；藕去皮，切块；大枣去核；姜切片；葱段开。❷ 然后将水泡过的黑豆放入锅里干炒不放油，用大火炒到黑豆皮裂开后立刻放入清水里洗去浮皮，捞出备用。

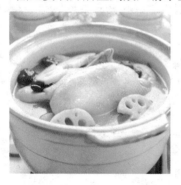

❸ 将鸡放入开水锅里加入料酒焯去腥味，再捞出来放进清水里洗净之后，再放入开水锅里，把葱段、姜片、炒过的黑豆、红枣、藕及适量的盐、味精、白胡椒粉放入锅里，用大火煮，开锅后改用小火炖熟即可。

•功效 健脾益胃，滋阴养血，调血糖。

黑豆猪肝汤 ▼

【原料】猪肝 200 克，黑豆 100 克，枸杞子 25 克，沙参 30 克，生姜（去皮）2 片，香油、盐各适量。

【做法】❶ 将黑豆放入锅中，用中火炒至豆衣裂开，再用清水洗净，沥干水分；将猪肝洗净，切块；枸杞子、沙参、姜片分别洗净。❷ 将猪肝、黑豆、枸杞子、沙参、生姜放入锅中，加清水适量，用小火煲至豆烂熟，加香油、盐调味即成。

•功效 此汤有补血养肝、益精明目之功效。适于身体虚弱所致面色苍白、头晕眼花、视物不清者食用。

红豆

生津健脾，养气血

性平

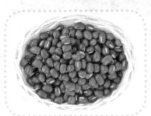

别名：赤豆、红饭豆、米赤豆。
来源：为豆科植物赤小豆或赤豆的种子。
产地：全国大部分地区均产，主产广东、广西、江西等地。
性味归经：性平，味甘、酸，无毒。归心经、小肠经、肾经、膀胱经。
适宜人群：一般人均可食用。

健康密码

增强心肌功能

红豆能促进心脏血管的活化；有怕冷、低血压、容易疲倦等现象的人，常吃红豆可改善这些不适的现象。

补气养血

多摄取红豆，可以补血，促进血液循环，强化体力，增强抵抗力。

促进乳汁分泌

哺乳期妇女多食红豆，可促进乳汁的分泌。

营养加油站

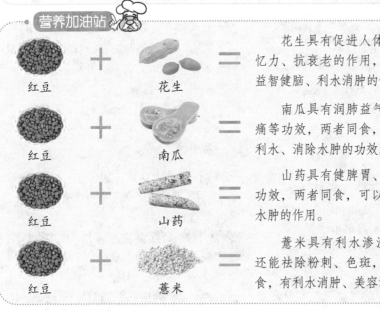

红豆 ＋ 花生 ＝ 花生具有促进人体的新陈代谢、增强记忆力、抗衰老的作用，两者同食，可以起到益智健脑、利水消肿的作用。

红豆 ＋ 南瓜 ＝ 南瓜具有润肺益气、防治水肿、消炎止痛等功效，两者同食，可以达到很好的滋阴利水、消除水肿的功效。

红豆 ＋ 山药 ＝ 山药具有健脾胃、助消化、强健机体之功效，两者同食，可以起到健脾止泻、消除水肿的作用。

红豆 ＋ 薏米 ＝ 薏米具有利水渗湿、健脾止泻的作用，还能祛除粉刺、色斑，治疗扁平疣，两者同食，有利水消肿、美容润肤的作用。

选购与储存

选购 颗粒饱满，无虫眼，柔润有光泽为佳。
储存 密封，放于阴凉干燥处。

食用禁忌

尿多的人忌食，体质属虚性者及肠胃较弱的人不宜多食。

【营养档案】

100 克红豆中含有：

人体必需营养素		维生素等营养素		矿物质	
热量	240（千卡）	维生素 B₁	0.05（微克）	钾	226（毫克）
蛋白质	4.8（克）	维生素 B₂	0.05（毫克）	磷	89（毫克）
脂肪	3.6（克）	维生素 B₃	1.7（毫克）	钙	2（毫克）
碳水化合物	55.1（克）	维生素 E	9.17（毫克）	镁	13（毫克）
膳食纤维	7.9（克）	维生素 C	—	铁	1（毫克）

保健应用

红豆汤圆 ▼

【原料】红豆、白糖、糯米粉各适量。

【做法】 ❶ 将红豆洗净，泡 8 个小时以上；糯米粉加水，和成面团。 ❷ 先将泡好的红豆用高压锅压 20 分钟。 ❸ 把糯米面团撮成一个一个小小的汤圆。 ❹ 高压锅气压下去后开盖继续煮开，再放入小汤圆，等汤圆浮起就可以了。 ❺ 按自己口味加白糖或者蜂蜜即可。

•功效 补气润燥。

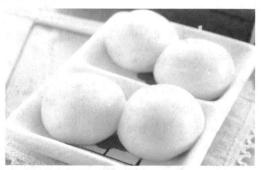

蜜豆双皮奶 ▼

【原料】红豆 30 克，莲子 20 克，百合 10 克，大米 20 克，冰糖适量。

【做法】 ❶ 莲子、百合、红豆用水洗净，浸泡半小时。 ❷ 大米用水洗净，备用。

❸ 砂锅中加适量清水，中火烧开。 ❹ 锅中放入莲子、百合、红豆。 ❺ 小火煮 20 分钟左右。 ❻ 放入大米，再煮 10 分钟。 ❼ 放入冰糖，用勺子搅拌至粥成即可。

•功效 祛湿益气，补养气血。

红豆薏米莲子粥 ▼

【原料】糯米 200 克，红豆 100 克，薏米 100 克，干莲子 50 克，冰糖适量。

【做法】 ❶ 红豆洗净，提前用清水浸泡 4 小时；薏米、干莲子、糯米洗净，提前用清水浸泡 2 小时。 ❷ 锅中加水，大火烧沸后将所有食材一并倒入锅中，边煮边适当搅拌。 ❸ 待粥煮开后，转小火继续煮半小时，化入冰糖，继续煮 10 分钟即可。

•功效 养气血，健脾生津。

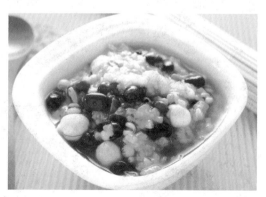

绿豆 解毒，抗菌抑菌

性寒

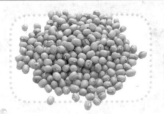

别名： 青小豆、菉豆、植豆。
来源： 为豆科植物绿豆的种子。
产地： 全国大部分地区均产。
性味归经： 性寒，味甘。归心经、胃经。
适宜人群： 一般人均可食用。

健康密码

抗过敏

绿豆的有效成分具有抗过敏作用，可辅助治疗荨麻疹等。绿豆对葡萄球菌有抑制作用。

抗菌抑菌

绿豆所含的单宁能凝固微生物原生质，可产生抗菌活性。绿豆中的黄酮类化合物、植物甾醇等生物活性物质也有一定程度的抑菌抗病毒作用。

护肝养肾

绿豆中所含蛋白质、磷脂均有兴奋神经、增进食欲的功效。绿豆含丰富胰蛋白酶抑制剂，可以保护肝脏，减少蛋白分解，减少氮质血症，因而保护肾脏。

解毒

绿豆蛋白、鞣质和黄酮类化合物可与有机磷农药、汞、砷、铅化合物结合形成沉淀物，使之减少或失去毒性，并不易被胃肠道吸收，故有解毒作用。

营养加油站

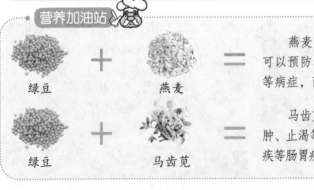

绿豆 ＋ 燕麦 ＝

燕麦具有健脾益气、补虚止汗的功效，可以预防动脉硬化、心脑血管疾病、糖尿病等病症，两者同食，可以辅助治疗糖尿病。

绿豆 ＋ 马齿苋 ＝

马齿苋具有清热利湿、止痢消炎、利尿消肿、止渴等功效，两者同食，可以有效治疗痢疾等肠胃疾病，还能够清热解毒、消暑祛热。

食用禁忌

1. 绿豆与西红柿、鲤鱼、狗肉、榧子壳不可同食。
2. 绿豆忌用铁锅煮。绿豆中含有单宁，在高温条件下遇铁会生成黑色的单宁铁，喝了以后会影响人的食欲，对人体有害。
3. 服药，特别是服温补药时不宜食用绿豆，以免降低药效。

选购与储存

选购 新绿豆颗粒饱满，颜色鲜艳。颜色发暗或干瘪表示存放过久。

储存 放入冰箱冷冻；或放阴凉干燥的地方。

【营养档案】

100 克绿豆中含有：

人体必需营养素		维生素等营养素		矿物质	
热量	329（千卡）	胡萝卜素	130（微克）	钾	787（毫克）
蛋白质	21.6（克）	维生素 A	22（微克）	磷	337（毫克）
脂肪	0.8（克）	维生素 B₂	0.11（毫克）	钙	81（毫克）
碳水化合物	55.6（克）	维生素 B₃	2（毫克）	镁	125（毫克）
膳食纤维	6.4（克）	维生素 E	10.95（毫克）	铁	6.5（毫克）

保健应用

薄荷绿豆汤 ▼

【原料】绿豆 30 克，薄荷干 10 克，水适量。

【做法】❶ 绿豆放入清水中煮熟。❷ 薄荷干用水冲洗，加水 1 大碗，浸泡半小时，然后用大火煮沸，冷却，过滤，再与冷却的绿豆汤混合搅匀。

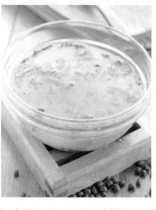

功效 增进食欲，降血脂，降低胆固醇，抗过敏，解毒，保护肝脏。

海带绿豆汤 ▼

【原料】绿豆 40 克，海带 100 克，甜杏仁 30 克，布包玫瑰花 1 个，红糖适量。

【做法】❶ 将绿豆洗净，海带切丝。❷ 将海带、绿豆、甜杏仁一同放入锅中，加水煮，并加入布包玫瑰花。❸ 将海带、绿豆煮熟后，取出玫瑰花布包，加入红糖即可。

功效 化痰，清热，降血压。

绿豆饼 ▼

【原料】绿豆 40 克，糯米面 100 克，白糖适量。

【做法】❶ 绿豆洗净，清水浸泡 4 小时以上，入锅煮熟后捞出沥干，加糖拌匀并压成绿豆泥。❷ 糯米加水揉匀，分成 25 克大小的面团。❸ 将绿豆泥包入面团，放入模子成型，或直接稍稍压平，入锅蒸熟即可。

功效 护肝，解毒。

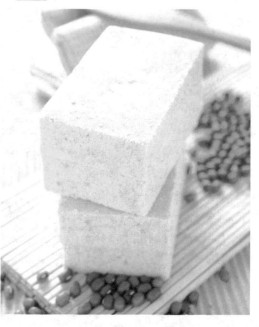

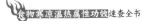
青豆 预防心脏病，延年益寿

性平

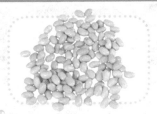

别名： 青大豆。
来源： 青豆是豆科豌豆属一年生或二年生攀缘草本植物。
产地： 主要产于东北、华北地区。
性味归经： 性平，味甘。归脾经、肠经。
适宜人群： 一般人群均可。

健康密码

健脑，保持血管弹性

青豆富含不饱和脂肪酸和大豆磷脂，有保持血管弹性、健脑和防止脂肪肝形成的作用。

抗氧化，消除炎症

青豆中富含多种抗氧化成分，还能消除炎症。青豆可以为人体提供儿茶素及表儿茶素两种类黄酮抗氧化剂。这两种物质能够有效去除体内的自由基，预防由自由基引起的疾病，延缓身体衰老速度，还有消炎、广谱抗菌的作用。

预防心脏病，延年益寿

青豆中还含有两种类胡萝卜素：α-胡萝卜素和β-胡萝卜素。研究发现，血液中α-胡萝卜素的含量越高，个体的寿命越长。β-胡萝卜素也是一种抗氧化剂，具有解毒作用，能够降低患心脏病的风险。

预防癌症，抗衰老

青豆中富含皂角苷、蛋白酶抑制剂、异黄酮、钼、硒等抗癌成分，对前列腺癌、皮肤癌、肠癌、食管癌等癌症有抑制作用。

营养加油站

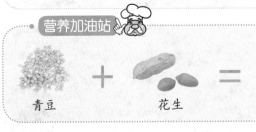

青豆 + 花生 =

花生具有通便排毒、止血养血、延缓衰老、降低胆固醇、健脑益智、促进生长发育、促进新陈代谢、抗菌抑菌之功效，两者同食，能够起到强筋健骨、健脑益智的食疗作用。

食用禁忌

1. 青豆富含嘌呤，痛风患者吃过多的青豆会影响嘌呤代谢，容易引起痛风发作，因此应尽量少吃。
2. 食用青豆会刺激胃液分泌，所以胃酸过多的患者吃过多的青豆会导致胃酸更多，而且容易引起腹胀。
3. 患有严重肝病、肾病、消化性溃疡、动脉硬化、低碘患者忌食。

选购与储存

选购 挑选青豆不要选太大的，以色泽青翠、豆身饱满者为佳。

储存 放于冰箱冷藏。

【营养档案】

100 克青豆中含有：

人体必需营养素		维生素等营养素		矿物质	
热量	373（千卡）	胡萝卜素	790（微克）	钾	718（毫克）
蛋白质	34.5（克）	维生素 A	132（微克）	磷	195（毫克）
脂肪	16（克）	维生素 B_2	0.18（毫克）	钙	200（毫克）
碳水化合物	22.8（克）	维生素 B_3	3（毫克）	镁	128（毫克）
膳食纤维	12.6（克）	维生素 E	10.09（毫克）	铁	8.4（毫克）

保健应用

青豆汤 ▼

【原料】青豆、洋葱末、黄油、面粉、鸡汤、盐、胡椒各适量。

【做法】❶ 锅内加入黄油，将洋葱末煸香，倒入青豆略炒一下，加入鸡汤，以大火烧滚。❷ 用黄油将面粉炒香成浆，徐徐倒入汤内，搅拌，使汤浓稠。❸ 用粉碎机将汤连料搅打粉碎，回锅烧滚，加盐、胡椒调味后装盆即可。

功效 消炎，促进大脑活性。

鱼香酥青豆 ▼

【原料】青豆250克，泡辣椒4只，姜、葱、蒜、白糖、酱油、香油、醋、味精、植物油各适量。

【做法】❶ 青豆洗净，滤干水分。❷ 泡辣椒洗净，去蒂、子，剁末。❸ 姜、蒜去皮，剁成茸；葱切末。❹ 将泡椒末、姜茸、蒜茸、葱末、白糖、酱油、盐、味精、醋、香油调成鱼香味汁备用。❺ 烧热锅，下油烧至六成熟时，下青豆，炸至豆酥脆时捞入碟内凉凉，然后淋上调好的味汁即可。

功效 开胃消食，消除压力，增强抗病能力。

番茄焖青豆 ▼

【原料】番茄150克，青豆300克，火腿肠50克，盐、胡椒粉、鸡精、白砂糖、植物油各适量。

【做法】❶ 番茄入沸水烫过，去皮，切丁；火腿肠切丁。❷ 锅内放油烧到六七成热时，下青豆略炒，加适量清水、盐和白糖，烧开后，用中火煮至青豆松软汁少时，放番茄丁、火腿肠丁合炒，用鸡精、胡椒粉调味即可。

功效 健脑补脑，畅清血液，增强抗氧化能力。

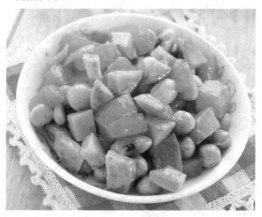

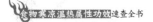

芸豆

增强免疫力，抑制肿瘤

性平

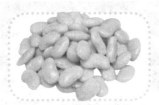

别名： 菜豆、白肾豆、架豆、刀豆、扁豆、玉豆、祛湿豆。
来源： 蝶形花科菜豆属。
产地： 全国大部分地区均种植。
性味归经： 性平，味甘、淡。归胃经、肾经。
适宜人群： 一般人群均可食用，三高人群尤为适宜。

健康密码

增强免疫力，抑制肿瘤

芸豆含有皂苷、尿毒酶和多种球蛋白等独特成分，具有提高人体自身的免疫能力，增强抗病能力，激活淋巴 T 细胞，促进脱氧核糖核酸的合成等功效，对肿瘤细胞有抑制作用。

预防心血管疾病

芸豆是一种难得的高钾、高镁、低钠食品，尤其适合心脏病、动脉硬化患者食用。

营养加油站

芸豆	+ 瘦肉	= 瘦肉能够滋阴润燥、补虚养血、滋养脏腑、健身长寿，两者同食，能够补肾养血、强身健体。
芸豆	+ 山药	= 山药具有健脾胃、滋肾益精、养护肌肤、强健机体之功效，两者同食，可以强身健体、提高免疫力。
芸豆	+ 土豆	= 芸豆具有温中下气、补元气、提高人体免疫力的作用，土豆能补气健脾、益气强身。两者同食能补脾胃，提高机体免疫力。
芸豆	+ 猪肉	= 猪肉具有滋阴润燥、补血养虚、滋养脏腑的功效，两者同食能够充分补充身体所需营养，提升阳气。

食用禁忌

1. 芸豆不宜生食，因为芸豆生吃会产生毒素，导致腹泻，呕吐等现象。
2. 芸豆在消化吸收过程中会产生过多的气体，造成胀肚、消化功能不良，有慢性消化道疾病的人应尽量少食。

选购与储存

选购 颗粒饱满，无虫眼，闻着有清香味道的芸豆为佳。

储存 放入冰箱冷藏。

【营养档案】

100 克芸豆（带皮）中含有：

人体必需营养素		维生素等营养素		矿物质	
热量	315（千卡）	胡萝卜素	0.18（微克）	钾	1058（毫克）
蛋白质	23.4（克）	维生素 B₂	0.26（毫克）	磷	386（毫克）
脂肪	1.4（克）	维生素 B₃	2.4（毫克）	钙	349（毫克）
碳水化合物	57.2（克）	维生素 E	6.16（毫克）	镁	197（毫克）
膳食纤维	9.8（克）	维生素 C	—	铁	8.7（毫克）

保健应用

话梅芸豆 ▼

【原料】白芸豆 200 克，话梅 8 粒。

【做法】❶ 将白芸豆浸泡一夜后搓掉外衣，放高压锅中加水和话梅煮 15 ~ 20 分钟。❷ 打开锅盖，连水倒入密封盒中，凉凉后放冰箱，冷藏 2 ~ 3 天再吃味道更好。

●功效 开胃，益肠道。

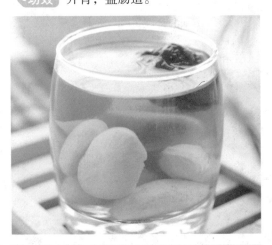

蒜蓉芸豆丝 ▼

【原料】芸豆 300 克，香肠 50 克，蒜头、生粉、食用油适量。

【做法】❶ 芸豆择去豆筋，洗净，切丝；香肠切丝；蒜剁成末。❷ 炒锅烧热放油，放入一半蒜末炒香，放入芸豆丝翻炒 3 分钟，放少量水烧开，放入香肠丝翻炒，放盐、生粉勾芡，撒上剩下一半的蒜末，关火即可。

●功效 预防癌症。

芸豆炖排骨 ▼

【原料】排骨 300 克，芸豆 150 克，盐、生抽、葱、姜、八角、米酒、枸杞子、沙参各适量。

【做法】❶ 排骨飞水，与葱、姜、八角、米酒、枸杞子、沙参、生抽一起放入高压锅中煮 15 分钟。❷ 锅中没气以后，打开锅盖，放入芸豆，盖盖，焖 15 分钟后加盐即可。

●功效 预防心血管疾病。

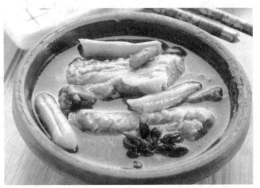

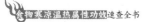

豇豆

抗病毒，防治糖尿病

性平

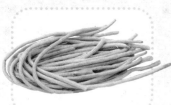

别名： 角豆、姜豆、带豆、饭豆、腰豆。
来源： 为豆科一年生草本植物的果实。
产地： 全国各地均产。
性味归经： 性平，味甘、咸。归脾经、胃经。
适宜人群： 尤其适宜脾胃气虚、肾虚、腹泻、小便频数、遗精、月经不调等患者食用。

健康密码

补充营养

豇豆含有易于消化吸收的优质蛋白质，适量的碳水化合物及多种维生素、微量元素等，可补充机体的营养素。

助消化，促食欲

豇豆所含 B 族维生素能维持正常的消化腺分泌和胃肠道蠕动，抑制胆碱酶活性，可帮助消化，增进食欲。

营养加油站

豇豆 + 菜花	=	菜花能够助消化、增食欲、生津止渴、爽喉润肺，两者同食，可以达到很好的健脾胃、润肺爽喉的功效。
豇豆 + 玉米	=	玉米具有益肺宁心、健脾开胃、泄热利尿、止血降压的功效，两者同食，可以起到很好的健脾开胃、利水利尿的作用。
豇豆 + 冬瓜	=	冬瓜具有清热解毒、利水消肿、排毒润肠、通便的功效，两者同食，可以补肾、消除水肿。
豇豆 + 绿豆	=	绿豆具有滋补强壮、清热解毒、消暑止渴、利水消肿的功效，两者同食，可以达到很好的清热解毒的功效。

食用禁忌

1. 气滞、腹胀者应忌食豇豆。
2. 豇豆要烹饪热透食用，不熟豆角易导致腹泻、中毒。

选购与储存

选购 豇豆一般分三类：一类是绿荚型，荚果细长，深绿色，肉厚，豆粒小，不露子，口感脆；另一类是白荚型，荚果较粗，淡绿或绿白色，肉薄，质地疏松，易露子，口感软糯；还有一类是红荚型，荚果紫红色，粗短，肉质中等，易老。不管哪种类型，以豆粒数量多，排列稠密的品质最优。

储存 放入冰箱冷藏。

【营养档案】

100 克豇豆中含有：

人体必需营养素		维生素等营养素		矿物质	
热量	359（千卡）	胡萝卜素	220（微克）	钾	1503（毫克）
蛋白质	35（克）	维生素 A	37（微克）	磷	465（毫克）
脂肪	16（克）	维生素 B₂	0.2（毫克）	钙	191（毫克）
碳水化合物	18.7（克）	维生素 B₃	2.1（毫克）	镁	199（毫克）
膳食纤维	15.5（克）	维生素 E	18.9（毫克）	铁	8.2（毫克）

保健应用

豇豆肉丝 ▼

【原料】豇豆 300 克，肉丝 100 克，蒜 2 瓣，干辣椒 1 个，姜丝 5 克，盐、味精、植物油各适量。

【做法】① 肉丝加盐、酱油、淀粉腌制 10 分钟。② 豇豆洗净，切段，然后用清水浸泡半个小时。③ 锅中放油烧热，倒入腌制好的肉丝煸炒 1 分钟，装起来待用。④ 锅中放底油，加点儿干辣椒、姜丝爆炒 10 秒，然后倒入洗好的豇豆。⑤ 煸炒 1 分钟，加点儿盐和拍碎的蒜，再煸炒 2 分钟。⑥ 然后倒入待用的肉丝炒 30 秒，再往锅里加点儿水，开后加点儿盐、味精起锅即可。

功效 补充营养物质。

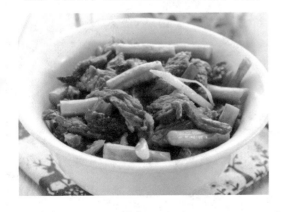

麦仁豇豆 ▼

【原料】净麦仁 50 克，豇豆 50 克，冰糖 40 克，干百合、大枣、干白果、干莲子各 30 克，桂圆肉、水发燕窝、湿淀粉、白糖适量。

【做法】① 将麦仁用水淘净，捞出放在小碗里，与冰糖、燕窝一起上笼蒸 1 个小时后取出；干百合、白果用水泡软，拣去杂质；莲子用水泡软，裁去头，捅出莲心，上笼蒸熟；大枣用水洗净，煮熟，去核，切成片，备用。② 将锅放旺火上，加清水适量，蒸好的麦仁、燕窝同豇豆、白糖、百合、桂圆肉、白果、莲子等一起下锅，煮沸勾入湿淀粉，盛入碗内即成。

功效 消暑败火，养心安神。适用于神志恍惚或神经衰弱、心悸怔忡、失眠健忘病症。

扁豆

清热解毒，抗氧化

性平

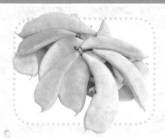

别名：鹊豆、菜豆、四季豆、芸豆、南扁豆、白扁豆。
来源：一年生缠绕藤本植物的种子，荚果里长椭圆形，扁平。
产地：我国各地均有。
性味归经：性平，味甘。归脾经、胃经。
适宜人群：一般人都可食用，尤其适合妇女白带多、皮肤瘙痒、急性肠炎者食用。

健康密码

防治心血管疾病

扁豆高钾低钠，经常食用有利于保护心脑血管，调节血压。

解暑

扁豆花有化湿解暑之功效，主要用于夏季暑湿、发热、心烦、胸闷、吐泻等。

抗氧化，防癌抗癌

扁豆富含生物类黄酮，具有抗氧化作用，可防突变，抑癌抗癌。扁豆中所含的血细胞凝聚素，具有消退肿瘤的作用，因此肿瘤及癌症患者可将其作为日常食疗品经常食用，以达到辅助治疗的目的。

清热解毒，消肿祛湿

扁豆衣为扁豆的种皮，性味功用与扁豆类似，唯效力逊于扁豆，但毫无壅滞之弊，用于脾虚泄泻、水肿、清热除湿等。

帮助消化

扁豆能和中、消暑、下气，对呕吐、泻痢、消化不良或夏季暑热引起的肠胃性疾病都有一定的辅助治疗作用。

营养加油站

扁豆	+	枣	=	枣具有益气补血、祛风散寒、止咳化瘀之功效，两者同食，能够起到辅助治疗百日咳的作用。
扁豆	+	蘑菇	=	蘑菇具有补虚、抗癌、增强体质之功效，两者同食，可以起到增强人体免疫力、止咳祛痰的作用。

选购与储存

选购 青荚种及青荚红边种豆，以嫩荚口感更好，不可购买鼓粒的。
储存 装入袋子放入冰箱冷藏。

食用禁忌

1. 寒热病者、患疟者不可食。

2. 扁豆中含有皂素和植物血凝素两种有毒物质，必须在高温下才能被破坏，如果加热不彻底，在食后 2~3 小时会出现呕吐、恶心、腹痛、头晕等中毒反应。

【营养档案】

100 克扁豆中含有：

人体必需营养素		维生素等营养素		矿物质	
热量	283（千卡）	胡萝卜素	—	钾	1070（毫克）
蛋白质	19（克）	维生素 A	—	磷	340（毫克）
脂肪	1.3（克）	维生素 B₂	0.11（毫克）	钙	68（毫克）
碳水化合物	55.6（克）	维生素 B₃	1.2（毫克）	镁	163（毫克）
膳食纤维	13.4（克）	维生素 E	0.89（毫克）	铁	4.0（毫克）

保健应用

扁豆炒肉 ▼

【原料】扁豆 300 克，猪里脊 100 克，白芝麻、盐、葱、姜、蒜、料酒、淀粉、芝麻、植物油各适量。

【做法】❶ 扁豆洗净，掰成小段，或者斜刀切成菱形段；葱、姜、蒜分别切末备用；里脊肉洗净，切片，放入盐、料酒、淀粉腌制一会儿备用。❷ 炒锅倒入适量油烧热，下入肉片翻炒，变色后取出。❸ 留底油，下入扁豆小火慢炒，焖熟，快熟的时候放入葱、姜末，翻炒均匀，待扁豆完全成熟后，放入肉片，加盐调味，不断翻炒，出锅前放入芝麻炒匀即可。

• 功效 消烦祛湿，增强免疫力。

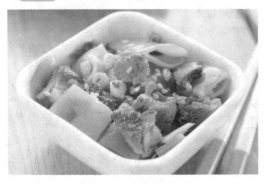

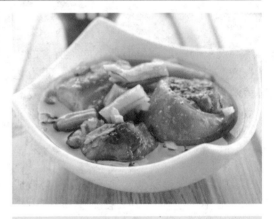

豉香鸡块炖扁豆 ▼

【原料】鸡腿 6 个，扁豆 200 克，葱、姜、蒜、豆豉、盐、蚝油、老抽、生抽、糖、料酒、植物油各适量。

【做法】❶ 鸡腿剁成块，用清水泡去血水，沥干。❷ 扁豆择去老筋，洗净，掰成段儿。❸ 豆豉用清水冲洗一下沥干；老抽、生抽、蚝油、白糖混匀调成调味汁。❹ 锅入油，爆香葱、姜、蒜，倒入鸡块翻炒至变色。❺ 倒入豆豉、料酒和调味汁，炒匀。❻ 倒入扁豆翻炒，然后倒入没过材料的热水。❼ 转中小火炖至汤汁浓稠，最后根据个人口味加盐。

• 功效 增强心肌功能。

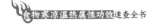
豌豆 抗菌消炎，抗癌防癌

 性平

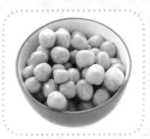

别名：麦豌豆、寒豆、麦豆、雪豆、毕豆、麻累、国豆、蚕豆。

来源：为豆科一年或二年草本植物的种子。

产地：全国各地均产。

性味归经：性平，味甘。归脾经、胃经。

适宜人群：一般人都可食用，尤其适合高血压、糖尿病、高脂血症、动脉硬化、腹胀、下肢水肿等患者食用。

健康密码

抗菌消炎，预防便秘

豌豆与一般蔬菜有所不同，所含的止权酸、赤霉素和植物凝素等物质，具有抗菌消炎、增强新陈代谢的功能。在豌豆和豆苗中含有较为丰富的膳食纤维，可以防治便秘，有清肠作用。

促进发育

豌豆富含赖氨酸，缺乏赖氨酸会造成胃液分泌不足而出现厌食、营养性贫血，致使中枢神经受阻、发育不良。因此，多吃豌豆能促进人体发育、增强免疫功能，并有提高中枢神经组织功能的作用。

抗癌防癌

在豌豆荚和豆苗的嫩叶中富含维生素C和能分解体内亚硝胺的酶，可以分解亚硝胺，具有抗癌防癌的作用。

防治糖尿病

研究表明，豌豆在一定程度上能治疗糖尿病。

营养加油站

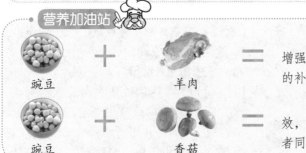

豌豆 ＋ 羊肉 ＝ 羊肉可以益气补虚、促进血液循环、增强御寒能力，两者同食，可以达到很好的补中益气、滋补身体的食疗功效。

豌豆 ＋ 香菇 ＝ 香菇具有化痰理气、益胃和中之功效，适用于食欲不振、身体虚弱等症，两者同食，可以起到开胃消食的作用。

食用禁忌

1. 脾胃虚弱者不宜多食，以免引起消化不良。炒熟的干豌豆不易消化，过食可引起消化不良、腹胀等。

2. 豌豆搭配醋易引起消化不良。

选购与储存

选购 荚果扁圆形表示成熟度最佳。荚果正圆形表示已经过老，筋（背线）凹陷也表示过老；手握一把时咔嚓作响表示新鲜程度高；豌豆上市的早期要买饱满的，后期要买偏嫩的。

储存 豌豆要随吃随剥，以免过早剥出使豌豆仁变老。

【营养档案】

100 克豌豆中含有：

人体必需营养素		维生素等营养素		矿物质	
热量	334（千卡）	胡萝卜素	250（微克）	钾	500（毫克）
蛋白质	20.3（克）	维生素 A	42（微克）	磷	345（毫克）
脂肪	1.1（克）	维生素 B_2	0.14（毫克）	钙	67（毫克）
碳水化合物	65.8（克）	维生素 B_3	2.4（毫克）	镁	41（毫克）
膳食纤维	10.4（克）	维生素 E	11.42（毫克）	铁	7.9（毫克）

保健应用

豌豆黄 ▼

【原料】白豌豆 250 克，食碱、白糖各适量。

【做法】❶ 白豌豆稍磨去皮，用凉水浸泡 2 小时以上。❷ 用铜锅烧水，将去皮的豌豆放入锅内，加碱，将豌豆煮成粥状，用纱布去汁。❸ 将豌豆粥放入炒锅内加白糖炒约 30 分钟，即可出锅。❹ 把出锅后的豆泥倒入白铁模具内，盖上光滑的薄纸，防止裂纹，凉凉后即成豌豆黄。

功效 清肠，预防便秘。

香菇豌豆炒马蹄 ▼

【原料】鲜香菇 3 朵，豌豆 100 克，马蹄 6 只，蒜 2 瓣，色拉油、红椒、盐、鸡精各适量。

【做法】❶ 香菇洗净，切片；豌豆去老筋，撕成小片，洗净；马蹄洗净，去皮，切片。❷ 炒锅烧热下油，烧至 5 成热，下蒜炒香。❸ 下香菇翻炒几下。❹ 下豌豆翻炒几下。❺ 下马蹄、红椒同炒，可以

加少量高汤，下盐和鸡精调味即可。

功效 增强免疫力，防癌抗癌。

清炒豌豆 ▼

【原料】豌豆 300 克，盐、鸡精、蒜、香油、姜、植物油各适量。

【做法】❶ 将豌豆洗净，姜、蒜切末备用。❷ 炒锅倒油烧热，放入姜末和部分蒜末炒香，然后下入豌豆大火快炒，临出锅前放入剩下的蒜末，用盐、鸡精调味，淋入香油炒匀即可关火。

功效 清热去燥，提高免疫力。

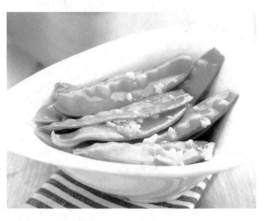

蚕豆 增强记忆力，强健骨骼

性平

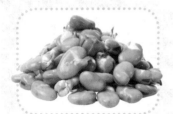

别名：胡豆、佛豆、川豆、倭豆、罗汉豆。
来源：豆科植物蚕豆的成熟种子。
产地：主产于四川、云南、江苏、湖北等地。
性味归经：性平，味甘。归脾经、胃经。
适宜人群：适宜于脾胃气虚、慢性肾炎、大便稀溏、胃癌、肠癌、食管癌、宫颈癌等患者食用。

健康密码

防治便秘

蚕豆皮中的膳食纤维可促进肠蠕动，预防便秘。

促进骨骼生长

蚕豆中的钙，有利于骨骼对钙的吸收与钙化，能促进人体骨骼的生长发育。

增强记忆力

蚕豆中含有调节大脑和神经组织的重要成分钙、锌、锰、磷脂等，并含有丰富的胆石碱，有增强记忆力的作用。

预防动脉硬化，降低胆固醇

蚕豆中的维生素C可以延缓动脉硬化，蚕豆皮中的膳食纤维有降低胆固醇、促进肠蠕动的作用。

预防心血管疾病

蚕豆中的蛋白质含量丰富，且不含胆固醇，可以提高食品营养价值，预防心血管疾病。

营养加油站

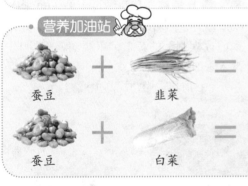

蚕豆 ＋ 韭菜 ＝

韭菜具有促进食欲、帮助消化、防治便秘、防治肠道疾病之作用，两者同食，可以帮助消化，消除蚕豆易引发的腹胀感，通肠通便。

蚕豆 ＋ 白菜 ＝

白菜具有解热除烦、助消化、润肠排毒、通便、养胃生津、止咳润肺、解渴利尿等功效，两者同食，可以起到润肺生津、利水通肠的作用。

食用禁忌

1.有遗传性血红细胞缺陷症者，患有痔疮出血、消化不良、慢性结肠炎、尿毒症等患者，不宜进食蚕豆。
2.蚕豆不宜与田螺同食。

选购与储存

选购 皮色浅绿，无干瘪，无虫眼为优质；劣质蚕豆皮发黑。
储存 阴凉干燥处保存。

第五章

水产类

性味寒热功效速查

青鱼 抗癌抗衰老

性平

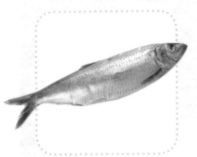

别名： 青鲤鱼。
来源： 为鲤科动物青鱼的肉，是我国著名的四大家鱼之一。
产地： 主要分布在长江、珠江及其支流。现在我国各地均有养殖。
性味归经： 性平，味甘。归脾经、胃经。
适宜人群： 一般人群均可食用。适宜各类水肿、肝炎、肾炎、脚气、脾胃虚弱、气血不足、营养不良者食用。

健康密码

抗癌

青鱼中除含有丰富蛋白质、脂肪外，还含丰富的硒、碘等微量元素，故有抗癌作用。

抗衰老，辅助治疗疾病

青鱼肉中富含核酸，这是人体细胞所必需的物质，核酸食品可延缓衰老，辅助疾病的治疗。

营养加油站

青鱼 ＋ 银耳 ＝ 银耳具有滋阴润燥、益气养胃、清肠通便、补脾润肺、抗癌、润肤祛斑等功效，两者同食，可以达到滋阴润燥、益气养肝的食疗功效。

青鱼 ＋ 韭菜 ＝ 韭菜具有祛寒散瘀、滋阴壮阳、活血、理气降逆的功效，两者同食，能够起到很好的补气除烦的作用。

食用禁忌

1. 脾胃蕴热者不宜食用，瘙痒性皮肤病、内热、荨麻疹、癣病者应忌食。
2. 青鱼忌与李子同食；青鱼忌用牛、羊油煎炸；不可与荆芥、白术、苍术同食。

选购与储存

选购 看鱼眼，饱满凸出、角膜透明清亮的是新鲜鱼。眼球不凸出，眼角膜起皱或眼内有瘀血的不新鲜。

储存 宜现买现吃。

【营养档案】

100 克青鱼中含有：

人体必需营养素		维生素等营养素		矿物质	
热量	118（千卡）	维生素 A	42（微克）	钾	325（毫克）
蛋白质	20.1（克）	维生素 B$_1$	0.03（毫克）	钠	47.4（毫克）
脂肪	4.2（克）	维生素 B$_2$	0.07（毫克）	钙	31（毫克）
碳水化合物	—	维生素 B$_3$	2.9（毫克）	镁	32（毫克）
膳食纤维	—	维生素 E	0.81（毫克）	硒	37.69（微克）

保健应用

青鱼烧冬笋 ▼

【原料】青鱼 500 克，冬笋、葱、姜、料酒、生抽、白糖、植物油各适量。

【做法】❶ 青鱼洗净，剁块；冬笋切片。❷ 烧热炒锅下油，油温后下葱段、姜片煸香，下青鱼块和冬笋片煸炒。❸ 烹入料酒，调入生抽和白糖。❹ 加入 1 小碗清水，大火烧开后转中火 15 分钟至鱼块酥软，大火收汁即可。

●功效　抗癌。

糖醋鱼块 ▼

【原料】青鱼 500 克，葱、姜、蒜、盐、料酒、番茄酱、生抽、白糖、白醋、植物油各适量。

【做法】❶ 青鱼洗净，剁大块，用盐和料酒腌渍半小时。❷ 将鱼块抹干表面水分，下油锅炸至金黄色捞出滤油。❸ 锅内留少许底油，放入葱、姜、蒜末小火煸香。❹ 加入料酒、番茄酱、生抽、白糖和适量清水煮至汤汁黏稠。❺ 放入鱼块翻炒，使汤汁包裹鱼块，最后烹入白醋即可。

●功效　酸甜可口，开胃消食。

龙井鱼片 ▼

【原料】青鱼 500 克，龙井茶叶 25 克，熟火腿末、熟竹笋、水发香菇各 50 克，鸡蛋清、盐、料酒、味精、鸡汤、湿淀粉、熟猪油各适量。

【做法】❶ 鱼肉、竹笋、香菇分别切片，用盐、湿淀粉、鸡蛋清拌匀。❷ 茶叶用沸水浸泡 1 分钟，去渣取茶汁。❸ 油烧热，下鱼片，刚熟即捞出。❹ 锅内加鸡汤、盐、料酒、味精、香菇、竹笋，烧开后加鱼片，用湿淀粉勾芡，放茶汁，淋熟猪油，装盘，撒火腿末即成。

●功效　补脑提神。

红烧青鱼段 ▼

【原料】青鱼块 400 克，尖椒、葱、姜、酱油、料酒、植物油各适量。

【做法】❶ 锅置旺火上烧热，放少量油，油热下青鱼块煎。❷ 加葱段、姜末、酱油、料酒、糖烧一会儿。❸ 加沸水，加尖椒转小火将鱼烧熟。❹ 用旺火收浓汤汁，撒上葱段，加入味精即可。

●功效　美味可口，补充营养。

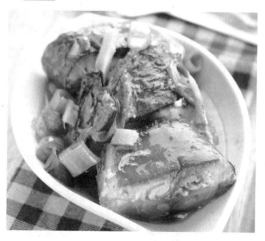

草鱼 防治心血管疾病

性温

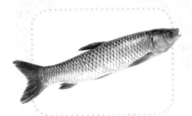

别名：鲩、油鲩、草鲩、白鲩、草苞。
来源：为鲤科动物草鱼的全体。
产地：我国南北平原各地区，各水域都有分布养殖。
性味归经：性温，味甘。归肝经、胃经。
适宜人群：一般人都可食用，比较适宜脾胃虚弱及营养不良者食用。

健康密码

抗衰老，抗肿瘤

草鱼含有丰富的硒元素，经常食用有抗衰老、养颜的功效，而且对肿瘤也有一定的防治作用。

防治心血管疾病

草鱼含有丰富的不饱和脂肪酸，对血液循环有利，是心血管病人的良好食物。

滋补身体，开胃

对于身体瘦弱、食欲不振的人来说，草鱼肉嫩而不腻，可以开胃、滋补。

营养加油站

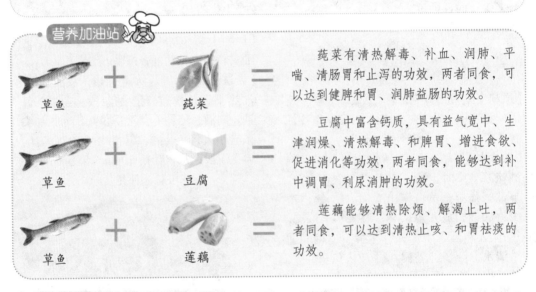

草鱼 ＋ 莼菜 ＝ 莼菜有清热解毒、补血、润肺、平喘、清肠胃和止泻的功效，两者同食，可以达到健脾和胃、润肺益肠的功效。

草鱼 ＋ 豆腐 ＝ 豆腐中富含钙质，具有益气宽中、生津润燥、清热解毒、和脾胃、增进食欲、促进消化等功效，两者同食，能够达到补中调胃、利尿消肿的功效。

草鱼 ＋ 莲藕 ＝ 莲藕能够清热除烦、解渴止吐，两者同食，可以达到清热止咳、和胃祛痰的功效。

选购与储存

选购 鱼眼饱满凸出、角膜透明的是新鲜鱼；眼球不凸出，眼角膜起皱的说明不新鲜。

储存 在活草鱼的鼻孔里滴1～2滴白酒，然后把鱼放在通气的篮子里，上面盖一层湿布，2～3天鱼不会死去。

食用禁忌

患疔肿疮疡者忌食。鱼胆有毒不能吃。

【营养档案】

100 克草鱼中含有:

人体必需营养素		维生素等营养素		矿物质	
热量	113（千卡）	维生素 A	11（微克）	钾	312（毫克）
蛋白质	16.6（克）	维生素 B_1	0.04（毫克）	钠	46（毫克）
脂肪	5.2（克）	维生素 B_2	0.11（毫克）	钙	38（毫克）
碳水化合物	—	维生素 B_3	2.8（毫克）	镁	31（毫克）
膳食纤维	—	维生素 E	2.03（毫克）	磷	203（毫克）

保健应用

草鱼豆腐 ▼

【原料】草鱼 500 克，豆腐 250 克，青蒜 25 克，鸡油 50 克，料酒、酱油、白糖、鸡汤各适量。

【做法】❶ 将草鱼去鳞、内脏，洗净，切成三段；豆腐切成小方块；青蒜切段。❷ 炒锅放鸡油烧热，放入鱼段煎炸后，加入料酒、酱油、白糖、鸡汤烧煮，小火焖煨。❸ 鱼入味后，放入豆腐块，大火烧开，小火煨煮，焖烧 5 分钟后，待豆腐浮起，放入青蒜段，淋入鸡油即成。

•功效 补充优质蛋白质。

红烧草鱼 ▼

【原料】草鱼 700 克，猪里脊 100 克，香菇 200 克，葱、姜、蒜、盐、白糖、生抽、胡椒粉、香油、植物油各适量。

【做法】❶ 将草鱼去内脏，清洗干净，在鱼的身上切"井"字，涂上盐稍腌制一会儿；葱、姜、蒜洗净，切末；香菇洗净，切丝；猪里脊肉切丝。❷ 锅内油烧至六成热时，将整条鱼放入锅中炸至两面金黄色捞出沥油。❸ 锅置火上，内留余油，下葱、姜、蒜、香菇丝、肉丝翻炒，加入

盐、白糖、草鱼、生抽、胡椒粉、香油，稍焖，勾薄芡出锅即可。

•功效 补脑益智。

麻辣草鱼 ▼

【原料】草鱼 500 克，郫县豆瓣 2 勺，干辣椒、花椒、辣椒粉、盐、鸡精、料酒、淀粉、姜、蒜、香菜叶、植物油各适量。

【做法】❶ 鱼切片，用盐、料酒、淀粉、少量清水腌渍 10 分钟以上。❷ 锅内油烧热，加入干辣椒、花椒炒出香味。❸ 将郫县豆瓣和辣椒粉倒入锅内炒出红油。❹ 姜及蒜放入炒出香味后加少量清水、盐、鸡精。❺ 煮沸后将鱼片放入，煮开后 1 分钟即可关火，盛出后撒少许香菜叶。

•功效 麻辣鲜香，开胃。

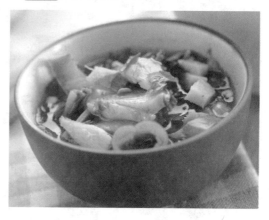

鳙鱼 消炎化痰，暖胃补虚

性温

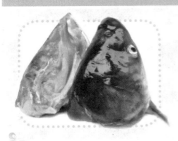

别名：胖头鱼、花鲢。

来源：为鲤科动物鳙鱼的全体。

产地：分布长江流域下游地区，东北、华北甚少见。

性味归经：性温，味甘。归胃经。

适宜人群：一般人都可以食用，尤其适合脾胃虚寒、痰多、咳嗽等患者食用。

健康密码

补虚暖胃

鳙鱼所含的营养物质能起到暖胃、补虚的作用，体质虚弱的人可以多吃鳙鱼的鱼头。

消炎化痰

痰多、眩晕的人可以用鳙鱼和豆腐一起煮食，能够起到化痰的作用。

治疗耳鸣，头晕

鳙鱼还能起到辅助治疗耳鸣、头晕目眩的作用。

营养加油站

鳙鱼 + 豆腐 = 豆腐具有益气宽中、生津润燥、清热解毒、和脾胃、增进食欲、促进消化等功效，两者同食，能够起到补虚健脾、益智的作用。

鳙鱼 + 黄豆芽 = 黄豆芽具有滋润清热、利尿解毒、补气养血、健脑益智、抗疲劳、抗癌等功效，两者同食，可以达到健脑益智、解毒防癌的食疗作用。

鳙鱼 + 姜 = 姜具有温中祛寒、增食欲的作用。两者同食具有补脾温中、健胃的作用。用于脾胃虚寒、少食纳呆、胃脘有冷感的患者。

鳙鱼 + 豆豉 = 鳙鱼具有补虚、暖脾胃、益脑髓的作用，豆豉具有和胃、除烦、清热解毒的作用。两者同食开胃健脾、增强食欲。

选购与储存

选购 选择比较活泼的鱼。眼睛干净的、呼吸均匀的为佳。

储存 宜现吃现买。

食用禁忌

热病及有内热者、荨麻疹、癣病者、瘙痒性皮肤病应忌食。

【营养档案】

100 克鳙鱼中含有：

人体必需营养素		维生素等营养素		矿物质	
热量	100（千卡）	维生素 A	34（微克）	钾	229（毫克）
蛋白质	15.3（克）	维生素 B_1	0.04（毫克）	钠	60.6（毫克）
脂肪	2.2（克）	维生素 B_2	0.11（毫克）	钙	82（毫克）
碳水化合物	4.7（克）	维生素 B_3	2.8（毫克）	镁	26（毫克）
膳食纤维	—	维生素 E	2.65（毫克）	磷	9.47（微克）

保健应用

茯苓烧鳙鱼头 ▼

【原料】鳙鱼1条，茯苓粉20克，盐、葱茸、姜末、笋片各适量。

【做法】❶ 将鳙鱼肉剁成茸，鱼头开边备用。❷ 将鱼肉茸放入碗中，加入茯苓制成鱼丸。❸ 将鱼头略煎后，放在砂锅中。❹ 加冷水浸过鱼头，再把鱼丸放入砂锅中，加热。❺ 至鱼丸定型后，再调入盐和笋片。❻ 待鱼头煨熟透即可。

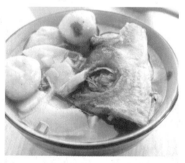

•功效 益气补虚，健脑填髓，清利祛痰。

鳙鱼头豆腐汤 ▼

【原料】鳙鱼头1个，豆腐1块，姜1小块，小葱、盐、胡椒粉、植物油各适量。

【做法】❶ 将鳙鱼头收拾干净，从中间切开；豆腐切块。❷ 锅内放油，烧热，放入鳙鱼头两面煎黄；余油爆香葱段、姜片。❸ 砂锅加水，把鱼头放入，大火将鱼头汤煮成白色。❹ 将豆腐下锅，小火慢炖10分钟，加盐、胡椒粉调味即可。

•功效 补充蛋白质。

生菜炖鳙鱼头 ▼

【原料】生菜50克，鳙鱼头350克，姜10克，色拉油15克，奶汤800克，盐、鸡精、糖、胡椒粉各适量。

【做法】❶ 鳙鱼头洗净，剁块；生菜洗净，撕瓣；姜切片待用。❷ 净锅上火，放入色拉油烧至五成热，将鱼头煎至八分熟捞出控油。❸ 净锅上火，放入清汤、鱼头、姜片，大火烧开转小火炖30分钟，再放入生菜炖5分钟调味即成。

•功效 营养丰富，温补脾胃，对脾胃虚寒、头晕、耳鸣有一定的食疗作用。

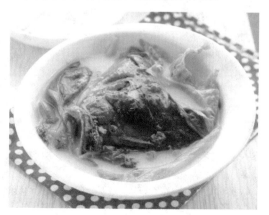

鲤鱼 补充蛋白质，预防冠心病

性平

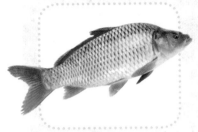

别名： 赤鲤鱼、黄鲤、乌鲤、鲤拐子、鲤子。

来源： 为鲤科动物鲤鱼的肉或全体。

产地： 黑龙江、黄河、长江、珠江、闽江诸流域及云南、新疆等地湖泊、江河中均有。

性味归经： 性平，味甘。归脾经、肾经、肺经。

适宜人群： 一般人群均可。尤其适合肝硬化腹水、营养不良性水肿患者及乳汁缺少的产妇。

健康密码

补充蛋白质

鲤鱼的蛋白质含量高，而且质量也佳，并能供给人体必需的氨基酸、矿物质、维生素 A 和维生素 D。

预防动脉硬化

鲤鱼的脂肪多为不饱和脂肪酸，能很好地降低胆固醇，可以防治动脉硬化、冠心病。

营养加油站

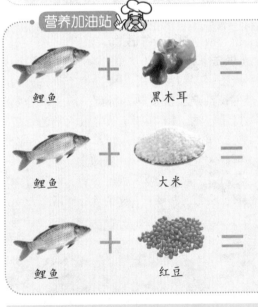

鲤鱼 ＋ 黑木耳 ＝

鲤鱼具有补脾健胃、利水消肿、滋补通乳、清热解毒、止咳下气的功效，黑木耳具有补血气、活血、滋润、助消化、清肠胃之功能。两者同食，能够补脾养血、利水润肠。

鲤鱼 ＋ 大米 ＝

鲤鱼具有补脾健胃、利水消肿、滋补通乳、清热解毒、止咳下气的功效，大米能够健脾补虚。鲤鱼与大米煮粥同食，有开胃健脾、消肿催乳的功效。

鲤鱼 ＋ 红豆 ＝

红豆具有止泻、消肿、滋补强壮、健脾养胃、增进食欲、利尿等功效，两者同食，不仅可以有效地利水消肿，还能够帮助产后乳汁不通的女性通乳催乳。

食用禁忌

1.鲤鱼为发物，凡疔疮、痈疽、疖肿、红斑狼疮、淋巴结结核、恶性肿瘤、小儿疳腮患者忌食。

2.鲤鱼忌与绿豆、芋头、牛油、羊油、猪肝、鸡肉、荆芥、甘草、南瓜、狗肉同食。

选购与储存

选购 鲤鱼体呈纺锤形、青黄色，最好的鱼游在水的下层，呼吸时鳃盖起伏均匀，生命力旺盛。稍差的鱼游在水的上层，鱼嘴贴近水面，尾部下垂。

储存 在活鲤鱼的鼻孔里滴 1 ~ 2 滴白酒，然后把鱼放在通气的篮子里，上面盖一层湿布，在 2 ~ 3 天内鱼不会死去。买回的鱼应该放入冰箱冷冻。

【营养档案】

100 克鲤鱼中含有：

人体必需营养素		维生素等营养素		矿物质	
热量	109（千卡）	维生素 A	25（微克）	钾	334（毫克）
蛋白质	17.6（克）	维生素 B₁	0.03（毫克）	钠	53.7（毫克）
脂肪	4.1（克）	维生素 B₂	0.09（毫克）	钙	50（毫克）
碳水化合物	0.5（克）	维生素 B₃	2.7（毫克）	镁	33（毫克）
膳食纤维	—	维生素 E	1.27（毫克）	磷	204（毫克）

保健应用

薏米蒸鲤鱼 ▼

【原料】鲤鱼 1 条，薏米 100 克，陈皮、草果、姜、盐、味精、高汤各适量。

【做法】❶ 陈皮用温水洗净，切丝；草果去壳；薏米用水浸泡 2 小时。❷ 鲤鱼洗净，去内脏，把草果、陈皮、薏米塞入鱼腹内。❸ 把鲤鱼放入盘中，加上姜、盐、味精、高汤，入笼蒸 90 分钟，取出后去掉姜、草果、陈皮，装盘即成。

•功效 鲤鱼有家鱼之首的称号，和薏米相配有清热解毒的作用。

红烧鲤鱼 ▼

【原料】鲜活鲤鱼 1 条，辣椒面、松蘑丝、盐、酱油、姜、葱、植物油、味精、料酒、胡椒粉、香油各适量。

【做法】❶ 将鲜鲤鱼去鳞、鳃、内脏，洗净，两边斜剖 5 刀。❷ 松蘑水发，洗净泥沙，去蒂根；葱切细丝；姜去皮，切片。❸ 锅内放油，旺火烧热，将整条鲤鱼下锅煎成两面成黄色，再烹入料酒，再依次放入辣椒面、松蘑丝、盐、酱油、姜片烧开，改小火焖熟，再放入葱白、味精勾芡，加入香油、胡椒粉即可。

•功效 降低胆固醇。

糖酱鱼 ▼

【原料】鲜鲤鱼 1 条，白糖、酱油、姜、醋、植物油各适量。

【做法】❶ 将鱼洗净，去鳞、鳃及内脏，切成大块。❷ 锅内放植物油，烧至八成热时，把鱼放入锅内炸，两面都炸黄时，捞出控净油。❸ 锅内留少许油，放入炸好的鱼和酱油、白糖、姜、醋，旺火上烧开后，用小火慢炖，炖至汤干即成。

•功效 开胃生津。

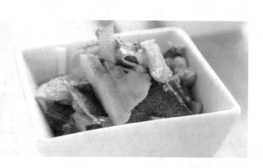

鲫鱼

健脾利湿，活血通络

性平

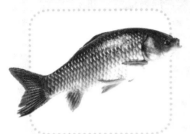

别名： 鲋鱼、鲫瓜子、鲫皮子、肚米鱼。
来源： 为鲤科动物鲫鱼的肉或全体。
产地： 全国各地均产。
性味归经： 性平，味甘。归脾经、胃经、大肠经。
适宜人群： 一般人都可食用，尤其适宜于水肿、脾胃虚弱、食欲不佳等患者及产后乳汁不通产妇食用。

健康密码

防治心血管疾病

鲫鱼所含的蛋白质质优、齐全、易于消化吸收，是肝肾疾病、心脑血管疾病患者的良好蛋白质来源，常食可增强抗病能力，肝炎、肾炎、高血压、心脏病、慢性支气管炎等疾病患者可经常食用。

健脾利湿、活血通络、通乳

鲫鱼有健脾利湿、和中开胃、活血通络、温中下气之功效，对脾胃虚弱、水肿、溃疡、气管炎、哮喘、糖尿病有很好的滋补食疗作用。产后妇女炖食鲫鱼汤，可补虚通乳。

营养加油站

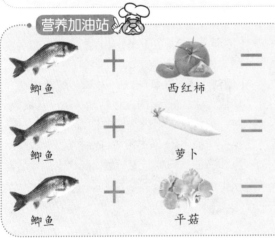

鲫鱼 + 西红柿 =	西红柿具有止血、降压、利尿、生津止渴、清热解毒、凉血平肝等功效，两者同食，可以起到益气养肝、通乳的作用。	
鲫鱼 + 萝卜 =	萝卜具有消积滞、化痰清热、下气宽中、解毒之功效，两者同食，能够很好地温中下气、清热解毒。	
鲫鱼 + 平菇 =	平菇具有补虚、抗癌、增强免疫力和抗病能力、降低血压的作用，两者同食，有很好的滋补强身、健脑益智的作用。	

选购与储存

选购 鲫鱼要买身体扁平、颜色偏白的，肉质会很嫩。新鲜鱼的眼略凸，眼球黑白分明，眼白发亮。次鲜鱼的眼下塌，眼球发浑。

储存 用浸湿的纸贴在鱼的眼睛上，防止鱼视神经后的死亡腺离开水后断掉。用此法，死亡腺可以保持一段时间，从而延长鱼的存活时间。

食用禁忌

鲫鱼不宜和芥菜、沙参、蜂蜜、猪肝、鸡肉、野鸡肉、鹿肉一同食用。

【营养档案】

100克鲫鱼中含有：

人体必需营养素		维生素等营养素		矿物质	
热量	108（千卡）	维生素A	17（微克）	钾	290（毫克）
蛋白质	17.1（克）	维生素B_1	0.04（毫克）	磷	193（毫克）
脂肪	2.7（克）	维生素B_2	0.09（毫克）	钙	79（毫克）
碳水化合物	3.8（克）	维生素B_3	2.5（毫克）	镁	41（毫克）
膳食纤维	—	维生素E	0.68（毫克）	硒	14.31（微克）

保健应用

浓汤鲫鱼 ▼

【原料】鲫鱼400克，豆腐、香葱、生姜、盐、鸡精、植物油各适量。

【做法】❶鲫鱼去鳞、内脏、腮，洗净内部黑膜。❷葱挽结，姜切片，豆腐切块，焯水。❸锅烧热后，放油，六成热时，放入鲫鱼中火煸至鱼眼发白。❹冲入开水，放入葱、姜，改大火烧10分钟，汤汁就可呈乳白色。❺加入豆腐继续炖10分钟后，放入盐、鸡精调味即可。

•功效 催乳补虚，补养身体。

鲫鱼砂锅 ▼

【原料】鲫鱼3条，玉兰片200克，盒装豆腐2盒，鲜蘑菇200克，精制油50克，姜5克，蒜5克，葱5克，泡红椒3克，味精10克，胡椒粉3克，料酒20克。

【做法】❶玉兰片切成菱形；豆腐切块；鲜蘑菇一分为二，洗净待用。❷姜、蒜切片；葱、泡红椒切成"马耳朵"形。❸鲫鱼去鳞、鳃和内脏，洗净，入油锅炸至金黄色取出。❹炒锅放油加热，放姜片、蒜片、葱、泡红椒炒香。❺加白汤，放鲫鱼、味精、鸡精、料酒、胡椒

粉烧沸，去尽浮沫，加入玉兰片、豆腐、鲜蘑菇煮至熟即可。

•功效 营养全面，利水消肿。

山药蒸鲫鱼 ▼

【原料】鲫鱼500克，山药200克，大葱、姜、盐、味精、料酒各适量。

【做法】❶鲫鱼去鳞及肠杂，洗净，用料酒、盐腌15分钟。❷山药去皮，切片，铺于碗底，把鲫鱼置上，加葱段、姜片、盐、味精、少许水，上屉蒸30分钟即可。

•功效 补虚壮阳，消除身体水肿。

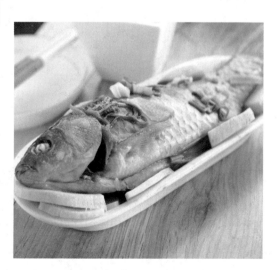

鲈鱼 增强造血功能

性平

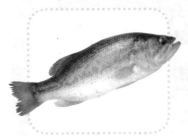

别名： 花鲈、寨花、鲈板、四肋鱼。
来源： 为鮨科动物鲈鱼的肉或全体。
产地： 我国沿海及通海的淡水水体中均产之，黄海、渤海较多。
性味归经： 性平，味甘。归肝经、脾经、肾经。
适宜人群： 一般人群均可食用，尤其适宜贫血头晕、妇女妊娠水肿、胎动不安者食用。

健康密码

补肝肾、益脾胃

鲈鱼富含蛋白质、维生素 A、B 族维生素、钙、镁、锌、硒等营养元素，具有补肝肾、益脾胃、化痰止咳之效，对肝肾功能不足的人有很好的补益作用。

补养孕妇身体

鲈鱼可治胎动不安、产后少乳等症，对于准妈妈和产妇是一种既补身，又不会造成营养过剩而导致肥胖的营养食物，是健身补血、健脾益气和益体安康的佳品。

营养加油站

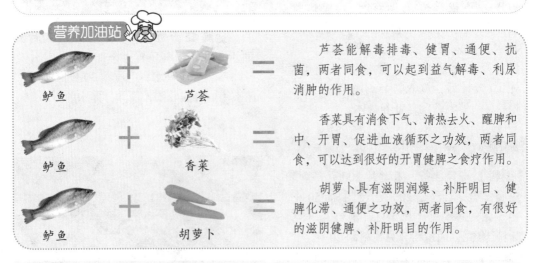

鲈鱼 ＋ 芦荟 ＝ 芦荟能解毒排毒、健胃、通便、抗菌，两者同食，可以起到益气解毒、利尿消肿的作用。

鲈鱼 ＋ 香菜 ＝ 香菜具有消食下气、清热去火、醒脾和中、开胃、促进血液循环之功效，两者同食，可以达到很好的开胃健脾之食疗作用。

鲈鱼 ＋ 胡萝卜 ＝ 胡萝卜具有滋阴润燥、补肝明目、健脾化滞、通便之功效，两者同食，有很好的滋阴健脾、补肝明目的作用。

选购与储存

选购 鲜鲈鱼体背部呈灰色，两侧及腹部银灰，体侧上部及背鳍有黑色斑点，斑点随年龄的增长而减少。次鱼的眼下塌，眼球发浑。

储存 鲈鱼一般使用低温保鲜法，去内脏清洗干净后吸干表皮水分，用保鲜膜包好冷冻。

🍳 食用禁忌

患有皮肤病、疮肿者忌食鲈鱼。鲈鱼忌与牛油、羊油、奶酪和中药荆芥同食。

【营养档案】

100 克鲈鱼中含有：

人体必需营养素		维生素等营养素		矿物质	
热量	105（千卡）	维生素 A	19（微克）	钾	205（毫克）
蛋白质	18.6（克）	维生素 B_1	0.03（毫克）	钠	144.1（毫克）
脂肪	3.4（克）	维生素 B_2	0.17（毫克）	钙	138（毫克）
碳水化合物	—	维生素 B_3	3.1（毫克）	镁	37（毫克）
膳食纤维		维生素 E	0.75（毫克）	硒	33.06（微克）

🏥 保健应用

清蒸鲈鱼 ▼

【原料】鲜鲈鱼 600 克，姜、葱、芫荽、盐、酱油、食用油各适量。

【做法】❶ 将鱼洗净，在背腹上轻划 2～3 刀。❷ 生姜切丝；葱切长段，剖开；芫荽切长段；将盐抹遍鱼身，淋上酱油，撒上姜丝。❸ 大火蒸 15 分钟，放上葱、芫荽；将热油淋在鱼上。

•功效 益脾胃，补肝肾。

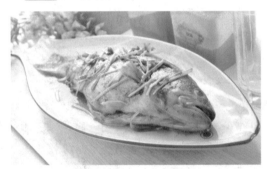

鲈鱼蒸水蛋 ▼

【原料】鲈鱼 1 条，鸡蛋 4 个，鸡油、盐、葱、姜、蒸鱼豉油、白糖、香菜各适量。

【做法】❶ 洗净鲈鱼，在鱼脊骨横切一刀，撒 1/2 汤匙盐抹遍鱼身腌一下；葱和香菜切段；姜切丝。❷ 在鲈鱼的鱼腹内塞入少许姜丝，鱼身上放些鸡油，加保鲜膜放入微波炉中高火蒸 6 分钟。❸ 将鸡蛋打入碗里，倒入温水，用筷子顺一个方向搅。❹ 取出鲈鱼倒掉碟中汤汁，放回锅内，将打好的蛋液倒入碟里，加盖再入微波炉中火加热 5 分钟。❺ 热锅加油，爆香姜丝，放入葱段，倒入 4 汤匙蒸鱼豉油、1/4 汤匙白糖、水拌匀，浇在鱼身上，然后撒上香菜末即可。

•功效 营养丰富，预防贫血。

铁板鲈鱼 ▼

【原料】鲜鲈鱼 1 条，盐、味精、玫瑰酒、酱油、玫瑰酱、豆瓣酱、蚝油、冰糖、白糖、味精、生抽、香油、姜片、洋葱丝、黄油、红椒圈、葱段、植物油各适量。

【做法】❶ 鲈鱼洗净，沥干，加盐、味精、玫瑰酒等调料腌渍片刻，下入油锅中炸熟捞出。❷ 锅内留油少许，放入酱油、玫瑰酱、豆瓣酱、蚝油、香油、白糖、冰糖、味精、生抽、姜片等，调制勾芡。❸ 锡纸 1 张，垫上洋葱丝，浇上黄油，放入鲈鱼，浇上调好的芡汁，放上红椒圈与葱段，用锡纸包裹，放在烧热的铁板上，即可上席。

•功效 口味鲜嫩，活血。

带鱼

祛风止血，补益五脏

性温

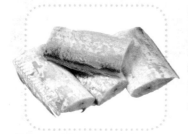

别名：刀鱼、裙带鱼、白带鱼。
来源：是鱼纲鲈形目带鱼科动物。
产地：分布很广，我国自黄海、渤海至南海均有。
性味归经：性温，味甘、咸。归肝经、脾经。
适宜人群：一般人群均能食用。适宜久病体虚、血虚头晕、气短乏力、食少羸瘦、营养不良之人食用。

健康密码

补益五脏，养发

经常食用带鱼，具有补益五脏、泽肤养发的功效。

抗癌，治疗白血病

带鱼全身的鳞和银白色油脂层中含有一种抗癌成分，对辅助治疗白血病、胃癌、淋巴肿瘤等有益。

预防心血管疾病

带鱼含有丰富的镁元素，对心血管系统有很好的保护作用，有利于预防高血压、心肌梗死等心血管疾病。

营养加油站

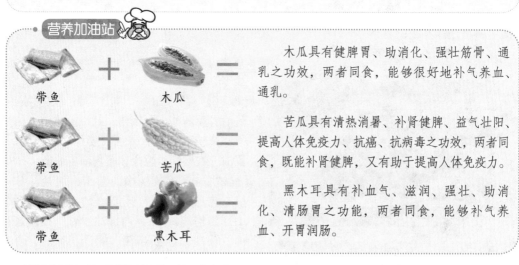

木瓜具有健脾胃、助消化、强壮筋骨、通乳之功效，两者同食，能够很好地补气养血、通乳。

苦瓜具有清热消暑、补肾健脾、益气壮阳、提高人体免疫力、抗癌、抗病毒之功效，两者同食，既能补肾健脾，又有助于提高人体免疫力。

黑木耳具有补血气、滋润、强壮、助消化、清肠胃之功能，两者同食，能够补气养血、开胃润肠。

选购与储存

选购 新鲜的带鱼鱼鳞不脱落或少量脱落，呈银灰色，略有光泽，无黄斑，无异味。颜色发黄，无光泽，有黏液，或肉色发红，鳃黑，破肚者为劣质带鱼。
储存 将买来的带鱼洗干净，控干，切成小段，抹上少许盐，放入冰箱冷冻保存。

食用禁忌

带鱼忌用牛油、羊油煎炸；不可与甘草、荆芥同食。

【营养档案】

100 克带鱼（白）中含有：

人体必需营养素		维生素等营养素		矿物质	
热量	127（千卡）	维生素 A	29（微克）	钾	280（毫克）
蛋白质	17.7（克）	维生素 B_1	0.02（毫克）	钠	150.1（毫克）
脂肪	4.9（克）	维生素 B_2	0.06（毫克）	钙	28（毫克）
碳水化合物	3.1（克）	维生素 B_3	2.8（毫克）	镁	43（毫克）
膳食纤维	—	维生素 E	0.82（毫克）	硒	36.57（微克）

保健应用

香辣美味川式烧带鱼 ▼

【原料】带鱼 300 克，干辣椒段、葱、盐、胡椒粉各 5 克，白糖 30 克，醋 15 毫升，味精、料酒、植物油、花椒、淀粉各适量。

【做法】❶ 带鱼去内脏，洗净，切段，加姜、葱、料酒、胡椒粉少许，入味 5 分钟待用。❷ 锅内油烧至八成热时，下入腌好味的带鱼，炸成金黄色捞出。❸ 取一小碗，放盐、白糖、胡椒、醋、味精、料酒、花椒各少许，加淀粉，勾成芡汁。❹ 锅内下少许油，下葱段、辣椒段炒出香味，倒入炸好的带鱼，烹入勾好的芡汁。

•功效 辅助治疗白血病和癌症。

清蒸带鱼 ▼

【原料】带鱼 1 条，葱丝、姜丝、红辣椒丝、熟香菇片、葱段、姜片、花椒、八角、盐、味精、香油各适量。

【做法】❶ 将带鱼洗净，切段，用盐、味精腌制，摆上花椒、八角、葱段和姜片。❷ 把盘子放入蒸笼，置旺火上蒸 10 分钟取出，将盘内的原汁倒入锅内烧沸，加入盐和味精，再淋到鱼上，最后再撒上葱丝、姜丝、红辣椒丝、熟香菇片，淋上香油即可。

•功效 润泽肌肤。

糖醋带鱼 ▼

【原料】带鱼 400 克，面粉 50 克，葱、蒜、姜、白糖、花雕酒、酱油、盐、香醋、植物油各适量。

【做法】❶ 带鱼去掉内脏，洗净，切段备用；葱切花；姜切丝。❷ 将带鱼在面粉中打个滚，均匀地沾上一层面粉。❸ 锅中放油，油烧至六七成热时，下带鱼段煎至两面金黄捞出；❹ 炒锅中倒入油，下葱、蒜、姜翻炒出香味后，将煎好的带鱼倒入，加入白糖、花雕酒、酱油和盐继续翻炒均匀。❺ 在锅中倒入适量温水，大火煮沸，盖上盖焖煮一会儿，加入香醋翻炒均匀即可。

•功效 甜咸可口，开胃助消化。

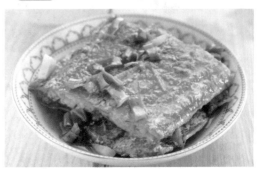

银鱼　治疗脾胃虚弱

性平

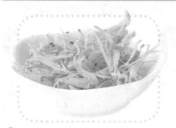

别名： 面丈鱼、面条鱼。

来源： 为银鱼科动物银鱼的全体。

产地： 分布于山东至浙江沿海地区，尤以长江口崇明等地为多。

性味归经： 性平，味甘。归胃经、脾经、肺经。

适宜人群： 一般人群均可。

健康密码

控制脂肪摄入量

银鱼属高蛋白、低脂肪食品，对高脂血症患者食之亦宜。

治疗脾胃虚弱，咳嗽

银鱼有润肺止咳、善补脾胃、宜肺、利水的功效，适用于脾胃虚弱、肺虚咳嗽、虚劳诸疾。

营养加油站

银鱼　＋　蕨菜　＝　蕨菜具有补脾、下气通便、排毒清肠、止泻利尿等功效，两者同食，不但可以补虚健胃，而且能够排毒清肠，起到减肥的作用。

银鱼　＋　姜　＝　姜具有发表散寒、温肺止咳、温胃止呕、促进消化等功效，两者同食，能够很好地润肺补虚、养胃和中。

银鱼　＋　鸡蛋　＝　鸡蛋具有滋阴养血、益精补气、清热解毒的功效，两者同食可以调理营养不良，具有补虚、健胃、益肺的功效。

食用禁忌

银鱼搭配甘草对身体不利；银鱼不能与干枣同食，否则会令人腰腹作痛。

选购与储存

选购 新鲜银鱼，以洁白如银且透明为佳，体长2.5~4厘米为宜，手从水中捞起银鱼后，将鱼放在手指上，鱼体软且下垂，略显挺拔，鱼体无黏液。

储存 放入冰箱冷冻。

【营养档案】

100克银鱼中含有：

人体必需营养素		维生素等营养素		矿物质	
热量	105（千卡）	胡萝卜素	2.6（微克）	钾	246（毫克）
蛋白质	17.2（克）	维生素B₁	0.03（毫克）	磷	22（毫克）
脂肪	4（克）	维生素B₂	0.05（毫克）	钙	46（毫克）
碳水化合物	—	维生素B₃	0.2（毫克）	镁	25（毫克）
膳食纤维	—	维生素E	1.86（毫克）	硒	9.54（微克）

保健应用

鸡丝银鱼汤 ▼

【原料】干银鱼50克，鸡脯肉200克，鸡蛋1个，生姜、淀粉、酱油、高汤、料酒、胡椒粉、盐各适量。

【做法】❶ 干银鱼泡软，洗净；鸡脯肉去筋，洗净，切细丝，用鸡蛋清、淀粉、盐、酱油腌渍；生姜洗净，切末。❷ 炒锅内放入高汤、料酒、盐，下银鱼烧开，捞出沥干装入砂锅内。❸ 炒锅内添加高汤，下入鸡丝，煮至鸡肉成白色时取出倒入砂锅中。❹ 砂锅内加盐烧开，撇去浮沫，撒上生姜末、胡椒粉即可。

●功效 补充蛋白质，增强肌肉力量。

银鱼炒蛋 ▼

【原料】银鱼150克，鸡蛋6个，香葱、淀粉、食用油、香油、料酒、盐各适量。

【做法】❶ 将鸡蛋打在碗中，搅匀，加入盐待用。❷ 银鱼焯水烫透，捞出沥净水分。❸ 烧热油，加入搅好的鸡蛋，炒熟后加入葱花、银鱼，调入盐、料酒，勾薄芡，淋香油出锅即可。

●功效 增强食欲。

西湖银鱼羹 ▼

【原料】银鱼70克，鸡脯肉300克，鸡蛋清40克，料酒、盐、味精、胡椒粉、淀粉、鸡油、香菜末各适量。

【做法】❶ 将银鱼洗净。❷ 鸡脯肉切成5厘米长的细丝。❸ 将蛋清、干淀粉、盐调匀，放入鸡丝上浆。❹ 锅内加高汤烧沸，将银鱼沥干水分后放入锅内。❺ 鸡丝余水，捞出，放入锅内，加入盐、味精，用干淀粉勾芡，撒上香菜末、胡椒粉，淋上鸡油，倒入汤盘即成。

●功效 滋阴补肾，润肺。

辣炒银鱼干 ▼

【原料】小银鱼干1碗，新鲜红绿小尖椒3根，姜、葱末、糖、植物油、盐各适量。

【做法】❶ 红绿小尖椒洗净，剖开，去掉子和内筋，切碎。❷ 锅内多放些油，烧热后，倒入葱、姜、蒜、红绿小尖椒煸香。❸ 倒入小银鱼翻炒，再加糖、盐调味即可。

●功效 麻辣开胃，去火。

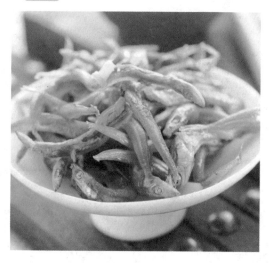

鲍鱼 补脑养脑，调节血压

性平

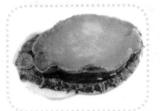

别名： 鳆鱼、鲍螺、九孔、石决明、明目鱼。
来源： 腹足纲、鲍科的单壳海生贝类鲍鱼的全体。
产地： 主产于东南沿海、渤海湾、西沙群岛等。
性味归经： 性平，味甘、咸。归肝经。
适宜人群： 更年期综合征、甲状腺功能亢进、精神不集中者适宜食用。

健康密码

调节血压，血糖

鲍鱼能养阴、平肝、固肾，可调整肾上腺素分泌，具有调节血压的作用；糖尿病患者吃鲜鲍鱼可以促进胰岛素分泌。

补脑，抗癌

鲍鱼的营养是澳大利亚核桃的7倍，含有丰富的蛋白质、钙、铁、碘和维生素A等营养元素，最显著的功效就是促进大脑健康。鲍鱼肉中含有鲍灵素Ⅰ和鲍灵素Ⅱ，有较强的抑制癌细胞的作用。

营养加油站

鲍鱼 + 萝卜 =

萝卜具有消积滞、化痰清热、下气宽中、解毒之功效，两者同食，能够起到非常好的滋阴清热、平肝滋阳的作用。

鲍鱼 + 香菇 =

香菇具有化痰理气、益胃和中、增进食欲、通便、益气健体、抗癌之功效，两者同食，有助于润肠通便，还能起到很好的抗癌作用。

食用禁忌

感冒发热或阴虚喉痛的人不宜食用；素有顽癣痼疾之人忌食；鲍鱼忌与鱼肉同食。

选购与储存

选购 挑选鲍鱼先要看形状，要像元宝；鲍鱼边有密密麻麻的水泡粒状肌肉，越密越好。

储存 干鲍鱼购买回家后，先依序以塑胶袋、报纸与塑胶袋完整包裹密封好存放于冷冻库中，只要不受潮，可存放6～12个月。

【营养档案】

100 克鲍鱼（干）中含有：

人体必需营养素		维生素等营养素		矿物质	
热量	322（千卡）	维生素 A	28（微克）	钾	366（毫克）
蛋白质	54.1（克）	维生素 B₁	0.02（毫克）	钠	2316（毫克）
脂肪	5.6（克）	维生素 B₂	0.13（毫克）	钙	143（毫克）
碳水化合物	13.7（克）	维生素 B₃	7.2（毫克）	镁	352（毫克）
膳食纤维	—	维生素 E	0.85（毫克）	硒	66.6（微克）

保健应用

鲍鱼香菇 ▼

【原料】原汁鲍鱼 120 克，鸡肉泥 60 克，鸡蛋清 2 个，水发香菇 15 克，水发玉兰片 15 克，火腿 30 克，水发鱼肚 30 克，豌豆 28 粒，发菜、清汤、味精、料酒、熟猪油、鸡油、玉米粉（湿）、盐各适量。

【做法】❶ 将鸡蛋清抽起，同鸡肉泥、盐、料酒、味精、玉米粉、熟猪油搅成泥糊；把水发香菇、水发玉兰片、火腿、鱼肚等切成丝。❷ 把鲍鱼放在盘中，将泥糊装入鲍鱼腹中，上屉蒸熟

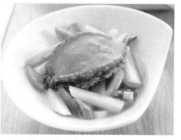

（上面放些发菜）。❸ 把切好的四种丝用开水氽一下，再用清汤煨一下，捞出放入盘中，将蒸好的鲍鱼码在上面。❹ 炒勺中放清汤烧开，加入味精、料酒、盐，用玉米粉勾成稀汁，淋上鸡油盖于菜上即成。

●功效 防癌，明目，养血，养肝。

桂圆二冬鲍鱼汤 ▼

【原料】天冬、麦冬、桂圆肉各 30 克，鲍鱼肉 60 克。

【做法】❶ 将天冬、麦冬、桂圆肉清洗干净。❷ 鲍鱼用开水浸发 3 小时，洗净，切片。❸ 将全部用料放入炖盅内，加适量开水，炖盅加盖，小火隔水炖 3 小时，调味即可。

●功效 滋肾润肺，养阴清热。

鲍鱼肉片汤 ▼

【原料】鲍鱼（罐头装）1 只，猪肉（以腰里脊为佳）100 克，葱 1 根，盐 1 小匙。

【做法】❶ 将鲍鱼切片；猪肉洗净，切片。❷ 把葱去掉老叶、头须，洗净，切段。❸ 把鲍鱼片和猪肉片放进炖锅内，另挑葱白部分先加入。❹ 取 3 碗水对鲍鱼罐头的汤汁加入炖盅内，以大火烧开后，用小火慢炖约 30 分钟，加进葱青和盐调味，续滚 5 分钟即可。

●功效 补益肝肾，益精明目，清热止渴。

海参鲍鱼枸杞药膳 ▼

【原料】海参 100 克，鲍鱼 150 克，枸杞子 50 克，调料适量。

【做法】❶ 将海参浸泡 24 小时，洗净泥沙，切细长条。❷ 鲍鱼浸泡 6 小时，洗净，切片；枸杞子洗净。❸ 起锅，放熟猪油烧热，将葱、姜炸成金色后捞出留油，加入海参、鲍鱼、枸杞子、盐、胡椒面，煮沸后倒入火锅中煮 20 分钟，放入鸡精、葱花即可。

●功效 辅助治疗前列腺肥大。

鱿鱼

平肝明目，预防老年痴呆

性凉

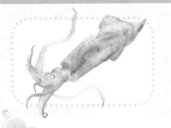

别名：柔鱼、枪乌贼。
来源：软体动物门头足纲枪形目枪乌贼科的统称。
产地：分布于南北纬 40° 之间的热带和温带海域。
性味归经：性凉，味咸。归肝经、肾经。
适宜人群：一般人都可食用。

健康密码

治疗贫血

鱿鱼富含钙、磷、铁元素，利于骨骼发育和造血，能有效治疗贫血。

平肝养目，降低胆固醇

鱿鱼除富含蛋白质和人体所需的氨基酸外，还含有大量的牛磺酸，可抑制血液中的胆固醇含量，缓解疲劳，恢复视力，改善肝脏功能。

营养加油站

鱿鱼　＋　黄瓜　＝

鱿鱼具有补虚养气、滋阴养颜、解毒等功效，黄瓜具有降脂减肥、润肤除皱、排毒、强健身体之功效。两者同食，既可以健脾益气，又能起到健身美容、排毒减肥的作用。

鱿鱼　＋　青椒　＝

鱿鱼具有补虚养气、滋阴养颜、解毒等功效，青椒具有温中下气、增强体力、增进食欲、帮助消化、降脂减肥之功效。两者同食，营养更加丰富、均衡，也能起到助消化的作用。

鱿鱼　＋　西红柿　＝

鱿鱼具有补虚养气、滋阴养颜、解毒等功效，西红柿具有健胃消食、生津止渴、抗氧化、抗衰老、美白肌肤等功效。两者同食，可以起到补虚消食、养颜护肤的食疗作用。

食用禁忌

1.鱿鱼性凉，脾胃虚寒的人应少吃；鱿鱼也是发物，患有湿疹、荨麻疹等疾病的人忌食。
2.鱿鱼搭配冬瓜、鸭蛋会导致身体不适；搭配茶降低蛋白质的吸收。

选购与储存

选购 优质的鱿鱼体形完整，呈粉红色，有光泽。劣质鱿鱼体形瘦小、残缺，颜色赤黄。

储存 应放在干燥通风处，一旦受潮应立即晒干，否则易生虫、霉变。

【营养档案】

100克鱿鱼（干）中含有：

人体必需营养素		维生素等营养素		矿物质	
热量	313（千卡）	胡萝卜素	—	钾	1131（毫克）
蛋白质	60（克）	维生素B$_1$	0.02（毫克）	钠	965.3（毫克）
脂肪	4.6（克）	维生素B$_2$	0.13（毫克）	钙	87（毫克）
碳水化合物	7.8（克）	维生素B$_3$	4.9（毫克）	镁	192（毫克）
膳食纤维	—	维生素E	9.72（毫克）	硒	156.1（微克）

保健应用

泡菜烩鱿鱼 ▼

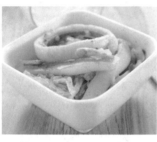

【原料】水发鱿鱼600克，泡菜150克，鸡油、香油、鲜汤、盐、胡椒粉、芡粉各适量。

【做法】❶ 鱿鱼洗净，切条。❷ 将鲜汤放入锅中烧开，下鱿鱼煨煮。❸ 泡菜切小片，放到开水中焯烫。❹ 炒锅放鸡油烧热，先将泡菜放入油中炒，然后加鲜汤煮汤汁，出香味后倒下鱿鱼，并放入适量的盐、胡椒粉。❺ 待汤汁烧开时勾芡，起锅前加少量香油调味即可。

●功效 清热开胃。

香菇鱿鱼汤 ▼

【原料】水发香菇50克，水发鱿鱼100克，虾仁、肉末各20克，冬笋片30克，盐、白糖、黄酒、胡椒粉、味精、猪油、湿淀粉、葱末、香油各适量。

【做法】❶ 先将水发鱿鱼洗净，切成斜方块，焯水捞出；香菇切片。❷ 炒锅上火，放入猪油烧热，加葱末、肉末、冬笋片、香菇片煸炒。❸ 注入清水，然后加入浸泡过的虾仁及黄酒、盐、白糖，煮开后放入鱿鱼片，片刻后用水淀粉勾芡，加

味精、胡椒粉，淋上香油即成。

●功效 预防心血管疾病，防癌。

干锅鱿鱼 ▼

【原料】鲜鱿鱼300克，洋葱50克，西芹50克，红椒1个，油炸蒜仔20克，干辣椒节10克，酥花生米20克，食用油、海鲜酱、叉烧酱、花生酱、辣椒酱、蚝油、盐、黄酒、胡椒粉、白糖、红油、香油各适量。

【做法】❶ 鱿鱼洗净，切成圈，加入盐稍腌；洋葱、西芹、红椒洗净，均切成小块；海鲜酱、叉烧酱、花生酱、辣椒酱、蚝油放碗里，加入白糖、胡椒粉对成干锅调味料。❷ 净锅上火，油烧至四成热，下鱿鱼圈、洋葱、西芹、红椒滑熟，捞出。❸ 锅留底油，放入干锅调味料、干辣椒节、油炸蒜仔稍炒，然后倒入滑熟的鱿鱼圈等原料，烹入黄酒，用大火快速煸炒，最后淋入香油、红油，撒入酥花生米，起锅装入锅仔内，随配酒精炉上桌即成。

●功效 平肝明目，补脑。

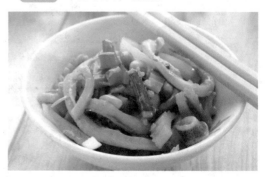

墨鱼 滋阴养血，利水调经

性平

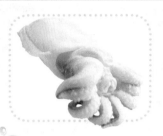

别名：乌贼。
来源：属软体动物门头足纲乌贼目的动物。
产地：分布于世界各大洋。
性味归经：性平，味咸。归肝经、肾经。
适宜人群：适宜阴虚体亏、贫血、营养不良、妇女血虚经闭、带下、崩漏等患者食用。

健康密码

美体美肌

墨鱼含丰富蛋白质、维生素 A、B 族维生素及钙、磷、铁等人体所必需的物质，并且脂肪含量低，是一种高蛋白、低脂肪滋补食品。值得一提的是，它是女性塑造体型和保养肌肤之理想的保健食品。

抑制癌症发展

墨鱼的墨汁含有一种黏多糖，实验证实对人体有一定的抑癌作用。

滋阴养血，利水调经

按照中医理论，墨鱼具有养血、通经、催乳、补脾、益肾、滋阴、调经、止带之功效。适用于妇女经血不调、水肿、湿痹、痔疮、脚气等症。

健脾胃，治疗糖尿病

糖尿病的主要病机是阴虚燥热，所以糖尿病最怕燥热。墨鱼可以滋阴、润燥、活血、养气，食用墨鱼有助于脾胃健康，稳定血糖。

营养加油站

墨鱼 + 核桃 =

核桃具有滋补肝肾、强健筋骨、健脑益智、润泽肌肤、延缓衰老之功效，两者同食，不但可以补肾强身，而且还有很好的养血通经的作用。

墨鱼 + 韭菜 =

韭菜具有祛寒散瘀、滋阴壮阳、活血化瘀、理气降逆的功效，两者同食，能够滋阴益肾、养血活血。

食用禁忌

1. 墨鱼搭配酸性果汁会破坏蛋白质的吸收。
2. 墨鱼与茄子相克。

选购与储存

选购 挑选生墨鱼时，宜选择色泽鲜亮洁白、无异味、无黏液、肉质富有弹性的。挑选干墨鱼时，最好能用手捏一捏鱼身是否干燥，闻一下是否有异味，优质的墨鱼带有海腥味，但没有腥臭味。

储存 可将墨鱼割去海螺峭晒干保存。

【营养档案】

100 克墨鱼（干）中含有：

人体必需营养素		维生素等营养素		矿物质	
热量	287（千卡）	胡萝卜素	—	钾	1261（毫克）
蛋白质	65.3（克）	维生素 B₁	0.02（毫克）	钠	1744（毫克）
脂肪	1.9（克）	维生素 B₂	0.05（毫克）	钙	82（毫克）
碳水化合物	2.1（克）	维生素 B₃	3.6（毫克）	镁	359（毫克）
膳食纤维	—	维生素 E	6.73（毫克）	硒	104.4（微克）

保健应用

雪菜炒墨鱼花 ▼

【原料】 墨鱼、雪里蕻各 300 克，辣椒、姜、精制植物油、鲜汤、盐、白糖各适量。

【做法】 ❶ 洗净墨鱼割刀纹，切条；雪里蕻洗净切段。❷ 锅上火加入适量的水烧开，待水开后将墨鱼倒入锅中烫透并取出备用。❸ 雪里蕻在水中烫一下捞出。❹ 炒锅放油烧热，先将生姜丝放入煸炒，随即放墨鱼条、雪里蕻合炒，加适量的鲜汤、盐、白糖炒匀，待菜熟撒上辣椒丝即可。

•功效 滋阴益气，补肾补血。

椒盐墨鱼 ▼

【原料】 墨鱼 500 克，酒 2 茶匙，蛋清 1 个，白胡椒 1 茶匙，盐 1 茶匙，番薯粉 4 匙，植物油适量。

【做法】 ❶ 将墨鱼与调味料拌匀。❷ 油烧热，将番薯粉拌入腌好的墨鱼，放入油中炸熟捞出。❸ 将锅洗净，在火上烧干，再将炸好沥干的墨鱼加入锅中，与椒盐拌炒，待椒盐遍沾于墨鱼上，便可起锅。

•功效 香脆可口，去火消肿。

青椒炒墨鱼仔 ▼

【原料】 墨鱼仔 300 克，青椒 1 个，姜、生粉、蚝油、盐、糖、料酒、生抽、植物油各适量。

【做法】 ❶ 将墨鱼仔清理干净，沥干水分，切圈，用生粉、盐、糖、料酒、生抽腌 10 分钟。

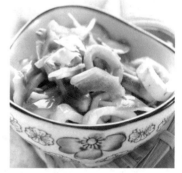

❷ 起油锅，放入青椒，加少许盐，大火炒至八成熟，上碟备用。❸ 再起油锅，加入姜丝，煸香，然后倒入墨鱼仔，加少许生抽，翻炒几下，盖上锅盖稍焖一会儿。❹ 打开锅盖，倒入青椒翻炒，加蚝油。❺ 因为墨鱼仔爱出水，如果加入蚝油后水分仍多，可用生粉调芡，收汁。

•功效 养血滋阴，去瘀止痛。

鲶鱼 补气养虚，催乳

性温

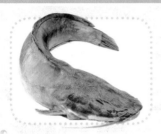

别名：塘虱、胡子鲢、黏鱼、塘虱鱼、生仔鱼。
来源：鲶鱼属鱼纲骨鳔总目。
产地：俄罗斯东部、朝鲜、日本及整个亚洲东部都有分布。
性味归经：性温，味甘。归胃经。
适宜人群：一般人群均可。尤其适合身体虚弱、营养不良、水肿者。

健康密码

滋阴养血，催乳

鲶鱼是催乳的佳品，并有滋阴养血、补中气、开胃、利尿的作用，是妇女产后食疗滋补的理想食物。

营养丰富，补气养虚

鲶鱼不仅像其他鱼一样含有丰富的营养，而且肉质细嫩，含有的蛋白质和脂肪较多，对体弱虚损、营养不良之人有较好的食疗作用。

营养加油站

鲶鱼　＋　豆腐　＝

豆腐具有益气宽中、生津润燥、清热解毒的功效，两者同食是极好的催乳佳品，是妇女产后食疗滋补的必选食物。

鲶鱼　＋　菠菜　＝

鲶鱼含有丰富的蛋白质和矿物质等营养元素，特别适合体弱虚损、营养不良之人食用，菠菜具有助消化、利肠胃的功效。两者同食能补充机体营养，并有助于减肥。

食用禁忌

鲶鱼不宜与牛油、羊油、牛肝、鹿肉、野猪肉、野鸡、中药荆芥同食。

选购与储存

选购 新鲜的鲶鱼体表光滑无鳞，体呈灰褐色，具有黑色斑块，有时全身黑色，腹部白色。颜色发黑的是养殖的。

储存 将鱼去除内脏，清洗干净，吸干表皮水分，用保鲜膜包好，放入冰箱冷冻保存。

【营养档案】

100 克鲶鱼中含有：

人体必需营养素		维生素等营养素		矿物质	
热量	118（千卡）	胡萝卜素	—	钾	351（毫克）
蛋白质	20.1（克）	维生素 B₁	0.03（毫克）	钠	49.6（毫克）
脂肪	4.2（克）	维生素 B₂	0.1（毫克）	钙	42（毫克）
碳水化合物	—	维生素 B₃	2.5（毫克）	硒	27.49（微克）
膳食纤维	—	维生素 E	0.54（毫克）	磷	195（毫克）

保健应用

红烧鲶鱼 ▼

【原料】鲶鱼 600 克，红辣椒、香葱、植物油、料酒、酱油、花椒、八角、味精、胡椒、芡粉、高汤、香油各适量。

【做法】❶ 将鲶鱼去内脏，洗净，切段，用料酒、盐少许腌制约 6 分钟。❷ 红辣椒、香葱切段。❸ 起锅放油烧至七成热，下鲶鱼段，油炸至两面金黄色，即可滤油。❹ 锅内留少许油，放进花椒、八角、香葱段、辣椒段，煸出香味后，再把鲶鱼段倒入。❺ 烹入料酒、高汤、酱油、盐、味精、胡椒，用小火焖约 20 分钟，见高汤不多时，勾芡粉，浇上香油即可。

•功效 补脑。

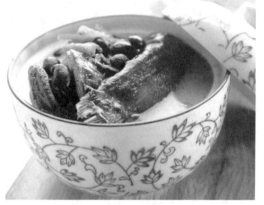

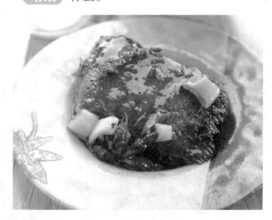

红花黑豆鲶鱼汤 ▼

【原料】鲶鱼 500 克，红花 12 克，黑豆 150 克，陈皮 5 克，盐 5 克。

【做法】❶ 将黑豆放入铁锅内，上火干炒至豆皮裂开。❷ 鲶鱼去鳃、内脏，冲洗干净。❸ 红花漂洗干净，装入纱布袋内。❹ 陈皮择洗干净。❺ 锅内注入沸水，放入黑豆、红花、陈皮、鲶鱼，水开后撇净浮沫。❻ 用中火续煮至黑豆熟烂，鱼肉酥烂，放盐调味即可。

•功效 补肾益精，壮骨骼。

清炖鲶鱼 ▼

【原料】鲜鲶鱼 600 克，植物油、葱、姜、蒜、盐、米醋、白糖、花椒、味精各适量。

【做法】❶ 将鱼下唇扯开，取出内脏洗净，剁成四大段。❷ 把葱、姜切成丝；蒜切成片。❸ 将锅烧热加入植物油，烧至七成热时，放入葱、姜丝炝锅，添鲜汤，放入剁好的鱼段，加入盐、米醋、白糖、花椒，烧开后改慢火炖，至鱼熟汤鲜时，放入蒜片和味精即可。

•功效 滋补身体，催乳。

黄鱼 对抗产后虚弱

性平

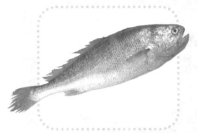

别名： 六线鱼、海黄鱼、黄花鱼。

来源： 为石首鱼科动物大黄鱼或小黄鱼的肉。

产地： 大黄鱼分布于黄海南部、东海和南海；小黄鱼分布于黄海、渤海、东海及朝鲜西海岸。

性味归经： 性平，味甘。归胃经、肾经。

适宜人群： 一般人群均可。尤其适宜失眠、食欲不振、贫血患者。

健康密码

补虚壮阳

黄鱼含有丰富的蛋白质、微量元素和维生素，对人体有很好的补益作用，对体质虚弱者和中老年人来说，食用黄鱼会收到很好的食疗功效。

抗衰老，防治癌症

黄鱼含有丰富的微量元素硒，能清除人体代谢产生的自由基，延缓衰老，并对各种癌症有防治功效。

对抗产后虚弱

黄鱼有健脾和胃、安神止痢、益气填精之功效，对产后体虚有良好疗效。

营养加油站

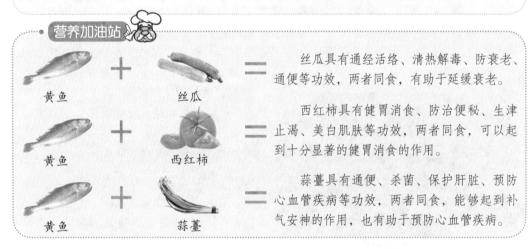

黄鱼	+	丝瓜	=	丝瓜具有通经活络、清热解毒、防衰老、通便等功效，两者同食，有助于延缓衰老。
黄鱼	+	西红柿	=	西红柿具有健胃消食、防治便秘、生津止渴、美白肌肤等功效，两者同食，可以起到十分显著的健胃消食的作用。
黄鱼	+	蒜薹	=	蒜薹具有通便、杀菌、保护肝脏、预防心血管疾病等功效，两者同食，能够起到补气安神的作用，也有助于预防心血管疾病。

选购与储存

选购 黄鱼的背脊呈黄褐色，腹部金黄色，鱼鳍灰黄，鱼唇橘红，应选择体形较肥、鱼肚鼓胀的，比较肥嫩。不新鲜的鱼眼角膜起皱，鳃盖易于掀开，肌肉稍松软，鳞片光泽较差且易脱落。

储存 黄鱼去除内脏，清除干净，用保鲜膜包好，再放入冰箱冷冻保存。

食用禁忌

黄鱼搭配荆芥易导致身体不适；搭配荞麦会导致消化不良。

【营养档案】

100 克黄鱼（大）中含有：

人体必需营养素		维生素等营养素		矿物质	
热量	97（千卡）	维生素 A	10（微克）	钾	260（毫克）
蛋白质	17.7（克）	维生素 B$_1$	0.03（毫克）	钠	120.3（毫克）
脂肪	2.5（克）	维生素 B$_2$	0.1（毫克）	钙	53（毫克）
碳水化合物	0.8（克）	维生素 B$_3$	1.9（毫克）	镁	39（毫克）
膳食纤维	—	维生素 E	1.13（毫克）	硒	42.57（微克）

保健应用

荠菜黄鱼羹 ▼

【原料】黄鱼 500 克，荠菜、葱、姜、料酒、盐、白胡椒粉、鸡精、淀粉、香油、植物油各适量。

【做法】❶ 黄鱼去头、鳞、鳃、肠，洗净，加料酒、盐、葱、姜隔水蒸 5 分钟至熟。❷ 将蒸熟的黄鱼放凉，去除鱼骨取肉备用。❸ 荠菜洗净，入沸水锅中焯后，捞出立刻浸入冷水降温。❹ 将荠菜挤去水分后切碎备用。❺ 锅里放入少许油烧热，放入葱、姜末煸香，放入黄鱼肉，加入适量清水。❻ 水开后放入荠菜末，加盐、白胡椒粉、鸡精调味，最后用水淀粉勾薄芡，滴几滴香油即可。

●功效 消炎除菌，增强免疫力。

黄鱼炖豆腐 ▼

【原料】黄鱼 500 克，豆腐 200 克，葱、姜、蒜、干红辣椒、淀粉、料酒、酱油、醋、盐、白糖、植物油各适量。

【做法】❶ 黄鱼处理干净，豆腐切块。❷ 在鱼身上涂一层淀粉。❸ 锅烧热，先用姜片在锅壁上擦一遍，再倒入油。❹ 油稍热即可将鱼放入煎，2 分钟后翻面，再

煎 2 分钟。❺ 锅内放入干辣椒、葱、姜、蒜略炒。❻ 加入酱油、料酒、盐，接着倒入豆腐块。❼ 锅中加热水，没过鱼和豆腐，大火煮开，转中小火，加醋煮约 15 分钟。❽ 出锅前点少许白糖即可。

●功效 补充蛋白质。

酥炸小黄鱼 ▼

【原料】小黄鱼 8 条，面粉、淀粉、小苏打、植物油、盐各适量。

【做法】❶ 小黄鱼内脏去掉，洗干净，撒盐，腌制 30 分钟。❷ 面粉和淀粉按照 2：1 的比例，用水调成稀糊。❸ 把腌制入味的小鱼抹面糊入油锅炸成金黄色捞出来即可。

●功效 开胃消食。

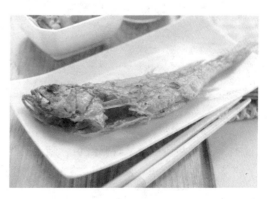

鲳鱼 抗氧化，降低胆固醇

性平

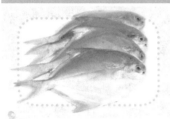

别名： 鲍鱼、昌侯龟、昌鼠、狗瞌睡鱼、鲳鳊。
来源： 鲳鱼属于鲈形目，鲳科。
产地： 我国沿海都产。
性味归经： 性平，味甘。归脾经，胃经。
适宜人群： 一般人群均可。

健康密码

降脂降胆固醇

鲳鱼含有丰富的不饱和脂肪酸，有降低胆固醇的功效，对高胆固醇的人来说是一种不错的鱼类食品。

预防心血管疾病

鲳鱼含有丰富的微量元素硒和镁，对冠状动脉硬化等心血管疾病有预防作用。

抗氧化，预防癌症

鲳鱼含有丰富的微量元素和矿物质，能延缓机体衰老，预防癌症的发生。

营养加油站

鲳鱼	＋ 黑木耳	＝ 黑木耳具有补血气、活血、滋润、助消化、清肠胃之功能，两者同食，有很好的补血功效。
鲳鱼	＋ 西红柿	＝ 西红柿具有止血、降压、生津止渴、凉血平肝、抗衰老、美白肌肤等功效，两者同食，既可以益气养血，又能达到延缓衰老和美容的功效。
鲳鱼	＋ 豆瓣菜	＝ 鲳鱼具有益气养血、补胃益精、滑利关节、延缓衰老之功效，豆瓣菜具有清心润肺的功效。两者同食，有一定的延缓衰老的作用。
鲳鱼	＋ 猪肉	＝ 猪肉具有滋阴润燥、补虚养血、滋养脏腑、健身长寿之功效，两者同食，可以起到补虚养血、强身健体的食疗作用。

选购与储存

选购 鲳鱼以身体扁平，鱼肉有弹性，表面有银白色光泽，鳃色鲜红，鱼鳞完整者为佳。如果鲳鱼鱼鳃呈现暗红色，则说明存放时间长，不宜购买。

储存 将鲳鱼表面擦干，放入保鲜袋冷藏保存。

食用禁忌

鲳鱼不要和羊肉同食。

【营养档案】

100 克鲳鱼中含有：

人体必需营养素		维生素等营养素		矿物质	
热量	140（千卡）	维生素 A	24（微克）	钾	328（毫克）
蛋白质	18.5（克）	维生素 B₁	0.04（毫克）	钠	62.5（毫克）
脂肪	7.3（克）	维生素 B₂	0.07（毫克）	钙	46（毫克）
碳水化合物	—	维生素 B₃	2.1（毫克）	镁	39（毫克）
膳食纤维	—	维生素 E	1.26（毫克）	硒	27.21（微克）

保健应用

白汁鲳鱼 ▼

【原料】鲳鱼 700 克，牛奶 100 克，熟火腿末 25 克，猪油 50 克，上汤 100 毫升，味精、盐、绍酒、姜、葱、淀粉各适量。

【做法】❶ 将鲳鱼去鳞、鳃、肠，洗净，用布抹干内外水分。❷ 用刀在鱼身的两面剞上花刀，抹上盐、绍酒，加入姜、葱，放进蒸笼 12 分钟，取出滗去原汁。❸ 将上汤加入味精、盐和淀粉水一起搅匀，再加入猪油、牛奶拌匀再煮一下，淋于鱼上面，把火腿末撒在鲳鱼上面即成。

•功效 祛湿，强健筋骨。

红烧鲳鱼 ▼

【原料】鲳鱼 700 克，郫县豆瓣酱、甜面酱、红米椒、青蒜、葱、姜、蒜、酱油、白糖、醋、料酒、植物油各适量。

【做法】❶ 鲳鱼洗净，控水，划两刀。❷ 锅置火上，放油烧至五六成热，将鲳鱼放入略炸，捞出控油备用。❸ 锅中留底油，放入郫县豆瓣酱，炒出红油，放姜、蒜、葱末，出香味后放入鲳鱼、酱油、料酒、甜面酱、白糖、醋和适量水，大火烧开，小火焖熟，出锅前撒上青蒜末、红米椒即可。

•功效 降低胆固醇。

茄汁鲳鱼 ▼

【原料】鲳鱼 500 克，胡萝卜丁 50 克，青豆、熟松仁、葱末、姜末、蒜末、淀粉、料酒、植物油、番茄酱、盐、白糖各适量。

【做法】❶ 鲳鱼去除鳃和内脏，洗净，在鱼的两面用刀划上几道。❷ 用料酒和少许盐腌 30 分钟。❸ 用干淀粉将鱼身扑满后抖去多余的淀粉。❹ 锅烧热，下油烧至七成热，下鲳鱼炸至金黄色滤油装盘。❺ 锅中留少量油，爆香葱、姜、蒜末，下胡萝卜丁和青豆煸炒。❻ 加入番茄酱和白糖调味，再加适量清水烧开，淋入水淀粉勾芡，浇在鱼身上，撒上熟松仁即可。

•功效 提高抗氧化能力。

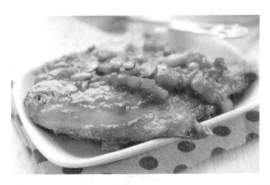

鳕鱼

明目养肝，治疗糖尿病

性平

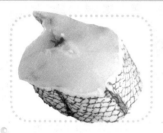

别名： 大头青、大口鱼、大头鱼、明太鱼。
来源： 鳕鱼属于鳕鱼科。
产地： 我国产于黄海和东海北部。
性味归经： 性平，味甘。归肝经、肾经、脾经。
适宜人群： 一般人群均可。夜盲症、干眼症、心血管疾病、骨质疏松症患者可多吃。

健康密码

防治心血管疾病

鳕鱼肉中含有丰富的镁元素，对心血管系统有很好的保护作用，有利于预防高血压、心肌梗死等心血管疾病。

明目养肝

鳕鱼肝富含维生素 A、维生素 D，可用于提取鱼肝油，起到明目养肝的作用。

治疗糖尿病

鳕鱼胰腺含有大量的胰岛素，有较好的降血糖作用，适用于治疗糖尿病。

营养加油站

鳕鱼 ＋ 燕麦 ＝

鳕鱼富含蛋白质、胰岛素和鱼油，燕麦含有大量的蛋白质、氨基酸、淀粉、脂肪酸等。两者同食，可为人体提供丰富的蛋白质。

鳕鱼 ＋ 辣椒 ＝

鳕鱼具有活血化瘀、止痛、通便的功效，辣椒具有温中散寒、活血化瘀、健脾开胃、增进食欲等功效。两者同食，既可以活血化瘀，又能开胃消食。

食用禁忌

痛风、尿酸过高患者不宜食用。

选购与储存

选购 新鲜鳕鱼以颜色雪白且未解冻的为宜，可精选鱼身中间部位切下的"全片鳕鱼"。肉黄、发水为次。

储存 把盐撒在鱼肉上，然后用保鲜膜包起来，放入冰箱冷冻室，这样不仅可以去腥、抑制细菌繁殖，而且能增添鳕鱼的美味及延长保存期。

【营养档案】

人体必需营养素		维生素等营养素		矿物质	
热量	88(千卡)	胡萝卜素	—	钾	321(毫克)
蛋白质	20.4(克)	维生素 A	14(微克)	钠	130.3(毫克)
脂肪	0.5(克)	维生素 B_1	0.04(毫克)	钙	42(毫克)
碳水化合物	0.5(克)	维生素 B_2	0.13(毫克)	镁	84(毫克)
膳食纤维	—	维生素 B_3	2.7(毫克)	硒	24.8(微克)

保健应用

鳕鱼蛋羹 ▼

【原料】鳕鱼 500 克,胡萝卜 100 克,扁豆 50 克,鸡蛋 4 个,盐、高汤、淀粉各适量。

【做法】❶ 鳕鱼肉切成小块;扁豆切小圆片;胡萝卜去皮,切成碎末。❷ 鸡蛋打散,放少许盐调味,入蒸锅中旺火蒸 10 分钟。❸ 另起锅,放入高汤、扁豆、鳕鱼、胡萝卜煮熟,加盐调味后,倒入水淀粉勾芡,浇在蛋羹上即可。

●功效 补充优质蛋白质。

糖醋鳕鱼 ▼

【原料】鳕鱼 500 克,盐、淀粉、植物油、辣椒、蒜、葱末、糖、醋、酱油各适量。

【做法】❶ 将鳕鱼两面抹盐,洗净。❷ 将两面铺上淀粉,放到高温油炸。❸ 待两面成金黄色时即可捞起备用。❹ 将辣椒、蒜、葱末放到油锅里爆香。❺ 将糖、醋、酱放入。❻ 将炸好的鱼放入。❼ 将淀粉混合水倒进去勾芡即可。

●功效 酸甜咸可口,平肝。

鳕鱼豆腐煲 ▼

【原料】鳕鱼 500 克,豆腐 200 克,西蓝花 100 克,甜豆 50 克,海带结 100 克,鸡蛋 2 个,葱、盐、料酒、胡椒粉、植物油各适量。

【做法】❶ 鳕鱼去骨,切成块,放入油锅中炸至金黄。❷ 豆腐切小块;西蓝花切小朵;葱切碎。❸ 所有材料(除鸡蛋、葱外)放入汤锅内,先煮 15 分钟,再打入鸡蛋煮 3 分钟。❹ 加入调味料及青葱即可。

●功效 补充优质蛋白质,健脑。

蓝莓鳕鱼 ▼

【原料】鳕鱼 500 克,生鸡蛋和熟鸡蛋各 1 个,蓝莓酱、盐、鸡精、柠檬汁、沙拉酱、黄油、胡椒粉、洋葱丁、黄瓜丁、胡萝、玉米粒各适量。

【做法】❶ 鳕鱼上面撒上少许盐、鸡精、胡椒粉,挤上一些柠檬汁,腌 10 分钟备用。❷ 把所有蔬菜用水煮一下,备在盘中。❸ 鳕鱼蘸淀粉和鸡蛋清后,在锅内放黄油煎,煎到两面金黄取出码放在盘中。❹ 在鳕鱼上面淋上蓝莓酱即可。

●功效 提高抗氧化能力。

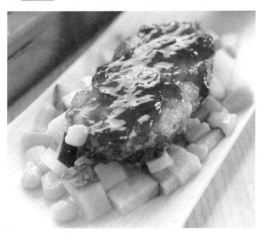

黄鳝

补脑健脑，调节血糖

性平

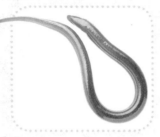

别名： 海蛇、长鱼。
来源： 为鳝科动物黄鳝的肉或全体。
产地： 除西北、西南外，全国各地均有。
性味归经： 性平，味甘。归肝经、脾经、肾经。
适宜人群： 一般人群均可。身体虚弱、营养不良、脱肛、子宫脱垂、内痔出血、风湿痹痛、高脂血症、冠心病、动脉硬化等患者尤宜食用。

健康密码

清热解毒，止血

黄鳝所含的特种物质"鳝鱼素"，有清热解毒、凉血止痛、祛风消肿、润肠止血等功效。

补脑健脑

鳝鱼富含 DHA 和卵磷脂，它是构成人体各器官组织细胞膜的主要成分，而且是脑细胞不可缺少的营养，食用鳝鱼肉有补脑健身的功效。经常摄取卵磷脂，记忆力可以提高 20%。

调节血糖

鳝鱼特含降低血糖和调节血糖的"鳝鱼素"，且所含脂肪极少，是糖尿病患者的理想食品。

保护视力，促进代谢

鳝鱼含有丰富的维生素 A，可以增进视力，促进皮膜的新陈代谢。

营养加油站

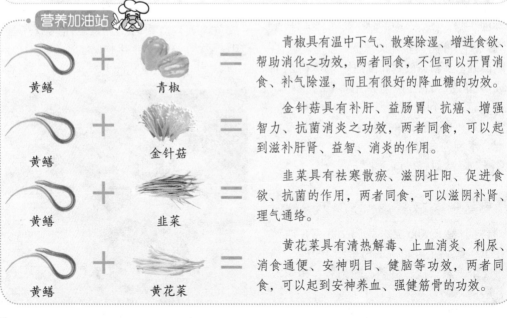

黄鳝 ＋ 青椒 ＝ 青椒具有温中下气、散寒除湿、增进食欲、帮助消化之功效，两者同食，不但可以开胃消食、补气除湿，而且有很好的降血糖的功效。

黄鳝 ＋ 金针菇 ＝ 金针菇具有补肝、益肠胃、抗癌、增强智力、抗菌消炎之功效，两者同食，可以起到滋补肝肾、益智、消炎的作用。

黄鳝 ＋ 韭菜 ＝ 韭菜具有祛寒散瘀、滋阴壮阳、促进食欲、抗菌的作用，两者同食，可以滋阴补肾、理气通络。

黄鳝 ＋ 黄花菜 ＝ 黄花菜具有清热解毒、止血消炎、利尿、消食通便、安神明目、健脑等功效，两者同食，可以起到安神养血、强健筋骨的功效。

食用禁忌

1. 凡体质过敏、瘙痒性皮肤等患者忌食鳝鱼。
2. 鳝鱼不宜与狗肉、狗血、南瓜、菠菜、大枣同食。

选购与储存

选购 挑选鳝鱼时，以表皮柔软、颜色灰黄、肉质细致、闻起没有臭味者为佳。灰褐色的鳝鱼最好不要买。

储存 鳝鱼最好现杀现烹，不要吃死鳝鱼。如果需要存放 1 ~ 2 天时，可以买几条泥鳅跟鳝鱼一起放在盆里，这样可以保持鳝鱼鲜活的品质。

【营养档案】

100 克黄鳝中含有：

人体必需营养素		维生素等营养素		矿物质	
热量	89（千卡）	维生素 A	50（微克）	钾	263（毫克）
蛋白质	18（克）	维生素 B$_1$	0.06（毫克）	钠	70.2（毫克）
脂肪	1.4（克）	维生素 B$_2$	0.98（毫克）	钙	42（毫克）
碳水化合物	1.2（克）	维生素 B$_3$	3.7（毫克）	磷	206（毫克）
膳食纤维	—	维生素 E	1.34（毫克）	硒	34.56（微克）

保健应用

清炖鳝鱼 ▼

【原料】鳝鱼肉 300 克，芹菜 100 克，蒜、植物油、葱、姜、盐、味精、香油、料酒、花椒粉、酱油、醋各适量。

【做法】❶ 鳝鱼切成丝，芹菜和蒜切成小段。❷ 锅内加油烧热，下鳝鱼丝炒 5 分钟，烹入料酒略焖，加葱、姜、蒜，再放盐、酱油烧开，小火烧 2 分钟，改旺火投入芹菜段，加醋、香油，下味精调味，最后撒上少许花椒粉即可。

●功效 补气健脾，滋身强骨。

蒜薹炒黄鳝 ▼

【原料】黄鳝 300 克，蒜薹 50 克，黄瓜 30 克，红辣椒、姜、蒜、醋、盐、胡椒粉、酱油、植物油各适量。

【做法】❶ 黄鳝杀好，切段；蒜薹从中间切开分成两半，再切段；黄瓜切片；红辣椒切丝；姜切片；蒜拍破。❷ 起油锅爆香姜、蒜，下鳝鱼段翻炒，享入料酒，再放少量的醋炒几分钟后，加入少量的盐与胡椒粉，淋上一点儿酱油，炒匀出锅，利用锅内余油下蒜薹与红椒、黄瓜炒至八分熟，加盐调味后放黄鳝翻匀出锅。

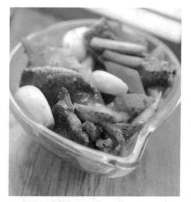

●功效 补脑健脑，增强免疫力。

泥鳅

保肝，治疗阳痿、痤疮

性平

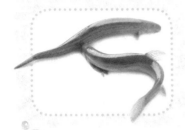

别名：鱼鳅。
来源：为鳅科动物泥鳅的肉或全体。
产地：除西部高原地区外，全国南北各地均有分布。
性味归经：性平，味甘。归脾经、肝经、肾经。
适宜人群：一般人群均可。

健康密码

保护血管健康

泥鳅所含脂肪较低，胆固醇更少，属高蛋白、低脂肪食品，且含一种类似甘碳戊烯酸的不饱和脂肪酸，有利于人体抗血管衰老，故有益于老年人及心血管病人。

保肝，预防肝炎

取泥鳅净化后焙干，制成泥鳅粉，可用于黄疸性病毒性肝炎，能加快黄疸消退和降低转氨酶，对慢性和迁延性肝炎患者的肝功能恢复有明显的改善作用。

营养加油站

 泥鳅 + 蒜 =

蒜具有抗癌防老、健胃杀菌、散寒之功效，两者以大火煮熟后食用，能够健胃杀菌、散寒祛湿。

 泥鳅 + 青椒 =

青椒具有温中下气、散寒除湿、增进食欲、帮助消化之功效，两者同食，可以起到补中益气、散寒祛湿的作用，还能降低血糖。

食用禁忌

泥鳅与狗血、螃蟹相克，不宜同吃；毛蟹与泥鳅相克，同食会引起中毒。

选购与储存

选购 选择鲜活、无异味的泥鳅食用。

储存 买来的泥鳅，用清水漂一下，放在装有少量水的塑料袋中，扎紧口，放在冰箱中冷冻，长时间都不会死掉，只是呈冬眠状态；烧制时，取出泥鳅，倒在一个冷水盆内，待冰块化冻时，泥鳅就会复活。

【营养档案】

100 克泥鳅中含有：

人体必需营养素		维生素等营养素		矿物质	
热量	96（千卡）	维生素 A	14（微克）	钾	282（毫克）
蛋白质	17.9（克）	维生素 B_1	0.1（毫克）	钠	74.8（毫克）
脂肪	2（克）	维生素 B_2	0.33（毫克）	钙	299（毫克）
碳水化合物	1.7（克）	维生素 B_3	6.2（毫克）	磷	302（毫克）
膳食纤维	—	维生素 E	0.79（毫克）	硒	35.3（微克）

保健应用

砂锅泥鳅 ▼

【原料】泥鳅 250 克，豆腐皮、干红辣椒、花椒、姜蒜、香菜、酱油、醋、白糖、盐、味精、老干妈辣酱、豆瓣酱各适量。

【做法】❶ 泥鳅买回来，放滴了油的清水里养一天，让其吐净泥沙，用盐搓净泥鳅表面的黏液，用清水冲洗干净备用。❷ 热锅下油，油热后，加老干妈辣酱、豆瓣酱炒香，再放入红辣椒、花椒、姜蒜煸炒。❸ 锅里倒入适量清水，加酱油、醋、白糖烧开。❹ 把泥鳅倒入煮沸的锅里，马上盖上锅盖，用慢火煮约 10 分钟。❺ 再沿锅边下豆腐皮，慢火煮约 15 分钟，煮至泥鳅肉易脱骨。❻ 砂锅放火上加热，倒入煮好的泥鳅和豆腐皮，加适量盐、味精调味，拌入香菜即可。

•功效 补充营养。体虚者宜多吃。

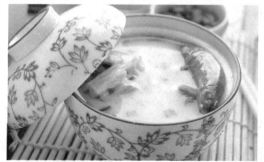

泥鳅豆腐煲 ▼

【原料】豆腐 200 克，泥鳅 250 克，姜、

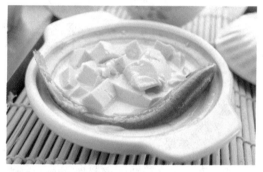

盐、小葱、植物油各适量。

【做法】❶ 将豆腐切成小块。❷ 除去泥鳅的肋及内脏，清洗干净。❸ 姜切丝。❹ 葱去须后切成葱花。❺ 起油锅，将泥鳅略煎一下，放入砂锅。❻ 再把豆腐、姜丝入砂锅，加入适量清水，以小火煮 20 分钟，再放入葱花、盐，稍煮一下即成。

•功效 补充蛋白质，保护血管健康。

黄芪泥鳅汤 ▼

【原料】泥鳅 200 克，猪瘦肉 100 克，大枣干 10 克，黄芪、姜、盐各适量。

【做法】❶ 大枣泡发，去核。❷ 把黄芪和大枣洗净。❸ 猪瘦肉放入开水锅中煮 5 分钟，捞起洗净。❹ 泥鳅用滚水烫一下，用清水冲洗，去内脏，洗净抹干水分。❺ 将泥鳅用油煎至两面微黄色，铲起装盘中。❻ 在汤煲内烧滚适量清水，放入泥鳅、瘦肉和生姜、黄芪、大枣。❼ 大火烧开后用小火继续煲约 3 个小时，加入姜、盐即可。

•功效 壮阳滋阴。

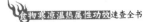

河虾 通乳健体，调养病体

性温

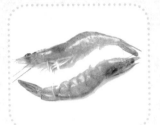

别名：青虾。

来源：为长臂虾科动物青虾等多种淡水虾的全体或肉。

产地：我国南北各地均有。

性味归经：性温，味甘。归肝经、肾经。

适宜人群：适宜于肾虚阳痿、遗精早泄、乳汁不通、筋骨疼痛、手足抽搐、全身瘙痒、皮肤溃疡、身体虚弱和神经衰弱等患者食用。

健康密码

防治骨质疏松

中老年人对营养的吸收能力差，若活动量增加，便容易发生骨质疏松。多进食河虾、豆腐、牛奶、骨头汤等具有强壮骨骼的作用食物，能预防骨质疏松症。

调理病体

虾营养丰富，且其肉质松软，易消化，对身体虚弱及病后需要调养的人是极好的食物。

抗氧化

河虾体内很重要的一种物质就是虾青素，是目前发现的最强的一种抗氧化剂，颜色越深说明虾青素含量越高。

通乳健体

虾的通乳作用较强，并且富含磷、钙，对小儿、孕妇尤有补益功效。

补肾壮阳，治疗男性不育症

河虾有补气健胃、温肾壮阳的作用，适宜肾虚、阳痿者食用，对男性不育症有一定食疗功效。

营养加油站

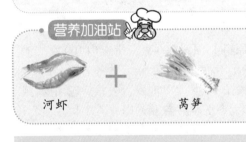

河虾 ＋ 莴笋 ＝ 莴笋具有增进食欲、促进消化、预防肝癌和胃癌、消水肿、利尿降压等功效，两者同食，既可以通乳，又能起到抗癌的作用。

食用禁忌

1.宿疾者、正值上火之时不宜食虾；体质过敏，如过敏性鼻炎、支气管炎、反复发作性过敏性皮炎的老年人不宜吃虾；另外，虾为动风发物，患有皮肤疥癣者忌食。

2.虾含有丰富的蛋白质和钙等营养物质，与葡萄、石榴、山楂、柿子等同食，会降低蛋白质的营养价值，还会刺激肠胃，引起消化不良。

3.色发红、身软、掉拖的虾不新鲜，尽量不吃，腐败变质虾不可食。

选购与储存

选购 一看外形，新鲜的虾头、尾完整，紧密相连，虾身较挺，有一定的弯曲度；不新鲜的虾，头与体、壳与肉相连松懈，头、尾易脱落或分离，不能保持其原有的弯曲度。二看色泽，新鲜虾皮壳发亮，河虾呈青绿色；不新鲜的虾，皮壳发暗，虾原色变为红色或灰紫色。三看肉质，新鲜的虾，肉质坚实、细嫩，手触摸时感觉硬，有弹性；不新鲜的虾，肉质松软，弹性差。四闻气味，新鲜虾气味正常，无异味；若有异味则为变质虾。

储存 宜现吃现买。

【营养档案】

100 克河虾中含有：

人体必需营养素		维生素等营养素		矿物质	
热量	87（千卡）	胡萝卜素	—	钾	329（毫克）
蛋白质	16.4（克）	维生素 A	48（微克）	钠	133.8（毫克）
脂肪	2.4（克）	维生素 B₁	0.04（毫克）	钙	325（毫克）
碳水化合物	—	维生素 B₂	0.03（毫克）	镁	60（毫克）
膳食纤维	—	维生素 E	5.33（毫克）	硒	29.65（微克）

保健应用

油爆小河虾 ▼

【原料】 小河虾 350 克，酱油、葱、醋、白糖、熟菜油、绍酒各适量。

【做法】 ❶ 将虾剪去钳、须脚，洗净，沥干水。❷ 炒锅下菜油，旺火烧至九成热，将虾入锅用手勺不断推动，约 5 秒后即用漏勺捞起，待油温回升到八成热，再将虾倒入复炸 10 秒钟，使肉与壳脱开，用漏勺捞出。❸ 将锅内油倒出，放入葱略煸，倒入虾，烹入绍酒，加酱油、白糖及少许水，颠动炒锅烹入醋，出锅装盘即成。

●功效 增强身体免疫力。

韭菜河虾 ▼

【原料】 小河虾 400 克，韭菜 50 克，料酒、姜、花椒、红辣椒、盐、植物油各适量。

【做法】 ❶ 将虾洗净后，盛入大碗中，加 2 勺料酒、少许盐、适量清水，浸泡 10 分钟，冲水沥干。❷ 韭菜择洗干净后，切段；生姜切丝，红椒切丝，备用。❸ 锅中倒油，入几粒花椒，油热后，将虾下入油锅中，炸 4～5 分钟，至虾身变红即可关火，倒入沥油容器中沥干油，取虾备用。❹ 将沥出的虾油盛出一点儿，倒入炒锅中，下入红椒丝、生姜丝爆香，然后下入韭菜，炒 1 分钟。❺ 倒入炸过的虾，加入适量盐，翻炒均匀；烹入少许料酒，继续炒至进味即可。

●功效 益精壮阳。

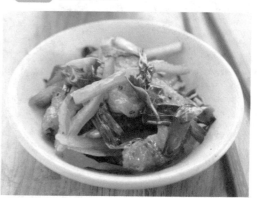

对虾 通络开胃，抗氧化

性温

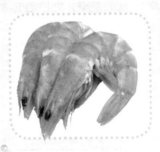

别名：东方对虾、中国对虾、斑节虾。
来源：虾属甲壳类节肢动物。
产地：主要分布于我国黄海、渤海和朝鲜西部沿海。
性味归经：性温，味甘、咸。归肾经、脾经。
适宜人群：一般人群均可食用。适宜中老年缺钙所致的小腿抽筋者食用。

健康密码

抗氧化，消除时差症

对虾体内很重要的一种物质就是虾青素。虾青素不仅具有抗氧化功效，还有助于消除因时差反应而产生的"时差症"。

补肾壮阳，通络开胃

虾肉有补肾壮阳、养血固精、通乳抗毒、通络止痛、化瘀解毒、益气滋阳、开胃化痰等功效。

活血排毒，治疗水痘

现代医学认为，虾肉有解毒之功；小儿水痘，用活虾煮汤服，能加速新陈代谢，促使痘毒早透早清，顺利痊愈，并可减少并发症。

益气补虚，改善畏寒症

虾类是冬季"食补"很好的选择，经常食用能提高人体的免疫功能，促进新陈代谢，使畏寒的现象得到改善。

营养加油站

对虾 ＋ 芥蓝 ＝ 芥蓝具有利水化痰、解毒祛风、增进食欲、助消化等功效，两者同食，能够起到补肾、助消化的作用。

对虾 ＋ 芦笋 ＝ 芦笋具有补虚、抗癌、减肥、调节代谢、抗癌之功效，两者同食，可以达到非常明显的抗癌的功效。

食用禁忌

1. 宿疾者、正值上火之时不宜食虾；患过敏性鼻炎、支气管炎、过敏性皮炎的老年人不宜吃虾。
2. 虾忌与含有鞣酸的水果，如葡萄、石榴、山楂、柿子等同食，否则会引起人体不适。

选购与储存

选购 新鲜对虾虾体清洁，色泽鲜艳，外壳呈半透明且具有光泽，虾黄呈自然色。次品对虾虾体呈暗灰或青灰色，缺乏光泽，但虾体尚未变红，虾黄色泽稍暗。

储存 宜现吃现买。

【营养档案】

100 克对虾中含有：

人体必需营养素		维生素等营养素		矿物质	
热量	93（千卡）	维生素 A	15（微克）	钾	215（毫克）
蛋白质	18.6（克）	维生素 B$_1$	0.01（毫克）	钠	165.2（毫克）
脂肪	0.8（克）	维生素 B$_2$	0.07（毫克）	钙	62（毫克）
碳水化合物	2.8（克）	维生素 B$_3$	1.7（毫克）	镁	43（毫克）
膳食纤维	0	维生素 E	0.62（毫克）	磷	228（毫克）

保健应用

柠檬蒸对虾 ▼

【原料】 对虾 250 克，鲜鱿鱼 250 克，柠檬 50 克，盐、味精、料酒、色拉油、玉米淀粉各适量。

【做法】 ❶ 将柠檬切成片，铺在盘中。❷ 将鲜鱿鱼切成花刀，和对虾一起放入盛有盐、味精、料酒的碗中腌渍 2 分钟。❸ 把鱿鱼包在对虾外面，摆在柠檬上，入蒸锅用旺火蒸 5 分钟取出。❹ 将炒锅置于旺火上，放入色拉油，倒入清汤（200 毫升）烧开，用湿淀粉勾芡，淋在对虾上即可。

●功效 活血，开胃助消化。

啤酒烧对虾 ▼

【原料】 对虾 600 克，香菜 20 克，啤酒 750 毫升，盐、酱油、料酒、花椒油、白砂糖、味精、豌豆淀粉、植物油、大葱、姜各适量。

【做法】 ❶ 对虾去沙袋、沙线，剪去虾枪、须和腿，用水冲净。❷ 锅中加植物油烧热，放入葱、姜、料酒，烹出香味，加入对虾煎两面，并压出虾脑，再加入啤酒、高汤、盐、味精、酱油、白糖，用慢火将虾烧熟。急火收汁，用水淀粉勾稀芡，淋花椒油盛盘即可。

●功效 养胃补肾。

酱爆南美大对虾 ▼

【原料】 南美对虾 2 只，生抽、醋、糖、沙茶酱、蒜蓉辣酱、香油、植物油、淀粉、生姜、葱各适量。

【做法】 ❶ 对虾洗净，沥干水，加入干淀粉拌匀。❷ 取一小碗，加入生抽、醋、糖、沙茶酱、蒜蓉辣酱、香油、淀粉、清水调成汁。❸ 锅内放油烧至六分熟，将对虾放入油中炸成金黄色取出。❹ 锅内留底油，下生姜、葱末爆香，倒入调好的汁，再倒入对虾翻炒均匀即可出锅。

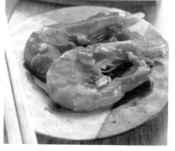

●功效 补充优蛋白质。

虾米

补养身体，预防骨质疏松

性温

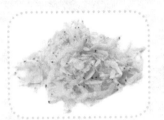

别名： 干虾仁。
来源： 虾皮主要是由毛虾加工制成。
产地： 主产于渤海湾。
性味归经： 性温，味甘、咸。归肾经、肺经。
适宜人群： 中老年人、孕妇、心血管病患者、肾虚阳痿、男性不育症、腰脚无力之人尤其适合食用。

健康密码

补充营养，调理病体

虾米营养丰富，含蛋白质是鱼、蛋、奶的几倍到几十倍；还含有丰富的钾、碘、镁、磷等矿物质及维生素A、氨茶碱等成分，且其肉质松软，易消化。

预防心脑血管疾病

虾米中含有丰富的镁，能够预防心脑血管疾病。

预防骨质疏松，增强体质

老年人常食虾米，可预防自身因缺钙所致的骨质疏松症；老年人的饭菜里放一些虾皮，对提高食欲和增强体质很有好处。

通乳

虾米的通乳作用较强，并且富含磷、钙，对小儿、孕妇尤有补益功效。

镇静，治疗神经衰弱

虾米有镇静作用，常用来辅助治疗神经衰弱、自主神经功能紊乱诸症。

营养加油站

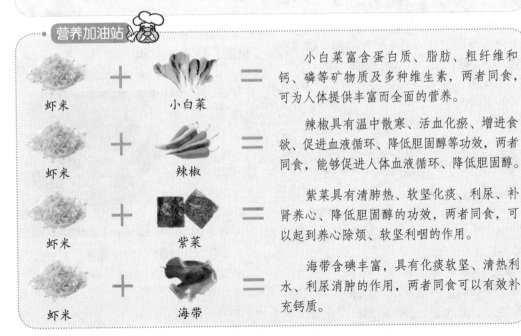

虾米 + 小白菜 =		小白菜富含蛋白质、脂肪、粗纤维和钙、磷等矿物质及多种维生素，两者同食，可为人体提供丰富而全面的营养。
虾米 + 辣椒 =		辣椒具有温中散寒、活血化瘀、增进食欲、促进血液循环、降低胆固醇等功效，两者同食，能够促进人体血液循环、降低胆固醇。
虾米 + 紫菜 =		紫菜具有清肺热、软坚化痰、利尿、补肾养心、降低胆固醇的功效，两者同食，可以起到养心除烦、软坚利咽的作用。
虾米 + 海带 =		海带含碘丰富，具有化痰软坚、清热利水、利尿消肿的作用，两者同食可以有效补充钙质。

食用禁忌

宿疾者、正值上火之时者，患过敏性鼻炎、支气管炎、反复发作性过敏性皮炎的老年人，患有皮肤疥癣者忌食。

选购与储存

选购 没加过色素的虾米，虽外皮微红，但里面的肉却是黄白色的；而添加了色素的虾米，皮肉都是红的。因为色素基本上没有气味和味道，所以用鼻子闻用嘴尝都感觉不到，如条件允许，可先用水泡上几颗虾米，如加的是一般色素，则水会变红。

储存 淡质虾米可摊在太阳下，待其干后，装入瓶内，保存起来；咸质虾米，切忌在阳光下晾晒，只能将其摊在阴凉处风干，再装进瓶中；无论是保存淡质虾米，还是咸质虾米，都可将瓶中放入适量大蒜，以避免虫蛀。

【营养档案】

100 克虾米中含有：

人体必需营养素		维生素等营养素		矿物质	
热量	198（千卡）	维生素 A	21（微克）	钾	550（毫克）
蛋白质	43.7（克）	维生素 B$_1$	0.01（毫克）	钠	4892（毫克）
脂肪	2.6（克）	维生素 B$_2$	0.12（毫克）	钙	555（毫克）
碳水化合物	2.5(克)	维生素 B$_3$	5（毫克）	镁	236（毫克）
膳食纤维	—	维生素 E	1.46（毫克）	硒	75.4（微克）

保健应用

虾米冬瓜汤 ▼

【原料】冬瓜 250 克，虾米 25 克，葱花、上汤、盐、味精各适量。

【做法】❶ 冬瓜去皮、瓤，切厚片。❷ 虾米用温水浸泡，洗净。❸ 锅中加入上汤烧开，放入冬瓜、虾米，以盐、味精调味，烧 10 分钟左右，待冬瓜煮熟，撒入葱花即成。

功效 清热解毒，减肥。

红烧虾米豆腐 ▼

【原料】豆腐 200 克，虾米 50 克，盐、白糖、味精、香油、酱油、绍酒、葱、姜、蒜末、水淀粉、花生油各适量。

【做法】❶ 将豆腐改刀成方丁，放入汤碗内用清水浸泡；虾米用清水洗净，加入葱、姜、绍酒，上笼蒸 10 分钟捞出。❷ 炒锅加清水，放入豆腐和适量盐烧开后捞出。❸ 炒锅洗净，加花生油烧热，用葱、姜、蒜末炝锅，倒入豆腐、虾米、高汤调味，然后用水淀粉勾芡，淋香油起锅装盘。

功效 补充优质蛋白质，预防骨质疏松。

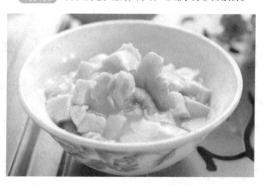

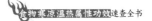

牡蛎 健脑益智，宁心安神

性微寒

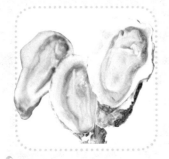

别名： 蛎蛤、左顾牡蛎、牡蛤、海蛎子壳、海蛎子皮、海蛎子、蛎黄、生蚝。

来源： 为牡蛎科动物如近江牡蛎、长牡蛎或大连湾牡蛎等的贝壳。

产地： 主产江苏、福建、广东、浙江及山东等沿海一带。

性味归经： 性微寒，味咸。归肝经、胆经、肾经。

适宜人群： 一般人都可以食用。体质虚弱儿童、肺门淋巴结结核、颈淋巴结结核者宜食。

健康密码

宁心安神

经常食用牡蛎可以减少阴虚阳亢所致的烦躁不安、心悸失眠、头晕目眩及耳鸣等症状。牡蛎含有丰富的硒，可以调节神经，稳定情绪。

益智健脑

牡蛎所含的牛磺酸、DHA、EPA是智力发育所需的重要营养素。所含糖原是人体内能量的储备形式，能提高人的体力和脑力的活动效率。另外，药理学试验研究表明，运用牡蛎壳增加体内的含锌量，可提高机体的锌镉比值，有利于改善和防治高血压，起到护脑、健脑作用。

益胃生津

牡蛎性微寒，同时兼具制酸作用，所以对胃酸过多或患有胃溃疡的人有益处。

延年益寿

牡蛎富含核酸，核酸在蛋白质合成中起重要作用，因而能延缓皮肤老化，减少皱纹的形成。

营养加油站

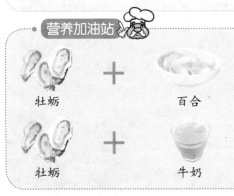

牡蛎 ＋ 百合 ＝

牡蛎具有滋阴、养血、补五脏、活血等功效，百合有补中益气、清心安神的作用，两者同食，能够起到很好的滋阴调中、清心安神的食疗功效。

牡蛎 ＋ 牛奶 ＝

两者都富含钙质，同食可强化骨骼和牙齿，促进青少年儿童的生长发育，老年人食用能够预防骨质疏松。

食用禁忌

牡蛎不宜与糖同食；与啤酒同食易发痛风；牡蛎不宜生吃。

选购与储存

选购 牡蛎以体形完整、结实、肥壮，肉饱满，表面无沙和碎壳，色泽金黄及淡口的为上品。体形瘦小，色泽黄中略带黑色的次之。

储存 置干燥处。

【营养档案】

100 克牡蛎中含有：

人体必需营养素		维生素等营养素		矿物质	
热量	73（千卡）	维生素 A	27（微克）	钾	200（毫克）
蛋白质	5.3（克）	维生素 B_1	0.01（毫克）	钠	462.1（毫克）
脂肪	2.1（克）	维生素 B_2	0.13（毫克）	钙	131（毫克）
碳水化合物	8.2（克）	维生素 B_3	1.4（毫克）	镁	65（毫克）
膳食纤维	—	维生素 E	0.81（毫克）	硒	86.64（微克）

保健应用

洋葱牡蛎 ▼

【原料】牡蛎 300 克，洋葱、香菜、胡椒粉、绍酒、盐各适量。

【做法】❶ 将牡蛎洗净，沥干，加盐与胡椒粉充分搅拌。❷ 撒上切丝的洋葱，淋入绍酒，罩上微波薄膜或加盖，高火加热90 秒。❸ 将调料放入深容器中，倒入加盖或罩上微波薄膜，高火加热 2 分钟。❹取出容器，搅拌均匀后再高火加热 90 秒，盛入盘后，再装饰香菜即可。

功效 益胃生津，强健筋骨。

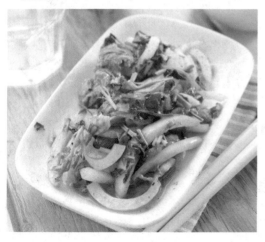

紫薇花牡蛎火腿汤 ▼

【原料】紫薇花 4 朵，牡蛎净肉 500 克，火腿末 5 克，水发冬菇 10 克，玉兰片 10克，胡椒粉、盐、料酒、酱油、味精、鸡汤、姜片各适量。

【做法】❶ 紫薇花去萼、杂质，切成细丝；牡蛎肉拣洗干净，沥干，切碎；火腿肉、玉兰片、冬菇分别切片；将牡蛎、冬菇、玉兰片各用开水焯一下。❷ 锅烧热放入鸡汤、料酒、酱油、姜片、盐、大火煮沸，下入火腿、冬菇；玉兰片、牡蛎烧沸，下入味精、紫薇花细丝，调好口味，撒点儿胡椒粉，佐餐食用。

功效 滋阴养血，健脾开胃。

皮蛋牡蛎粥 ▼

【原料】皮蛋 2 个，鲜牡蛎肉 100 克，粳米 100 克，葱花、植物油、鱼露各适量。

【做法】❶ 将皮蛋去除泥料及外壳，每个切成 12 等份；牡蛎肉洗净。❷ 把粳米淘洗干净，放入锅内加适量清水，煮成稀粥，加入皮蛋、牡蛎肉、葱花、鱼露、植物油适量调味，再煮沸片刻，即可食用。

功效 滋阴，去火。

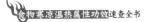

海蟹　对抗结核病

性寒

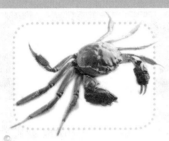

别名： 梭子蟹、枪蟹、海螃蟹、海虫、水蟹。
来源： 为方蟹科动物中华绒螯蟹的全体。
产地： 全国各地均产。
性味归经： 性寒，味咸，有小毒。归肝经、胃经。
适宜人群： 一般人群均可。骨质疏松、风湿性关节炎、结核病患者宜吃。

健康密码

滋补身体

螃蟹含有丰富的蛋白质及微量元素，对身体有很好的滋补作用。

对抗结核病

螃蟹还有抗结核作用，吃蟹对结核病的康复大有补益。

营养加油站

海蟹 ＋ 冬瓜 ＝ 冬瓜具有清热解毒、利水消肿、降脂减肥、降血压、排毒润肠、通便、光洁皮肤的功效，两者同食，能够起到很好的清热益气、滋阴润肠的作用。

海蟹 ＋ 糯米 ＝ 糯米具有补中益气、健脾养胃、温补强身的功效，两者同食，可以达到益气健胃、滋阴强身的食疗功效。

海蟹 ＋ 芦笋 ＝ 芦笋有补虚、抗癌、减肥、调节代谢、提高免疫力之功效，两者同食，可以起到补虚消食、提高免疫力、抗癌的功效。

海蟹 ＋ 鸽肉 ＝ 鸽肉具有补肝壮肾、益气补血、清热解毒、生津止渴之功效，两者同食，能够达到很好的补肾益气、散结通经之功效。

食用禁忌

1.螃蟹不可与红薯、南瓜、蜂蜜、橙子、梨、柿子、石榴、西红柿、香瓜、花生、蜗牛、芹菜、兔肉、荆芥同食，会导致食物中毒。
2.吃螃蟹不可饮用冷饮，会导致腹泻。

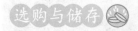

选购与储存

选购 要挑选壳硬、发青、蟹肢完整、有活力的螃蟹，然后看看螃蟹的肚子，如果肚子较平，且带有一些红色，这样的螃蟹肯定是最好、最饱满的。也可以用手捏螃蟹脚，螃蟹脚越硬越好。蟹壳没有光泽，嘴中不吐泡的最好不要购买。

储存 把螃蟹散放在盆、缸等容器中，在容器底部铺上一层泥，再放些芝麻或打散的鸡蛋，放在阴凉处。隔一段时间向螃蟹撒些水，使螃蟹鳃保持一定的水分。

【营养档案】

100 克海蟹中含有：

人体必需营养素		维生素等营养素		矿物质	
热量	95（千卡）	维生素 A	30（微克）	钾	232（毫克）
蛋白质	13.8（克）	维生素 B_1	0.01（毫克）	钠	260（毫克）
脂肪	2.3（克）	维生素 B_2	0.1（毫克）	钙	208（毫克）
碳水化合物	4.7（克）	维生素 B_3	2.5（毫克）	镁	47（毫克）
膳食纤维	—	维生素 E	2.99（毫克）	硒	82.65（微克）

保健应用

清蒸螃蟹 ▼

【原料】螃蟹 1000 克，黄酒、姜末、酱油、白糖、味精、香油、醋各适量。

【做法】❶将螃蟹用清水洗净，放在盛器里。❷将姜末放在小酒碗内，加熬熟的酱油、白糖、味精、黄酒、香油搅匀；另取一小碗，放醋待用。❸将螃蟹上笼，用火蒸 15～20 分钟，至蟹壳呈鲜红色，蟹肉成熟时，取出，醮汁食用。

•功效 补养身体。

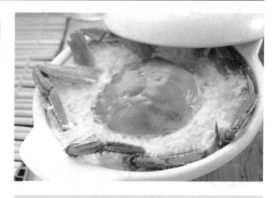

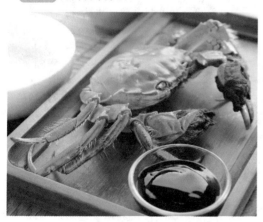

海蟹蒸蛋 ▼

【原料】海蟹 1 只，鸡蛋 3 个，葱花、蒸鱼豉油、食用油各适量。

【做法】❶螃蟹洗干净后，切成块，蟹钳略拍，并入沸水汆烫 3 秒钟捞出；鸡蛋打散，过滤掉杂质待用。❷汆烫螃蟹的水不要倒除，过滤，降温到 40℃左右，待用。❸将鸡蛋液与汆烫螃蟹的水按照 1：2 的比例搅匀，倒入放螃蟹的深碗中，用保鲜膜密封，放入蒸笼蒸约 12 分钟至熟即可。❹小碗倒入蒸鱼豉油和油，微波加热，倒入鸡蛋中，并撒上葱花即可。

•功效 滋补五脏。

海参 治伤抗炎，促进身体发育

性寒

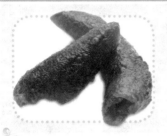

别名： 无。
来源： 为刺参科动物刺参或其他海参的全体。
产地： 分布于我国黄海、渤海区。
性味归经： 性寒，味甘、咸。归心经、肾经。
适宜人群： 一般人群均可。高血压、冠心病、肝炎、肾炎、糖尿病患者宜食。

健康密码

促进身体发育

海参体内所含的 18 种氨基酸能够增强组织的代谢功能，增强机体细胞活力，适宜于生长发育中的青少年。海参能调节人体水分平衡，适宜于孕期腿脚水肿的女士。

益智健脑，助产催乳

海参含有 EPA 和 DHA 两种 ω-多不饱和脂肪酸，其中 DHA 对胎儿大脑细胞发育起至关重要的作用。

营养加油站

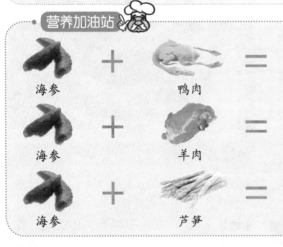

海参 ＋ 鸭肉 ＝ 鸭肉具有养胃滋阴、清肺解热、大补虚劳、利水消肿之功效，两者同食，能够补虚润燥、滋养五脏。

海参 ＋ 羊肉 ＝ 羊肉具有益气补虚、温中暖下、生肌健力、抵御风寒之功效，两者同食，能够很好地温肾助阳、固精。

海参 ＋ 芦笋 ＝ 芦笋具有补虚、抗癌、减肥、调节代谢、提高免疫力之功效，两者同食，能够起到抗癌、提高机体免疫力的作用。

选购与储存

选购 购买海参时，要看海参的肉质和含盐量。海参的外表以参刺排列均匀为好，肉质肥厚含盐量低的为上品。体形歪曲、干瘪则说明海参捕捞已久。

储存 将海参晒得干透，装入双层食品塑料袋中，加几颗蒜，然后扎紧袋口，悬挂在高处，这样不会变质生虫。发好的海参不能久存，最好不超过 3 天，存放期间用凉水浸泡上，每天换水 2~3 次，不要沾油，或放入不结冰的冰箱中；如是干货保存，最好放在密封的木箱中，防潮。

食用禁忌

海参不宜与甘草、醋同食。

【营养档案】

100克海参中含有：

人体必需营养素		维生素等营养素		矿物质	
热量	78（千卡）	胡萝卜素	—	硒	63.93（微克）
蛋白质	16.5（克）	维生素B$_1$	0.03（毫克）	钠	502.9（毫克）
脂肪	0.2（克）	维生素B$_2$	0.04（毫克）	钙	285（毫克）
碳水化合物	2.5（克）	维生素B$_3$	0.1（毫克）	镁	149（毫克）
膳食纤维	—	维生素E	3.14（毫克）	铁	13.2（毫克）

保健应用

鸡丝海参汤 ▼

【原料】鸡肉150克，海参100克，火腿肉25克，鸡汤500克，豆苗、生抽、味精、盐、料酒各适量。

【做法】❶ 先将海参浸水发好，洗净切丝，备用。❷ 鸡肉洗净，切丝，用生抽、料酒拌匀，备用。❸ 火腿肉切丝备用；豆苗洗净，沥干水分。❹ 在锅内注入鸡汤，放入鸡肉丝煮5分钟，再下海参丝、火腿丝，煮沸后加豆苗、生抽，等到再次滚开之后，加入味精调味即可。

●功效 温中益气，补肾益精，滋阴降压，养血润燥。

胡椒海参汤 ▼

【原料】水发海参750克，胡椒粉3克，熟大油、葱各25克，香菜、料酒、盐、味精、生姜水、香油、酱油、鸡汤各适量。

【做法】❶ 把发好的海参放到清水当中，逐个抠去腹内的黑膜，洗净泥沙，片成大片，在开水中余透，控出水分。❷ 香菜择好洗净，切成3厘米长的段。❸ 炒勺上旺火，将熟大油烧热，放入葱丝稍炒，烹入料酒，加入鸡汤、味精、生姜水、酱油、盐和胡椒粉，将海参片也放入汤内。❹ 汤开后将浮抹撇去调好味，淋入香油，盛入大汤碗中，撒上葱丝和香菜段即可。

●功效 补肾壮阳。

海参羊肉汤 ▼

【原料】海参50克，羊肉250克，生姜、葱、胡椒末、盐各适量。

【做法】❶ 将海参以40℃温水泡软后，剪开参体，除去内脏，洗净，再用开水煮10分钟左右，取出后连同水倒入碗内，泡2～3小时。❷ 羊肉洗净，去血水，切成小块，加水适量，小火炖煮至将熟的时候，将海参切成小块放入同煮，再煮沸15分钟左右，加入生姜末、葱段、胡椒末及盐即可。

●功效 海参、羊肉相配，补肾、益肾、养血的功效尤为增强，是滋补强壮的佳品。产妇食用，具有非常好的复体功效。

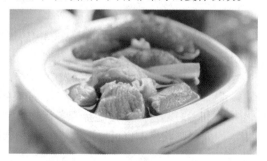

海蜇 降血压，维护甲状腺功能

性平

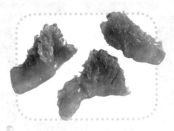

别名： 白皮子。
来源： 为海蜇科动物海蜇的口腕部。
产地： 热带、亚热带及温带沿海。
性味归经： 性平，味咸。归肝经、肾经。
适宜人群： 一般人群均可。

健康密码

维护甲状腺功能

海蜇含有人体需要的多种营养成分，尤其含有人们饮食中所缺的碘，是一种重要的营养食品，能够维护甲状腺生理功能。

清肠护胃

从事理发、纺织、粮食加工等与尘埃接触较多的工作人员常吃海蜇，可以去尘积、清肠胃，维护身体健康。

降血压，清血管

海蜇含有类似于乙酰胆碱的物质，能扩张血管，降低血压。

预防炎症，抗肿瘤

海蜇能软坚散结、行瘀化积、清热化痰，对气管炎、哮喘、胃溃疡、风湿性关节炎等疾病有益，并有防治肿瘤的作用。

预防动脉硬化

海蜇清热化痰，养阴止咳，能润肠通便，降血压，从而利于降低胆固醇，预防动脉硬化。

营养加油站

海蜇 + 荸荠 =

海蜇具有清热解毒、化痰软坚、降压消肿、抗癌等功效，荸荠具有清热解毒、去火生津、利尿通便、化湿祛痰、消食除胀的功效。两者同食，可以起到很好的止咳润燥、化痰的作用。

选购与储存

选购 首先要注意区分干品或鲜品，凡肉质厚、水分含量多，用手触之有软绵感的海蜇，一般都是未经盐矾处理的。加工后的海蜇头和海蜇皮，均以鹅黄透亮、脆而有韧性者为佳。那种色呈酱红、肉质发酥，并伴有脓样液和腐臭味的海蜇，皆属变质品。

储存 购回的海蜇可长年保存，如果保存得当，还会越存越脆、越存越嫩。保存海蜇时，切忌日晒雨淋或接触鱼腥等污物。家庭少量存放时，可放在钵内，封闭钵口，使其不至于风干收缩。也可以把海蜇浸在浓度为 20% ~ 25% 的盐水中保存。

🥄 食用禁忌

脾胃虚寒者慎食。

【营养档案】

100克海蜇（皮）中含有：

人体必需营养素		维生素等营养素		矿物质	
热量	33（千卡）	胡萝卜素	—	钾	160（毫克）
蛋白质	3.7（克）	维生素B₁	0.03（毫克）	钠	325（毫克）
脂肪	0.3（克）	维生素B₂	0.05（毫克）	钙	150（毫克）
碳水化合物	3.8（克）	维生素B₃	0.2（毫克）	镁	124（毫克）
膳食纤维	—	维生素E	2.13（毫克）	铁	4.8（毫克）

🍴 保健应用

金针菇拌海蜇 ▼

【原料】海蜇100克，新鲜金针菇30克，香菜10克，白糖、鸡精、陈醋、香油各适量。

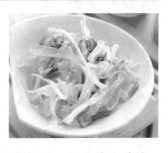

【做法】❶ 将海蜇切丝，浸泡除去咸味，冲干净，沥干水分备用。❷ 新鲜金针菇剪掉尾部，冲洗干净，捞出沥干备用。❸ 香菜洗干净，切碎备用。❹ 将海蜇和金针菇混合加入白糖、鸡精、陈醋、香油，最后加香菜混合即可。

●功效 预防肿瘤。

青柠海蜇丝 ▼

【原料】青柠檬1个，海蜇150克，白萝卜50克，小红辣椒1个，香菜20克，熟白芝麻、白糖、酱油、凉拌醋、盐各适量。

【做法】❶ 将海蜇放在清水中浸泡2小时以上，再用清水冲洗3~4遍，冲去盐分和沙子，然后切成丝，沥水备用。❷ 青柠檬切成两半，一半榨汁，一半带皮切成丝。❸ 白萝卜切丝后用盐捏几下，腌制15分钟后用凉开水冲去盐分，捏去水备用。❹ 小红辣椒切成小圈，香菜切段备用。❺ 将青柠檬汁、白糖、凉拌醋和酱油一起混合成调料汁。❻ 将海蜇丝、青柠檬丝、白萝卜丝、香菜段和小红辣椒圈一起混合，调入调料汁搅拌均匀，撒上白芝麻即可。

●功效 清理肠胃。

凉拌海蜇头 ▼

【原料】黄瓜200克，海蜇头200克，盐、酱油、香油、醋各适量。

【做法】❶ 黄瓜切丝，放盐进味。❷ 将海蜇头浸泡，泡发，切丝。❸ 海蜇头丝与黄瓜丝放入酱油、香油、醋一起搅拌。

●功效 降低胆固醇，预防动脉硬化。

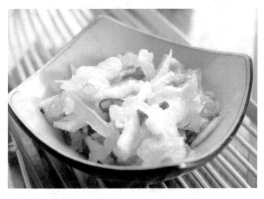

河蚌 清热解毒，消炎安神

性寒

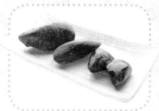

别名： 河歪、河蛤蜊、鸟贝、西施舌。
来源： 为蚌科动物背角无齿蚌或褶纹冠蚌、三角帆蚌等蚌类的肉。
产地： 我国大部分地区均产。
性味归经： 性寒，味甘、咸。归肝经、肾经。
适宜人群： 一般人群均可。

健康密码

清热解毒，消炎生津

蚌壳可提制珍珠层粉和珍珠核，珍珠层粉有人体所需要的15种氨基酸，与珍珠的成分和作用大致相同，具有清热解毒、明目益阴、镇心安神、消炎生肌、止咳化痰、止痢消积等功效。

营养加油站

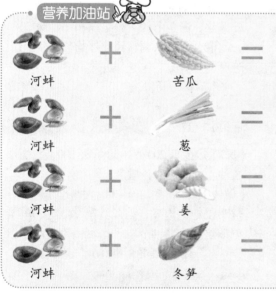

河蚌 ＋ 苦瓜 ＝ 苦瓜具有清热消暑、除烦、解毒、明目、利尿活血等功效，两者同食，不但可以清热滋阴，而且还有很好的解毒明目的作用。

河蚌 ＋ 葱 ＝ 河蚌具有养肝、止渴、解毒等功效，葱可以促进人体血液循环、促进发汗。两者同食有滋阴养肝、清热解毒之功效。

河蚌 ＋ 姜 ＝ 河蚌具有养肝、止渴、解毒等功效，姜具有解表散寒、杀菌和抗癌作用。两者同食有清热止渴、滋养肝肾之功效。

河蚌 ＋ 冬笋 ＝ 冬笋具有吸附脂肪、促进食物发酵、消化和排泄的功效，两者同食具有补充营养、滋养肝肾的作用。

食用禁忌

1. 蚌肉性寒，脾胃虚寒、腹泻便溏之人忌食。
2. 贝类本身极富鲜味，烹制时不要再加味精，也不宜多放盐，以免鲜味反失。

选购与储存

选购 鲜活的河蚌，其口稍微张开，一有风吹草动，就像含羞草一样收紧蚌壳。另外，可以闻一闻，不新鲜的河蚌带有异味。

储存 宜现吃现买。

【营养档案】

100 克河蚌中含有:

人体必需营养素		维生素等营养素		矿物质	
热量	54（千卡）	维生素 A	243（微克）	钾	17（毫克）
蛋白质	10.9（克）	维生素 B_1	0.01（毫克）	磷	305（毫克）
脂肪	0.8（克）	维生素 B_2	0.18（毫克）	钙	248（毫克）
碳水化合物	0.7（克）	维生素 B_3	0.7（毫克）	锰	59.61（毫克）
膳食纤维	—	维生素 E	1.36（毫克）	铁	26.6（毫克）

保健应用

墨鱼炖河蚌 ▼

【原料】鲜河蚌 400 克，干墨鱼 200 克，五花肉 50 克，饭豆 50 克，盐、胡椒粉、料酒、姜丝、葱花各适量。

【做法】❶ 将河蚌下入冷水锅内旺火煮 20 分钟至熟，捞出剥壳取肉洗净，用料酒、姜丝、葱花腌制 20 分钟；干墨鱼用中火烤 3 分钟出香味，再用温水泡半小时至软，切丝；五花肉煮至断生，切粗丝；饭豆用温水泡发 2 小时。❷ 将腌制好的河蚌焯水捞出。❸ 取砂罐放姜丝加水，下入干墨鱼丝、五花肉丝、河蚌肉、饭豆小火炖 1 小时至烂，加盐调味，放胡椒粉，撒葱花，原罐上桌即成。

●功效 泻火滋阴，清热解毒。

炒河蚌 ▼

【原料】河蚌 400 克，葱、青椒、蒜、猪油适量。

【做法】❶ 把河蚌用刀撬开口，取出肉，去掉脏物。❷ 河蚌肉切丝，用滚水焯。❸ 切葱、蒜、青椒。❹ 锅烧热，加猪油，加入葱、蒜、爆香，放入河蚌肉，大火炒，最后加青椒翻炒即可。

●功效 消炎，清热化痰。

河蚌滚豆腐 ▼

【原料】河蚌 300 克，豆腐 200 克，火腿 1 根，料酒、盐、姜、葱各适量。

【做法】❶ 先将蚌剖开，去鳃取肉，以盐搓之，去掉黏液，剖片，以温水漂清。❷ 将豆腐切厚片，用清水浸泡备用。❸ 备火腿丝、姜丝、小葱丝（段）。❹ 豆腐入锅加水，配以火腿丝、姜丝共煮，加料酒去腥。❺ 锅开 5 分钟入河蚌片，加盐调味，滚 3 分钟，撒上小葱段即可。

●功效 浓白似乳，补充营养。

西蓝花炒蚌 ▼

【原料】西蓝花 500 克，干香菇 20 克，河蚌 15 克，花生油、香油、盐、料酒、大葱、姜各适量。

【做法】❶ 将西蓝花去根，摘成小朵，洗净，放入沸水锅内焯透，捞出凉凉。❷ 香菇用开水泡发，去蒂洗净，片成片。❸ 河蚌煮熟待用。❹ 将炒锅置火上，放入花生油，下葱、姜炝锅，放入香菇和调料煸炒几下，倒入盘内凉凉。❺ 将西蓝花、河蚌装盘，加入香菇和调料拌匀即成。

●功效 解毒，明目。

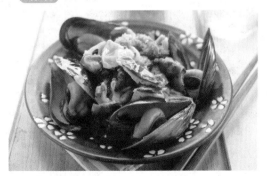

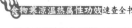

蛤蜊 明目化痰，改善阴虚体质

性寒

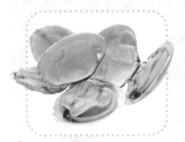

别名： 蛤。
来源： 为蚌科动物背角无齿蚌或褶纹冠蚌、三角帆蚌等蚌类的肉。
产地： 我国大部分地区均产。
性味归经： 性寒，味咸。归肺经、肾经。
适宜人群： 一般人群均可食用。高胆固醇、高血脂体质、患有甲状腺肿大等疾病的人尤为适合。

健康密码

治疗糖尿病

蛤蜊肉炖熟食用，每日3次可治糖尿病；常食蛤蜊对甲状腺肿大、黄疸、小便不畅、腹胀等症也有疗效。

改善阴虚体质

蛤蜊肉和韭菜经常同食，可治疗阴虚所致的口渴、干咳、心烦、手足心热等症。

明目化痰，养肝

蛤蜊肉有滋阴明目、软坚、化痰之功效，有的贝类还有益精润脏的作用。

营养加油站

蛤蜊 ＋ 豆腐 ＝ 豆腐具有益气宽中、生津润燥、清热解毒、和脾胃、抗癌、增进食欲、促进消化等功效，两者同食，能够起到补气养血、美容养颜的作用。

蛤蜊 ＋ 绿豆芽 ＝ 绿豆芽具有清暑热、清肠胃、补肾利尿、消肿、滋阴壮阳之功，两者同食，可以起到很好的清热解暑、利水消肿的食疗作用。

蛤蜊 ＋ 韭菜 ＝ 韭菜可祛寒散瘀、滋阴壮阳、促进血液循环、活血化瘀、理气降逆，两者同食，能够有效地滋阴壮阳、祛寒化痰。

食用禁忌

1.蛤蜊忌与田螺、橙子、芹菜，啤酒同食。
2.蛤蜊性寒，脾胃虚寒、腹泻便溏者忌食。

选购与储存

选购 购买时可拿起轻敲，若为"砰砰"声，则蛤蜊是死的；若为"咯咯"较清脆的声音，则蛤蜊是活的。
储存 宜现吃现买。

296

【营养档案】

人体必需营养素		维生素等营养素		矿物质	
热量	62（千卡）	维生素 A	21（微克）	钾	140（毫克）
蛋白质	10.1（克）	维生素 B$_1$	0.01（毫克）	钠	425.7（毫克）
脂肪	1.1（克）	维生素 B$_2$	0.13（毫克）	钙	133（毫克）
碳水化合物	2.8（克）	维生素 B$_3$	1.5（毫克）	镁	78（毫克）
膳食纤维	—	维生素 E	2.41（毫克）	硒	54.31（微克）

保健应用

五味炒蛤蜊 ▼

【原料】蛤蜊 500 克，洋葱 1/2 个，青椒 1/2 个，五味烧肉酱、太白粉、植物油各适量。

【做法】❶ 蛤蜊放入盆中泡水，加入少许盐使蛤蜊吐沙，泡约 30 分钟，其间换水 2 次。❷ 洋葱、青椒切片备用。❸ 起油锅，将处理好的蛤蜊、洋葱片放入，以大火煸炒片刻。❹ 加入五味烧肉酱、水，盖上锅盖焖煮 2 分钟，至蛤蜊全部张开，加入青椒片略炒。❺ 倒入太白粉水勾芡即可。

•功效 滋阴养肝。

宫保蛤蜊 ▼

【原料】蛤蜊 350 克，葱段 2 根，姜末 25 克，蒜末 25 克，干辣椒段 6 根，花生 50 克，色拉油、酱油、味精、糖、醋各适量。

【做法】❶ 蛤蜊吐好沙洗净，煮一锅热水至滚沸后，放入蛤蜊汆烫后捞起备用。❷ 将酱油、味精、糖、醋、太白粉一起调匀对成汁备用。❸ 热锅，倒入色拉油至热，转小火放入干辣椒，炒约半分钟，再加入姜末、葱段、蒜末一起爆至香味溢出。❹ 锅内放入处理好的蛤蜊炒至全部张开后再加入对汁一起以中火快炒约 1 分钟，起锅前放入花生拌炒均匀即可。

•功效 生津开胃，愉悦身心。

蛤蜊蒸蛋 ▼

【原料】蛤蜊 300 克，鸡蛋 2 个，鲜贝露、香油、姜米、料酒、盐各适量。

【做法】❶ 先用牙刷把蛤蜊外壳刷净，然后放在有盐、香油的水中浸泡 2 小时，让蛤蜊吐净沙泥。❷ 锅中烧开水，放姜米、料酒、蛤蜊，等蛤蜊张开口后把蛤蜊捞出摆好盘；鸡蛋液里放盐搅匀。❸ 汆蛤蜊的水不要倒掉，过滤后凉凉，把温蛤蜊水倒入鸡蛋液里，捞去浮在蛋表面的泡沫。❹ 滤好的蛤蜊蛋液倒进装蛤蜊的蒸盘里，没过蛤蜊 1/2 多一点儿即可。❺ 蒸盘表面蒙上一层保鲜膜，放进蒸锅，锅内注入冷水，闭盖，大火烧开。❻ 水烧开后，改中小火蒸 10 分钟左右即可。❼ 淋上鲜贝露、香油，一道海鲜风味十足的蛤蜊蒸蛋就蒸好了。

•功效 降低胆固醇，改善阴虚体质。

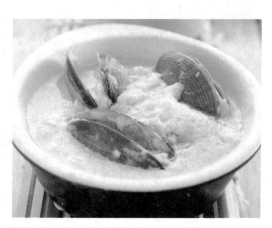

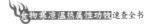

田螺 解毒养肝，治疗狐臭

性寒

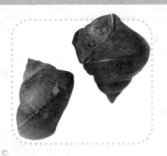

别名：中国圆田螺、黄螺、田中螺。
来源：为田螺科动物中国圆田螺或其同属动物的全体。
产地：全国各地均产。
性味归经：性寒，味甘、咸。归肝经、脾经、膀胱经。
适宜人群：一般人群均可食用。适宜黄疸、水肿、小便不通、痔疮便血、脚气、消渴、风热目赤肿痛及醉酒之人食用。

健康密码

解毒养肝

螺肉含有丰富的维生素 A、蛋白质、铁和钙，对目赤、黄疸、脚气、痔疮等疾病有食疗作用。

治疗狐臭

食用田螺对狐臭有显著疗效。

营养加油站

田螺 ＋ 白菜 ＝ 田螺具有清热、明目、解暑、止渴、利尿等功效，白菜具有解热除烦、润肠排毒、解渴利尿、解毒等功效。两者同食，可以起到解渴利尿、清热除烦的食疗功效。

田螺 ＋ 蒜 ＝ 田螺具有清热、明目、解暑、止渴、利尿等功效，蒜具有抗癌防老、健胃杀菌、散寒之功效。两者同食，可以起到清热解毒、利尿的功效。

食用禁忌

螺肉不宜与中药蛤蚧、西药土霉素同服；不宜与牛肉、羊肉、蚕豆、猪肉、蛤、面、玉米、冬瓜、香瓜、木耳同食；吃螺不可饮用冰水，否则会导致腹泻。

选购与储存

选购 重点检查螺口。新鲜的螺即使螺肉外露，表面也会呈扭曲状态，轻轻一碰，小尖会缩回去。如果螺肉伸出螺壳、露出一个小尖、一动不动，表示螺已死去。

储存 用冷水洗，挑出死去的，然后装保鲜袋里，洒点儿水以保持湿润，放进冰箱的保鲜室。

【营养档案】

100 克田螺中含有：

人体必需营养素		维生素等营养素		矿物质	
热量	60（千卡）	胡萝卜素	—	钾	98（毫克）
蛋白质	11（克）	维生素 B_1	0.02（毫克）	钠	26（毫克）
脂肪	0.2（克）	维生素 B_2	0.19（毫克）	钙	1030（毫克）
碳水化合物	3.6（克）	维生素 B_3	2.2（毫克）	镁	77（毫克）
膳食纤维	—	维生素 E	0.75（毫克）	铁	19.7（毫克）

保健应用

金针菇田螺汤 ▼

【原料】金针菇 50 克，罐装田螺肉 1 听，豆腐 300 克，香葱、胡椒粉、盐各适量。

【做法】❶ 金针菇切除根部后洗净，先用盐水氽烫，然后捞出；豆腐切成小块；香葱洗净，切末。❷ 锅内加水烧开，倒入半罐田螺肉汤，并放入田螺肉和豆腐同煮。❸ 加入金针菇、盐，煮开

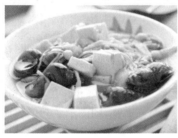

后放入香葱，关火，最后撒上胡椒粉即可食。

功效 增强免疫力。

爆炒田螺 ▼

【原料】净螺肉 250 克，植物油、辣椒酱、花椒、干辣椒、味精、盐、白糖、料酒、姜、大蒜、蒜苗、香油各适量。

【做法】❶ 田螺去壳，取肉，洗净，用盐、料酒腌好待用。❷ 姜、蒜切成指甲片大小；蒜苗取蒜白段，用斜刀法切成 1 厘米长的段；干辣椒切成 1 厘米长的筒状。❸ 先将腌制好的螺肉用沸水氽一下，滤去水分，锅盛油烧至七成热下螺肉爆断生。❹ 锅内盛油少许烧热，下干辣椒、

花椒炒脆，随即放辣椒酱、姜、蒜片炒香，再投入田螺肉、盐、糖、味精、蒜苗快速翻炒，淋入香油和匀起锅装盘。

功效 去除狐臭。

田螺啤酒鸭 ▼

【原料】鸭胸肉 200 克，大田螺、瘦肉泥、干红辣椒、四川豆瓣酱、香叶、豆蔻、花椒、川椒、啤酒、盐、味精、老抽、生抽、姜、葱、植物油、高汤、白糖各适量。

【做法】❶ 鸭胸肉漂洗干净，切成小块。❷ 炒锅上火，倒入植物油，待油温升至 180℃时，放入鸭块炸至皮干肉嫩即可。❸ 大田螺焯水，挑出肉，留壳洗净，将田螺肉切成粒状，与瘦肉泥拌成馅心，塞入田螺中备用。❹ 砂锅上火，放入鸭块、田螺、四川豆瓣酱、干红辣椒、香叶、豆蔻、花椒、川椒、啤酒、姜、葱、老抽、生抽、白糖炖 90 分钟，放盐、味精调味即可。

功效 解毒，开胃。

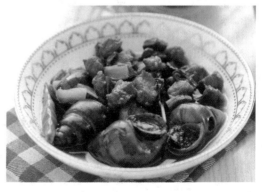

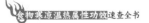
紫菜
软坚散结，防治甲状腺肿大

性寒

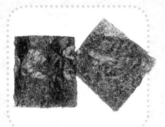

别名： 紫英、子菜。

来源： 红藻门原红藻纲红毛菜目红毛菜科紫菜属的统称。

产地： 分布江苏连云港以北的黄海和渤海海岸。

性味归经： 性寒，味甘、咸。归肺经。

适宜人群： 一般人都可食用。尤其适宜高血压、动脉硬化、肥胖症、高脂血症、冠心病、糖尿病及癌症等患者食用。

健康密码

软坚散结，治疗甲状腺肿大

紫菜营养丰富，含碘量很高，可用于治疗因缺碘引起的甲状腺肿大；紫菜有软坚散结功效，对其他郁结积块也有作用。

提高免疫力，降低胆固醇

紫菜所含的多糖具有明显增强细胞免疫和体液免疫功能，可促进淋巴细胞转化，提高机体的免疫力；可显著降低血清胆固醇的总含量。

营养加油站

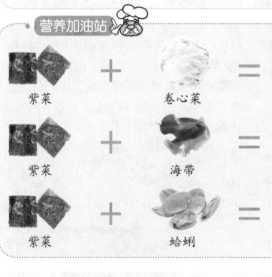

紫菜 + 卷心菜 =	卷心菜具有解毒、防治癌症、增进食欲、帮助消化、温脾暖胃、止咳平喘之功效，两者同食，可以达到清心开胃、清热解毒的食疗功效。	
紫菜 + 海带 =	海带具有化痰软坚、清热利水、理气润肠、利尿消肿、降脂降压、散结抗癌之功效，两者同食，能够软坚化痰、利尿消肿。	
紫菜 + 蛤蜊 =	蛤蜊具有滋阴润燥、利尿化痰、软坚散结的功效，两者同食，可以起到十分显著的利尿化痰、软坚散结的作用。	

选购与储存

选购 紫菜以表面光滑滋润，紫褐色或紫红色，有光泽，片薄，大小均匀者为上品。而片厚而发黄绿色，色暗淡，有杂物，味带海水腥味者为次。褪色、发红、霉变的不要购买。

储存 紫菜易返潮变质，将其密封，放于低温干燥处。

食用禁忌

紫菜搭配柿子影响钙质的吸收。

【营养档案】

100 克紫菜（干）中含有：

人体必需营养素		维生素等营养素		矿物质	
热量	207（千卡）	维生素A	228（微克）	钾	1796（毫克）
蛋白质	26.7（克）	维生素B$_1$	0.27（毫克）	钠	710.5（毫克）
脂肪	1.1（克）	维生素B$_2$	1.02（毫克）	钙	264（毫克）
碳水化合物	22.5（克）	维生素B$_3$	7.3（毫克）	铁	54.9（毫克）
膳食纤维	21.6（克）	维生素E	1.82（毫克）	磷	350（毫克）

保健应用

紫菜西红柿蛋花汤 ▼

【原料】西红柿2个，紫菜50克，鸡蛋2个，葱花、生抽、盐、味精、香油、香菜、植物油各适量。

【做法】❶西红柿洗净，去皮，切成细块；紫菜撕成小片；鸡蛋打散。❷炒锅热油，下葱花炒香，再放入西红柿块，

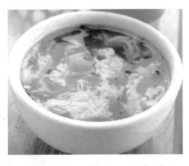

翻炒一下，加生抽、盐、炒匀，再加水。❸大火烧开后，煮1～2分钟，加盐，加入紫菜，保持大火，淋入蛋液。❹烧沸即关火，加入少许味精、香油、香菜碎，搅匀出锅即可。

•功效　健脾开胃，补充维生素。

海带紫菜排骨汤 ▼

【原料】排骨300克，海带100克，紫菜40克，扁豆40克，姜、盐各适量。

【做法】❶将海带泡发。❷排骨切大块。

❸将所有材料入锅一起煮烧开，小火1小时，下盐调味即可。

•功效　润肺，促进骨骼健康。

紫菜粥 ▼

【原料】粳米100克，干紫菜15克，猪瘦肉50克，盐、味精、大葱、胡椒粉、香油各适量。

【做法】❶先将紫菜洗净；再将粳米淘洗干净，放入锅中，加清水上火，煮粥。❷将猪肉切细末，倒入粳米粥内，加入紫菜和盐、味精、葱花、香油等，稍煮片刻，撒上胡椒粉即成。

•功效　清热解毒，软坚散结，降压。

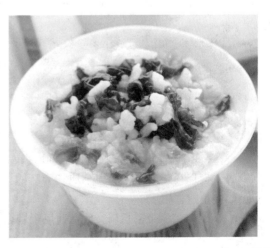

海带

美容瘦身，消除乳腺增生

性寒

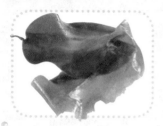

别名：海草、昆布。
来源：为大叶藻科植物大叶藻的全草。
产地：分布辽宁、山东等沿海地区。
性味归经：性寒，味咸。归胃经、肝经、肾经。
适宜人群：一般人群均可。尤其适宜癌症、甲状腺肿大、糖尿病、心血管疾病患者。

健康密码

防治甲状腺肿，抑制肿瘤

海带含碘和碘化物，有防治缺碘性甲状腺肿的作用。海带提取物对于肿瘤有明显的抑制作用。

利尿，消肿

现代科学研究证明，海带上的甘露醇具有降低血压、利尿和消肿的作用。

消除乳腺增生

海带中大量的碘可以刺激垂体，纠正内分泌失调，消除乳腺增生的隐患。

营养加油站

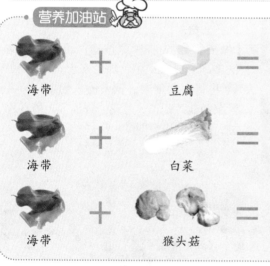

海带　＋　豆腐　＝

海带中含碘过多，可能会诱发甲状腺肿大，两者同食，豆腐中的皂角苷可促进碘的排泄，从而使人体内的碘处于平衡状态。

海带　＋　白菜　＝

海带含有丰富的碘，可防治缺碘引起的甲状腺肿大，白菜含有丰富的维生素C、维生素E和纤维素，两者同食，能够很好地防治碘不足而引发的疾病。

海带　＋　猴头菇　＝

猴头菇具有抗癌、调节血脂、促进血液循环、提高免疫力、延缓衰老之功效，海带与猴头菇同煮汤食用，可以达到非常好的祛痰祛热、防治癌症的功效。

选购与储存

选购　选择干海带时，应挑选叶片较大、叶柄厚实、干燥、无杂物的；选择水发海带时，应选择整齐干净、无杂质和异味的。有的海带颜色鲜艳，质地脆硬，是化学加工过的，不能食用。

储存　将海带密封后，放在通风干燥处，可以保存很长时间。

食用禁忌

海带性寒，凡脾胃虚寒者忌食；患有甲亢的患者不要吃海带；孕妇与哺乳期女性不可过量食用海带。

【营养档案】

100克海带（干）中含有：

人体必需营养素		维生素等营养素		矿物质	
热量	77（千卡）	维生素A	40（微克）	钾	761（毫克）
蛋白质	1.8（克）	维生素B$_1$	0.01（毫克）	钠	327.4（毫克）
脂肪	0.1（克）	维生素B$_2$	0.1（毫克）	钙	348（毫克）
碳水化合物	17.3（克）	维生素B$_3$	0.8（毫克）	镁	129（毫克）
膳食纤维	6.1（克）	维生素E	0.85（毫克）	磷	52（毫克）

保健应用

冬瓜排骨海带汤 ▼

【原料】猪排骨500克，海带200克，冬瓜150克，料酒、葱、姜、鸡精、香油、盐各适量。

【做法】❶ 先将排骨剁成3厘米长的段，入沸水锅中略焯捞出；海带切菱形片；冬瓜切小方块备用。❷ 然后在锅内加鲜汤、料酒、葱、姜、鸡精，下入排骨，用中火烧开。❸ 待排骨7分熟时，下入海带、冬瓜、盐、白糖，用小火炖至排骨熟烂。❹ 加入味精、香油，出锅装汤碗即可。

•功效 养颜美发。

绿豆海带粥 ▼

【原料】糯米100克，海带、绿豆各50克，鸡精少许。

【做法】❶ 海带泡发洗净，切成末；绿豆泡开后煮熟。❷ 糯米淘洗干净，下锅加水煮开，待米粒煮开花后，下入海带、绿豆，拌匀同煮约10分钟，加少许鸡精调味即可。

•功效 润肠通便，有利于排出毒素，减少脂肪堆积。

凉拌海带丝 ▼

【原料】海带200克，胡萝卜2根，豆芽100克，蒜、凉拌醋、酱油、鸡精、糖、盐、香油各适量。

【做法】❶ 买来的干海带，不用清洗，直接放入蒸锅中火蒸30～40分钟，取出后，先清洗掉浮尘，再放入水中浸泡2小时以上至叶片肥厚。❷ 泡发好的海带，切成海带丝，放入碗中备用；胡萝卜洗净，切成细丝；豆芽洗净。

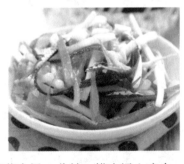

❸ 锅中烧开水，下豆芽氽烫1分钟，捞出浸入凉水中；将锅中剩下的水中加入少许油，烧开后放入胡萝卜丝再焯烫1分钟，捞出放入浸豆芽的水中一起浸凉。❹ 蒜制成蒜泥，倒入香油、凉拌醋、少许味极鲜酱油、鸡精、糖、盐，拌匀成调味汁。❺ 将凉好的胡萝卜丝和豆芽一起放入盛海带丝的大碗中，倒入调味汁拌匀即可。

•功效 开胃健脾，强壮体格。

扇贝 降低胆固醇

性平

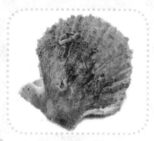

别名：无。
来源：扇贝是扇贝属的双壳类软体动物的代称。
产地：我国扇贝主要产于大连、青岛等地。
性味归经：性平，味甘、咸。归肾经、肺经。
适宜人群：一般人群均可食用。尤其适宜高胆固醇、高血脂体质的人及患有甲状腺肿大、支气管炎、胃病等疾病的人。

健康密码

降低胆固醇

扇贝有抑制胆固醇在肝脏合成和加速排泄胆固醇的独特作用，从而使体内胆固醇下降。它们的功效比常用的降胆固醇的药物谷固醇更强。人们在食用贝类食物后，常有一种清爽宜人的感觉，这对解除一些烦恼症状无疑是有益的。

营养加油站

扇贝 + 金针菇 =
金针菇具有补肝、益肠胃、抗癌、增强智力、防治心脑血管疾病之功效，两者同食，不但可以补肝明目，而且能起到抗癌的作用，对于预防心血管疾病也有很好的功效。

扇贝 + 蒜 =
扇贝具有和胃调中、平肝化痰、软化血管、防治动脉硬化之功效，蒜可以调节血脂，两者同食可以有效防治高血脂。

食用禁忌

许多贝类是发物，有宿疾者应慎食；贝类性多寒凉，故脾胃虚寒者不宜多吃。

选购与储存

选购 新鲜贝肉色泽正常且有光泽，无异味，手摸有爽滑感，弹性好；不新鲜贝肉色泽减退或无光泽，有酸味，手感发黏，弹性差。新鲜赤贝呈黄褐色或浅黄褐色，有光泽，弹性好；不新鲜贝呈灰黄色或浅绿色，无光泽，无弹性。

储存 冷冻保存。

第六章

干果类

性味寒热功效速查

花生

降低胆固醇，养血通乳

性平

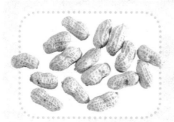

别名： 金果、长寿果、长果、番豆、金果花生。

来源： 为豆科植物落花生的种子。

产地： 全国各地均栽培。

性味归经： 性平，味甘。归脾经、肺经。

适宜人群： 一般人都可以食用。病后体虚、手术病人恢复期、妇女孕期、产后进食花生都有很好的补养效果。

健康密码

延缓人体衰老

花生中的锌元素含量普遍高于其他油料作物。锌能促进儿童大脑发育，增强大脑的记忆功能，可有效地延缓人体衰老。

促进骨骼健康

花生含钙量丰富，可以促进儿童的骨骼发育，并可防止老年人骨骼退行性病变发生。

降低胆固醇

花生油中含有大量的亚油酸，这种物质可以使人体内胆固醇分解为胆汁酸排出体外，避免胆固醇在体内沉积。

止血

花生中的维生素 K 有止血作用。花生红衣中的维生素 K 丰富，因此花生红衣的止血作用比花生高出 50 倍，对多种出血性疾病都有良好的止血功效。

营养加油站

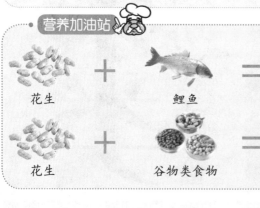

花生 ＋ 鲤鱼 ＝ 花生具有止血养血、延缓衰老、健脑益智、抗菌抑菌之功效，鲤鱼具有滋补、催乳、利水、明目之功效，两者同食，可以养血补虚、通乳催乳。

花生 ＋ 谷物类食物 ＝ 花生与大米、紫米等谷物类食物同食，能够达到很好的开胃、增强食欲、延缓衰老的食疗功效。

选购与储存

选购 优质花生果荚呈土黄色或白色，果仁呈各不同品种所特有的颜色，色泽分布均匀一致；次质花生果荚颜色灰暗，果仁颜色变深；劣质花生果荚灰暗或暗黑，果仁呈紫红色、棕褐色或黑褐色。

储存 将晒干的花生米装入储存罐中，然后放几片碎干辣椒片，把口盖紧，放干燥处储存，可 1 年不变质。

食用禁忌

1. 胆管病、胆囊切除、动脉硬化、心血管疾病的人不宜食用。
2. 花生仁在温湿条件下易被黄曲霉污染而变质，易引发肝癌，因此不可食用霉烂花生。

【营养档案】

100 克花生（鲜）中含有：

人体必需营养素		维生素等营养素		矿物质	
热量	574（千卡）	维生素 A	5（微克）	钾	587（毫克）
蛋白质	24.8（克）	胡萝卜素	30（微克）	钠	3.6（毫克）
脂肪	44.3（克）	维生素 B_2	0.13（毫克）	钙	39（毫克）
碳水化合物	21.7（克）	维生素 B_3	17.9（毫克）	镁	178（毫克）
膳食纤维	5.5（克）	维生素 E	18.09（毫克）	铁	2.1（毫克）

保健应用

花生山药粥 ▼

【原料】花生 60 克，山药 50 克，粳米 150 克，冰糖适量。

【做法】❶ 先捣碎花生和山药备用。❷ 粳米淘净，与花生、山药一起放入锅中加水煮粥，待粥快成时放冰糖调匀即可。

•功效 润肺养血，通乳益气。

大枣花生衣汤 ▼

【原料】大枣 50 克，花生米 100 克，红糖适量。

【做法】❶ 大枣洗净，用温水浸泡，去核。❷ 花生米略煮一下，冷后剥衣。❸ 将大枣和花生衣放在锅内，加入煮过花生米的水，再加适量的清水，用旺火煮沸后，改为小火煮半小时。❹ 捞出花生衣，加红糖收汁即可。

•功效 强体益气，补血止血。

黑豆花生大枣汤 ▼

【原料】黑豆、花生、大枣各 250 克，冰糖、水各适量。

【做法】❶ 黑豆和花生洗净，用盐水泡一晚，再以清水洗去盐分。❷ 材料全部放入锅中，加水盖过材料，煮熟，加冰糖稍煮即可。

•功效 健脑丰胸。

花生杏仁粥 ▼

【原料】粳米 200 克，花生米 50 克，杏仁 25 克，白砂糖 20 克。

【做法】❶ 花生米洗净，用冷水浸泡回软；杏仁焯水烫透，备用。❷ 粳米淘洗干净，浸泡半小时，沥干水分。❸ 粳米放入锅中，加入约 2500 毫升冷水，用旺火煮沸。❹ 转小火，下入花生米，煮约 45 分钟。❺ 再下入杏仁及白糖，搅拌均匀，煮 15 分钟，出锅装碗即可。

•功效 健脑益智。

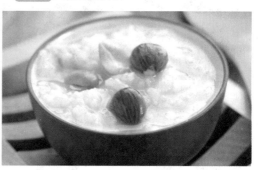

板栗

益气补脾，预防心血管疾病

性温

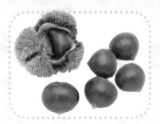

别名： 毛栗、栗子、瑰栗、风栗。
来源： 板栗是壳斗科栗属的植物。
产地： 主要分布于北半球的亚洲、欧洲、美洲和非洲。
性味归经： 性温，味甘。归脾经、胃经、肾经。
适宜人群： 适宜老年人肾虚者食用，对中老年人腰酸腰痛、腿脚无力、小便频多者尤宜食用。

健康密码

防治心血管疾病

板栗中含有丰富的不饱和脂肪酸、多种维生素和矿物质，可有效地预防和治疗高血压、冠心病、动脉硬化等心血管疾病，有益于人体健康。

益气补脾，健胃厚肠

板栗是碳水化合物含量较高的干果品种，能供给人体较多的热能，并能帮助脂肪代谢。

板栗有"铁杆庄稼""木本粮食"之称，能保证机体基本营养物质供应，具有益气健脾、厚补胃肠的作用。

强筋健骨，延缓衰老

板栗含有丰富的维生素C，能够维持牙齿、骨骼、血管肌肉的正常功能，预防和治疗骨质疏松、腰腿酸软、筋骨疼痛、乏力等，延缓人体衰老，是老年人理想的保健果品。

营养加油站

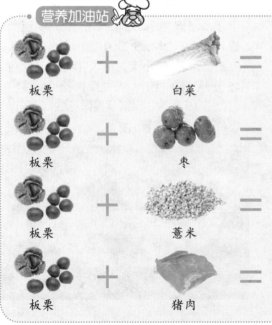

板栗 ＋ 白菜 ＝ 白菜具有解热除烦、润肠排毒、助消化、通便、养胃生津、解毒等功效，两者同食，能够达到很好的健脾养胃的食疗功效。

板栗 ＋ 枣 ＝ 枣具有补血养血、抗疲劳、抗过敏、抗癌之功效，两者同食，能够健胃补血、补肾养精。

板栗 ＋ 薏米 ＝ 薏米具有利水渗湿、益肾、抗癌、光洁皮肤的作用，两者同食，能够起到很好的利水养颜、补肾的食疗作用。

板栗 ＋ 猪肉 ＝ 猪肉具有滋阴润燥、补虚养血、滋养脏腑、健身长寿之功效，两者同食，可以养血补虚、延年益寿。

食用禁忌

1. 糖尿病患者忌食；婴幼儿、脾胃虚弱、消化不良者、患有风湿病的人不宜多食。
2. 新鲜板栗容易变质霉烂，吃了会中毒。
3. 板栗生吃难消化，热食又易滞气，所以一次不宜多食。

选购与储存

选购 有的生板栗看起来表面光亮亮的，颜色深深的如巧克力，这样的板栗一定不要买，这是陈年的。那种颜色浅一些的，表面像覆了一层薄粉不太光泽的才是新板栗。

储存 将新鲜板栗摊开，在阴凉通风处晾 2～3 天，然后装入布袋，吊放在阴凉通风处。这种方法一般可使板栗存放 4 个月之久。

【营养档案】

100 克板栗中含有：

人体必需营养素		维生素等营养素		矿物质	
热量	189（千卡）	维生素 A	32（微克）	钾	442（毫克）
蛋白质	4.2（克）	维生素 B₁	0.19（毫克）	钠	13.9（毫克）
脂肪	0.7（克）	维生素 B₂	0.13（毫克）	钙	17（毫克）
碳水化合物	42.2（克）	维生素 B₃	1.2（毫克）	镁	50（毫克）
膳食纤维	1.7（克）	维生素 E	4.56（毫克）	铁	1.1（毫克）

保健应用

板栗鸡汤 ▼

【原料】 童子鸡1500克，板栗300克，猪肉 100 克，香菇少许，姜、葱、盐、味精、黄酒各少许。

【做法】 ❶ 把鸡、猪肉洗净，切成 2 厘米见方的小块，放入沸水锅内略煮，捞出。❷ 用刀将板栗外壳划破成十字形后，放入沸水煮 20 分钟，剥去壳和衣膜后，再用沸水焯 1 分钟捞起。❸ 取炖盅按顺序放入猪肉、去蒂洗净的香菇、鸡肉、姜片、盐、味精、黄酒和开水 1500 毫升，入蒸笼用中火蒸 90 分钟至软烂，去掉姜、葱，撇去浮沫，用中火蒸 30 分钟即成。

•**功效** 适合体质较弱者食用，能养胃、补肾、强筋、活血。

板栗蘑菇排骨煲 ▼

【原料】 排骨 300 克，板栗 100 克，蘑菇 150 克，冰糖、葱、姜、盐、料酒、胡椒、植物油各适量。

【做法】 ❶ 在烧热的锅中加适量油，放入冰糖，小火慢慢地翻炒，直到糖化成深褐色鼓起非常小的泡泡。❷ 下入排骨翻炒，上色后，下入姜片和大葱翻炒，翻炒几下后加入板栗和蘑菇，继续翻炒，这时可以加入适量的生抽和料酒。❸ 在旁边的煲中烧适量的开水，下刚翻炒后的板栗蘑菇排骨。❹ 水开后转为小火，煲 20 分钟，再加入盐、胡椒等调料，搅拌均匀，收汁后盛盘即可。

•**功效** 增强抗病能力。

杏仁

抗炎镇痛，平喘

性温

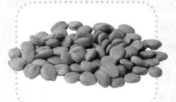

别名：杏子、木落子、苦杏仁、杏梅仁、杏、甜梅。
来源：为蔷薇科植物杏的种子干品。
产地：主产河北、山东、山西、河南、陕西、新疆等地。
性味归经：性温，味甘、苦。归肝经、大肠经。
适宜人群：一般人都可食用。尤其适合有呼吸系统疾病的人。癌症患者及术后放疗、化疗的人也适宜食用。

健康密码

镇咳平喘

苦杏仁中含有苦杏仁苷，在体内能被肠道微生物酶或苦杏仁本身所含的苦杏仁酶水解，产生微量的氢氰酸与苯甲醛，对呼吸中枢有抑制作用，达到镇咳、平喘作用。

抗炎镇痛

苦杏仁苷分解产生的苯甲醛静安息香缩合酶作用生成安息香，具有镇痛作用。

润肠通便

杏仁味苦下气，且富含脂肪油，能提高肠内容物对黏膜的润滑作用，故杏仁有润肠通便之功效。

抗氧化，预防肿瘤

杏仁抗肿瘤作用主要在于苦杏仁苷，它可以进入血液专杀癌细胞，而对健康细胞没有作用。同时，由于杏仁含有丰富的胡萝卜素，因此可以抗氧化，防止自由基侵袭细胞。

营养加油站

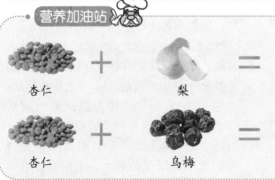

杏仁	梨	梨具有生津止渴、降火润燥、清热润肺、祛痰止咳、通便之功效，两者同食，能够起到清热止咳的作用。
杏仁	乌梅	乌梅具有生津止渴、止咳润肺、祛痰、延缓衰老之功效，两者同食，可以起到非常好的润肺止咳的食疗作用。

食用禁忌

1. 婴儿慎服，阴虚咳嗽及泻痢便溏者禁服。
2. 杏仁不可与小米、黄芪、黄芩、葛根、栗子、狗肉、猪肉同食。
3. 苦杏仁有毒，不可生食，入药多为煎剂。

选购与储存

选购 用指甲按压杏仁，坚硬者为佳。若指甲能轻易按入杏仁，代表已经受潮，不要购买。

储存 在干燥、凉爽的储存环境中，杏仁的最佳食用期为 3 个月。杏仁还适合存放到冰箱里，冷藏可以显著延长保质期。不过在冷藏时一定要注意密实封装，以防杏仁因为受潮或结冰而引起霉变。

【营养档案】

100 克杏仁中含有：

人体必需营养素		维生素等营养素		矿物质	
热量	562（千卡）	胡萝卜素	—	钾	106（毫克）
蛋白质	22.5（克）	维生素 B$_1$	0.08（毫克）	钠	8.3（毫克）
脂肪	45.4（克）	维生素 B$_2$	0.56（毫克）	钙	97（毫克）
碳水化合物	15.9（克）	维生素 C	26（毫克）	镁	178（毫克）
膳食纤维	8（克）	维生素 E	18.53（毫克）	硒	15.65（微克）

保健应用

杏仁雪梨汤 ▼

【原料】南杏仁、北杏仁各 10 克，雪梨 1 个，白糖 30 克。

【做法】❶ 先将南北杏仁用水稍浸去皮；雪梨去皮和核，切成四块。❷ 炖盅内注入 200 毫升清水，放入南北杏仁、雪梨和适量白糖，加盖隔水炖 1 小时，即可食用。

功效 润肺化痰，清热生津。

杏仁茶 ▼

【原料】杏仁 200 克，糯米 100 克，冰糖 10 克。

【做法】❶ 杏仁用清水浸泡 10 分钟，撕去外面的果皮；糯米淘洗干净，浸泡 5 ～ 8 小时。❷ 将泡好的糯米、杏仁一起放入搅拌机内，加入 200 毫升左右的清水，低速搅打，直到颜色变得奶白。❸ 将打好的杏仁茶倒在漏网，过滤好的汁留在汤锅中，加入冰糖，用小火慢慢搅拌至冰糖溶化即可。

功效 生津养肺，润燥。

香煎杏仁南瓜饼 ▼

【原料】南瓜 100 克，面粉、糯米粉、杏仁、黑芝麻各适量。

【做法】❶ 南瓜切薄片，蒸熟。❷ 杏仁、黑芝麻洗净，沥干水分。❸ 把南瓜压成泥，加入糯米粉和面粉，两种粉的比例是 1：1。❹ 揉成面团，分成小团，搓圆再压扁成南瓜饼，压上杏仁、黑芝麻。❺ 放入锅内煎至金黄即可。

功效 预防心血管疾病。

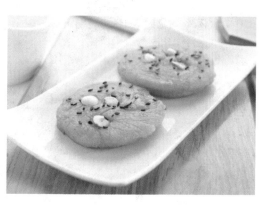

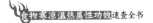

葡萄干

防治贫血和冠心病

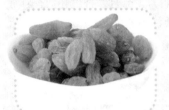

别名：无。
来源：葡萄干是各种葡萄的果实。
产地：主产新疆、甘肃等地。
性味归经：性平，味甘、微酸。归肺经、脾经、肾经。
适宜人群：一般人群均可。适宜儿童、孕妇和贫血患者食用。

健康密码

预防贫血

葡萄干中的铁和钙含量丰富，是儿童、妇女及体弱贫血者的滋补佳品，可补血气、暖肾，辅助治疗贫血、血小板减少。

补肝强肝

葡萄干中含有的多酚类物质是天然的自由基清除剂，抗氧化活性很强，能够有效地调整肝脏细胞的功能，减少自由基对肝细胞的伤害。此外，葡萄干还具有抗炎的作用，能够与细菌病毒中的蛋白质结合，使它们失去致病能力。所以，建议肝炎患者在平时多吃点儿葡萄干。

补养身体，防治过度疲劳

葡萄干还含有多种矿物质和维生素、氨基酸，常食对神经衰弱和过度疲劳者有较好的补益作用。

降压消脂，预防便秘

葡萄干能够消除多余的脂肪，使血流畅通，偏高的血压降低，血压归于正常。还能使胃肠功能转好，消除便秘。

营养加油站

葡萄干 ＋ 枣 ＝

葡萄干中的铁和钙含量十分丰富，可补血气、暖肾，辅助治疗贫血，枣具有补血养血、祛风、抗疲劳的功效，两者搭配是儿童、妇女及体弱贫血者的滋补佳品。

葡萄干 ＋ 醋 ＝

葡萄干中的铁和钙含量十分丰富，可补血气、暖肾，醋具有杀菌软化血管的作用，两者同食可预防结肠癌、皮肤病，快速消除疲劳。

食用禁忌

1.患有糖尿病的人忌食，肥胖之人也不宜多食。
2.服用螺内酯、氨苯蝶啶和补钾时，不宜同食葡萄干和其他含钾量高的食物，否则易引起高血钾症，出现胃肠痉挛、腹胀、腹泻及心律失常等。

选购 葡萄干以粒大、壮实、味柔糯者为上品。优质白葡萄干的外表要略带糖霜，舐去糖霜后色泽晶绿透明；优质红葡萄干外表也要略带糖霜，舐去糖霜呈紫红色半透明。

储存 阴凉干燥处保存。

【营养档案】

100 克葡萄干中含有：

人体必需营养素		维生素等营养素		矿物质	
热量	344（千卡）	胡萝卜素	—	钾	995（毫克）
蛋白质	2.5（克）	维生素 B₁	0.09（毫克）	钠	19.1（毫克）
脂肪	0.4（克）	维生素 B₂	—	钙	52（毫克）
碳水化合物	81.8（克）	维生素 B₃	—	镁	45（毫克）
膳食纤维	1.6（克）	维生素 C	5（毫克）	铁	9.1（毫克）

保健应用

葡萄干粥 ▼

【原料】粳米 100 克，葡萄干 50 克，白砂糖 5 克。

【做法】❶ 将葡萄干拣净，用冷水略泡，冲洗干净。❷ 粳米淘洗干净，用冷水浸泡半小时，捞出。❸ 锅中加入约 1200 毫升冷水，倒入葡萄干、粳米，先用旺火煮沸。❹ 再改用小火熬至粥成，下入白糖调好味即可。

•功效 补气养血，为身体补充营养。

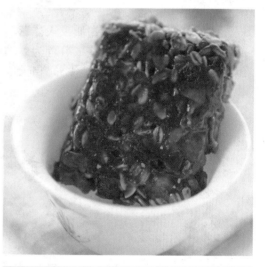

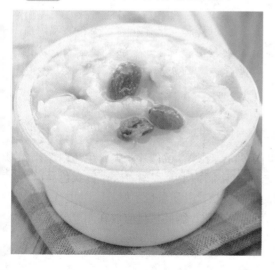

香脆麦片 ▼

【原料】燕麦片 50 克，核桃仁 10 克，杏仁 10 克，葡萄干 10 克，牛奶、蜂蜜各适量。

【做法】❶ 核桃去皮，放入粉碎机内，加入适量牛奶和少许蜂蜜，打匀。❷ 锅烧热倒油，下麦片小火加热，并注意不断翻炒，炒至麦片颜色开始变深时倒入红糖继续翻搅。❸ 最后加入杏仁、葡萄干及核桃仁与牛奶、蜂蜜混合物翻炒一会，至材料全部散开，颜色变深时起锅即可。

•功效 益气逐水，滋肾益肝。

核桃 益智补脑

性温

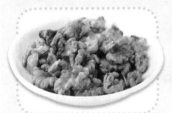

别名: 胡桃。
来源: 为胡桃科植物胡桃的种子。
产地: 主产于河北、北京、山西、山东。
性味归经: 性温,味甘。归肾经、肺经、大肠经。
适宜人群: 一般人群均可。

健康密码

增强脑细胞

核桃仁含有较多的蛋白质及人体营养必需的不饱和脂肪酸,这些成分皆为大脑组织细胞代谢的重要物质,能滋养脑细胞。

美肌乌发

核桃仁含有丰富的维生素 E,经常食用有润肌肤、乌须发的作用。

镇痛,护肝

核桃对癌症患者有镇痛、提升白细胞及保护肝脏等作用。

营养加油站

核桃 + 草鱼 =	草鱼具有暖胃、平肝、增强体质、延缓衰老之作用,两者同食,能够达到很好的增强体质、延缓衰老的功效。	
核桃 + 鳝鱼 =	鳝鱼具有补气养血、强筋骨、壮阳等功效,两者同食,能够起到强筋健骨、壮阳的食疗作用。	
核桃 + 山楂 =	山楂具有活血化痰、杀菌、抗癌等功效,两者同食,能够补肾活血、防治癌症。	

选购与储存

选购 核桃以个大圆整,壳薄白净,出仁率高,干燥,桃仁片张大,色泽白净,含油量高者为佳。挑选方法应以取仁观察为主。果仁丰满为上,实瘪为次;仁衣色泽以黄白为上,暗黄为次,褐黄更次,带深褐斑纹的"虎皮核桃"质量也不好。

储存 核桃含有大量的不饱和脂肪酸,较容易变质,因此核桃应放在阴凉处或冰箱内保存。一般可以保存 6 个月。

食用禁忌

核桃不能与野鸡肉一起食用，肺炎、支气管扩张等患者不宜食之。核桃仁不宜与酒同食。

【营养档案】

100 克核桃（干）中含有：

人体必需营养素		维生素等营养素		矿物质	
热量	627（千卡）	维生素 A	5（微克）	钾	385（毫克）
蛋白质	14.9（克）	维生素 B$_1$	0.15（毫克）	钠	6.4（毫克）
脂肪	58.8（克）	维生素 B$_2$	0.14（毫克）	钙	56（毫克）
碳水化合物	9.6（克）	维生素 B$_3$	0.9（毫克）	镁	131（毫克）
膳食纤维	9.5（克）	维生素 E	43.21（毫克）	铁	2.7（毫克）

保健应用

山楂核桃饮 ▼

【原料】核桃仁 150 克，山楂 50 克，白糖 20 克。

【做法】❶ 核桃仁加水少许，磨成浆，装入容器中，再加适量凉开水调成稀浆汁。❷ 山楂去核，切片，加水 500 毫升煎煮半小时，滤出头汁，再煮取二汁。❸ 一、二汁合并，复置火上，加入白糖搅拌，待溶化后，再缓缓倒入核桃仁浆汁，边倒边搅匀，烧至微沸，早晚各服 1 次，温服为宜。

●功效 补肺肾，润肠燥，消食积。

乌发粥 ▼

【原料】核桃仁、熟黑芝麻、红糖各 250 克，熟菜油适量。

【做法】❶ 将红糖放入锅内，加水适量，用大火烧开，改小火煎熬至稠厚时，加炒香的黑芝麻、核桃仁搅拌均匀，停火即成乌发糖。❷ 将乌发糖倒入涂有熟菜油的搪瓷盘中摊平、凉凉，用刀划成小块，装糖盒内，早晚各食 3 块。

●功效 健脑补肾，乌发生发。适用于头昏耳鸣、健忘、脱发、头发早白等症。

核桃抗衰膏 ▼

【原料】松子仁 200 克，黑芝麻、核桃仁、蜂蜜各 100 克，黄酒 500 毫升。

【做法】❶ 将松子仁、黑芝麻、核桃仁同捣成膏状。❷ 放入砂锅中，加入黄酒，小火煮沸约 10 分钟，倒入蜂蜜，搅拌均匀。❸ 继续熬煮收膏，冷却装瓶，每日 2 次，每次 1 汤匙，温开水送服。

●功效 滋润五脏，益气养血，滋补强壮，健脑益智，延缓衰老。

核桃粥 ▼

【原料】核桃 2 个，大枣 6 枚，糯米 50 克，黄豆、花生米各少许，冰糖少许。

【做法】❶ 把所有材料洗净，温水浸泡半个小时。❷ 糯米入锅，加清水煮开，加入碎核桃仁、去核的大枣和黄豆、花生米熬至熟烂，加少许冰糖调味即可。

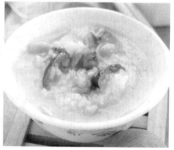

●功效 易消化，易吸收，改善孩子遗尿症状。

白果

抑菌杀菌，治疗肺结核

性平

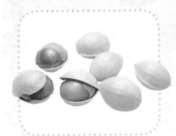

别名：银杏。

来源：为银杏科植物银杏的种子。

产地：全国大部分地区有产。主产广西、四川、河南、山东、湖北、辽宁等地。

性味归经：性平，味甘、苦、涩，有小毒。归肺经、肾经。

适宜人群：一般人均可食用。特别适合尿频者，体虚白带多的女性。

健康密码

祛疾止咳

白果具有敛肺气、定喘咳的功效，对于肺病咳嗽、老人虚弱体质的哮喘及各种哮喘痰多者，均有辅助食疗作用。

治疗肺结核

用生菜油浸腌新鲜的白果果实，对改善肺结核病所致的发热、盗汗、咳嗽、咯血、食欲不振等症状有一定作用。因此，可用于辅助治疗肺结核。

延缓大脑衰弱

现代医学研究表明，白果还具有通畅血管、改善大脑功能、延缓老年人大脑衰老、增强记忆能力、治疗老年痴呆症和脑供血不足等功效。

保护心脏

白果还可以保护肝脏、减少心律失常、防止过敏反应中致命性的支气管收缩，还可以应用于移植排异、心肌梗死、中风、器官保护和透析。

营养加油站

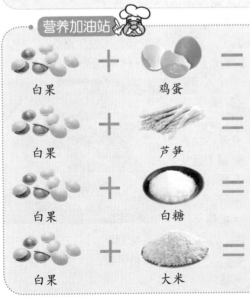

白果	+ 鸡蛋	= 鸡蛋具有滋阴养血、润燥安胎之功效，两者同食，能够滋阴养颜、养血润燥，还能够辅助治疗小儿腹泻。
白果	+ 芦笋	= 芦笋有补虚、抗癌、减肥、调节代谢、提高免疫力之功效，两者同食，能够杀菌抑菌、补虚养颜。
白果	+ 白糖	= 白果有祛痰、止咳、润肺、定喘等功效，白糖润肺止咳、补中益气、清热燥湿，两者同食可辅助治疗儿童遗尿症。
白果	+ 大米	= 大米含有蛋白质、脂肪、维生素B$_1$、维生素A、维生素E及多种矿物质，两者同食，益元气、补五脏、抗衰老。

食用禁忌

有实邪者不可服用。

选购与储存

选购 白果以外壳光滑、洁白、新鲜、大小均匀，果仁饱满、坚实、无霉斑为好。白果粒大、光亮、壳色白净者，品质新鲜；如果外壳泛糙米色，一般是陈货。取白果摇动，无声音者果仁饱满；有声音者，或是陈货，或是僵仁。

储存 可放在冰箱冷冻。

【营养档案】

100克白果（干）中含有：

人体必需营养素		维生素等营养素		矿物质	
热量	344（千卡）	胡萝卜素	—	钾	995（毫克）
蛋白质	2.5（克）	维生素B$_1$	0.09（毫克）	钠	19.1（毫克）
脂肪	0.4（克）	维生素B$_2$	—	钙	52（毫克）
碳水化合物	81.8（克）	维生素B$_3$	—	镁	45（毫克）
膳食纤维	1.6（克）	维生素C	5（毫克）	铁	9.1（毫克）

保健应用

白果粥 ▼

【原料】 白果仁6 ~ 10粒，粳米50克，冰糖适量。

【做法】 ❶ 将白果仁、粳米洗净，和冰糖、水一起放入锅中大火煮开。❷ 再用小火煮熟，以粳米成糊糜状即可。

•功效 益元气，补五脏，抗衰老。

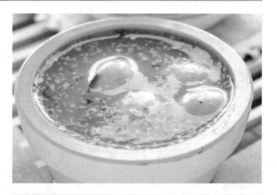

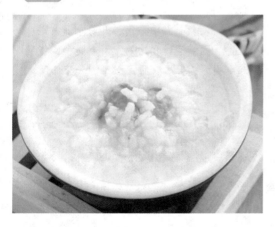

白果桂花羹 ▼

【原料】 白果肉200克，糖桂花5克，糖、生粉各适量。

【做法】 ❶ 将白果肉放在清水锅中煮15分钟，捞出洗净，滤干。❷ 锅中加入适量的清水，放大火上煮滚后加入糖和洗净的熟白果，再滚后撇去浮沫，放入糖桂花，用生粉水勾薄芡，盛入汤碗中即可。

•功效 排出恶露，缓解口干舌燥、胀气、肠胃不适。

腰果

消除疲劳，辅助治疗癌症

性平

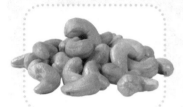

别名：鸡腰果、介寿果。
来源：腰果属无患子目漆树科腰果属。
产地：主产于巴西东北部，中国海南和云南。
性味归经：性平，味甘。归脾经、胃经、肾经。
适宜人群：一般人群均可。

健康密码

润肠通便，养颜抗衰老

腰果含有丰富的油脂，可以润肠通便，并有很好的润肤美容的功效，能延缓衰老。腰果含丰富的维生素 A，是优良的抗氧化剂，能使皮肤有光泽，气色变好。

消除疲劳

腰果中维生素 B_1 的含量仅次于芝麻和花生，有补充体力、消除疲劳的功效，适合易疲倦的人食用。

辅助治疗癌症

腰果中含有大量的蛋白酶抑制剂，能控制癌症病情。经常食用腰果能强身健体、提高机体抗病能力。

防治心血管疾病

腰果中的脂肪成分主要是不饱和脂肪，而不饱和脂肪主要由单不饱和脂肪酸组成，可降低血中胆固醇、三酰甘油和低密度脂蛋白含量，增加高密度脂蛋白含量；腰果中没有多不饱和脂肪酸致癌、促进机体脂质过氧化等潜在的不良反应，因此对心脑血管大有益处。

营养加油站

腰果　＋　虾仁　＝　虾仁具有补肾、壮阳、通乳、强壮补精、抗癌之功效，两者同食用，能够强身健体，防治癌症。

腰果　＋　芡实　＝　芡实具有补中益气、开胃止渴、滋养强身、固肾涩精之功效，两者同食，能够起到很好的开胃、防病强身的食疗作用。

食用禁忌

1.因腰果含油脂丰富，故不适合胆功能严重不良者食用。哮喘病患者应慎食腰果，对鱼、虾过敏的人，也极有可能对腰果过敏。

2.有"油哈喇"味的腰果不宜食用。腰果含油量高，痰多者不宜多吃。

选购与储存

选购 挑选外观呈完整月牙形，色泽白，饱满，气味香，油脂丰富，无蛀虫、斑点者为佳。

储存 存放于密罐中，放入冰箱冷藏保存，或放在阴凉通风处，避免阳光直射。

【营养档案】

100 克腰果中含有：

人体必需营养素		维生素等营养素		矿物质	
热量	552（千卡）	维生素 A	8（微克）	钾	503（毫克）
蛋白质	17.3（克）	维生素 B₁	0.27（毫克）	钠	251.3（毫克）
脂肪	36.7（克）	维生素 B₂	0.13（毫克）	钙	26（毫克）
碳水化合物	38（克）	维生素 B₃	1.3（毫克）	镁	153（毫克）
膳食纤维	3.6（克）	维生素 E	3.17（毫克）	铁	4.8（毫克）

保健应用

腰果虾仁 ▼

【原料】虾仁 200 克，腰果 250 克，蛋清、高汤、色拉油、葱、姜、淀粉、味精各适量。

【做法】❶ 把虾仁洗干净，沥干水分，加少许盐、葱、姜、鸡蛋清、干淀粉，拌匀。❷ 腰果下油锅，炒至淡黄色时出锅。❸ 将已经调好的虾仁倒入四成热的油锅，轻轻将虾仁划散，起锅。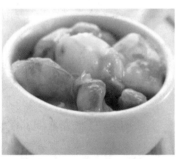 ❹ 锅底放少许色拉油，烧沸，倒入高汤，放少许味精、盐、湿淀粉，做成芡汁，再倒入腰果、虾仁炒匀，起锅装盘即成。

●功效 此菜可以润肠通便，并且具有润肤美容的功效，能延缓衰老。

腰果小西饼 ▼

【原料】低筋面粉 200 克，鸡蛋、炼乳各70 克，全脂牛奶粉 15 克，腰果 130 克，猪油 45 克，盐 1 克，白砂糖 100 克。

【做法】❶ 调料打发至绒毛状，蛋打散，然后慢慢加入面粉，拌匀，最后加入腰果拌匀。❷ 将拌好的面团分成 2 块，每块压成长 45 厘米、宽 4 厘米、高 1 厘米的长条，放入冰箱冷冻，变硬后切成0.5 厘米的薄饼。❸ 烤盘用高火预热 3 分钟，盘中放 12 个饼，用中火烤约 3 分钟，翻面再烤约 2 分钟即可。

●功效 美味可口，润肠通便。

莲薏腰果羹 ▼

【原料】腰果、莲子、茯苓、薏米、芡实、藕粉各 50 克，糯米 100 克，白糖适量。

【做法】❶ 腰果、莲子加水煮熟，捞起沥干。❷ 茯苓、薏米、芡实、糯米加水煮软，放入果汁机中打成糊。❸ 将腰果、莲子加入米羹中，加白糖拌匀。❹ 藕粉加适量温水调匀，加入米羹拌匀，早晚食用。

●功效 补五脏，安神。适用于神经衰弱而失眠者。

松子

润肠通便，防治心血管疾病

性温

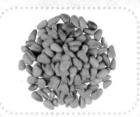

别名： 松子仁、海松子、罗松子、红松果。
来源： 为松科植物红松的种子。
产地： 分布于东北。
性味归经： 性温，味甘。归肝经、肺经、大肠经。
适宜人群： 一般人都可以食用，老年人和脑力工作者最宜食用。

健康密码

消除疲劳，保健身体

松子中所含大量矿物质（如钙、铁、磷、钾等），能给机体组织提供丰富的营养成分，强壮筋骨，消除疲劳，对老年人保健有极大的益处。

润肠通便

松仁富含脂肪，能润肠通便，缓泻而不伤正气，对老年体虚便秘、小儿津亏便秘有一定的食疗作用。

健脑益智

松子中的磷和锰含量丰富，对大脑和神经有补益作用，是学生和脑力劳动者的健脑佳品，对老年痴呆也有很好的预防作用。

促进身体发育

松子中富含不饱和脂肪酸，如亚麻油酸、亚油酸等，这些类脂是人体多种组织细胞的组成成分，也是脑髓和神经组织的主要成分。多食松子能够促进儿童的生长发育和病后身体恢复。

营养加油站

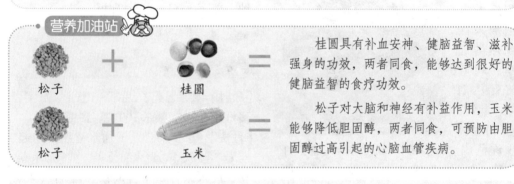

桂圆具有补血安神、健脑益智、滋补强身的功效，两者同食，能够达到很好的健脑益智的食疗功效。

松子对大脑和神经有补益作用，玉米能够降低胆固醇，两者同食，可预防由胆固醇过高引起的心脑血管疾病。

松子 + 桂圆 =

松子 + 玉米 =

选购与储存

选购 看壳色，以壳色浅褐，光亮者质好；壳色深灰或黑褐色，萎暗者质差。看仁色，松仁肉色洁白质好；淡黄色质次；深黄带红，已泛油变质。看牙心，好松仁芽心色白质好；发青时已开始变质；发黑的已变质。

储存 密封放于阴凉干燥处；也可以放冰箱冷冻。

食用禁忌

1. 有严重腹泻、脾虚、肾虚、湿痰的人要少吃。
2. 存放时间较长的松子会产生"油哈喇"味，不宜食用。

【营养档案】

100 克松子（生）中含有：

人体必需营养素		维生素等营养素		矿物质	
热量	640（千卡）	维生素 A	7（微克）	钾	184（毫克）
蛋白质	12.6（克）	维生素 B₁	40（毫克）	磷	620（毫克）
脂肪	62.6（克）	维生素 B₂	0.09（毫克）	钙	3（毫克）
碳水化合物	6.6（克）	维生素 B₃	3.8（毫克）	镁	567（毫克）
膳食纤维	12.4（克）	维生素 E	34.48（毫克）	铁	5.9（毫克）

保健应用

鸡油炒松子仁 ▼

【原料】松子仁 300 克，鸡油、甜酱、豆粉各适量。

【做法】❶ 锅置旺火上，倒入鸡油，待油烧沸加入松仁，快速翻炒。❷ 将熟时加入甜酱、豆粉少许，炒匀后起锅，待凉即可。

•功效 滋养机体，润燥止咳，通便。

红糖松子仁饼干 ▼

【原料】黄油 60 克，红糖 50 克，全蛋液 45 克，低筋面粉 150 克，小苏打粉 1 克，松子仁 50 克。

【做法】❶ 软化的黄油加红糖搅拌打发。❷ 分次加入打散的蛋液，搅打均匀。❸ 筛入面粉，拌至无干粉状态，再加入松子仁混合。❹ 面团捏成圆片形。❺ 烤箱预热 180℃，烤焙 15 分钟即可。

•功效 补血养气。

三仁粥 ▼

【原料】柏子仁 25 克，松子仁 20 克，郁李仁 25 克，粳米 100 克。

【做法】❶ 先打碎郁李仁，然后放入锅中加水煮，20 分钟后取汁备用。❷ 粳米淘净，与打碎的柏子仁、松子仁一起放入锅中，加郁李仁汁和适量的清水煮，粥稠即可。

•功效 安神养心，通便润肠。

松子仁炒饭 ▼

【原料】洋葱 1/4 个，西红柿 1/2 个，芦笋 1 支，素虾仁 3 个，橄榄油 1 大匙，蛋 1 个，白饭 1 碗，松子仁 1 大匙，西芹 1 根，盐 1 小匙。

【做法】❶ 洋葱、西红柿、西芹切丁；芦笋及素虾仁切片；蛋打散。❷ 热锅入油炒蛋，炒熟拌碎后盛起，备用。❸ 锅入洋葱爆香，加入西红柿、芦笋和素虾仁炒香，再加入白饭、蛋及松子仁，入盐调味，最后放入西芹炒匀即可。

•功效 补充营养，促进身体发育。

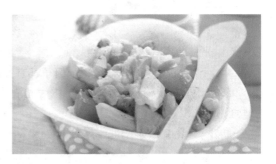

榛子 调整血压，补养病体

性平

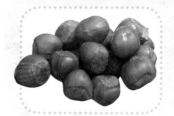

别名： 山板栗、尖栗、棰子。
来源： 为桦木科植物榛的种仁。
产地： 产于四川、湖北、湖南、江西、浙江等地。
性味归经： 性平，味甘。归脾经、胃经。
适宜人群： 一般人都可以食用，也是癌症、糖尿病患者适合食用的坚果补品。

健康密码

降低胆固醇

榛子具有降低胆固醇的作用，避免了肉类中饱和脂肪酸对身体的危害，能够有效地防止心脑血管疾病的发生。

预防癌症

榛子里包含着抗癌化学成分紫杉酚，可以治疗卵巢癌和乳腺癌及其他一些癌症，可延长病人的生命期。

护肤养发

榛子含有的天然植物甾醇对皮肤有温和的渗透性，可以保持皮肤表面水分，促进皮肤新陈代谢，抑制皮肤炎症、老化、防止日晒红斑，还有生发养发之功效。

补养病体

榛子含有的不饱和脂肪酸达到60.5%，使所含的脂溶性维生素更易为人体所吸收，对体弱、病后虚羸、易饥饿的人都有很好的补养作用。

营养加油站

榛子 + **粳米** = 粳米具有养阴生津、除烦止渴、健脾胃、补中气、止泻的功效，榛子与粳米煮粥同食，能够起到很好的健脾开胃、止泻的食疗作用。

榛子 + **核桃** = 核桃具有滋补肝肾、健脑益智、润泽肌肤、延缓衰老、降低胆固醇、抗癌之功效，两者同食，不仅能够降低胆固醇、润泽肌肤，还能延缓衰老、抗癌。

选购与储存

选购 榛子皮很薄，且每个榛子都有裂缝，个头大，用手沿裂缝掰一下即开，出仁率95%～99%，榛子仁大饱满、仁为光滑的光仁，无木质毛绒，仁香酥脆，此为上品，适宜购买。

储存 密封放于阴凉干燥处。

食用禁忌

1.脾胃虚弱、消化不良或患有风湿病的人不宜食用。

2.发黑的榛子要忌食。

3.榛子含有丰富的油脂，因此，胆功能严重不良者应慎食。另外，存放时间较长后也不宜食用。

【营养档案】

100克榛子（干）中含有：

人体必需营养素		维生素等营养素		矿物质	
热量	542（千卡）	维生素A	8（微克）	钾	1244（毫克）
蛋白质	20（克）	维生素B₁	50（毫克）	钠	4.7（毫克）
脂肪	44.8（克）	维生素B₂	0.14（毫克）	钙	104（毫克）
碳水化合物	14.7（克）	维生素B₃	2.5（毫克）	镁	420（毫克）
膳食纤维	9.6（克）	维生素E	36.43（毫克）	铁	6.4（毫克）

保健应用

榛子山药饮 ▼

【原料】榛子60克，山药50克，党参12克，陈皮10克。

【做法】❶榛子去皮壳，洗净；山药去皮，切小块；党参、陈皮加水，小火煮30分钟，去渣取汁。❷以药汁煮榛子肉、山药块，小火熬熟。

•功效 健脾益胃，强身健体。对于病后体虚、食少疲乏者有良好补益作用。

油炸胡榛子仁 ▼

【原料】胡榛子仁100克，盐、植物油各适量。

【做法】❶将胡榛子仁去杂，洗净，晾干，放入盐水中腌渍。❷几小时后，捞出沥干水，入油锅炸至金黄色，捞出即成。

•功效 生津润喉。适用于消渴、痢疾等病症。

榛子粥 ▼

【原料】榛子仁、粳米各100克，白糖适量。

【做法】❶将榛子仁、粳米去杂质，洗净。❷以上食材同入锅内，加适量水煮熟成粥，再加白糖调匀即可。

•功效 健脾开胃。适用于体虚瘦弱、食欲不佳、泄泻等病症。健康人食用能宽肠胃，益气力，强壮少病。

榛子杞子粥 ▼

【原料】榛子仁30克，枸杞子15克，粳米50克。

【做法】❶先将榛子仁捣碎，然后与枸杞子一同加水煎汁。❷去渣后与粳米一同用小火熬成粥即可。

•功效 养肝益肾，明目丰肌。适用于体虚、视昏等。

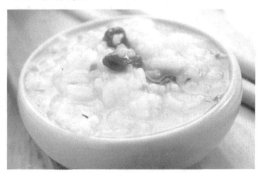

莲子 清心安神，养精

性平

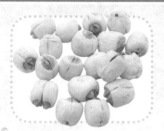

别名： 藕实、莲实、睡莲子。
来源： 为睡莲科植物莲的果实或种子。
产地： 主产湖南、湖北、福建、江苏、浙江、江西。
性味归经： 性平，味甘、涩。归心经、脾经、肾经。
适宜人群： 一般人都可以食用。尤其适合于食欲不振、惊悸失眠、肾虚遗精者食用。

健康密码

防癌抗癌

莲子善于补五脏不足，通利十二经脉气血，使气血畅而不腐。莲子所含氧化黄心树宁碱对鼻咽癌有抑制作用。

健脑养脑

中老年人特别是脑力劳动者经常食用，可以健脑，增强记忆力，提高工作效率。

滋养补虚，止遗涩精

莲子碱有平抑性欲的作用，对于青年人梦多、遗精频繁或滑精者，服食莲子有良好的止遗涩精作用。

养精

莲子含有丰富的磷，磷是细胞核蛋白的主要组成部分，帮助机体进行蛋白质、脂肪、碳水化合物代谢，并维持酸碱平衡，对精子的形成也有重要作用。

营养加油站

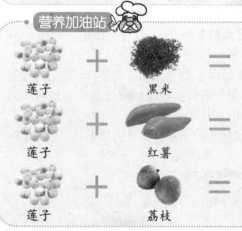

莲子 ＋ 黑米 ＝ 黑米具有补肝明目、滋阴补肾、益气强身、养精固混、防病强身之作用，两者同食，能够达到滋阴补肾、补虚强身的功效。

莲子 ＋ 红薯 ＝ 红薯具有抗癌、滋补肝肾、补中益气、延年益寿之作用，两者同食，可以起到很好的滋补肝肾、防治癌症的食疗作用。

莲子 ＋ 荔枝 ＝ 荔枝具有补脾养肝、理气补血、补心安神、增强免疫力和抗病能力之功效，两者同食，可以达到很好的去火养心、补血安神的食疗功效。

食用禁忌

1. 腹部胀满与大便燥结者忌食莲子。
2. 莲子心苦寒，不宜空腹服用，胃寒怕冷者不宜喝莲子心茶。

选购与储存

选购 看颜色，漂白过的莲子一眼看上去就是泛白的；而真正太阳晒，或者是烘干机烘干的，颜色不可能全部都是很白的。闻一下味道，漂过的莲子没有天然的那种淡香味。听声音，莲子一定要非常干才可以长时间储藏，很干的莲子一把抓起来有咔咔的响声，很清脆。看每颗的饱和度，越饱和的越好，营养越丰富；不饱和的一般是没有成熟就被采摘，或是长了虫。

储存 莲子最忌受潮受热，受潮容易虫蛀，受热则莲子心的苦味会渗入莲肉。因此，莲子应存于干爽处。莲子一旦受潮生虫，应立即日晒或火焙，晒后需摊晾两天，待热气散尽凉透后再收藏。

【营养档案】

100 克莲子（干）中含有：

人体必需营养素		维生素等营养素		矿物质	
热量	344（千卡）	胡萝卜素	—	钾	846（毫克）
蛋白质	17.2（克）	维生素 B$_1$	0.16（毫克）	钠	5.1（毫克）
脂肪	2（克）	维生素 B$_2$	0.08（毫克）	钙	97（毫克）
碳水化合物	64.2（克）	维生素 B$_3$	4.2（毫克）	镁	242（毫克）
膳食纤维	3（克）	维生素 E	2.71（毫克）	铁	3.6（毫克）

保健应用

莲子大枣汤 ▼

【原料】莲藕 200 克，大枣 40 克，莲子 20 克。

【做法】❶ 莲藕去皮，切块，洗净沥干。❷ 大枣、莲子用水浸泡至软后捞起。❸ 将藕块和大枣、莲子加冰糖及适量水煮 90 分钟，至食材软透即可。

●功效 补血润肤。

莲子甘草汤 ▼

【原料】莲子心 2 克，生甘草 3 克，冰糖 10 克。

【做法】三者一起煮成汤，每日数次，当饮料饮用。

●功效 清心宁神。

银耳莲子羹 ▼

【原料】莲子 100 克，鲜百合 120 克，干银耳 15 克，香蕉 2 根，枸杞子 5 克，冰糖 100 克。

【做法】❶ 干银耳泡水 2 小时，摘去老蒂及杂质后撕成小朵，加水 4 杯入蒸笼蒸 30 分钟取出备用。❷ 新鲜百合削开，洗净，去老蒂；香蕉洗净，去皮，切片；莲子洗净，去心。❸ 将所有材料放入炖盅中，加调味料入蒸笼蒸 30 分钟即可。

●功效 强精补肾，润肺生津，止咳清热，养胃补气。

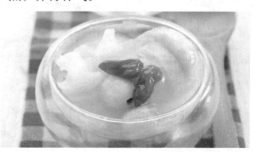

葵花子

安定情绪，促进心血管健康

性平

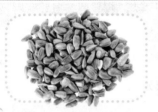

别名： 天葵子、向日花子、葵子。
来源： 为菊科植物向日葵的种子。
产地： 我国各地均栽培。
性味归经： 性平，味甘。归肺经、大肠经。
适宜人群： 一般人群均可。

健康密码

防治心血管疾病

葵花子的亚油酸可达 70%，有助于降低人体血液胆固醇水平，有益于保护心血管健康。葵花子还可以防止贫血，治疗失眠，增强记忆力，对癌症、动脉粥样硬化、高血压、冠心病、神经衰弱有一定预防功效。

安定情绪，预防疾病

葵花子的维生素 E 含量特别丰富，可安定情绪、防止细胞衰老、预防疾病。

治疗泻痢

中医学认为，葵花子有补虚损、补脾润肠、止痢消痈、化痰定喘、平肝祛风、驱虫等功效，可以治疗泻痢、脓疮等疾病。

防癌抗癌

葵花子油中的主要成分是油酸、亚油酸等不饱和脂肪酸，可以提高人体免疫能力，增强人体的新陈代谢能力，防治癌症、忧郁症等疾病。

营养加油站

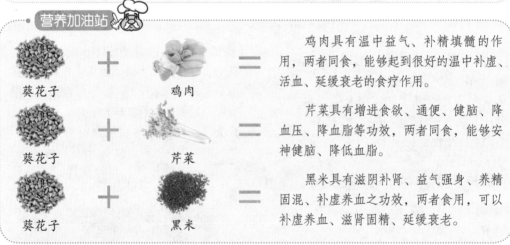

葵花子	+	鸡肉	=	鸡肉具有温中益气、补精填髓的作用，两者同食，能够起到很好的温中补虚、活血、延缓衰老的食疗作用。
葵花子	+	芹菜	=	芹菜具有增进食欲、通便、健脑、降血压、降血脂等功效，两者同食，能够安神健脑、降低血脂。
葵花子	+	黑米	=	黑米具有滋阴补肾、益气强身、养精固混、补虚养血之功效，两者食用，可以补虚养血、滋肾固精、延缓衰老。

食用禁忌

葵花子中含有一定的碳水化合物，糖尿病患者应该尽量少吃；患有肝炎的病人，最好不要嗑葵花子，因为它会损伤肝脏，引起肝硬化。

选购与储存

选购 齿嗑易裂，声脆，瓜子落地声音实而响者，为干；齿嗑不易开裂，声轻或无声者，为潮。子仁肥厚，松脆，片大均匀，色泽白净者质优；白而萎，或中心带红，仁肉黄熟则质次或已变质。尝时有香甜味，而不油腻者，质优；有哈喇味，或呈霉味者已变质。

储存 密封后放干燥处。

【营养档案】

100 克葵花子（炒）中含有：

人体必需营养素		维生素等营养素		矿物质	
热量	616（千卡）	维生素A	5（微克）	钾	491（毫克）
蛋白质	22.6（克）	维生素B₁	30(毫克)	钠	1322（毫克）
脂肪	52.8（克）	维生素B₂	0.26（毫克）	钙	72（毫克）
碳水化合物	12.5（克）	维生素B₃	4.8（毫克）	镁	267（毫克）
膳食纤维	4.8（克）	维生素E	26.46（毫克）	铁	6.1（毫克）

保健应用

葵花子鸡汤 ▼

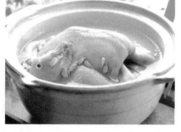

【原料】葵花子仁 120 克，母鸡 1 只（去毛、内脏）。

【做法】将葵花子仁、母鸡洗净，加水清炖至熟。

功效 适用于眩晕等病症。

五香瓜子 ▼

【原料】生葵花子 300 克，八角、花椒、桂皮、甘草、丁香、盐各适量。

【做法】① 将生葵花子倒入锅中，加入适量清水，浸泡 10 分钟。② 把八角、花椒、桂皮、甘草和丁香放入锅中，大火煮开后改小火，继续煮 10 分钟。③ 调入盐搅匀后关火，继续浸泡至瓜子和汤自然冷却，然后盛出瓜子，沥干。④ 将沥干的瓜子放入平底锅中，以小火用铲子不断翻炒 10 分钟，然后平摊冷却即可。

功效 预防血管疾病。

红椒拌菜心 ▼

【原料】油菜心 250 克，炒葵花子仁 50 克，红彩椒 1 个，香油、葱油、盐、鸡精、白砂糖各适量。

【做法】① 将油菜心洗净，下入开水锅内，加油、盐余热，捞出过凉控水，切碎粒。② 红椒粒下入开水锅内余熟，捞出过凉控水。③ 将油菜碎粒、红椒粒、葵花仁加入盐、鸡精、白糖、葱油、香油拌匀，装盘即可。

功效 益智，降低胆固醇。

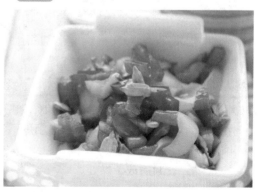

性平

西瓜子

清肺化痰，预防动脉硬化

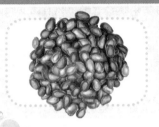

别名： 瓜子。
来源： 葫芦科植物西瓜的种子。
产地： 主产于新疆。
性味归经： 性平，味甘。归胃经、大肠经。
适宜人群： 一般人群均可。

健康密码

清肺化痰

西瓜子有清肺化痰的作用，对咳嗽痰多和咯血等症有辅助疗效。

预防动脉硬化

西瓜子含有不饱和脂肪酸，有降低血压的功效，并有助于预防动脉硬化，是适合高血压病人的小吃。将西瓜子与鸡肉一同食用，能够起到很好的健脾胃、补虚通便、化痰益气的食疗作用。

健胃通便

西瓜子富含油脂，有健胃、通便的作用，没有食欲或便秘时不妨食用一些西瓜子之类的种仁。

预防龋齿

龋齿俗称"虫牙""蛀牙"，临床表现为患牙的色、形、质呈现缓慢、进行性的变化和患牙感觉异常。西瓜子含钙质丰富，可预防龋齿。

营养加油站

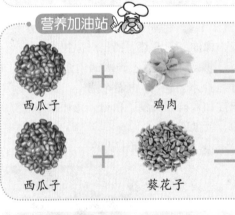

西瓜子 ＋ 鸡肉 ＝ 鸡肉具有温中益气、补精填髓、益五脏、补虚损、健脾胃、活血脉、强筋健骨、润泽肌肤、延缓衰老的作用，两者同食，能够起到很好的健脾胃、补虚通便、化痰益气的食疗作用。

西瓜子 ＋ 葵花子 ＝ 西瓜子有清肺化痰、健胃的作用，葵花子具有抗氧化、补虚损、安神、补血的作用，两者同食，通便效果显著。

选购与储存

选购 壳形饱满，颗粒均匀者质优；壳形瘦瘦，颗粒不匀者质次。用食指和拇指捏一颗瓜子，捏着有紧实感的，仁肉肥厚饱满；指捏尚紧实的，仁肉一般；指捏壳瘪的，仁肉瘦或系秕粒。

储存 密封后放干燥处。

🥄 食用禁忌

1. 长时间不停地嗑瓜子会伤津液，导致口干舌燥，甚至磨破、生疮。
2. 西瓜子壳较硬，嗑得太多对牙齿不利。

【营养档案】

100 克西瓜子中含有：

人体必需营养素		维生素等营养素		矿物质	
热量	573（千卡）	胡萝卜素	—	钾	612（毫克）
蛋白质	32.7（克）	维生素 B₁	0.04（毫克）	钠	187.7（毫克）
脂肪	44.8（克）	维生素 B₂	0.08（毫克）	钙	28（毫克）
碳水化合物	9.7（克）	维生素 B₃	3.4（毫克）	镁	448（毫克）
膳食纤维	4.5（克）	维生素 E	1.23（毫克）	铁	8.2（毫克）

🧱 保健应用

糖盐西瓜子 ▼

【原料】西瓜子 500 克，盐、糖精、香精各适量。

【做法】❶ 西瓜子用水清洗干净，沥干后，放入炒锅中炒热。❷ 把盐和糖精用水溶解，倒入瓜子锅中，用小火炒熟，至干燥。❸ 最后喷以食用香精即成。

●功效 补充体力。

盐炒西瓜子 ▼

【原料】西瓜子 500 克，盐适量。

【做法】将西瓜子洗净，沥干，撒上盐，搅匀后静置 3 小时，然后晒干或烘干，再放入炒锅中炒熟即成。

●功效 润肠通便。

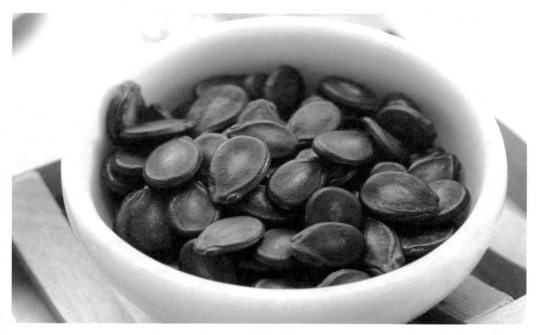

南瓜子 解毒，预防前列腺疾病

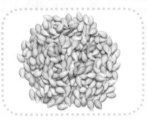

别名： 瓜子。
来源： 为葫芦科植物南瓜的种子。
产地： 全国大部分地区均产。
性味归经： 性平，味甘。归胃经、大肠经。
适宜人群： 适宜蛔虫病、蛲虫病、绦虫病、钩虫病患者，产后手足水肿和缺乳之人食用。

健康密码

预防前列腺疾病

前列腺炎为男性高发病，每天吃50克左右的南瓜子，生熟均可，可较有效地防治前列腺疾病。

抗血吸虫

南瓜子有遏制血吸虫在动物体内向肝脏移行的作用。不同产地的南瓜子均能抑制血吸虫在小鼠体内的生长，但作用强弱有所不同。南瓜子浆粉与生南瓜子仁同样有抑制和杀灭血吸虫幼虫的作用。

提高精子质量

经常吃南瓜叶和南瓜子，再加上适当的体育锻炼和保持健康的体重，不吸烟和不过度饮酒等，将会有助于男性提高精子质量。从南瓜叶中提取的新鲜深绿色汁液用同量的鲜奶稀释，每天一杯可以起到很强的滋补作用，提高精子质量。

解毒

南瓜子内含有维生素和果胶，果胶有很好的吸附性，能黏结和消除体内细菌毒素和其他有害物质，如重金属中的铅、汞和放射性元素，起到解毒作用。

营养加油站

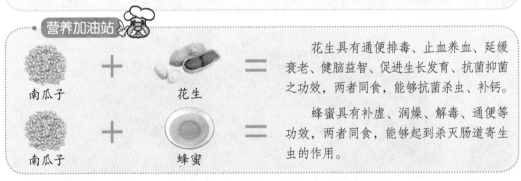

南瓜子 ＋ 花生 ＝ 花生具有通便排毒、止血养血、延缓衰老、健脑益智、促进生长发育、抗菌抑菌之功效，两者同食，能够抗菌杀虫、补钙。

南瓜子 ＋ 蜂蜜 ＝ 蜂蜜具有补虚、润燥、解毒、通便等功效，两者同食，能够起到杀灭肠道寄生虫的作用。

食用禁忌

1. 一次不宜超过300克。
2. 胃热病人宜少食，否则会感到脘腹胀闷。
3. 南瓜子搭配羊肉会引起腹胀、胸闷等症。

第七章

肉、禽类

性味寒热功效速查

鸡肉 补虚益气，暖胃生津

性平

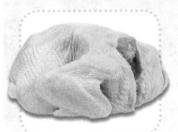

别名： 家鸡肉。
来源： 为雉科动物家鸡的肉。
产地： 全国各地均饲养。
性味归经： 性平，味甘。归脾经、胃经、肝经。
适宜人群： 一般人都可以食用。尤其适宜虚损羸弱、营养不良、气血不足、肺结核、肝硬化腹水、久病体虚、妇女产后体虚等患者食用。

健康密码

补充身体营养

鸡肉含有维生素 C、维生素 E 等，蛋白质的含量比例较高，而且消化率高，很容易被人体吸收利用。

强身健体，促进发育

鸡肉有增强体力、强壮身体的作用，鸡肉还含有对人体发育有重要作用的磷脂类，是中国人膳食结构中脂肪和磷脂的重要来源之一。

调理女性体虚

鸡肉对营养不良、畏寒怕冷、乏力疲劳、月经不调、贫血、虚弱等有很好的食疗作用。

补中益气，健脾胃

鸡肉具有温中益气、补虚填精、健脾胃、活血脉、强筋骨的功效。

营养加油站

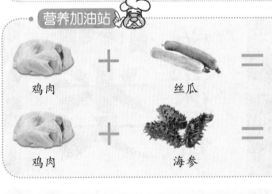

鸡肉 ＋ 丝瓜 ＝ 丝瓜具有通经活络、促进血液循环、清暑解毒、清热解渴、凉血活血、止咳利尿等功效，两者同食，能够有效地活血通络、清热益气。

鸡肉 ＋ 海参 ＝ 海参具有补肾益精，养血润燥之功效，两者同食，有很好的益气润燥、补血益精的食疗功效。

选购与储存

选购 新鲜的鸡肉肉质紧密，颜色呈干净的粉红色且有光泽，鸡皮呈米色，并有光泽和张力，毛囊突出。不要挑选肉和皮的表面比较干，或者水较多、脂肪稀松的肉。

储存 鸡肉在肉类食品中是比较容易变质的，所以购买之后要马上放进冰箱里，可以在稍微迟一些的时候或第二天食用。剩下的鸡肉不要生着保存，应该煮熟之后保存。

食用禁忌

1. 鸡屁股是淋巴最集中的地方，也是储存细菌、病毒和致癌物的仓库，应弃掉不要。
2. 禁忌食用多龄鸡头、鸡臀尖。
3. 鸡肉不宜与芝麻、菊花、芥末、糯米、李子、鲤鱼、鳖肉、虾、狗肉、兔肉同食。

【营养档案】

100 克鸡肉（均值）中含有：

人体必需营养素		维生素等营养素		矿物质	
热量	167（千卡）	维生素 A	48（微克）	钾	251（毫克）
蛋白质	19.3（克）	维生素 B_1	0.05（毫克）	钠	63.3（毫克）
脂肪	9.4（克）	维生素 B_2	0.09（毫克）	钙	9（毫克）
碳水化合物	1.3（克）	维生素 B_3	5.6（毫克）	镁	19（毫克）
膳食纤维	—	维生素 E	0.67（毫克）	磷	156（毫克）

保健应用

三杯鸡 ▼

【原料】鸡肉 800 克，香菇、冬笋各 200 克，姜、葱、酱油、料酒、食用油、鸡精各适量。

【做法】❶ 鸡去杂，洗净，并将其剁成块。❷ 香菇、冬笋先煮熟，姜、葱煸香。❸ 炒锅开火，放一杯油烧热，然后将鸡块放入油锅中爆炒，随即加入一杯料酒和一杯酱油炒，再放入香菇、冬笋、姜、葱，并加适量水烧，15 分钟离火，再焖一会儿调味即可。

•功效 补血益气，滋补身体。

鸡肉卷 ▼

【原料】鸡肉 600 克，鸡蛋 8 个，干木耳 20 克，芦笋 100 克，葱、姜、料酒、胡椒粉、糖、鸡精、香油各适量。

【做法】❶ 鸡肉剁成泥，加盐、鸡精、胡椒粉、料酒、鸡蛋清和糖搅拌上劲后再加入香油拌匀。❷ 木耳、芦笋切碎粒，放入拌好的鸡肉里。❸ 鸡蛋摊成蛋饼。

❹ 在每张蛋饼中放入肉馅，卷起，用面糊封口。❺ 上笼蒸 20 分钟，取出改刀成片即成。

•功效 补充营养，提高免疫力。

百合粳米鸡 ▼

【原料】仔母鸡 1 只，百合 60 克，粳米 200 克，姜、花椒、盐、酱油各适量。

【做法】❶ 将百合、粳米洗净，装入鸡腹，缝合。❷ 加姜、花椒、盐、酱油少许，用水煮熟。❸ 开腹取百合、粳米做饭，并喝汤吃肉。

•功效 益阴血，补气益脾，养心益胃。

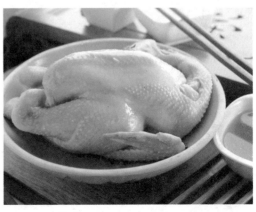

鸡肝

养肝补血，抗衰老

性微温

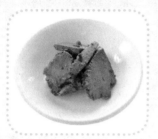

别名：肝。
来源：雉科动物家鸡的肝脏。
产地：全国各地均饲养。
性味归经：性微温，味甘、苦、咸。归肝经、肾经。
适宜人群：一般人都可食用。贫血者和常在电脑前工作的人尤为适合。

健康密码

促进生长，保护眼睛

鸡肝中维生素 A 的含量远远超过奶、蛋、肉、鱼等食品，具有维持正常生长和生殖功能的作用，能保护眼睛，维持正常视力，防止眼睛干涩、疲劳，维持健康的肤色。

辅助肝脏排毒

经常食用鸡肝还能补充维生素 B_2，这对补充机体重要的辅酶，完成机体对一些有毒成分的去毒有重要作用。

抗氧化，抑制肿瘤

鸡肝中还具有一般肉类食品不含的维生素 C 和微量元素硒，能增强人体的免疫反应，抗氧化，防衰老，并能抑制肿瘤细胞的产生。

养血补肝

鸡肝能养血补肝，凡血虚目暗、夜盲翳障者可多食。

营养加油站

鸡肝

＋

大米
＝
大米具有健脾养胃、补中益气、益精强志、止渴等功效，鸡肝搭配大米煮食，可以辅助治疗贫血和夜盲症。

鸡肝

＋

胡萝卜
＝
胡萝卜具有滋阴润燥、补肝明目、降压强心等功效，两者同食，可以达到很好的补血健脾、补肝明目之食疗作用。

食用禁忌

1. 高胆固醇血症、肝病、高血压和冠心病患者应少食。
2. 动物肝不宜与维生素 C、抗凝血药物、左旋多巴、帕吉林和苯乙肼等药物同食。

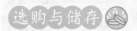

选购与储存

选购　首先，闻气味，新鲜的是扑鼻的肉香，变质的会有腥臭等异味；其次，看外形，新鲜的是自然充满弹性，不新鲜的是失去水分后，边角干燥；然后，看颜色，健康的熟鸡肝有淡红色、土黄色、灰色，都属于正常；黑色要么不是新鲜的，或者是酱腌的；鲜红色是加了色素吸引顾客的。颜色越本色越健康。

储存　宜现吃现买。

【营养档案】

100 克鸡肝中含有：

人体必需营养素		维生素等营养素		矿物质	
热量	121（千卡）	维生素 A	10414（微克）	钾	222（毫克）
蛋白质	16.6（克）	维生素 B_1	0.33（毫克）	钠	92（毫克）
脂肪	4.8（克）	维生素 B_2	1.1（毫克）	硒	38.55（微克）
碳水化合物	2.8（克）	维生素 B_3	11.9（毫克）	磷	263（毫克）
膳食纤维	—	维生素 E	1.88（毫克）	铁	12（毫克）

保健应用

丝瓜炒鸡肝 ▼

【原料】 丝瓜、鸡肝各 200 克，胡萝卜 50 克，生姜、淀粉、食用油、香油、料酒、胡椒粉、盐、白糖、味精各适量。

【做法】 ❶ 丝瓜洗净，切片；鸡肝洗净，切薄片；胡萝卜、生姜洗净，去皮，切片。❷ 用少许盐、料酒、水、淀粉将鸡肝腌 5 分钟，把鸡肝放入沸水中烫至八成熟时捞起沥水。❸ 往锅里放油，烧热，下入姜、丝瓜、胡萝卜片翻炒片刻，加入鸡肝、胡椒粉、盐、糖、味精炒透，用水淀粉勾芡，淋入香油，出锅即成。

● **功效**　此菜可补充铁、锌、铜、硒等微量元素，既养眼护脑，又增强体质。

鸡肝胡萝卜粥 ▼

【原料】 鸡肝 200 克，胡萝卜 20 克，大米 50 克，高汤 4 杯，盐适量。

【做法】 ❶ 大米加入高汤，小火慢熬成粥。❷ 鸡肝及胡萝卜洗净后，蒸熟，捣成泥，加入粥内，加盐少许，煮熟即可。

● **功效**　补充维生素 A，护眼。

山药青笋炒鸡肝 ▼

【原料】 山药、青笋、鸡肝各 200 克，盐、味精、高汤、淀粉各适量。

【做法】 ❶ 山药、青笋去皮，切条；鸡肝洗净，切片待用。❷ 将上述食材分别用沸水焯一下。❸ 锅内放底油，下入原料，翻炒数下，加适量高汤，调味勾芡即成。

● **功效**　养颜丰胸。

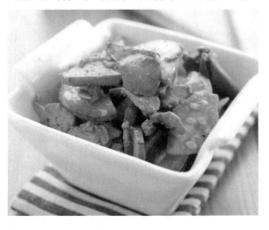

鸡血 排毒，防治贫血

性平

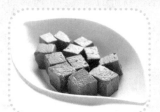

别名：家鸡血。
来源：雉科动物家鸡的血液。
产地：全国各地均饲养。
性味归经：性平，味咸。归心经、肝经。
适宜人群：一般人均可食用。贫血患者、老年人、妇女和从事粉尘、纺织、环卫、采掘等工作的人尤为适合。

健康密码

利肠通便，帮助排毒

鸡血具有利肠通便作用，可清除肠腔的沉渣浊垢，对尘埃及金属微粒等有害物质具有净化作用。

止血

鸡血含有凝血酶，能使血溶胶状纤维蛋白质迅速生成不溶性纤维蛋白，使血液凝固，因此有止血作用。

防治缺铁性贫血

鸡血中含铁量较高，而且以血红素铁的形式存在，容易被人体吸收利用。处于生长发育阶段的儿童和孕妇、哺乳期妇女多吃些有鸡血的菜肴，可防治缺铁性贫血。

预防心血管疾病

鸡血还能为人体提供优质蛋白质和多种微量元素，对营养不良、肾脏疾患、心血管疾病和病后的调养都有益处。

营养加油站

鸡血	+ 白菜	= 白菜中含有B族维生素、维生素C、钙、铁、磷、锌，两者同食可以辅助治疗营养不良。
鸡血	+ 菠菜	= 菠菜蛋白质、碳水化合物、维生素及铁元素等含量丰富，两者同食既养肝又护肝，患有慢性肝病者尤为适宜。
鸡血	+ 豆腐	= 豆腐营养丰富，具有提高记忆力，防治心血管疾病的功效，两者同食可抗疲劳、补充机体营养。

食用禁忌

高胆固醇、肝病、高血压、冠心病患者应少食。

选购与储存

选购 色泽鲜红，闻着无异味。
储存 宜现买现吃。

【营养档案】

100 克鸡血中含有：

人体必需营养素		维生素等营养素		矿物质	
热量	49（千卡）	维生素 A	56（微克）	钾	136（毫克）
蛋白质	7.8（克）	维生素 B₁	0.05（毫克）	钠	208（毫克）
脂肪	0.2（克）	维生素 B₂	0.04（毫克）	钙	10（毫克）
碳水化合物	4.1（克）	维生素 B₃	0.1（毫克）	硒	12.13（微克）
膳食纤维	—	维生素 E	0.21（毫克）	铁	25（毫克）

保健应用

炒血肉 ▼

【原料】猪里脊肉 150 克，鸡血 100 克，香油、醋、猪油、味精、小葱、料酒、姜、盐、香菜、胡椒粉各适量。

【做法】❶ 将里脊肉切片。❷ 鸡血在开水中浸好，切粗条。❸ 香菜洗净，切段，放入盘中备用。❹ 葱、姜洗净，均切丝。❺ 炒勺擦净放入油，油热将肉丝炒变色，把葱丝、姜丝、香油、醋、味精、料酒、盐、胡椒粉放入勺内，然后把鸡血投入勺内翻炒，再放入一勺鸡汤烧开，撇去浮沫，滴入醋、香油，撒上香菜即成。

•功效 清除肠道垃圾。

酸辣鸡血 ▼

【原料】鸡血 300 克，葱、蒜、姜、豆瓣酱、料酒、盐、干辣椒、花椒粉、豌豆淀粉、大豆油各适量。

【做法】❶ 将鸡血洗净，切成厚片，入沸水锅中汆后捞出待用。❷ 锅内注油烧热，放入豆瓣酱、姜、蒜、干辣椒、花椒炒至酥香，加高汤、香料熬汁，滤渣待用。❸ 取砂锅倒入过滤后的汤汁，放入鸡血、盐、胡椒粉、醋，烧至入味，撒上葱花，淋香油即成。

•功效 补充营养，防贫血。

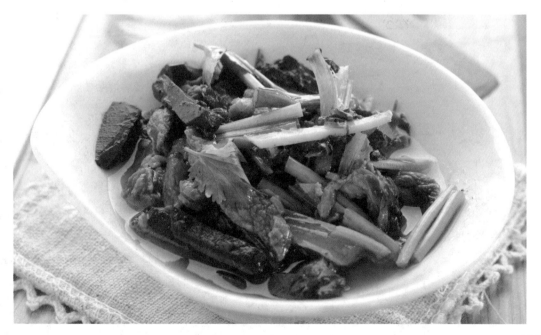

鸭肉 补虚劳，益五脏

性寒

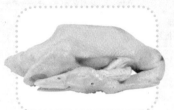

别名： 家鸭肉。
来源： 为鸭科动物家鸭的肉。
产地： 我国大部地区均饲养。
性味归经： 性寒，味甘。归肺经、胃经、肾经。
适宜人群： 一般人群均可，尤其适合营养不良、病后体虚、低热、水肿者。

健康密码

补虚劳，益五脏

鸭肉可大补虚劳、滋五脏之阴、清虚劳之热、补血行水、养胃生津、止咳自惊、消螺蛳积、清热健脾、虚弱水肿。

防治心脑血管疾病

鸭肉中的脂肪不同于黄油或猪油，其饱和脂肪酸、单不饱和脂肪酸、多不饱和脂肪酸的比例接近理想值，其化学成分近似橄榄油，有降低胆固醇的作用，对防治心脑血管疾病有益，对于担心摄入太多饱和脂肪酸会形成动脉粥样硬化的人群来说尤为适宜。

活血化瘀

鸭肉所含的维生素 B_2 在细胞氧化过程中起着重要作用。维生素 B_1 是抗脚气病、抗神经炎和抗多种炎症的维生素。维生素 E 是人体多余自由基的清除剂，在抗衰老过程中起着重要的作用。

营养加油站

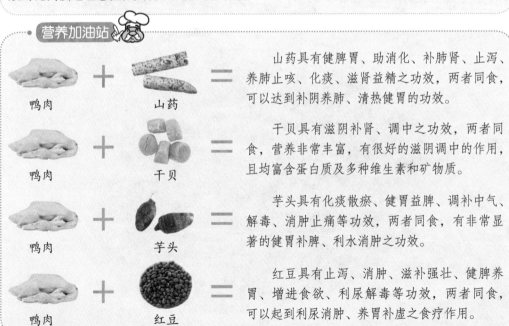

鸭肉 ＋ 山药 ＝ 山药具有健脾胃、助消化、补肺肾、止泻、养肺止咳、化痰、滋肾益精之功效，两者同食，可以达到补阴养肺、清热健胃的功效。

鸭肉 ＋ 干贝 ＝ 干贝具有滋阴补肾、调中之功效，两者同食，营养非常丰富，有很好的滋阴调中的作用，且均富含蛋白质及多种维生素和矿物质。

鸭肉 ＋ 芋头 ＝ 芋头具有化痰散瘀、健胃益脾、调补中气、解毒、消肿止痛等功效，两者同食，有非常显著的健胃补脾、利水消肿之功效。

鸭肉 ＋ 红豆 ＝ 红豆具有止泻、消肿、滋补强壮、健脾养胃、增进食欲、利尿解毒等功效，两者同食，可以起到利尿消肿、养胃补虚之食疗作用。

食用禁忌

1. 鸭肉性寒，凡素体虚寒、胃部冷痛、腹泻便溏、腰部疼痛及寒性痛经之人忌食。
2. 鸭肉不宜与鳖肉同食，同食令人阴盛阳虚，水肿泄泻。鸭肉也不宜与木耳、胡桃同食。
3. 鸭肉忌与鸡蛋同食，否则会大伤人体中的元气。
4. 鸭肉忌与兔肉、杨梅、核桃、胡桃、荞麦同食。

选购与储存

选购 肌肉新鲜、脂肪有光泽的鸭肉为好。不要挑选肉和皮的表面比较干，或者水较多、脂肪稀松的肉。

储存 鸭肉较容易变质，购买后要马上放进冰箱里。如果一时吃不完，最好将剩下的鸭肉煮熟保存，而不要生着保存。

【营养档案】

100 克鸭肉（均值）中含有：

人体必需营养素		维生素等营养素		矿物质	
热量	240（千卡）	维生素 A	52（微克）	钾	191（毫克）
蛋白质	15.5（克）	维生素 B$_1$	0.08（毫克）	钠	69（毫克）
脂肪	19.7（克）	维生素 B$_2$	0.22（毫克）	钙	6（毫克）
碳水化合物	0.2（克）	维生素 B$_3$	4.2（毫克）	镁	14（毫克）
膳食纤维	—	维生素 E	0.27（毫克）	磷	122（毫克）

保健应用

莲子鲜鸭 ▼

【原料】鸭肉 300 克，莲子 50 克，盐、味精、葱、姜、米酒各适量。

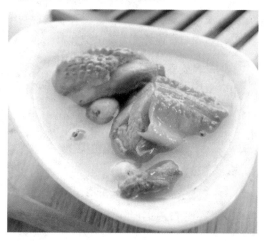

【做法】❶ 将莲子洗净，鸭剁成块。❷ 鸭块入水锅中烧沸，捞出、洗净。❸ 加适量莲子、清水、盐、味精、葱、姜、米酒，用保鲜膜封口，上笼蒸酥即可。

•功效 益心补肾，健脾止泻，固精安神。

鸭肉炒口蘑 ▼

【原料】鸭脯肉 300 克，口蘑 200 克，姜、蒜、尖椒、盐、生抽、植物油各适量。

【做法】❶ 将鸭脯肉切片，用姜、蒜、油、盐稍微腌制一会儿。❷ 口蘑洗净，对半切开；尖椒切丝。❸ 起油锅，下鸭肉煸炒。❹ 当鸭肉八成熟的时候，下口蘑一起炒。❺ 沿锅边溜点儿水稍焖，口蘑、鸭肉熟后，下盐、生抽调味。

•功效 增强免疫力，预防癌症。

鸭血

净化体内有害物质

性寒

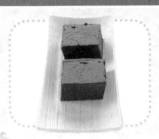

别名： 家鸭血、白鸭血。
来源： 鸭科动物家鸭的血液。
产地： 全国各地均饲养。
性味归经： 性寒，味咸。归脾经、胃经、肺经、肾经。
适宜人群： 一般人群均可，尤其适合上火、内热者。

健康密码

促进人体造血功能

鸭血中含有丰富的蛋白质及多种人体不能合成的氨基酸，所含的红细胞素含量也较高，还含有微量元素铁等矿物质和多种维生素，这些都是人体造血过程中不可缺少的物质。

止血

鸭血具有清热解毒的功效；它含有维生素 K，能促使血液凝固，有止血的功效。

营养加油站

鸭血 + 韭菜 =
韭菜具有活血化瘀、理气降逆、润肠通便等功效，两者同食，能够起到非常好的补血养颜之食疗功效。

鸭血 + 马兰 =
马兰具有清热解毒、凉血止血、利尿消肿之功效，两者同食有很好的止血、解毒之功效，可以有效地止鼻出血、治头胀头痛。

鸭血 + 猪肉 =
鸭血具有补血、解毒的作用，猪肉具有滋阴润燥、补血养虚、滋养脏腑的功效，两者同食能补充营养、防贫血。

鸭血 + 豆腐 =
豆腐营养丰富，具有提高记忆力、防治心血管疾病的功效，两者同食可为机体补充营养、润泽五脏。

食用禁忌

腹泻患者忌吃鸭血。

选购与储存

选购 色泽鲜红，闻着无异味。
储存 宜现买现吃。

【营养档案】

100 克鸭血中含有：

人体必需营养素		维生素等营养素		矿物质	
热量	108（千卡）	胡萝卜素	—	钾	166（毫克）
蛋白质	13.6（克）	维生素 B₁	0.06（毫克）	钠	173.6（毫克）
脂肪	0.4（克）	维生素 B₂	0.06（毫克）	钙	5（毫克）
碳水化合物	12.4（克）	维生素 C	—	磷	87（毫克）
膳食纤维	—	维生素 E	0.34（毫克）	铁	30.5（毫克）

保健应用

鸭血粉丝汤 ▼

【原料】鸭血 200 克，粉丝、鸭肠各 50 克，豆腐泡 4 粒，香菜碎 10 克，香葱花、姜丝、盐、白胡椒粉、白醋各适量。

【做法】❶ 鸭血和鸭肠用清水反复冲洗后，鸭血切成 1.5 厘米的方丁，鸭肠切成 2 厘米长的小节。❷ 鸭肠放入沸水中汆汤后捞出；粉丝用温水烫软备用。❸ 煮锅中加入 500 毫升凉水，大火煮开后，放入切好的鸭肠和姜丝，再次煮滚后加入泡软的粉丝、豆腐泡和切好的鸭血丁，调入盐，继续煮 2 分钟关火。❹ 将煮好的鸭血汤盛到汤碗里，撒上香菜碎和香葱花，加入白胡椒粉和白醋，吃时拌匀即可。

•功效 滋阴补血。

鸭血麻婆豆腐 ▼

【原料】鸭血 200 克，豆腐 150 克，猪绞肉 100 克，花椒粉、葱、姜末、蒜末、辣椒酱、豆瓣酱、酱油、细砂糖、太白粉水、香油、色拉油各适量。

【做法】❶ 热锅后，开最小火，将花椒下锅炒至香气溢出且呈干燥外观即可捞起，趁热用研钵研磨成粉状备用。❷ 葱洗净，切成葱花备用。❸ 豆腐洗净，切小块；鸭血洗净，切菱形块状，放入滚水中汆烫 10 秒，捞起沥干水分备用。❹ 热锅，倒入 2 大匙色拉油，再放入姜末、蒜末以小火爆香后，加入猪绞肉炒散，再放入辣椒酱及豆瓣酱以小火拌炒约 1 分钟至绞肉变色且微焦。❺ 加入高汤、酱油及细砂糖续煮，并将豆腐和鸭血倒入锅中，以中火煮至滚沸后转小火续煮约 1 分钟，再将太白粉水倒入勾芡，起锅前洒入香油，再加入葱花、花椒粉即可。

•功效 补充蛋白质，净化身体。

鸭血炒香芹 ▼

【原料】鸭血 300 克，香芹 1 根，泡椒、姜、大葱、胡椒粉、生抽、油、盐、料酒、植物油各适量。

【做法】❶ 鸭血切条；香芹去叶，切段。❷ 锅里放水、姜、葱、料酒烧开，把鸭血放进去等水再烧开后转小火把鸭血煮熟，用笊篱捞起来放盘子里。❸ 锅里放油，油有点儿冒烟的时候放进香芹翻炒至熟，放到盘子里。❹ 锅里放油，六成热放姜末、泡椒、葱末爆香，放进鸭血条翻炒，动作要轻，再放进胡椒粉和生抽，放进香芹，放盐翻炒均匀即可。

•功效 养血补虚，使目光有神、头发黑亮。

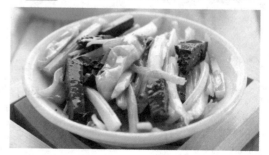

鹅肉 滋阴润肺

性平

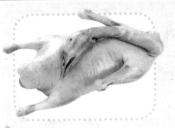

别名：家雁肉、农雁肉。
来源：为鸭科动物家鹅的肉。
产地：以华东、华南地区饲养较多。
性味归经：性平，味甘。归脾经、肺经。
适宜人群：一般人都可食用，比较适宜身体虚弱、气血不足、营养不良、止渴生津及糖尿病患者食用。

健康密码

微量元素，对人体健康十分有利。

补充多种营养物质

鹅肉富含人体必需的多种氨基酸、蛋白质、多种维生素、烟酸、碳水化合物、

提高免疫力，预防癌症

鹅血中所含的免疫球蛋白、抗癌因子等活性物质，能通过宿主中介作用，强化人体的免疫系统，达到治疗癌症的目的。

营养加油站

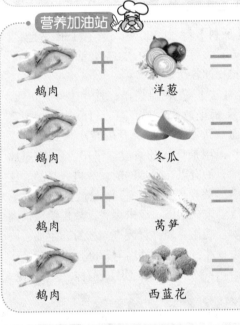

鹅肉 ＋ 洋葱 ＝ 洋葱具有散寒、健胃、发汗、祛痰、杀菌、降血脂、降血压、降血糖、抗癌之功效，两者同食，可以起到非常好的健胃、祛痰的作用。

鹅肉 ＋ 冬瓜 ＝ 冬瓜具有清热解毒、利水消肿、降脂减肥、排毒润肠、通便、光洁皮肤的功效，两者同食，能够达到清热解毒、健胃生津的食疗功效。

鹅肉 ＋ 莴笋 ＝ 莴笋具有消水肿、消食、利尿降压、镇痛、补血等作用，两者同食，既可以健胃消食，又能起到益气补血的功效。

鹅肉 ＋ 西蓝花 ＝ 西蓝花具有爽喉开音、润肺止咳、益肠胃、增强肾功能、强筋壮骨之功效，两者同食，可以起到止咳润喉、补虚强身的作用。

选购与储存

选购 质量好的鹅肉表皮干燥，呈白色或淡黄色。不要挑选水较多、脂肪稀松的肉。
储存 鹅肉较容易变质，购买后要马上放进冰箱里。如果一时吃不完，最好将剩下的鹅肉煮熟保存。

食用禁忌

1. 鹅肉忌与鸡蛋同时烹调，同食会伤元气。
2. 不宜与鸭梨同食。

【营养档案】

100 克鹅肉（均值）中含有：

人体必需营养素		维生素等营养素		矿物质	
热量	251（千卡）	维生素 A	42（微克）	钾	232（毫克）
蛋白质	17.9（克）	维生素 B_1	0.07（毫克）	钠	58.8（毫克）
脂肪	19.9（克）	维生素 B_2	0.23（毫克）	钙	4（毫克）
碳水化合物	0	维生素 B_3	4.9（毫克）	镁	18（毫克）
膳食纤维	—	维生素 E	0.22（毫克）	磷	144（毫克）

保健应用

沙参鹅肉汤 ▼

【原料】鹅肉、猪瘦肉各 250 克，淮山药 120 克，北沙参、玉竹、盐、黄酒、胡椒粉、姜片、鸡清汤、鸡油各适量。

【做法】❶ 将鹅肉、猪肉分别洗净，放入沸水锅中氽透，捞出，沥干水，切成丝，待用。❷ 把淮山药、北沙参、玉竹分别去杂，清水洗净，装入纱布袋中扎口，待用。❸ 将煮锅刷洗干净，置于火上，注入鸡汤，放入鹅肉丝、猪肉丝、药袋、盐、黄酒、胡椒粉、生姜片，锅加盖，共同炖至肉熟烂，淋上鸡油调味即成。

功效 益气补虚，养阴润肺，生津止渴。

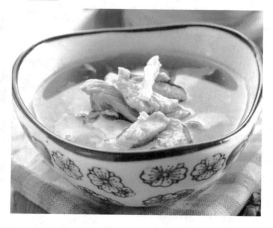

香麻鹅脯 ▼

【原料】净鹅肉 400 克，白芝麻 50 克，生姜、葱、绍酒、干淀粉、盐、花生油各适量。

【做法】❶ 将鹅肉片成长 4 厘米、宽 3 厘米的肉脯，用姜、葱、盐腌好。❷ 煎炸前将腌好的鹅肉去掉姜片、葱段，加入干淀粉拌匀，然后每片鹅肉蘸上白芝麻。❸ 炒锅内放入花生油，再将鹅肉逐片排放在锅中，用中火煎至金黄色，边煎边加油，两面煎熟后倒漏勺中沥去油，装盘即成。

功效 外脆里嫩，提高免疫力。

黄焖仔鹅 ▼

【原料】鹅肉（连骨）500 克，黄酒、嫩生姜、盐、葱、味精、蒜瓣、酱油、食油、白糖、植物油各适量。

【做法】❶ 将鹅肉剁块，洗净。❷ 锅内油烧热，放入姜片略炸，再放入鹅块煸炒至皮肉紧缩，放入白糖煸至色黄时，加入黄酒、酱油、葱结、水适量，烧开后盖上锅盖，改小火烧 15 分钟，加入蒜瓣、葱白段、味精即可。

功效 鲜香味浓，滋补身体。

牛肉

养血补虚，增强免疫力

性平

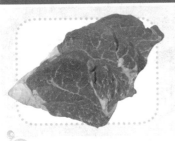

别名：不同部位有不同称呼，如西冷、T骨、牛柳。
来源：为牛科动物黄牛或水牛的肉。
产地：各地均产。
性味归经：性平、味甘。归脾经。
适宜人群：一般人群均可，尤其适合生长发育期、病后恢复者。

健康密码

补中益气，养血补虚

牛肉有补中益气、滋养脾胃、强健筋骨、化痰熄风、止渴止涎之功效，适宜于中气下隐、气短体虚、筋骨酸软之人食用。

安胎补神

水牛肉能安胎补神，黄牛肉能安中益气、健脾养胃、强筋壮骨。

增强免疫力

牛肉富含蛋白质，对生长发育及术后、病后调养的人特别适宜。

营养加油站

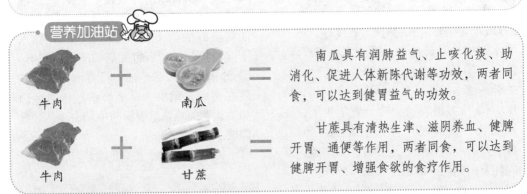

牛肉 + 南瓜 = 南瓜具有润肺益气、止咳化痰、助消化、促进人体新陈代谢等功效，两者同食，可以达到健胃益气的功效。

牛肉 + 甘蔗 = 甘蔗具有清热生津、滋阴养血、健脾开胃、通便等作用，两者同食，可以达到健脾开胃、增强食欲的食疗作用。

食用禁忌

不宜食用反复冷藏加温的牛肉食品。

选购与储存

选购 表面有光泽，肉质略紧且有弹性，气味正常的牛肉，为新鲜牛肉。肉色深紫色并发暗，表面有黏性黏手，或发霉，有异常味，则表明牛肉不新鲜。
储存 将买回的牛肉用水洗净，然后分割成小块，分别放入保鲜袋中，再放入冰箱冷冻保存。

【营养档案】

人体必需营养素		维生素等营养素		矿物质	
热量	125（千卡）	维生素A	7（微克）	钾	216（毫克）
蛋白质	19.9（克）	维生素B$_1$	0.04（毫克）	钠	84.2（毫克）
脂肪	4.2（克）	维生素B$_2$	0.14（毫克）	钙	23（毫克）
碳水化合物	2（克）	维生素B$_3$	5.6（毫克）	镁	20（毫克）
膳食纤维	—	维生素E	0.65（毫克）	磷	168（毫克）

保健应用

胡萝卜烧牛肉 ▼

【原料】牛肉300克，白萝卜100克，干辣椒、八角、姜片、桂皮、盐、料酒、酱油、白糖、植物油各适量。

【做法】❶胡萝卜切块，牛肉在滚水中焯去血沫捞起。❷锅中加底油，把干辣椒、八角、姜片、桂皮炸香，下入牛肉翻炒至发白，然后加料酒、酱油、白糖继续翻炒几下。❸锅中加水小火炖，待牛肉八成熟时，加入白萝卜、盐和酱油，大火烧开。❹转小火烧至牛肉软熟即可。

功效　明目养肝。

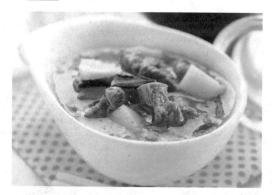

水晶牛肉 ▼

【原料】牛肉350克，肉鸡爪10个，盐、八角、料酒、甜面酱、酱油、白糖、香油各适量。

【做法】❶将牛肉洗净，入沸水锅中汆一下，除去血水；锅内换上清水，加上盐、八角、料酒，把牛肉放进去煮至熟烂；捞出后凉凉，切成小丁。❷鸡爪放入清水锅中煮50分钟，把汤汁倒出待用。❸牛肉汤和鸡汤对半儿盛盆内，待其冷却后，加入牛肉丁拌匀，重新上锅煮开，然后倒入盆内，冷却凝固后切成片，摆入盘中。❹在甜面酱、酱油、白糖、香油中加少许水拌匀，吃时蘸取即可。

功效　补气健身。

凉拌牛肉丝 ▼

【原料】牛里脊肉300克，白梨丝100克，炒熟的芝麻25克，香菜、盐、味精、酱油、醋精、醋、辣酱油、白糖、白胡椒粉、蒜泥、葱丝、香油、黑芝麻各适量。

【做法】❶将牛里脊肉切成丝，用醋精拌匀，然后放在凉开水里洗净醋精和血液，放开水中煮熟，与芝麻和各种调料拌匀；香菜洗净，沥干水分，装盘垫底。❷盘内放牛里脊丝和白梨丝，与香菜拌匀，撒上黑芝麻即成。

功效　补气壮阳。

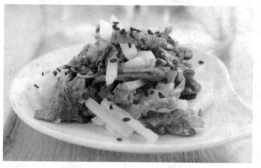

牛肝

生津明目，抗肿瘤

性平

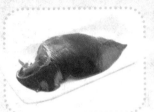

别名：动物肝。
来源：黄牛或水牛的肝脏。
产地：各地均产。
性味归经：性平，味甘。归肝经。
适宜人群：一般人群均可。

健康密码

解毒养肝，抗肿瘤

牛肝具有抗脂肪肝、解毒保肝、抗肿瘤、补血的作用。

抗衰抗癌

牛肝中具有一般肉类食品不含或含量极低的维生素 C 和微量元素硒，可增强人体的免疫功能，抗氧化，防衰老，抑制癌细胞的产生。

营养加油站

牛肝 ＋ 菠菜 ＝

菠菜具有养血止血、滋阴润燥、助消化、促进新陈代谢等功效，两者同食，营养素互相补充，可以达到很好的补血功效。

牛肝 ＋ 枸杞 ＝

枸杞有降低血糖、抗脂肪肝作用，并能抗动脉粥样硬化，两者同食可有效治疗肝血不足、视物不清、夜盲症及血虚萎黄等症。

食用禁忌

1. 高胆固醇血症、高血压和冠心病患者应少食。
2. 牛肝不可与鲶鱼同食。

选购与储存

选购 牛肝有粉肝、面肝、麻肝、石肝、病死牛肝、灌水牛肝之分。前两种为上乘，中间两种次之，后两种是劣质品。

储存 在肝外面涂上一层食油后放进冰箱冷藏，可保持原色、原味，且不易干缩。

【营养档案】

100 克牛肝（均值）中含有：

人体必需营养素		维生素等营养素		矿物质	
热量	139（千卡）	维生素 A	20220（微克）	钾	185（毫克）
蛋白质	19.8（克）	维生素 B₁	0.16（毫克）	钠	45（毫克）
脂肪	3.9（克）	维生素 B₂	1.3（毫克）	钙	4（毫克）
碳水化合物	6.2（克）	维生素 B₃	11.9（毫克）	镁	22（毫克）
膳食纤维	—	维生素 E	0.13（毫克）	磷	252（毫克）

保健应用

杞子牛肝汤 ▼

【原料】枸杞子 30 克，牛肝、牛肉各 200 克，生姜 3 片，葱花、植物油适量。

【做法】❶ 牛肝、牛肉分别洗净，切薄片。❷ 先用清水 1500 毫升煲枸杞子、牛肉为汤。❸ 起油锅下葱、姜、牛肝煸炒片刻，下牛肉汤，滚至牛肝熟透，调入适量盐便可。

• 功效 补肝，养血，明目，健美，益寿。

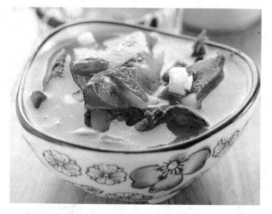

炒牛肝 ▼

【原料】牛肝 250 克，冬笋 100 克，黄瓜 50 克，水发木耳 6 克，料酒、醋、酱油、白砂糖、盐、香油、淀粉、大葱、姜、大蒜、香油各适量。

【做法】❶ 将牛肝切成柳叶片，放入碗内，加适量盐、水淀粉抓匀，待用；冬笋处理干净；木耳用水涨发，洗净；大葱、姜分别洗净，切成末；大蒜去皮，洗净，切成末，待用。❷ 将净冬笋切成柳叶片；黄瓜去瓤，切成柳叶片；木耳大片改刀。❸ 将笋片下开水焯过，捞出沥净水分。❹ 旺火热炒勺，放入香油，烧至六七成热，将腌好的肝片下勺，用筷子滑开，肝片浮起，即倒入漏勺，沥净油。❺ 原勺留底油，上火，将肝片回勺，下葱、姜、蒜末炝勺，再将全部配料下勺，烹料酒、醋、酱油，下糖、盐煸炒，加汤、水淀粉勾芡，淋花椒油，出勺装盘即成。

• 功效 明目，解毒。

鲜香牛肝 ▼

【原料】牛肝 200 克，水发木耳 15 克，荸荠 50 克，泡椒 20 克，生姜、大蒜、淀粉、食用油、香油、酱油、高汤、料酒、香醋、盐、白糖、味精各适量。

【做法】❶ 荸荠切片；泡椒去蒂、子，切片；牛肝洗净，切片；姜、蒜洗净，切末。❷ 把牛肝放在碗里，加盐、糖、水、淀粉、高汤拌匀上浆，再把泡椒、姜、蒜同放入牛肝中拌匀腌制。❸ 把酱油、醋、味精、水、淀粉同盛于碗内，加少许高汤对成芡汁。❹ 往锅里倒油，烧至七成热时下入牛肝、泡椒、姜、蒜炒至牛肝散开发白时，烹入料酒，放入荸荠、木耳煸炒，倒入芡汁，炒匀后淋入香油即可。

• 功效 开胃健脾。

羊肉

促进血液循环，防止贫血

性温

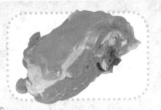

别名：羬肉。
来源：从羊身上得出的肉。
产地：各地均产。
性味归经：性温，味甘。归脾经、胃经、肾经、心经。
适宜人群：一般人群均可，尤其适合体虚胃寒者。

健康密码

护胃

羊肉可增加消化酶，保护胃壁，帮助消化，体虚胃寒者尤宜食用。

通乳

羊肉能够补血温经，用于产后血虚经寒所致的腹冷痛。妇女产后无奶，可用羊肉和猪蹄一起炖吃，通乳效果很好。

促进血液循环，抗寒

寒冬常食羊肉可益气补虚，祛寒暖身，增强血液循环，增加御寒能力。

养肺生津，预防贫血

羊肉含钙、铁较多，对防治肺结核、气管炎、哮喘、贫血等病症很有帮助。

温补身体，壮阳

羊肉是助元阳、补精血、益劳损、暖胃之佳品，是一种优良的温补强壮剂。

营养加油站

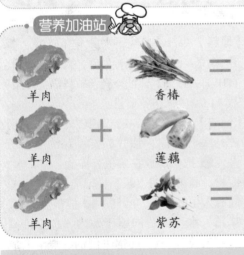

羊肉 ＋ 香椿 ＝ 香椿具有增强人体免疫力、收敛固涩、燥湿清热、抗菌消炎等功效，两者同食，对于风湿性关节炎有很好的食疗功效。

羊肉 ＋ 莲藕 ＝ 莲藕具有滋阴养血、补血、补五脏之虚、强壮筋骨等功效，两者同食，能够起到很好的补虚劳、润肺养血的作用。

羊肉 ＋ 紫苏 ＝ 紫苏具有消炎化食、和中开胃、散寒解毒、促进血液循环等功效，两者同食，可以补气养身，促进人体血液循环，加速排毒。

食用禁忌

1. 羊肉与食醋搭配会削弱两者的食疗作用，并可产生对人体有害的物质。
2. 羊肉中含有丰富的蛋白质，而茶叶中含有较多的鞣酸，吃完羊肉后马上饮茶，会产生一种叫鞣酸蛋白质的物质，容易引发便秘。

选购与储存

选购 优质羊肉的肉质色泽淡红，肌肉发散，肌纤维较细短，肉不粘手，质地坚实，脂肪呈白色或微黄色，质地硬而脆。肉色深暗，外表粘手，肉质松弛无弹性，有黏液，脂肪呈黄绿色，有异味，甚至有臭味。

储存 买回的新鲜羊肉要及时进行冷却或冷藏，使肉温降到5℃以下，以便减少细菌污染，延长保鲜期。

【营养档案】

100克羊肉（均值）中含有：

人体必需营养素		维生素等营养素		矿物质	
热量	203（千卡）	维生素A	22（微克）	钾	232（毫克）
蛋白质	19（克）	维生素B₁	0.05（毫克）	钠	80.6（毫克）
脂肪	14.1（克）	维生素B₂	0.14（毫克）	钙	6（毫克）
碳水化合物	0	维生素B₃	4.5（毫克）	镁	20（毫克）
膳食纤维	—	维生素E	0.26（毫克）	磷	146（毫克）

保健应用

萝卜羊肉汤 ▼

【原料】熟羊肉300克，萝卜200克，生姜、香菜、盐、胡椒粉各适量。

【做法】❶熟羊肉洗净，切成2厘米见方的小块；萝卜洗净，切块；香菜洗净，切段。❷将羊肉、生姜、盐放入锅内，加适量水，旺火烧开，再改用小火煮至羊肉熟烂。❸放入萝卜块煮熟，加入香菜段、胡椒粉、醋拌匀即成。

功效 补气生血，强身健体。

葱爆羊肉 ▼

【原料】羊肉片250克，大葱、酱油、植物油、白糖、盐、香菜各适量。

【做法】❶先将大葱切成斜片；香菜洗净，切成3厘米长的段备用。❷油锅加热到五成热时，放入羊肉片迅速翻炒。❸看到羊肉片开始变白时，放入大葱，加入酱油、白糖、盐，翻炒均匀，直到肉片全部变白。❹羊肉熟后，放入香菜段翻炒均匀后出锅即成。

功效 补气养血。

孜然羊肉 ▼

【原料】羊肉片200克，孜然、酱油、白糖、盐、洋葱、蛋清、料酒、香葱、植物油各适量。

【做法】❶羊肉切成薄片，用清水冲洗5分钟去除血水，然后加入蛋清、料酒抓匀腌制20分钟；洋葱切成薄片；香葱切成3厘米长的段。❷炒锅烧热放入油，下羊肉片迅速滑散，变色后盛出。❸再次加热锅中剩余的油，到四成热时放入洋葱炒出香味，然后放入之前炒好的羊肉片，淋入酱油、盐、白糖拌匀后炒出香味，出锅前撒上孜然粉、香葱段拌匀即可。

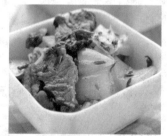

功效 润肺生津，抗寒。

羊肝

促进代谢，调理气色

性寒

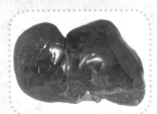

别名：动物肝。
来源：动物山羊或绵羊的肝脏。
产地：各地均产。
性味归经：性寒，味苦。归肝经。
适宜人群：一般人群均可，适宜血虚、面色萎黄、妇人产后贫血、肺结核患者食用。

健康密码

消除疲倦，调理气色

羊肝含铁丰富，铁质是产生红细胞必需的元素，一旦缺乏便会感觉疲倦，面色青白，适量进食可使皮肤红润。羊肝中富含维生素 B_2，维生素 B_2 是人体生化代谢中许多酶和辅酶的组成部分，能促进身体的代谢。

补肝养眼

羊肝中还含有丰富的维生素 A，可防止夜盲症和视力减退，有助于对多种眼疾的治疗。

营养加油站

羊肝　＋　菊花茶　＝　羊肝具有养肝、明目、益血补血、清虚热等功效，菊花茶具有清热去火、疏风散热、养肝明目、抗衰老等功效，两者同食，可以清肝明目、提神醒脑。

羊肝　＋　韭菜　＝　韭菜具有祛寒散瘀、滋阴壮阳、促进血液循环、活血化瘀等功效，两者同食，既能养血明目，又可起到益肝温肾之功效。

食用禁忌

羊肝含胆固醇高，故高脂血症患者忌食。忌与梅、赤豆、苦笋同食。

选购与储存

选购 色泽鲜活，有光泽且匀称，没有结节，没有污点，触手柔软而富有弹性的羊肝品质较好。

储存 宜现吃现买。

【营养档案】

100克羊肝（均值）中含有：

人体必需营养素		维生素等营养素		矿物质	
热量	134(千卡)	维生素A	20.972(毫克)	钾	241（毫克）
蛋白质	17.9（克）	维生素B₁	0.21(毫克)	钠	123（毫克）
脂肪	3.6(克)	维生素B₂	1.75（毫克）	钙	8（毫克）
碳水化合物	7.4（克）	维生素B₃	22.1（毫克）	镁	14（毫克）
膳食纤维	—	维生素E	29.93（毫克）	磷	299（毫克）

保健应用

冬笋炒羊肝 ▼

【原料】养肝200克，冬笋50克，食用油、香油、酱油、料酒、盐、味精、大葱、大蒜、淀粉各适量。

【做法】❶ 将羊肝洗好，切片，用水淀粉拌匀上浆；冬笋洗净，切片；葱洗净，切丝；蒜洗净，切末。❷ 将料酒、酱油、味精、淀粉、盐、葱丝、蒜末同放入碗内，搅匀，调成芡汁。❸ 往锅里倒油，烧热，将羊肝片放入锅内滑透，再放入笋片稍炸一会儿，盛出沥油。❹ 洗净锅，再将肝片、笋片重新倒入锅内，开火，倒入芡汁，炒匀，淋入香油即可。

●功效 软嫩滑口，预防癌症。

熏肉洋葱炒羊肝 ▼

【原料】洋葱1个，大鼠尾草叶8片，橄榄油2匙，羊肝300克，去皮腌熏猪肉200克，酸奶油150毫升、面粉、盐、黑胡椒粉，羊肉清汤各适量。

【做法】❶ 烤箱低温预热，盘内撒上面粉；洋葱、大鼠尾草叶切丝。❷ 每片羊肝裹上面粉和黑胡椒。❸ 煎锅内下橄榄油，加入洋葱，中火煎4分钟。❹ 余下的面粉及鼠尾草叶丝倒入锅中，与洋葱一同拌炒1分钟，加入羊肉清汤烧开，不时搅拌，煮沸后转小火煨煮，汁液盛出备用。❺ 煎锅内放入橄榄油，加入腌熏猪肉，

每面煎2分钟，盛出后放入烤箱保温；锅内放入羊肝，用中火每面煎2分钟。❻ 腌熏猪肉回锅，加入汁液，搅拌时刮起锅底沉淀物，煨4分钟；羊肝煮熟。❼ 酸奶油倒入锅中搅拌，调味（熏肉味咸，盐可酌量减少），继续煨煮2分钟，加热奶油。❽ 盛入预热的餐盘中，用大鼠尾草叶点缀后上桌。

●功效 益肝温肾。

枸杞羊肝汤 ▼

【原料】羊肝100克，草菇、胡萝卜各20克，枸杞子5克，香葱、生姜、高汤、料酒、胡椒粉、盐各适量。

【做法】❶ 香葱、生姜、胡萝卜、草菇洗净，均切薄片；枸杞子用冷水浸泡，洗净备用。❷ 羊肝洗净，切厚片，加入生姜片、料酒，拌匀腌10分钟，再放入沸水氽烫一下，捞出洗净。❸ 把高汤煮开，放入胡萝卜片、草菇片、香葱片、生姜片、枸杞子、盐、料酒、胡椒粉烧开，再放入羊肝片烧开即可。

●功效 补血养肝。

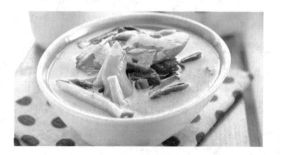

猪肉 滋养脏腑，滑润肌肤

性微寒

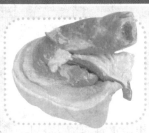

别名：豚肉。
来源：为猪科动物猪的肉。
产地：我国大部分地区饲养。
性味归经：性微寒，味甘、咸。归脾经、肾经。
适宜人群：一般人都可食用，适宜于气血不足、心悸、腹胀、痔疮患者。

健康密码

预防贫血，增强免疫力

猪肉含有优质的蛋白质和人体必需的脂肪酸，能够促进铁的吸收，改善缺铁性贫血等症状，增强免疫力。

补充身体能量

猪肉还含有丰富的 B 族维生素，可以使身体感到更有力气。

滋补身体

猪排滋阴，猪肚补虚损、健脾胃，猪肉还能提供人体必需的脂肪酸。

护肤美容

猪肉含有胶原蛋白和弹性蛋白，对皮肤具有特殊的营养作用，可防止皮肤干瘪起皱，滋润肌肤，使皮肤光洁、有弹性。

营养加油站

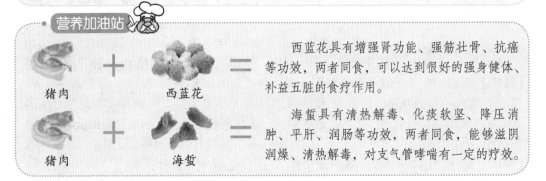

猪肉 ＋ 西蓝花 ＝ 西蓝花具有增强肾功能、强筋壮骨、抗癌等功效，两者同食，可以达到很好的强身健体、补益五脏的食疗作用。

猪肉 ＋ 海蜇 ＝ 海蜇具有清热解毒、化痰软坚、降压消肿、平肝、润肠等功效，两者同食，能够滋阴润燥、清热解毒，对支气管哮喘有一定的疗效。

选购与储存

选购 新鲜的猪肉，肉质紧密，富有弹性，皮薄；膘肥嫩、色雪白；瘦肉部分呈淡红色，有光泽，不发黏。死猪肉外观呈暗红色，肌肉间毛细血管中有紫色瘀血不宜购买。

储存 买回的猪肉用水洗净，然后分割成小块，分别装入保鲜袋，再放入冰箱冷冻保存。

食用禁忌

猪肉含脂肪较高，特别是胆固醇含量较高，动脉硬化、冠心病、高血压和肝、胃病患者及老年人应少食；猪肉多食可生痰，体胖多痰者慎用，患风寒及大病初愈者忌食。

【营养档案】

100 克猪肉中含有：

人体必需营养素		维生素等营养素		矿物质	
热量	395（千卡）	维生素 A	18（微克）	钾	204（毫克）
蛋白质	13.2（克）	维生素 B_1	0.22（毫克）	钠	59.4（毫克）
脂肪	37（克）	维生素 B_2	0.16（毫克）	钙	6（毫克）
碳水化合物	2.4（克）	维生素 B_3	3.5（毫克）	镁	16（毫克）
膳食纤维	—	维生素 E	0.35（毫克）	磷	162（毫克）

保健应用

猪肉丸子 ▼

【原料】猪绞肉500克，姜末20克，葱末20克，鸡蛋1个，色拉油、盐、鸡精、细砂糖、水、酱油、料酒、白胡椒粉、香油各适量。

【做法】❶ 猪绞肉放入盆中，加入盐后搅拌至有黏性。❷ 加入鸡精、细砂糖及鸡蛋一起拌匀，再一面加水一面搅拌至水分被肉吸收。❸ 继续加入葱末、姜末及盐、鸡精、细砂糖，拌匀后将肉馅捏成小圆球。❹ 热锅加入色拉油，将肉丸下锅，以小火炸约4分钟至熟后捞起沥干油分

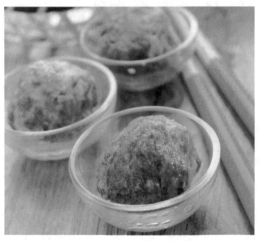

后装盘即可。食用时蘸胡椒粉、盐。

●功效　补充营养，增强免疫力。

南瓜肉末汤 ▼

【原料】南瓜150克，猪肉60克，盐、味精、植物油各适量。

【做法】❶ 南瓜去皮、瓤，洗净后切成小片；猪肉洗净，剁成末。❷ 锅内加适量油烧热，下南瓜片煸炒，炒至香味出来后，加入猪肉末同炒，八成熟时，加适量清水，加盐、味精调味，煮至南瓜熟烂即可。

●功效　适用于腹泻、消化不良等症。

韭菜炒猪肉 ▼

【原料】韭菜、猪肉各300克，植物油、蒜茸各15克，豉油5克，盐5克，生粉、酱油、糖、盐、水各适量。

【做法】❶ 韭菜切4厘米左右的段；猪肉切片，用酱油、生粉、糖、盐、水和植物油腌一腌。❷ 下油快火起锅，爆香蒜茸，炒熟猪肉。❸ 下韭菜炒2分钟至软，加少量豉油和水焗一焗。❹ 收汁就可以装盘。

●功效　滋阴壮阳。

猪肝 增强造血功能

性温

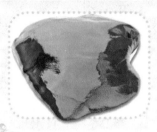

别名: 肝。
来源: 为猪科动物猪的肝脏。
产地: 全国各地均有。
性味归经: 性温,味甘、苦。归肝经。
适宜人群: 一般人群均可。

健康密码

增强造血功能

猪肝中铁质丰富,是补血最常用的食物。食用猪肝可调节和改善贫血病人造血系统的生理功能。

提高免疫力,抗炎

猪肝中还具有一般肉类食品不含的维生素 C 和微量元素硒,能增强人体的免疫反应,抗氧化,防衰老,并能抑制肿瘤细胞的产生,也可辅助治急性病毒性肝炎。

养颜护肤

猪肝能维持健康的肤色,对皮肤的健美具有重要意义。

增强肝脏的解毒功能

经常食用猪肝能够补充维生素 B_2,增强肝脏的解毒功能。

保护眼睛

猪肝中维生素 A 的含量远远超过奶、蛋、肉、鱼等食品中的含量,能保护眼睛,维持正常视力,防止眼睛干涩与疲劳。

营养加油站

猪肝 + 苦瓜 = 苦瓜具有清热消暑、解毒、明目、增强免疫力等功效,两者同食,可以起到清热解毒、补肝明目、增强人体免疫力的食疗作用。

猪肝 + 莲子 = 猪肝具有补肝、养血、明目的功效,莲子具有补脾止泻、益肾涩清、养心安神等功效,两者同食,可补虚损、健脾胃。

选购与储存

选购 猪肝有粉肝、面肝、麻肝、石肝、病死猪肝、灌水猪肝之分。前两种为上乘,中间两种次之,后两种是劣质品。

储存 宜现吃现买。

食用禁忌

1. 患有高血压、冠心病、肥胖症及血脂高的人忌食猪肝，因为肝中胆固醇含量较高。
2. 有病而变色或有结节的猪肝忌食。

【营养档案】

100 克猪肝中含有：

人体必需营养素		维生素等营养素		矿物质	
热量	129（千卡）	维生素 A	4972（微克）	钾	235（毫克）
蛋白质	19.3（克）	维生素 B$_1$	0.21（毫克）	钠	68.6（毫克）
脂肪	3.5（克）	维生素 B$_2$	2.08（毫克）	磷	310（毫克）
碳水化合物	5（克）	维生素 B$_3$	15（毫克）	镁	24（毫克）
膳食纤维	—	维生素 E	0.86（毫克）	铁	22.6（毫克）

保健应用

猪肝泥 ▼

【原料】猪肝 50 克，香油 1 克，酱油、盐适量。

【做法】❶ 将猪肝洗净，横剖开，去掉筋膜和脂肪，再用刀剁成泥状。❷ 将肝放入碗内，加入香油、酱油及盐调匀，上笼蒸 20 ~ 30 分钟即成。

●功效 补血养血。

酱爆猪肝 ▼

【原料】猪肝 400 克，茭白 2 根，青椒、葱、姜、蒜、料酒、酱油、甜面酱、糖、水淀粉各适量。

【做法】❶ 猪肝用水清洗后，放在盐水中浸泡 60 分钟以上。❷ 浸泡后的猪肝冲洗后切成片，加料酒、酱油、水淀粉拌和，放置 15 分钟。❸ 茭白、青椒洗净，切片；葱、姜、蒜切末。❹ 热锅入油，油温后下猪肝大火爆炒，至猪肝变色变挺后盛出备用。❺ 另起油锅，下茭白炒软后再下青椒片稍炒盛出。❻ 再起油锅，下葱、姜、蒜末煸出香味，下甜面酱煸炒，加糖和少量清水。❼ 倒入煸好的茭白、青椒和猪肝，炒匀后用水淀粉勾芡即可。

●功效 补充大脑活力。

青菜猪肝汤 ▼

【原料】猪肝 200 克，青菜 180 克，草菇 20 克，枸杞子 5 克，生姜 10 克，花生油 15 克，清汤、盐、味精、白糖、胡椒粉、湿生粉各适量。

【做法】❶ 猪肝切薄片，加湿生粉腌好；青菜洗净，切段；鲜菇切片；枸杞子泡透；生姜去皮，切小片。❷ 烧锅下油，待油热时，放入姜片、草菇片炒香，注入清汤，用中火烧开，下入青菜。❸ 待青菜快熟透时，投入猪肝、枸杞子，调入盐、味精、白糖、胡椒粉，用大火滚 3 ~ 5 分钟勾芡即可。

●功效 补充维生素，杀菌。

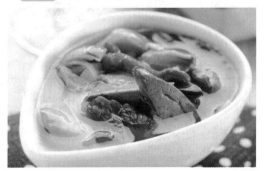

猪腰

和肾补腰，利尿消肿

性平

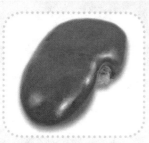

别名： 猪腰子。
来源： 猪科动物猪的肾脏。
产地： 全国各地均饲养。
性味归经： 性平，味咸。归肾经。
适宜人群： 一般人群均可，适宜腰酸腰痛、遗精、盗汗、耳鸣者食用。

健康密码

健肾补腰，和肾理气

猪腰含有蛋白质、脂肪、碳水化合物、钙、磷、铁和维生素等，有健肾补腰、和肾理气之功效。

利尿消肿，治疗耳聋

猪腰具有通膀胱、消积滞、止消渴之功效，可用于治疗肾虚、水肿、耳聋等症。

营养加油站

猪腰 + 黑木耳	=	猪腰具有补肾强腰、理气、通利膀胱之功效，黑木耳益气润肺，两者同食，可改善肾虚、腰酸背痛。
猪腰 + 核桃	=	猪腰具有补肾强腰、理气、通利膀胱之功效，核桃有健脑益智的功效，两者同食，可以起到补肾、健脑的功效。
猪腰 + 刀豆	=	猪腰具有补肾强腰、理气、通利膀胱之功效，刀豆具有温中下气、补肾健脾等功效，两者同食，可以益肾补精、散寒下气。
猪腰 + 小茴香	=	小茴香具有理气开胃、解毒止吐、下气散寒之功效，两者同食，能够达到补肾壮阳、散寒止痛的功效。

食用禁忌

血脂偏高、高胆固醇者忌食。

选购与储存

选购 猪腰质脆嫩，以色浅者为好。
储存 宜现吃现买。

【营养档案】

100 克猪腰中含有：

人体必需营养素		维生素等营养素		矿物质	
热量	96（千卡）	维生素 A	41（微克）	钾	217（毫克）
蛋白质	15.4（克）	维生素 B$_1$	0.31（毫克）	钠	134.2（毫克）
脂肪	3.2（克）	维生素 B$_2$	1.14（毫克）	磷	215（毫克）
碳水化合物	1.4（克）	维生素 B$_3$	8（毫克）	镁	22（毫克）
膳食纤维	—	维生素 E	0.34（毫克）	硒	111.8（微克）

保健应用

石板腰花 ▼

【原料】猪腰 500 克，香芹段 100 克，红甜椒块、洋葱圈各 50 克，蒜片、姜片、柱候酱、海鲜酱、酸梅酱、辣鲜露、盐、鸡粉、味精、料酒、胡椒粉、水淀粉、高汤、黄油、色拉油各适量。

【做法】① 猪腰洗净，从中间剖开，去净腰膜，再剞麦穗花刀并切成块，用流动的清水漂净血水，然后入沸水锅里汆至八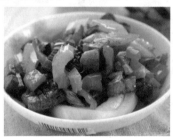分熟，捞出来沥水。② 锅入油烧热，投入蒜片和姜片爆香，下柱候酱、酸梅酱、辣鲜露、盐、鸡粉、味精、料酒、胡椒粉和高汤，倒入腰块、香芹段和红甜椒块翻匀，用水生粉勾芡后，淋明油，起锅盛入加油黄油和洋葱圈且滚烫的铁板内即成。

●功效 开胃爽口。

板栗炖猪腰 ▼

【原料】生板栗 50 克，猪腰 300 克，粳米 100 克，姜 10 克，清水 1200 克，盐、鸡精、糖、胡椒粉各适量。

【做法】① 生板栗去壳，猪腰切丁汆水，粳米洗净，姜切片待用。② 将净锅上火，放入清水、粳米、姜片，大火烧开转小火炖 25 分钟，放入板栗、猪腰再炖 15 分钟调味即成。

●功效 补肝益肾。

西芹炒猪腰 ▼

【原料】猪腰 1 对，辣椒 1 个，西芹 3 根，大葱 1 根，姜、大葱、盐、料酒、鸡精、生粉、生抽各适量。

【做法】① 将猪腰对半切开，去掉白色的筋膜。② 用生粉、盐抓过洗净，切小片，水里放料酒，然后汆水待用。③ 将西芹、大葱、辣椒、姜切好。④ 起油锅，爆香姜、辣椒。⑤ 下猪腰煸炒，下点儿料酒去腥。⑥ 加入大葱、西芹下锅一起炒至断生，溜点儿水，然后下盐、鸡精、生抽调好味道即可。

●功效 利水消肿，益肾。

猪腰粥 ▼

【原料】白米 30 克，猪腰 1 个，姜丝、葱花、料酒、盐、胡椒粉各适量。

【做法】① 白米洗净，加水 8 杯煮开，改小火煮到米粒熟软。② 猪腰片开，剔除中间的膜筋，切花；另将一锅水烧开后加入姜、葱、料酒、盐，将猪腰汆烫过捞出，冲净。③ 将猪腰放入粥内同煮，加入姜丝、盐、胡椒粉后熄火盛出，撒上葱花即可食用。

●功效 补气益肾。

乌鸡肉

温中补气，滋补身体

性温

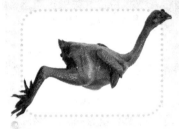

别名： 乌骨鸡、药鸡、武山鸡、羊毛鸡、绒毛鸡。

来源： 为雉科动物乌骨鸡的肉或除去内脏的全体。

产地： 原产江西泰和县，现其他地区亦有饲养。

性味归经： 性温，味甘。归肝经、肾经。

适宜人群： 一般人群均可食用，老年人、少年儿童、妇女，特别是肝肾不足、脾胃不健的人宜食。

健康密码

温中补气，滋润肌肤

乌鸡入肾经，具有温中益气、补肾填精、养血乌发、滋润肌肤的作用。凡虚劳羸瘦、面瘦、面色无华、水肿消渴、产后血虚乳少者，可将之作食疗滋补之品。

滋补身体

乌鸡肉含丰富的黑色素、蛋白质、B族维生素、氨基酸、微量元素，其中维生素E、铁、磷、钾、钠的含量均高于普通鸡肉，胆固醇和脂肪含量却很低，乌鸡的血清总蛋白和球蛋白质含量均明显高于普通鸡，乌鸡肉中含氨基酸高于普通鸡，而且含铁元素也比普通鸡高很多，是营养价值极高的滋补品。

润肠通便，防治癌症

癌症患者常吃乌鸡，有滋补强身、润燥排毒的功效，可提高免疫功能，抑制肿瘤生长、发展、转移，从而延长生存期。

营养加油站

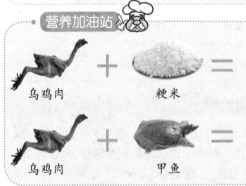

乌鸡肉 ＋ 粳米 ＝

粳米具有养阴生津、除烦止渴、健脾胃、补中气、固肠止泻的功效，两者同食，有非常显著的补中益气、滋阴清热、健脾止泻食疗作用。

乌鸡肉 ＋ 甲鱼 ＝

甲鱼具有益气补虚、滋阴壮阳、凉血调中、益肾健体、净血散结等功效，两者同食，可以达到很好的滋阴补肾、补虚养血之功效，对于改善更年期综合征有一定的帮助。

食用禁忌

1. 体胖、患严重皮肤疾病者宜少食或忌食，患严重外感疾患时也不宜食用。

2. 乌鸡肉不宜与野鸡、鲤鱼、鲫鱼、兔肉、虾子一同食用。

选购与储存

选购 尤其以武山的乌鸡出名。

储存 生乌鸡可以冷冻保存。烹制后的乌鸡尽快食用。

【营养档案】

100 克乌鸡肉中含有：

人体必需营养素		维生素等营养素		矿物质	
热量	111（千卡）	胡萝卜素	—	钾	323（毫克）
蛋白质	22.3（克）	维生素 B_1	0.02（毫克）	钠	64（毫克）
脂肪	2.3（克）	维生素 B_2	0.2（毫克）	钙	17（毫克）
碳水化合物	0.3（克）	维生素 B_3	7.1（毫克）	镁	51（毫克）
膳食纤维	—	维生素 E	1.77（毫克）	磷	210（毫克）

保健应用

莲子银杏炖乌鸡 ▼

【原料】乌鸡 1 只，莲子、银杏各 10 克，姜、盐、味精各适量。

【做法】❶ 乌鸡洗净；银杏洗净；莲子去心；生姜切片。❷ 锅内加清水烧开，放入乌鸡、姜片氽一下，除去血水，捞出。❸ 把乌鸡、莲子、银杏一起入炖盅，加适量清水炖约 2 个小时，加盐、味精调味即可。

•功效 安神养心。

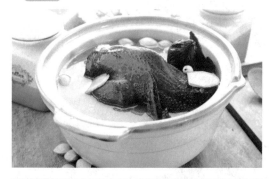

芪乌鸡汤 ▼

【原料】乌鸡 500 克，香菇 200 克，葱、姜、盐、黄芪、白胡椒粉、料酒、鸡精各适量。

【做法】❶ 先将乌鸡洗净，去除内脏和鸡爪，然后放进温水里加入料酒用大火煮，待锅开后捞出乌鸡，放进清水里，洗去浮沫。❷ 把乌鸡放入有温水的砂锅里，将葱、姜、香菇、盐及黄芪一起放入锅中，用大火煮，待锅开后再改用小火炖，1 个

小时后加入适量的白胡椒粉和鸡精，煮熟即可。

•功效 气血双补，滋补肝肾。

乌鸡白凤尾菇汤 ▼

【原料】乌鸡 500 克，白凤尾菇 50 克，料酒、大葱、盐、生姜片各适量。

【做法】❶ 乌鸡宰杀后，去毛、内脏及爪，洗净。❷ 砂锅添入清水，加生姜片煮沸，放入已剔好的乌鸡，加料酒、大葱，用小火炖煮至酥，放入白凤尾菇，加盐调味后煮沸 3 分钟即可起锅。

•功效 补益肝肾，生精养血，下乳。

栗子蒸乌鸡 ▼

【原料】乌鸡 1 只，栗子 20 个，盐、姜各适量。

【做法】❶ 将乌鸡去毛和内脏，入开水中氽一下。❷ 栗子去壳、皮；姜切片。❸ 将乌鸡与栗子、盐、姜放入大碗内，加适量水，上锅内蒸熟即可。

•功效 补心益肾，健脾开胃。

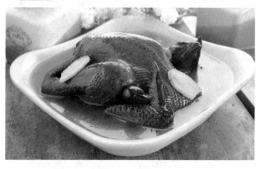

狗肉

调整血压，改善性功能

性温

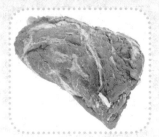

别名：犬肉、地羊肉。
来源：犬科动物狗的肉。
产地：各地均有。
性味归经：性温，味咸。归脾经、胃经、肾经。
适宜人群：狗肉适用体弱虚实寒肢冷、腰腿软弱无力、痔瘘、遗尿、遗精、早泄、阳痿及不育症等患者食用，尤其适合老年人食用。

健康密码

补阳虚体，抗寒

狗肉可用于老年人的虚弱症，如尿溺不尽、四肢厥冷、精神不振等。冬天常吃，可使老年人增强抗寒能力。

理气利水，消除水肿

狗肉具有安五脏、暖腰膝、补虚劳、益气力的功效，可治脾肾虚、水肿、腰膝酸软等症。

调整血压

狗肉中含有少量稀有元素，对治疗心脑缺血性疾病，调整高血压有一定益处。

改善性功能

食用狗肉可增强人的体魄，提高消化能力，促进血液循环，改善性功能。

增强抗病能力

狗肉不仅蛋白质含量高，而且蛋白质质量极佳，尤以球蛋白比例大，对增强机体抗病力和细胞活力及器官功能有明显作用。

营养加油站

狗肉 + 黑豆 = 黑豆具有补脾利水、解毒、延缓衰老、促进消化、补血等功效，两者同食，有非常显著的益髓壮阳、气血双补之功效。

狗肉 + 木瓜 = 木瓜具有健脾胃、助消化、通两便、清暑解渴、解毒消肿等功效，两者同食，对于预防和治疗风湿痛、关节炎有一定作用。

选购与储存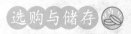

选购 新鲜狗肉色泽鲜红发亮，水分充足。
储存 放于冰箱冷冻。

🥄 食用禁忌

1. 狗肉性温，多食易生热助火，故凡发热病、阴虚火旺、炎症、湿疹、痈疽、疮疡等患者忌食；因含嘌呤类物质，故痛风患者忌食，孕妇亦忌食。

2. 狗肉搭配鲤鱼会产生不利于人体的物质；搭配绿豆会中毒；搭配黄鳝会导致死亡。

3. 夏季不宜食用。

【营养档案】

100 克狗肉中含有：

人体必需营养素		维生素等营养素		矿物质	
热量	116（千卡）	维生素 A	12（微克）	钾	140（毫克）
蛋白质	16.8（克）	维生素 B_1	0.34（毫克）	钠	47.4（毫克）
脂肪	4.6（克）	维生素 B_2	0.2（毫克）	钙	52（毫克）
碳水化合物	1.8（克）	维生素 B_3	3.5（毫克）	镁	14（毫克）
膳食纤维	—	维生素 E	1.4（毫克）	磷	107（毫克）

🍲 保健应用

生焖狗肉 ▼

【原料】带骨狗肉 1500 克，蒜苗 90 克，陈皮 3 克，鸡汤 1500 毫升，姜片、辣椒、盐、味精、红糖、酱油、豆瓣酱、芝麻酱、花生酱、料酒、植物油各适量。

【做法】❶ 狗肉剁小块，蒜苗切段，辣椒切丝。❷ 铁锅置火上，烧热后下入狗肉炒干水分取出。❸ 另起铁锅烧热，放入花生油，油热后，放入豆瓣酱、芝麻酱爆炒，再下姜片、蒜苗、狗肉、料酒、鸡汤、盐、陈皮、酱油、红糖，烧沸后倒入砂锅，炖熟（不要开盖），食前加味精调味。

●功效 温肾散寒，壮阳益精。

狗肉粥 ▼

【原料】狗肉 200 克，生姜 20 克，粳米 100 克，盐、香油各适量。

【做法】❶ 将狗肉切成小块，加入水和生姜同煮。❷ 煮至半熟时，放入粳米煮成粥，可加适量香油、盐调味。

●功效 祛寒壮阳，温肾补脾。

五香狗肉

【原料】狗肉 250 克，红辣椒 1 个，小茴香、桂皮、丁香、香菜各 6 克，葱、姜、酱油、料酒、白糖各适量。

【做法】❶ 将狗肉洗净，放入锅内，加水烧开。❷ 红辣椒切碎，香菜切段。❸ 放入小茴香、桂皮、丁香及葱、姜、酱油、料酒、白糖煮到狗肉酥烂，取出切块，放回汤内，加红辣椒稍煮，加香菜段即可。

●功效 用于肾阳不足、腰膝软弱、四肢不温、阳痿不举等症。

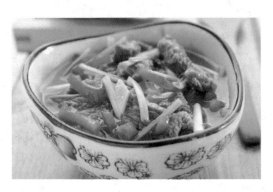

马肉

预防动脉硬化

性寒

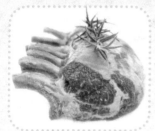

别名：无。
来源：马科动物马的肉。
产地：南美及亚洲多国。
性味归经：性寒，味甘、酸。归肝经、脾经。
适宜人群：适宜气血不足、营养不良、腰酸腿软、动脉硬化、冠心病和高血压患者食用。

健康密码

预防动脉硬化

马肉脂肪的质量优于牛、羊、猪的脂肪，马肉脂肪近似于植物油，其含有的不饱和脂肪酸可溶解掉胆固醇，使其不能在血管壁上沉积，对预防动脉硬化有特殊作用。

增强人体免疫力

马肉含有丰富蛋白质、维生素及钙、磷、铁、镁、锌、硒等矿物质，具有恢复肝脏功能并有防止贫血，促进血液循环，增强人体免疫力的功效。

强筋健骨

马肉有补中益气、补血、滋补肝肾、强筋健骨之功效。体力劳动者、运动员等从事繁重劳动和运动者，适宜食用马肉。常食马肉，不但能够舒经活络、强筋健骨，还可以补充身体过多的消耗。

营养加油站

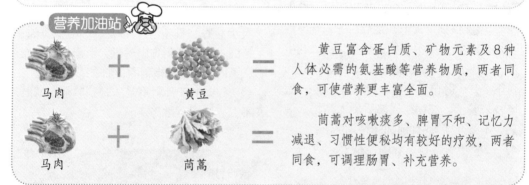

马肉 ＋ 黄豆 ＝ 黄豆富含蛋白质、矿物元素及8种人体必需的氨基酸等营养物质，两者同食，可使营养更丰富全面。

马肉 ＋ 茼蒿 ＝ 茼蒿对咳嗽痰多、脾胃不和、记忆力减退、习惯性便秘均有较好的疗效，两者同食，可调理肠胃、补充营养。

选购与储存

选购 尽量不要挑选色泽太艳的马肉，因为色泽太艳可能是人为加入的合成色素或发色剂亚硝酸盐造成的。肌肉部分呈暗褐色无光泽为次鲜肉。

储存 熟肉制品应在0℃～4℃的条件下冷藏保存，否则容易变质。

食用禁忌

1. 孕妇忌食；患有痢疾、疥疮之人忌食。
2. 马肉忌与猪肉、粳米同食。

【营养档案】

100 克马肉中含有：

人体必需营养素		维生素等营养素		矿物质	
热量	122（千卡）	维生素 A	28（微克）	钾	526（毫克）
蛋白质	20.1（克）	维生素 B_1	0.06（毫克）	钠	115.8（毫克）
脂肪	4.6（克）	维生素 B_2	0.25（毫克）	钙	5（毫克）
碳水化合物	0.1（克）	维生素 B_3	2.2（毫克）	镁	41（毫克）
膳食纤维	—	维生素 E	1.42（毫克）	磷	367（毫克）

保健应用

马肉炖枸杞子 ▼

【原料】马肉 500 克，枸杞子 30 克，胡萝卜、土豆各 300 克，盐 2 克，酱油 5 克，味精 1 克，植物油 25 克。

【做法】❶ 将马肉洗净，切块；胡萝卜切块；土豆去皮，切块。❷ 锅烧热，放入植物油，油热时下马肉、酱油、盐，翻炒几下，加水 1000 毫升，放入胡萝卜、土豆、枸杞子，煮 40 分钟，下入味精即成。

●功效 用于体弱、腰膝无力。

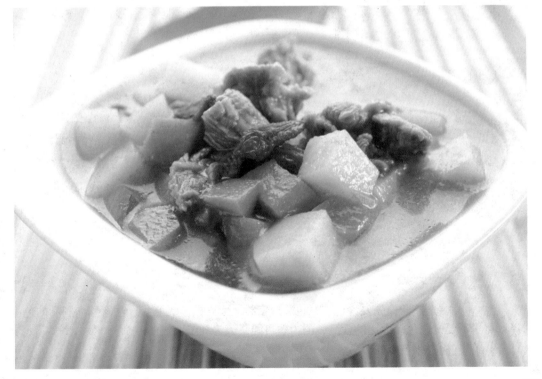

驴肉 补气养血，预防心血管疾病

性平

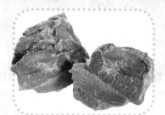

别名： 无。
来源： 马科动物驴身上的肉。
产地： 主产于吉林、内蒙。
性味归经： 性平，味甘、酸。归心经、肝经。
适宜人群： 一般人均可食用，心血管疾病患者、体弱劳损、气血不足者、老年人和女性更适宜食用。

健康密码

防治心血管疾病

驴肉中不饱和脂肪酸尤其是亚油酸、亚麻油酸，对于动脉硬化、冠心病和高血压有着良好的保健作用。

开胃消食

驴肉谷氨酸的含量高于天门冬氨酸，从鲜味氨基酸在氨基酸总量中所占比例来看，驴肉为27.3%，猪肉为24%左右，这是驴肉鲜美可口的重要原因所在，因此驴肉还有开胃消食的功效。

营养加油站

驴肉 + 芋头	=	芋头具有调补中气、健胃益脾、解毒等功效，两者同食，可以起到很好的气血双补之功效。
驴肉 + 枣	=	枣具有补气养血、健脾益胃、增强免疫力等功效，两者同食，是非常理想的补体虚、补气血的食疗组合。
驴肉 + 辣椒	=	辣椒具有温中散寒、健脾开胃、促进血液循环等功效，两者同食，既可补气，又能起到开胃消食、增进食欲的功效。
驴肉 + 山药	=	山药具有健脾胃、补肺肾、滋肾益精、强健机体之功效，两者同食，可以起到补体虚、益脏腑的作用。

选购与储存

选购 挑选熟驴肉先要看包装，包装应密封、无破损、无胀袋，注意熟肉制品的色泽，尽量不要挑选色泽太艳的食品，因为这可能是人为加工而成的。

储存 放于冰箱冷冻。

🥄 食用禁忌

孕妇、脾胃虚寒、慢性肠炎、腹泻者最好不要食用。

【营养档案】

100 克驴肉中含有：

人体必需营养素		维生素等营养素		矿物质	
热量	116（千卡）	维生素 A	72（微克）	钾	325（毫克）
蛋白质	21.5（克）	维生素 B$_1$	0.03（毫克）	钠	46.9（毫克）
脂肪	3.2（克）	维生素 B$_2$	0.16（毫克）	磷	178（毫克）
碳水化合物	0.4（克）	维生素 B$_3$	2.5（毫克）	镁	7（毫克）
膳食纤维	—	维生素 E	2.76（毫克）	铁	4.3（毫克）

🍲 保健应用

砂锅炖驴肉 ▼

【原料】生驴脯肉 500 克，鲜冬笋、白果各 50 克，葱、姜、大茴香、花椒、胡椒粉、盐、白糖、绍酒、酱油、味精、鸡清汤、香油、花生油各适量。

【做法】❶ 生驴脯肉用清水洗净，切成一寸见方的块，用铁钎在肉上扎些眼，下开水锅煮透，捞出放凉水内泡 1 小时，使其出尽血沫。❷ 冬笋切秋叶片；花椒、大茴香洗净，用布包好；白果下锅煮熟，去壳、心；葱切成末。❸ 砂锅上火，加入花生油烧热后入葱、姜，放驴肉块及各种

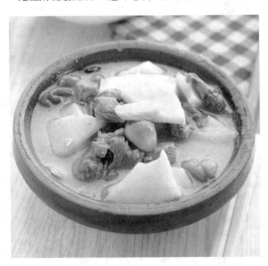

配料调料、鸡清汤，大火烧开，移小火炖约 2 小时，待肉酥烂，汤色棕黄时取出布包，撒胡椒粉，原锅上桌。

●功效 养心安神，补气血。

驴肉煲汤 ▼

【原料】驴肉 300 克，驴骨头 200 克，香葱 2 棵，生姜 1 块，大料、香油、料酒、胡椒粉、盐、味精各适量。

【做法】❶ 驴肉和驴骨头用清水洗净；香葱洗净，打结；生姜洗净，拍松。❷ 将驴肉、驴骨头放入大锅中，加香葱结、生姜、大料同煮至肉烂时捞出，切片。❸ 待汤汁呈乳白时，再放入驴肉片烧开，加盐、味精、胡椒粉、料酒、香油即可。

●功效 益气生津，滋阴养血。

腊驴肉 ▼

【原料】鲜驴肉 1000 克，花椒、大料、茴香、盐各适量。

【做法】❶ 驴肉洗净后放入 90℃清水锅内，加花椒、大料、茴香、盐滚煮 3 ~ 4 个小时。❷ 出锅凉凉后将肉按部位依次放入盛有老汤的砂锅，上压小石块，炖煮 12 个小时即可出锅。

●功效 保护心脑血管健康。

鸽肉 滋发养发，预防贫血

性平

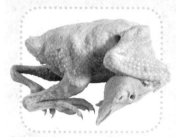

别名： 鸽子肉。
来源： 为鸠鸽科动物原鸽、家鸽或岩鸽的肉或全体。
产地： 全国各地均有。
性味归经： 性平，味甘、咸。归肝经、肾经。
适宜人群： 一般人均可食用，对老年人、体弱病虚者、学生、孕妇及儿童有恢复体力、愈合伤口、增强脑力和视力的功用。

健康密码

抗衰老，增强记忆力

鸽肉有延缓细胞代谢的特殊物质，对于防止细胞衰老、延长青春有一定作用。常吃鸽肉能治疗神经衰弱，增强记忆力。

预防流产早产，保护精子

鸽肉中的蛋白质可促进血液循环，改变妇女子宫或膀胱倾斜，防止孕妇流产或早产，并能防止男子精子活力减退和睾丸萎缩。由于鸽肉含丰富的泛酸，可治男子阴囊湿疹瘙痒。

滋发养发

鸽肉对毛发脱落、中年秃顶、头发变白、未老先衰等有一定的疗效。

防治动脉硬化，减缓腰痛

鸽的肝脏贮有最佳的胆素，可帮助人体很好地利用胆固醇，防止动脉硬化。对慢性腰腿疼痛也有一定的治疗功效。

营养加油站

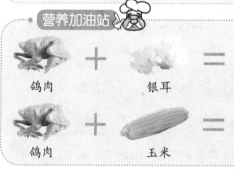

鸽肉 ＋ 银耳 ＝

银耳具有滋阴润燥、益气养胃、补肝健脾、增强人体免疫力、润肤祛斑等功效，两者同食，可以达到很好的补肝益气、滋阴润燥的食疗功效。

鸽肉 ＋ 玉米 ＝

玉米具有益肺宁心、健脾开胃、降胆固醇、健脑、平肝利胆、泄热利尿的功效，两者同食，能够起到健脑的作用，对于预防神经衰弱也有一定的疗效。

食用禁忌

1. 性欲旺盛者及肾衰竭者应尽量少吃或不吃。
2. 鸽肉营养丰富，若用油炸方法食用，会降低营养成分，长期食用还会引起机体癌变；凡是病死、毒死的鸽肉都不要吃；儿童和小孩为避免消化不良，一次食用不宜过多。
3. 鸽肉忌与猪肉同食，同食令人滞气。

选购与储存

选购 选购时以无鸽痘，皮肤无红色充血痕迹，肌肉有弹性，经指压后凹陷部位立即恢复原位，表皮和肌肉切面有光泽，具有鸽肉固有色泽，具有鸽肉固有气味，无异味者为佳。不要挑选肉和皮的表面比较干，或者水较多、脂肪稀松的肉。

储存 鸽肉较容易变质，购买后要马上放进冰箱里。如果一时吃不完，最好将剩下的鸽肉煮熟保存。

【营养档案】

100 克鸽肉中含有：

人体必需营养素		维生素等营养素		矿物质	
热量	201（千卡）	维生素 A	53（微克）	钾	334（毫克）
蛋白质	16.5（克）	维生素 B_1	0.06（毫克）	钠	63.6（毫克）
脂肪	14.2（克）	维生素 B_2	0.2（毫克）	钙	30（毫克）
碳水化合物	1.7（克）	维生素 B_3	6.9（毫克）	镁	27（毫克）
膳食纤维	—	维生素 E	0.99（毫克）	磷	136（毫克）

保健应用

淮山炖乳鸽 ▼

【原料】 嫩鸽肉 200 克，淮山 50 克，盐、料酒、大葱、姜、味精、清汤各适量。

【做法】 ❶ 将鸽子开膛，去内脏，洗净，入沸水锅中焯至断生，再用水洗去血沫；淮山洗净备用。❷ 炖盅内放入乳鸽、淮山、料酒、葱、姜、清汤，移至锅内隔水炖酥，取出。❸ 除去葱、姜，加入盐、味精即可。

功效 防止小儿惊风。

鸽肉萝卜汤 ▼

【原料】 乳鸽 1 只，白萝卜 100 克，胡萝卜 1 根，姜片少许，葱丝、橙皮丝、盐、料酒各适量。

【做法】 ❶ 将乳鸽去毛、头、爪及内脏，洗净，剁块。❷ 将鸽肉块下入沸水中氽烫去血污备用。❸ 白萝卜、胡萝卜分别洗净，切方块。❹ 烧滚适量清水，下入鸽肉旺火煲滚，再放入姜片、料酒、白萝卜、胡萝卜、橙皮丝煲 40 分钟，下入盐调味，撒入葱丝即可。

功效 通气补体。

人参肉桂炖乳鸽 ▼

【原料】 人参 50 克，肉桂 5 克，乳鸽 300 克，姜、盐、鸡精、糖各适量。

【做法】 ❶ 乳鸽洗净，氽水；人参、肉桂洗净；姜切片待用。❷ 净锅上火，放入清水、肉桂、乳鸽、人参、姜片，大火烧开转用小火煲炖 35 分钟调味即成。

功效 温通经脉，散热止痛。对久病虚羸、肾精不足、健忘有食疗作用。

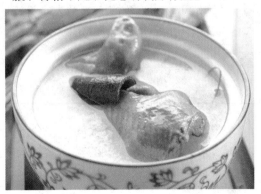

兔肉 健脑益智，促进身体发育

性凉

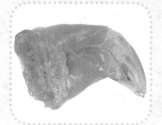

别名：兔子肉。
来源：兔科动物家兔、东北兔、高原兔、华南兔等的肉。
产地：我国兔肉生产主要集中在山东、山西、河北、江苏等地。
性味归经：性凉，味甘。归肝经、脾经、大肠经。
适宜人群：一般人群均可食用，尤其适宜老年人、妇女，也适合肥胖者和肝病、心血管病、糖尿病患者。

健康密码

健脑益智

兔肉富含大脑和其他器官发育不可缺少的卵磷脂，有健脑益智的功效。

保护血管，维护皮肤弹性

经常食用可保护血管壁，阻止血栓形成，对高血压、冠心病、糖尿病患者有益处，并可增强体质，健美肌肉，它还能保护皮肤细胞活性，维护皮肤弹性。

营养加油站

兔肉 + 枣 =

枣具有益气补血、健脾和胃、祛风之功效，两者同食，可以达到补中益气、滋阴养血之功效。

兔肉 + 松子 =

松子具有强壮筋骨、滋养肌肤、健脑、消除疲劳、延缓衰老等作用，两者同食，能够润肤养颜、益智醒脑。

食用禁忌

1. 脾胃虚寒及便溏腹泻者忌食兔肉，四肢冷等明显阳虚症状的女子也忌食。
2. 兔肉与橘子同食会引起肠胃功能紊乱，而致腹泻；与芥末同食使血容量和心率下降。

选购与储存

选购 肌肉呈均匀的红色，具有光泽，脂肪洁白或呈乳黄色为新鲜肉。肌肉色泽稍转暗，切面尚有光泽，但脂肪无光泽的为次肉。

储存 新鲜兔肉可放入冰箱冷冻。

第八章

乳、蛋、豆制品类

性味寒热功效速查

牛奶

补脑健脑，促进身体发育

性平

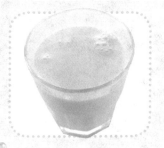

别名： 无。

来源： 乳牛分泌的乳汁。

产地： 全国各地均有。

性味归经： 性平，味甘。归心经、肺经、胃经。

适宜人群： 一般人均可。老年人、血压偏高者适宜饮用低脂奶；缺钙者、少儿、老年人、易怒者、失眠者适合饮用高钙奶。

健康密码

增强大脑、心脏活性

牛奶中的铁、铜和卵磷脂能大大提高大脑的工作效率。牛奶中的镁能使心脏耐疲劳。

促进身体发育，增强骨骼健康

牛奶中含有丰富的钙、维生素 D 等，包括人体生长发育所需的全部氨基酸，消化率可达98%，是其他食物无法比拟的。牛奶中的钙还能增强骨骼和牙齿，减少骨骼萎缩病的发生。

防癌抗癌

牛奶含有钙、维生素、乳铁蛋白等多种抗癌因子，有抗癌防癌作用。

美肤

牛奶中富含维生素 A，可防止皮肤干燥及暗沉，使皮肤白皙，有光泽。

预防骨质疏松

牛奶中的钙最容易被吸收，而且磷、钾、镁等多种矿物搭配也十分合理，孕妇应多喝牛奶，绝经期前后的妇女常喝牛奶可减缓骨质流失。

营养加油站

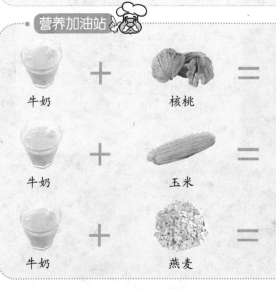

牛奶 ＋ 核桃 ＝ 核桃具有滋补肝肾、强健筋骨、健脑益智、润泽肌肤、延缓衰老、缓解疲劳之功效，两者同食，可以起到非常好的健脾养胃、美容养颜的作用。

牛奶 ＋ 玉米 ＝ 玉米具有益肺宁心、健脾开胃、防癌、止血降压的功效，两者同食，可以起到益肺宁心、健脾开胃的作用。

牛奶 ＋ 燕麦 ＝ 两者同食，有利于牛奶和燕麦中蛋白质、膳食纤维、维生素及多种微量元素的吸收，符合动植物蛋白互补的原理，是补充营养、护肤健身的佳品。

食用禁忌

1. 缺铁性贫血、腹部手术、溃疡病患者忌喝牛奶。肾结石患者不宜在睡前喝牛奶。另外，患有高血压、冠心病而服用复方丹参片者不宜喝牛奶。
2. 不要喝生奶，喝鲜奶要高温加热，以防病从口入。
3. 牛奶中的蛋白质 80% 为酪蛋白，当牛奶的酸碱度在 4.6 以下时，大量的酪蛋白便会发生凝集、沉淀，难以消化吸收，严重者还可能导致消化不良或腹泻。所以，牛奶中不宜添加果汁等酸性饮料。
4. 在服药前后 1 小时不要喝奶，以免影响药效的释放及吸收。
5. 牛奶和黑巧克力不宜同吃。

选购与储存

选购 新鲜牛奶（消毒乳）呈乳白色或稍带微黄色，有新鲜牛奶固有的香味，无异味，呈均匀的流体，无沉淀，无凝结，无杂质，无异物，无黏稠现象。将奶滴入清水中，若化不开，则为新鲜牛奶；若化开，就不是新鲜牛奶。若是瓶装牛奶，只要在牛奶上部观察到稀薄现象或瓶底有沉淀的，则都不是新鲜奶。

储存 鲜牛奶应该放置在阴凉的地方，最好是放在冰箱里；不要让牛奶曝晒或照射光，日光、灯光均会破坏牛奶中的维生素，同时也会使其丧失芳香；瓶盖要盖好，以免其他气味串入牛奶里；牛奶倒进杯子、茶壶等容器，如没有喝完，应盖好盖子放回冰箱，切不可倒回原来的瓶子；过冷对牛奶亦有不良影响。

【营养档案】

100 克牛奶（全脂牛奶粉）中含有：

人体必需营养素		维生素等营养素		矿物质	
热量	478（千卡）	维生素 A	141（微克）	钾	449（毫克）
蛋白质	20.1（克）	维生素 B_1	0.11（毫克）	钠	260.1（毫克）
脂肪	21.2（克）	维生素 B_2	0.73（毫克）	钙	676（毫克）
碳水化合物	51.7（克）	维生素 B_3	0.9（毫克）	镁	79（毫克）
膳食纤维	—	维生素 E	0.48（毫克）	磷	469（毫克）

保健应用

牛奶荔枝西米露 ▼

【原料】牛奶 400 毫升，西米 30 克，荔枝 4 颗。

【做法】❶ 在锅内注水煮开，放入西米，煮 15 分钟，捞出控水。❷ 将牛奶煮开，放入控水后的西米。❸ 再次煮开后放入荔枝果肉。❹ 沸腾 5 分钟左右，关火，凉凉即可。

•功效 补充营养物质。

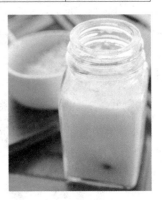

羊奶 滋补身体，提高抗病能力

性平

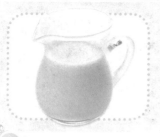

别名：羊乳。
来源：羊分泌的乳汁。
产地：全国各地均有。
性味归经：性温，味甘。归心经、肺经、肾经。
适宜人群：一般人均适合，患有过敏症、胃肠疾病、支气管炎症或身体虚弱的人群更适宜饮用。

健康密码

滋补身体，提高抗病能力

对于老年人来说，羊奶性温，具有较好的滋补作用。羊奶中的表皮生长因子可帮助呼吸道和消化道的上皮黏膜细胞修复，提高人体对感染性疾病的抵抗力。

维持代谢平衡，预防心脑血管疾病

羊奶含有生物活性因子"环磷腺苷"，"三磷腺苷"和表皮生长因子在体内具有多种调节功能，"环磷腺苷"是科学界公认的防癌抗癌因子，它能使人体新陈代谢维持平衡，能增加血清蛋白和白蛋白的含量，增加人体的抗病力；可改善心肌营养，软化血管，对防治动脉硬化、高血压具有非常有效的功效。

抗氧化，养肤美肤

羊奶中超氧化物歧化酶丰富，它是体内主要的自由基清除剂，具有护肤、消炎、抗衰老的作用；羊奶中维生素 E 含量较高，可以阻止体内细胞中不饱和脂肪酸氧化、分解，延缓皮肤衰老，增加皮肤弹性和光泽。

营养加油站

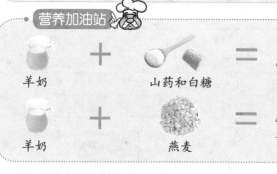

羊奶　＋　山药和白糖　＝　将羊奶与山药、白糖搭配食用，对于慢性胃炎有一定的辅助治疗作用。

羊奶　＋　燕麦　＝　燕麦具有抗氧化功效，增加肌肤活性、延缓肌肤衰老、美白保湿，两者同食可有效为机体补充营养。

选购与储存

选购　新鲜的羊奶比牛奶稍发黄一些，这是因为羊奶的脂肪、蛋白质含量比牛奶高。羊奶闻起来比牛奶的乳香味更浓郁。

储存　把鲜奶倒入不锈钢奶锅中，将奶锅浸入内盛沸水的平口锅内水加热15分钟，然后取出并立即浸入冷水中存放，直至饮用。存放时间不宜超过9小时。

食用禁忌

1. 羊奶需经过高温杀毒，避免直接饮用。

2. 羊奶与米汤同食导致维生素 A 大量损失；与钙粉、碳酸饮料同食不易吸收；与橘子同食会引起胃炎或胃蠕动异常；与巧克力同食可造成头发干枯、腹泻，出现缺钙和生长发育缓慢。

3. 羊奶与菜花、韭菜同食影响钙的吸收；与菠菜同食会引起痢疾；与果汁同饮降低羊奶的营养价值。

【营养档案】

100 克羊奶中含有：

人体必需营养素		维生素等营养素		矿物质	
热量	59（千卡）	维生素 A	84（微克）	钾	135（毫克）
蛋白质	1.5（克）	维生素 B₁	0.04（毫克）	钠	20.6（毫克）
脂肪	3.5（克）	维生素 B₂	0.12（毫克）	钙	140（毫克）
碳水化合物	5.4（克）	维生素 B₃	2.1（毫克）	铁	0.7（毫克）
膳食纤维	—	维生素 E	0.19（毫克）	磷	106（毫克）

保健应用

羊奶乳酪洋葱饼 ▼

【原料】面粉 160 克，发粉 10 克，室温软化黄油 80 克，酸奶油 150 毫升，洋葱 400 克，新鲜百里香 2 枝，橄榄油 20 毫升，蘑菇 125 克，希腊羊奶乳酪 200 克，细香葱数根、盐、黑胡椒各适量。

【做法】❶ 烤箱预热至 220℃；面粉、发粉筛沙入碗中，加入黄油 50 克，用手指捏黄油，与面粉掺和，再加酸奶油 5 汤匙，混合成软面团。❷ 案板上洒上面粉，将面团擀成直径约 28 厘米的饼壳，放入直径 25 厘米的浅烤盘中；剪去饼边多余部分，饼壳底部刺些小洞，垫上铝箔纸，纸上放烤饼壳用的豆子，不加馅料先烤 10 分钟。❸ 洋葱对切，去皮，切丝；百里香洗净，沥干，摘下叶子剁碎；煎锅中注入橄榄油，放入洋葱和百里香，中火煎至洋葱软并呈金黄色。❹ 另用一个煎锅，将剩下的黄油加热融化；蘑菇洗净，对切，煎至略黄，倒入剩下的酸奶油拌匀保温。❺ 拿掉烤饼盘上的铝箔纸和豆子，重新放入烤箱烤数分钟，将饼烤至金黄色。❻ 细香葱洗净，沥干，剪碎；乳酪捏碎，放入洋葱中拌匀，加热 1 分钟；加盐、黑胡椒调味；乳酪洋葱料用匙舀到饼壳上，再舀上蘑菇；撒上细香葱、黑胡椒上桌。

●功效　促进血液循环，提高抗病能力。

羊奶山药羹 ▼

【原料】山药 25 克，羊奶 300 毫升，白砂糖适量。

【做法】❶ 山药洗净，去皮，用磨泥板磨出半碗山药泥，放入蒸笼中蒸熟。❷ 羊奶煮滚后，连同山药泥一起调匀即可。

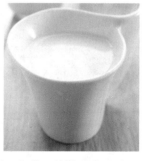

●功效　适用于妊娠咳嗽，改善孕妇的气管功能和容易感冒体质。

酸奶 促进食欲，维护肠道健康

性平

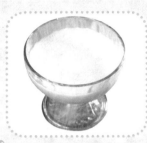

别名： 无。
来源： 酸奶是牛奶加入纯乳酸菌种培养而成的一种奶制品。
产地： 全国各地均有。
性味归经： 性平，味酸、甘。归胃经、肺经、大肠经。
适宜人群： 一般人都可以食用，动脉硬化、高血压、肿瘤、骨质疏松患者尤其适合食用。

健康密码

预防骨质疏松

在妇女怀孕期间，酸奶除提供必要的能量外，还提供维生素、叶酸和磷酸；在妇女更年期时，还可以抑制由于缺钙引起的骨质疏松症。

对抗衰老，防癌抗癌

通过抑制腐生菌在肠道的生长，抑制了腐败所产生的毒素，使肝脏和大脑免受这些毒素的危害，防止衰老；并且也抑制了这些菌所产生的致癌因子，达到防癌的目的。

预防便秘

通过产生大量的短链脂肪酸，促进肠道蠕动及菌体大量生长改变渗透压而防止便秘。

促进食欲

酸奶能促进消化液的分泌，增加胃酸，因而能增强人的消化能力，促进食欲。

预防心脑血管疾病

酸奶能抑制肠道腐败菌的生长，还含有可抑制体内合成胆固醇还原酶的活性物质，经常食用可防治冠心病，降低胆固醇。

营养加油站

酸奶 ＋ 猕猴桃 ＝ 两者同食，不但可以开胃润肠、促进肠道健康、防止菌群失调，而且有很好的美容抗癌的作用。

酸奶 ＋ 草莓 ＝ 草莓具有生津润肺、养血润燥、健脾通便、防治癌症的作用，两者同食，既可以生津润燥，又能达到通便防癌的功效。

食用禁忌

1. 早产儿和患肠炎的婴儿不宜饮用，对牛奶过敏者也不宜饮用。
2. 空腹不宜喝酸奶；在饭后 2 小时内饮用酸奶，效果最佳。

选购与储存

选购 正常的酸奶颜色应是微黄色或乳白色，这与选用牛奶的含脂量高低有关，含脂量越高颜色越黄。

储存 放于冰箱冷藏。

【营养档案】

100克酸奶中含有：

人体必需营养素		维生素等营养素		矿物质	
热量	72（千卡）	维生素A	26（微克）	钾	150（毫克）
蛋白质	2.5（克）	维生素B$_1$	0.03（毫克）	钠	39.8（毫克）
脂肪	2.7（克）	维生素B$_2$	0.15（毫克）	钙	118（毫克）
碳水化合物	9.3（克）	维生素B$_3$	0.2（毫克）	镁	12（毫克）
膳食纤维	—	维生素E	0.12（毫克）	磷	85（毫克）

保健应用

木瓜酸奶汁 ▼

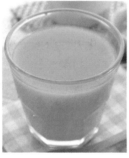

【原料】木瓜1个，鸡蛋2个，酸奶200毫升，柠檬1/2个，蜂蜜2匙。

【做法】❶ 木瓜去皮、子，切成块；柠檬榨成汁。❷ 把所有的原料放到果汁机中搅打均匀后即可饮用。

•功效 使肌肤更加细腻，促进消化。

杨梅慕斯酸奶杯 ▼

【原料】杨梅果肉100克，动物性淡奶油75克，酸奶25毫升，白砂糖25克，明胶5克。

【做法】❶ 杨梅果肉放到搅拌机打成果酱。❷ 淡奶油加白糖打至六分发。❸ 酸奶加糖放微波炉转10秒，至糖完全融化。❹ 将明胶加入酸奶中，隔热水融化。❺ 把酸奶溶液和杨梅果酱混合，再和打发的奶油混合搅拌均匀成为慕丝馅。❻ 把慕丝馅装到杯子里，杯子放进冰箱倾斜45°，冷藏至凝结。❼ 把凝结后的慕丝杯取出，再倒进酸奶即可。

•功效 生津开胃，帮助消化。

蛋黄酸奶挞 ▼

【原料】面粉100克，蛋黄100克，白糖30克，黄油30克，原味酸奶300克，浓缩柠檬汁1勺，果酱4勺。

【做法】❶ 将面粉、蛋黄、白糖、黄油拌匀。❷ 用勺子涂进烤模里，预热烤箱200℃，上下火烤15分钟，脱模放凉。❸ 把酸奶拌入浓缩柠檬汁里。❹ 把酸奶倒进凉透的挞皮里，淋上1勺果酱即可。

•功效 对抗衰老，预防骨质疏松。

土豆西红柿酸奶沙拉 ▼

【原料】土豆（黄皮）75克，小西红柿7颗，酸奶30克。

【做法】❶ 土豆去皮，切小丁，放入热水中煮熟，捞出沥干水分，待凉备用。❷ 小西红柿洗净，去蒂，对切一半，和土豆丁一起放入盘中，淋上酸奶后即可食用。

•功效 增强抗氧化功效。

性平

鸡蛋 延缓衰老，防止动脉硬化

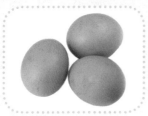

别名：鸡卵、鸡子。
来源：雉科动物家鸡的卵。
产地：全国各地均出产。
性味归经：性平，味甘。归肺经、脾经、胃经。
适宜人群：一般人都可以食用，尤其适宜体质虚弱、营养不良、贫血、妇女产后体虚等患者。

健康密码

健脑益智

鸡蛋黄中的卵磷脂、三酰甘油、胆固醇和卵黄素，对神经系统和身体发育有很大的作用。卵磷脂被人体消化后，可释放出胆碱，胆碱可改善各个年龄组的记忆力。

防治动脉硬化

试验证明，鸡蛋中的卵磷脂可以使患者的血清胆固醇显著下降，从而防治动脉粥样硬化。

保护肝脏

鸡蛋中的蛋白质对肝脏组织损伤有修复作用。蛋黄中的卵磷脂可促进肝细胞的再生。还可提高人体血浆蛋白量，增强肌体的代谢功能和免疫功能。

预防癌症

鸡蛋中含有较多的维生素 B_2，可以分解和氧化人体内的致癌物质。鸡蛋中的微量元素，如硒、锌等也都具有防癌作用。根据对全世界人类癌症死亡率进行的分析，人们发现癌症的死亡率与硒的摄入量成反比。

营养加油站

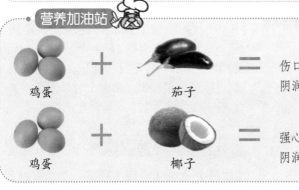

鸡蛋 + 茄子 ＝

茄子具有活血化瘀、清热消肿、促进伤口愈合等功效，两者同食，可以达到滋阴润燥、活血养血的食疗功效。

鸡蛋 + 椰子 ＝

椰子具有清热解暑、生津止渴、益气强心、补脾胃之功效，两者同食，可以滋阴润燥、清热除烦。

选购与储存

选购 用左手握成圆形，右手将蛋放在圆形末端，对着日光透射，新鲜的鸡蛋呈微红色，半透明状态，蛋黄轮廓清晰；如果昏暗不透明或有污斑，说明鸡蛋已经变质。

储存 放入冰箱冷藏。

🥄 食用禁忌

1. 凡高热、腹泻、肝炎、肾炎、胆囊炎及胆石症等患者当少食或不食鸡蛋。

2. 吃完鸡蛋后不要立即饮茶。

【营养档案】

100 克鸡蛋中含有：

人体必需营养素		维生素等营养素		矿物质	
热量	144（千卡）	维生素 A	234（微克）	钾	154（毫克）
蛋白质	13.3（克）	维生素 B$_1$	0.11（毫克）	钠	131.5（毫克）
脂肪	8.8（克）	维生素 B$_2$	0.27（毫克）	钙	56（毫克）
碳水化合物	2.8（克）	维生素 B$_3$	0.2（毫克）	镁	10（毫克）
膳食纤维	—	维生素 E	1.84（毫克）	磷	130（毫克）

🍴 保健应用

苦瓜煎蛋 ▼

【原料】苦瓜 1 根，鸡蛋 2 个，红甜椒、盐、胡椒粉、料酒、植物油各适量。

【做法】❶ 苦瓜去瓤，切成薄片；红甜椒切碎。❷ 将切好的苦瓜薄片放入容器内，加入一小匙盐，然后用手揉搓苦瓜薄片，使其苦汁逼出，过 5 分钟后再用清水冲洗干净。❸ 取一个小锅，加入适量清水，加入盐、料酒，煮开后倒入苦瓜薄片，焯至变色后倒在滤网中，沥干水分。❹ 红甜椒切丁备用。❺ 鸡蛋打散，加入盐、胡椒粉、料酒搅匀，再加入苦瓜薄片和红甜椒碎继

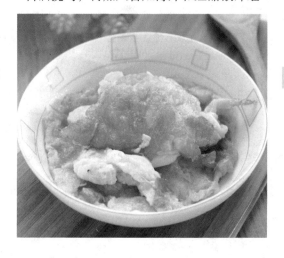

续搅匀。❻ 平底锅加热，加入适量油，晃动锅，使锅底布上一层油即可，倒入苦瓜蛋液，用小火慢慢煎至底部凝固，翻面继续煎另一面，两面都煎至金黄即可。

• 功效　清热去火。

洋葱炒鸡蛋 ▼

【原料】洋葱 3 个，鸡蛋 3 个，辣椒、姜、盐、植物油各适量。

【做法】❶ 洋葱切丝。❷ 把鸡蛋加点儿盐打散；锅中放油，油热倒入蛋液炒熟，盛出备用。❸ 锅中倒入底油，油热加姜片和辣椒丝爆香，倒入洋葱翻炒十来下，然后加盐再翻炒几下；炒过鸡蛋倒入翻炒几下就可以了。

• 功效　预防心血管疾病。

大枣鸡蛋汤 ▼

【原料】腐竹皮 1 块，大枣 5 颗，鸡蛋 1 个，冰糖适量。

【做法】❶ 腐竹皮洗净，泡水至软；鸡蛋去壳，搅匀待用；大枣去核。❷ 将 4 碗水煮滚后，放入腐竹皮、大枣与冰糖，用小火煮 30 分钟，再加入鸡蛋搅匀即可。

• 功效　养颜美肤，保护视力，增进食欲。

鸭蛋 促进骨骼发育，防治贫血

性凉

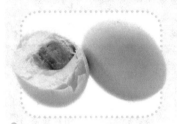

别名：无。
来源：为鸭科动物家鸭的蛋。
产地：全国各地均产。
性味归经：性凉，味甘。归肺经、脾经。
适宜人群：一般人群均可，尤其适宜肺热咳嗽、咽喉痛及肠炎、泻痢之人及阴虚火旺者食用。

健康密码

补养身体

鸭蛋含有蛋白质、磷脂、维生素 A、维生素 B_1、维生素 B_2、维生素 D、钙、钾、铁、磷等营养物质；鸭蛋中蛋白质的含量和鸡蛋一样，有强壮身体的作用。

护眼

鸭蛋含有较多的维生素 B_2，对保护眼睛有显著功效。

促进骨骼发育，预防贫血

鸭蛋中各种矿物质的总量超过鸡蛋很多，特别是身体中迫切需要的铁和钙在咸鸭蛋中更是丰富，对骨骼发育有益，并能预防贫血。

滋阴润肺，美肤养颜

鸭蛋营养丰富，有大补虚劳的功效，还能养阴、润肺、清热、平燥。经常食用，可以调节面部油脂分泌，起到细致肌肤、美肤养颜的功效。

营养加油站

鸭蛋 ＋ 百合 ＝ 百合可养阴润肺、补中益气、清心安神，两者同食，能够起到滋阴润肺、清心安神的作用。

鸭蛋 ＋ 马齿苋 ＝ 马齿苋具有清热利湿、止痢消炎、解毒疗疮、利尿消肿、止渴等功效，两者同食，可以达到滋阴清肺、清热止痢的功效。

食用禁忌

1. 鸭蛋性凉，凡脾胃虚弱、寒湿下痢、腹泻者忌食。
2. 鸭蛋不可多吃，因为过多摄入胆固醇、蛋白质可升高血脂，加重肝脏和肾脏的负担。
3. 中老年人、儿童不宜多食久食；不宜食用未完全煮熟的鸭蛋；服用左旋多巴、解热镇痛药氨基比林及索米痛片、克感敏时不宜食用鸭蛋。
4. 鸭蛋不宜与鳖鱼、李子、桑葚同食。

选购与储存

选购 握住鸭蛋左右摇晃，不发出声音的就是好的鸭蛋。

储存 鸭蛋宜放入冰箱保存，放置时注意大头朝上，小头在下，这样有益于保证鸭蛋的质量。

【营养档案】

100 克鸭蛋中含有：

人体必需营养素		维生素等营养素		矿物质	
热量	180（千卡）	维生素 A	261（微克）	钾	135（毫克）
蛋白质	12.6（克）	维生素 B_1	0.17（毫克）	钠	106（毫克）
脂肪	13（克）	维生素 B_2	0.35（毫克）	钙	62（毫克）
碳水化合物	3.1（克）	维生素 B_3	0.2（毫克）	镁	13（毫克）
膳食纤维	—	维生素 E	4.98（毫克）	磷	226（毫克）

保健应用

豆浆冰糖鸭蛋 ▼

【原料】鸭蛋 1 个，豆浆 250 克，冰糖适量。

【做法】❶ 冰糖绞碎备用。❷ 鸭蛋打入碗中，加冰糖搅匀。❸ 豆浆煮开，迅速倒入鸭蛋碗中，盖上碗盖闷几分钟即可。

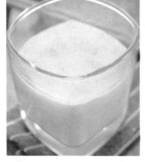

功效 利咽润喉，止咳化痰。

卤鸭蛋 ▼

【原料】鸭蛋 10 个，大料、桂皮、陈皮、桂枝、姜、香叶、生抽、老抽、冰糖、盐各适量。

【做法】❶ 各种香料洗干净后，装入料包中封口；锅中加水，加入调味料和料包，大火煮开，转小火煮 40 分钟。❷ 将鸭蛋煮熟，凉凉，剥皮后放入煮好的汤卤中，小火煮 10 分钟，关火后即可。

功效 促进骨骼发育。

三色蒸蛋 ▼

【原料】熟咸鸭蛋 2 个，皮蛋 2 个，鸡蛋 4 个。

【做法】❶ 熟鸭蛋和皮蛋分别切成六瓣，改刀成小块备用。❷ 蒸碗内壁刷少许油，把鸭蛋丁和皮蛋块混合着放进去。❸ 鸡蛋打散，用勺子刮去表面的泡沫，慢慢倒进蒸碗里，盖上保鲜膜。❹ 水开后用中火蒸约 25 分钟，再关火虚蒸几分钟取出即可。

功效 改善胃口，护眼。

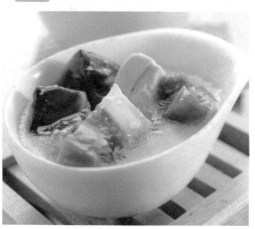

鹅蛋

养肝明目，补充氨基酸

性温

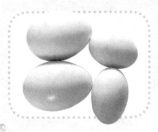

别名：无。
来源：母鹅的卵。
产地：全国各地均出产。
性味归经：性温，味甘。归肝经。
适宜人群：一般人均可食用。

健康密码

补充氨基酸

鹅蛋中含有多种蛋白质，最多和最主要的是蛋白中的卵白蛋白和蛋黄中的卵黄磷蛋白，蛋白质中富有人体所必需的各种氨基酸，是完全蛋白质，易于人体消化吸收。

补益身体，驱寒

鹅蛋甘温，可补中益气；故可在寒冷的节气里日常饮食中多食用一些，以补益身体，防御寒冷气候对人体的侵袭。

促进大脑发育

鹅蛋中的脂肪绝大部分集中在蛋黄内，含有较多的磷脂，其中约一半是卵磷脂，这些成分对人的脑及神经组织的发育有重要作用。

养肝明目

鹅蛋中的维生素也很丰富，蛋黄中有丰富的维生素 A、维生素 D、维生素 E、维生素 B_1、维生素 B_2，蛋白中的维生素以维生素 B_2 和烟酸居多，这些维生素是人体所必需的维生素，尤其对眼睛有很好的护养作用。

营养加油站

鹅蛋 + 韭菜 = 韭菜具有祛寒散瘀、滋阴壮阳、活血化瘀、理气降逆的功效，两者同食，不但可以补中益气，而且能够起到降压的作用，寒冷季节食用还可祛寒。

鹅蛋 + 百合 = 百合可养阴润肺、补中益气、清心安神，两者同食，可以达到很好的补中益气、清心安神之食疗功效。

选购与储存

选购 握住鹅蛋左右摇晃，不发出声音的就是好的鹅蛋。

储存 鹅蛋宜放入冰箱保存，放置时注意大头朝上，小头在下，这样有益于保证鹅蛋的质量。

🍳 食用禁忌

1. 鹅蛋不适合内脏损伤患者食用。
2. 鹅蛋忌与鸡蛋同食，同食伤元气。

【营养档案】

100克鹅蛋中含有：

人体必需营养素		维生素等营养素		矿物质	
热量	196（千卡）	维生素A	192（微克）	钾	74（毫克）
蛋白质	11.1（克）	维生素B₁	0.08（毫克）	钠	90.6（毫克）
脂肪	15.6（克）	维生素B₂	0.3（毫克）	钙	34（毫克）
碳水化合物	2.8（克）	维生素B₃	0.4（毫克）	镁	12（毫克）
膳食纤维	—	维生素E	4.5（毫克）	磷	130（毫克）

🏥 保健应用

鹅蛋炒牛肉 ▼

【原料】牛肉300克，鹅蛋1个，料酒、香油、胡椒粉、淀粉、生抽、葱、盐、鱼露、植物油各适量。

【做法】❶ 牛肉用料酒、生抽、淀粉、胡椒粉、香油拌匀，腌10分钟。❷ 将鹅蛋打散，加盐调匀，加点儿葱花拌匀。❸ 锅烧热，下油，牛肉

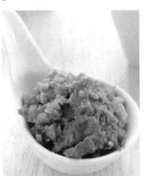

炒到半熟时倒入蛋液翻炒，可加点儿鱼露，炒熟即可。

•功效 补气养血。

油煎荷包鹅蛋 ▼

【原料】鹅蛋1个，酱油、胡椒粉、植物油各少许。

【做法】❶ 将鹅蛋打入碗中，放入胡椒粉搅匀。❷ 烧热锅，放入半碗油，略热，放入鹅蛋以中火煎。❸ 煎至两面金黄，

盛起隔油，放入碟淋些酱油即可。

•功效 补充多种营养元素。

美味鹅蛋汤 ▼

【原料】鹅蛋3个，盐、鸡汤、料酒、香油各适量。

【做法】❶ 将鹅蛋打入碗中，用筷子顺时针方向搅匀。❷ 往蛋液中滴入几滴料酒去腥，备用。❸ 锅中加入鸡汤烧沸，放入蛋液烧沸，调入盐和香油即可出锅。

•功效 易消化，增强抗病能力。

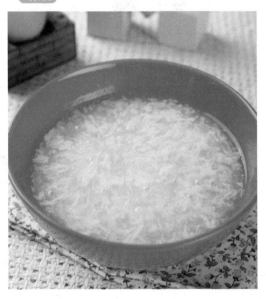

鸽蛋 滋阴补肾，改善细胞活性

性平

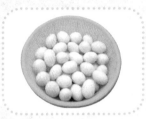

别名：鸽卵。
来源：为鸠鸽科动物原鸽或家鸽等的蛋。
产地：我国山东、河南地区较多。
性味归经：性平，味甘、咸。归心经、肾经。
适宜人群：一般人群均可，尤其适合婴幼儿及老年人食用。

健康密码

壮阳提神，补充营养

鸽蛋具有益精气、助阳提神、解疮毒的作用，能治疗阳痿。并对肾虚所致的腰膝酸软、疲乏无力、心悸失眠等症有效。

滋阴补肾，调理气血

鸽蛋对女性特别滋补，是滋阴补肾之佳品，被称为"动物人参"。

鸽蛋所含营养成分能改善血液循环、增加血色素、清热解毒，增加面部红润。

有贫血、月经不调、气血不足的女性常吃鸽蛋，不但可以辅助治疗疾病，还会使人精力旺盛，容光焕发。

解胎毒，促进伤口愈合

鸽蛋能解孕妇胎毒。对生完小孩的妇女特别好，鸽肉跟鸽蛋能促进伤口的愈合及减轻伤口的疼痛。

补充营养

鸽蛋具有补肝肾、丰肌肤诸的作用，能全面补充营养。

营养加油站

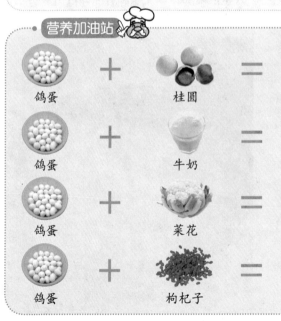

鸽蛋 ＋ 桂圆 ＝ 桂圆有补血安神、健脑益智、补养心脾、滋补强身的功效，两者同食，能够很好地益气养血、美容养颜。

鸽蛋 ＋ 牛奶 ＝ 牛奶具有补肺养胃、生津润肠之功效，两者同食，可以达到清凉解渴、美容护肤的功效。

鸽蛋 ＋ 菜花 ＝ 菜花能够助消化、增食欲、生津止渴、爽喉润肺、止咳，两者同食，能够起到健脾开胃、益气生津的食疗作用。

鸽蛋 ＋ 枸杞子 ＝ 枸杞子有降低血糖、抗脂肪肝作用，并能抗动脉粥样硬化，两者同食，可补肾滋肺。

选购与储存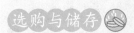

选购 色泽莹白，摇晃无声为好。

储存 放于冰箱冷藏。

食用禁忌

食积胃热者、性欲旺盛者不宜食。

【营养档案】

100 克鸽蛋中含有：

人体必需营养素		维生素等营养素		矿物质	
热量	170（千卡）	维生素 A	33（微克）	钾	120（毫克）
蛋白质	10.8（克）	维生素 B$_1$	0.08（毫克）	钠	76（毫克）
脂肪	16（克）	维生素 B$_2$	0.07（毫克）	钙	100（毫克）
碳水化合物	1.1（克）	维生素 B$_6$	0.36（克）	铁	4.1（毫克）
膳食纤维	—	维生素 B$_{12}$	4.23（微克）	磷	210（毫克）

保健应用

冬瓜芦荟鸽蛋汤 ▼

【原料】鸽蛋 10 个，冬瓜 200 克，芥菜心 100 克，盐、胡椒粉、鸡精、白醋、姜汁、高汤各适量。

【做法】❶ 冬瓜去皮，挖球形；芥菜心洗净，切碎。❷ 鸽蛋洗净，加适量清水煮熟，放入冷水中略泡，捞出去皮。❸ 汤锅中加入高汤煮沸，下入冬瓜、鸽蛋、芥菜心、盐，煮至冬瓜透明时离火，加鸡精、白醋、姜汁、胡椒粉调味即可。

功效 滋阴养血，美颜。

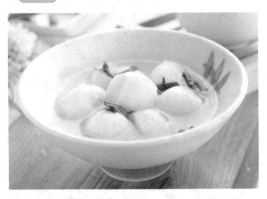

藕粉鸽蛋羹 ▼

【原料】鸽蛋 10 个，藕粉 150 克，猪油、白砂糖、糖桂花各适量。

【做法】❶ 取 10 个小汤匙，抹猪油少许。❷ 将鸽蛋分别磕入匙内。❸ 将藕粉倒到案板上，碾成细末，装入盘内。❹ 将汤匙放入笼内，用小火将鸽蛋蒸熟，取出待用。❺ 锅里注入清水 500 毫升，烧开，放入白糖、糖桂花。❻ 待糖溶化，倒入装有藕粉的盘内，边倒边搅拌均匀，分装碗内，放入鸽蛋即可食用。

功效 滋阴润肺，促进身体发育。

兰花鸽蛋海参 ▼

【原料】水发海参 400 克，西蓝花 100 克，（煮熟、去皮）鸽蛋 10 个，花生油、大葱油、酱油、高汤、大葱段、盐、味精、料酒、白糖、粉团各适量。

【做法】❶ 海参片成大磨刀片，用汤汆出；西蓝花、鸽蛋用水汆透。❷ 在大圆盘的外沿摆上西蓝花，里面摆上一圈鸽蛋。❸ 锅内加花生油，大葱段炝锅，炸出香味，下入海参、调味品烧好，勾芡，淋上大葱油；把海参盛在盘子的中间，锅内的余汁浇在鸽蛋、西蓝花上即成。

功效 滋阴补肾，抗癌。

鹌鹑蛋　治疗肾虚阳痿

性平

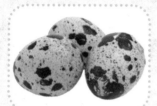

别名：鹑鸟蛋。
来源：为雉科动物鹌鹑的卵。
产地：我国东部地区较多。
性味归经：性平，味甘。归心经、肺经。
适宜人群：一般人都可食用，尤其适宜于神经衰弱、血管硬化、高血压、冠心病、支气管哮喘等患者食用。

健康密码

补养虚体

鹌鹑蛋对贫血、营养不良、神经衰弱、月经不调、支气管炎、血管硬化等患者具有调补作用。

促进身体发育

鹌鹑蛋中的 B 族维生素含量多于鸡蛋，特别是维生素 B_2 的含量是鸡蛋的 2 倍，它是生化活动的辅助酶，可以促进生长发育。

治疗肺虚咳嗽

用沸水和冰糖适量，冲鹌鹑蛋花食用，适用于肺结核或肺虚久咳。

防治高血压，动脉硬化

鹌鹑蛋含有维生素 P 等成分，常食有防治高血压及动脉硬化之功效。

治疗肾虚阳痿

鹌鹑蛋与韭菜共炒，油、盐调味，可治肾虚腰痛、阳痿。

营养加油站

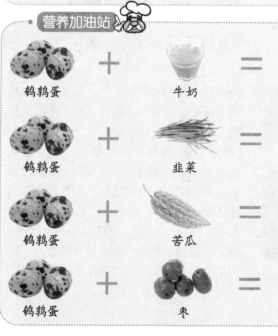

鹌鹑蛋　＋　牛奶　＝　牛奶具有补肺养胃、生津润肠之功效，两者同食，可以达到非常显著的美容养颜之功效。

鹌鹑蛋　＋　韭菜　＝　韭菜具有祛寒散瘀、滋阴壮阳、促进血液循环、活血化瘀、理气降逆的功效，两者同食，能够起到补肾益精、益气暖胃的食疗作用。

鹌鹑蛋　＋　苦瓜　＝　苦瓜具有清热解毒、增进食欲、利尿活血、补肾健脾、益气壮阳、提高免疫力等功效，两者同食，既可以强身健脑，又能清热益气。

鹌鹑蛋　＋　枣　＝　枣具有健脾益胃、补气养血、增强免疫力、美容养颜等功效，两者同食，可以有效地补气养血、除皱美肤。

选购与储存

选购 优质的鹌鹑蛋色泽鲜艳，壳硬，蛋黄呈深黄色，蛋白黏稠。

储存 放冰箱冷藏。

食用禁忌

1. 外感未清、痰热、痰多者不宜进食；老年人和患脑血管之人不宜多吃。

2. 鹌鹑蛋搭配螃蟹会中毒。

【营养档案】

100 克鹌鹑蛋中含有：

人体必需营养素		维生素等营养素		矿物质	
热量	160（千卡）	维生素 A	337（微克）	钾	138（毫克）
蛋白质	12.8（克）	维生素 B$_1$	0.11（毫克）	钠	106.6（毫克）
脂肪	11.1（克）	维生素 B$_2$	0.49（毫克）	钙	47（毫克）
碳水化合物	2.1（克）	维生素 B$_3$	0.1（毫克）	镁	11（毫克）
膳食纤维	—	维生素 E	3.08（毫克）	磷	180（毫克）

保健应用

豆腐皮鹌鹑蛋 ▼

【原料】豆腐皮 2 张，鹌鹑蛋 9 个，火腿肉 50 克，葱花、姜末、料酒、盐、味精、猪油各适量。

【做法】❶ 将豆腐皮切成条，然后再打成结，洒上少许温水湿润；鹌鹑蛋打入碗内，加盐少许，搅拌均匀；火腿肉切成丁。❷ 锅置火上，放入猪油烧热，下葱花、姜末爆香，倒入鹌鹑蛋翻炒至凝结。❸ 加入清水适量，烧沸，加入豆腐皮、火腿丁、料酒、盐、味精，煮 5 分钟即可。

•功效 清肺养胃，止咳消痰。

银耳花菜鹌鹑蛋 ▼

【原料】西蓝花 150 克，干银耳 15 克，鹌鹑蛋 6 ~ 8 个，葱、姜、水淀粉、盐各适量。

【做法】❶ 干银耳用水泡发；西蓝花掰成小朵，洗净；鹌鹑蛋煮熟，去壳。❷ 锅中烧开水，将西蓝花放入焯半分钟捞出，过一遍凉水；泡发的银耳去根，洗净后撕成小朵。❸ 锅热后倒油，下少许葱、姜碎爆香，倒入银耳，加水翻炒。❹ 随

后倒入西蓝花翻炒。❺ 倒入鹌鹑蛋炒匀。❻ 调入盐，倒入水淀粉，炒匀至汤汁收浓即可。

•功效 清热解毒，保养肺脏。

鹌鹑蛋红烧肉 ▼

【原料】鹌鹑蛋 300 克，五花肉 200 克，葱、姜、冰糖、生抽、老抽各适量。

【做法】❶ 鹌鹑蛋洗净后，煮熟，倒入冷水中过凉，去壳备用。❷ 五花肉切 1 厘米厚的块，放入冷水中煮开，取出备用。❸ 锅中倒入肉块，不停地翻炒至出油，下入冰糖上色。❹ 倒入老抽和生抽、葱片、姜段，加入水，移入砂锅。❺ 中火煮 30 分钟，倒入鹌鹑蛋，继续煮至收汁即可。

•功效 补充营养，促进身体发育。

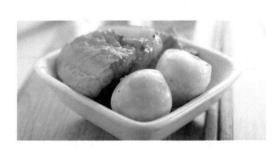

豆腐

补充优蛋白，预防老年痴呆

性凉

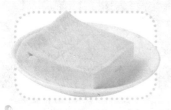

别名：无。
来源：为豆科植物大豆种子的加工制成品。
产地：全国各地均有。
性味归经：性凉，味甘。归脾经、胃经、大肠经。
适宜人群：一般人群均可。

健康密码

预防癌症和骨质疏松

食用豆腐可以预防癌症，还可以预防骨质疏松症。

提高记忆力和老年痴呆

豆腐可以提高记忆力和精神集中力。豆腐经过发酵，最大的变化是产生出大量的维生素 B_{12}，而人体若是缺少了维生素 B_{12}，会加速大脑老化。

治疗老年便秘

老年人因为年龄的关系，消化系统不好，经常会出现便秘，而豆腐是软食，容易消化。所以，专家建议老年人多吃豆腐，从而减少便秘。

促进身体发育，养体美肤

豆腐是老年人、孕妇、产妇的理想食品，也是儿童生长发育的重要食物；豆腐对更年期、病后调养、肥胖、皮肤粗糙很有好处；脑力工作者、经常加夜班者也非常适合食用。

营养加油站

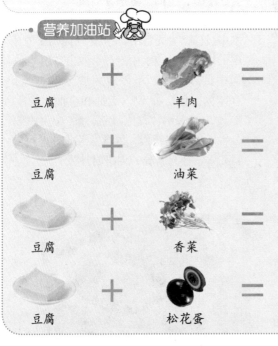

豆腐	+ 羊肉	= 羊肉益气补虚、促进血液循环、增强御寒能力，两者同食，可以起到益气补虚、强身健体、促进消化的食疗作用。
豆腐	+ 油菜	= 油菜有活血化瘀、消肿解毒、止咳化痰、加速肝脏排毒的作用，两者同食，可以起到生津止渴、清热解毒的食疗作用。
豆腐	+ 香菜	= 香菜具有发汗透疹、祛风解毒、消食下气、清热去火、醒脾和中、开胃之功效，两者同食，可以起到清热去火、开胃消食的作用。
豆腐	+ 松花蛋	= 松花蛋具有润肺爽喉、降压、止泻等功效，两者同食，可以有效地润肺生津、清热健胃。

选购与储存

选购 优质豆腐呈均匀的乳白色或淡黄色，稍有光泽，具有香味且口感细腻鲜嫩。

储存 宜现吃现买。

食用禁忌

豆腐中含嘌呤较多，对嘌呤代谢失常的痛风患者和血尿酸浓度增高者忌食豆腐；脾胃虚寒、经常腹泻便溏者忌食。

【营养档案】

100 克豆腐中含有：

人体必需营养素		维生素等营养素		矿物质	
热量	160（千卡）	维生素 A	337（微克）	钾	138（毫克）
蛋白质	12.8（克）	维生素 B₁	0.11（毫克）	钠	106.6（毫克）
脂肪	11.1（克）	维生素 B₂	0.49（毫克）	钙	47（毫克）
碳水化合物	2.1（克）	维生素 B₃	0.1（毫克）	镁	11（毫克）
膳食纤维	—	维生素 E	3.08（毫克）	磷	180（毫克）

保健应用

荠菜豆腐羹 ▼

【原料】荠菜 150 克，豆腐 200 克，淀粉、香油、高汤、胡椒粉、盐各适量。

【做法】❶ 荠菜切除老叶及粗梗，洗净，放入开水中汆烫后捞出，再用冷水冲凉，然后切碎。❷ 把高汤烧开，加入盐及水淀粉勾芡，然后放入切成丁的豆腐煮开。❸ 放入切碎的荠菜，再度煮开即关火盛出，淋香油，撒胡椒粉后即可。

●功效 消炎利水，补充维生素。

鸡汁豆腐 ▼

【原料】豆腐 200 克，鸡肉 50 克，水发木耳、盐、水淀粉、高汤、酱油、味精、花生油、葱末各适量。

【做法】❶ 将豆腐切成丁，下入滚水中汆烫，沥干水装盘。❷ 将鸡肉洗净，切成丁，用淀粉和盐煨好。❸ 锅中放入花生油，烧热后，放入鸡丁、水发木耳末、葱末、酱油、味精等一起煸炒，加入高汤，用湿淀粉勾芡，炒熟后盛在豆腐上即成。

●功效 促进婴幼儿大脑发育。

肉末豆腐蛋羹 ▼

【原料】豆腐 200 克，鸡蛋 2 个，猪肉馅 150 克，葱花、生抽、酱油、生粉、油各适量。

【做法】❶ 嫩豆腐用刀划成小块装入蒸碗中；鸡蛋打散，调入少许盐，加入 1～1.5 倍的清水打搅均匀，用筛网去除浮沫和杂质。❷ 将打散的鸡蛋慢慢倒入蒸碗中，此时豆腐块在下部，不用搅拌。

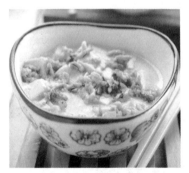

❸ 蒸碗上蒙保鲜膜或扣一个盘子，隔水蒸 10～15 分钟，使蛋液凝固，用勺子按压没有蛋水溢出即可取出。❹ 油锅爆香葱后放入用生抽、生粉抓匀的肉末，调入少许酱油或生抽，淋少量清水，炒熟盛出。❺ 将炒好的肉末连汤汁一起浇在蒸好的蛋羹上，撒上葱花即可。

●功效 增强免疫力，畅清血管。

豆浆

驱寒健体，防治心脑血管疾病

性平

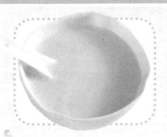

别名：无。
来源：为豆科植物大豆种子制成的浆汁。
产地：全国各地均有。
性味归经：性平，味甘。归胃经、肺经。
适宜人群：适合各年龄层次的人群食用，尤其适宜女性、老人和婴儿饮用。

健康密码

防治高血压、冠心病

豆浆中所含的豆固醇和钾、镁，是有力的抗盐钠物质。钠是高血压发生和复发的主要根源之一，如果体内能适当控制钠的数量，既能预防高血压，又能治疗高血压。如果能坚持每天喝一碗豆浆，冠心病的复发率可降低 50%。

防止脑中风

豆浆中所含的镁、钙元素，能明显地降低血脂，改善脑血流，从而有效地防止脑梗死、脑出血的发生。豆浆中所含的卵磷脂，能减少脑细胞死亡，提高脑功能。

防治癌症

豆浆中的蛋白质和硒、钼等都有很强的抑癌和治癌作用，特别对胃癌、肠癌、乳腺癌有疗效。

防止衰老

豆浆中所含的硒、维生素 E、维生素 C，有很强的抗氧化功效，能使人体的细胞"返老还童"，特别对脑细胞作用更大。

营养加油站

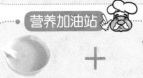

豆浆 + 胡萝卜 =

胡萝卜具有滋阴润燥、补肝明目、通便、抗癌之功效，两者同食，能够通便、防治癌症。

食用禁忌

1. 凡平时胃寒，食后有作闷、反胃、嗳气吐酸的人；脾虚易腹胀、腹泻的人；夜尿频及遗精、肾亏的人，均不宜饮用豆浆，否则会加重病情或影响治疗效果。

2. 不宜喝生或未煮透的豆浆，否则会引起恶心、呕吐或腹泻等。

3. 空腹喝豆浆，豆浆里的蛋白质大都会在人体内转化为热量而被消化掉，不能充分起到补益作用。

4. 忌在豆浆里打鸡蛋；忌冲红糖；忌装保温瓶。

选购与储存

选购 优质豆浆呈现出均匀一致的乳白色或淡黄色，有光泽，浆体质地细腻，无结块，有豆香气，无其他异味。

储存 宜现磨现喝。

【营养档案】

100克豆浆中含有：

人体必需营养素		维生素等营养素		矿物质	
热量	14（千卡）	维生素A	15（微克）	钾	48（毫克）
蛋白质	1.8（克）	维生素B₁	0.02（毫克）	钠	3（毫克）
脂肪	0.7（克）	维生素B₂	0.02（毫克）	钙	10（毫克）
碳水化合物	1.1（克）	维生素B₃	0.1（毫克）	镁	9（毫克）
膳食纤维	1.1（克）	维生素E	0.8（毫克）	磷	30（毫克）

保健应用

薄荷蜂蜜豆浆 ▼

【原料】薄荷叶4片，黄豆30克，白糖适量。

【做法】❶ 将薄荷叶洗净，切碎；黄豆提前浸泡6小时。❷ 将切好的薄荷叶和黄豆一起放入豆浆机榨浆。❸ 在打好的豆浆内放入适量白糖搅拌均匀即可。

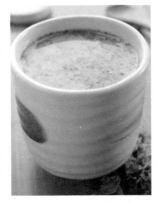

功效 提神醒脑，抗疲劳。

五豆豆浆 ▼

【原料】黄豆30克，黑豆10克，青豆10克，豌豆10克，花生米10克，水1200毫升。

【做法】❶ 五种豆类浸泡6～16小时，备用。❷ 将浸泡好的五豆一起放入豆浆机，加入适量水，打碎煮熟，再用豆浆滤网过滤后即可食用。

功效 降脂降压，强筋健脾，保护心血管。

芝麻黑豆浆 ▼

【原料】黑芝麻、花生各10克，黑豆80克，水适量。

【做法】❶ 将花生与黑豆浸泡6～16小时，备用。❷ 将黑芝麻与浸泡过的花生、黑豆一起放入豆浆机，加入适量水，打碎煮熟，再用豆浆滤网过滤后即可食用。

功效 乌发养发，润肤美颜，补肺和气，滋补肝肾，润肠通便，养血增乳。

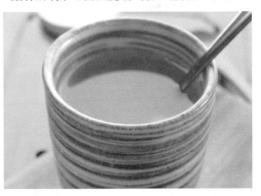

腐竹

预防骨质疏松，增强肌肉力量

性平

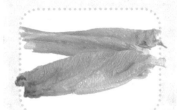

别名： 腐皮，豆腐皮。
来源： 豆浆加工成的一种豆制品。
产地： 全国各地均生产。
性味归经： 性平，味甘。归脾、胃、肺经。
适宜人群： 一般人群均可。

健康密码

防治心脑血管疾病

腐竹具有良好的健脑作用，它能预防老年痴呆症的发生。腐竹中所含有的磷脂还能降低血液中胆固醇含量，有防止高脂血症、动脉硬化的作用。

预防骨质疏松，增强肌肉力量

腐竹含有多种矿物，补充钙质，防止因缺钙导致的骨质疏松，促进骨骼发育。在运动前后吃，可以迅速补充能量，并提供肌肉生长所需的蛋白质。

营养加油站

腐竹 ＋ 猪肝 ＝ 猪肝中含有一般肉类食品中缺乏的维生素C和微量元素硒，能增强人体免疫力、抗氧化、防衰老，两者同食，可以促进人体对维生素的吸收，增强免疫力。

腐竹 ＋ 鸡肉 ＝ 鸡肉具有温中益气、补精填髓、益五脏、补虚损、健脾胃、强筋骨的功效，两者同食，可以达到补虚强身、抗菌消炎的功效。

食用禁忌

腐竹不要与蜂蜜、橙子同吃，否则会影响消化吸收。

选购与储存

选购 优质腐竹呈淡黄色，有光泽；次质腐竹色泽较暗淡或泛洁白、清白色，无光泽；劣质腐竹呈灰黄色、深黄色或黄褐色，色彩暗而无光泽。

储存 腐竹适于久放，但应放在干燥通风之处。过伏天的腐竹，要经阳光晒、凉风吹数次再封装保存。

第九章

菌菇类

性味寒热功效速查

木耳 补气养血，预防结石

性平

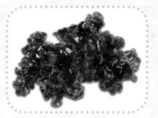

别名：黑木耳、光木耳。
来源：为木耳科植物木耳的子实体。
产地：产于四川、福建等地。
性味归经：性平，味甘。归胃经、大肠经。
适宜人群：一般人群均可食用，尤其适合心脑血管疾病、结石症患者食用。

健康密码

清胃涤肠，预防结石

木耳中的胶质可把残留在人体消化系统内的灰尘、杂质吸附集中起来排出体外，从而起到清胃涤肠的作用。对胆结石、肾结石等内源性异物也有比较显著的化解作用。

防癌抗癌，预防心血管疾病

木耳含有抗肿瘤活性物质，能增强机体免疫力，经常食用可防癌抗癌。黑木耳所含腺嘌呤核苷能在一定程度上阻止血栓形成，防止动脉粥样硬化。黑木耳还能防治心脏病、痔疮和便秘。

营养加油站

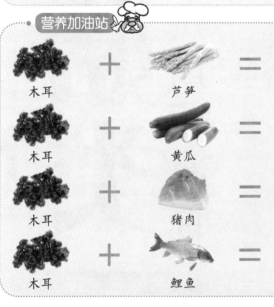

木耳 ＋ 芦笋 ＝ 芦笋具有抗癌、调节代谢之功效，两者同食，可以起到补血养血的作用。

木耳 ＋ 黄瓜 ＝ 黄瓜具有除湿利尿、降脂减肥、润肤除皱之功效，两者同食，可以达到滋补强身、降脂减肥的食疗功效。

木耳 ＋ 猪肉 ＝ 猪肉滋阴润燥、补虚养血，两者都能补气养血，同食可以很好地滋阴润燥、补血养血。

木耳 ＋ 鲤鱼 ＝ 鲤鱼具有补脾健胃、利水消肿、滋补通乳、清热解毒、止嗽下气的功效，两者同食，能够补脾养血、利水润肠。

食用禁忌

1. 新鲜的黑木耳中含有一种物质，会引起皮炎，故新鲜黑木耳不宜食用。
2. 萝卜与木耳不能同食，一起食用可能导致皮炎。

选购与储存

选购 优质黑木耳乌黑光润，其背面略呈灰白色，体质轻松，身干肉厚，朵形整齐，表面有光泽，耳瓣舒展，朵片有弹性，嗅之有清香之气。

储存 阴凉干燥处。

【营养档案】

100 克木耳中含有：

人体必需营养素		维生素等营养素		矿物质	
热量	205（千卡）	维生素 A	17（微克）	钾	757（毫克）
蛋白质	12.1（克）	维生素 B_1	0.17（毫克）	钠	48.5（毫克）
脂肪	1.5（克）	维生素 B_2	0.44（毫克）	钙	247（毫克）
碳水化合物	35.7（克）	维生素 B_3	2.5（毫克）	镁	152（毫克）
膳食纤维	29.9（克）	维生素 E	11.34（毫克）	铁	97.4（毫克）

保健应用

黑木耳炒猪肝 ▼

【原料】黑木耳 20 克，猪肝 200 克，精制植物油、葱花、姜、料酒、香油、盐、味精、淀粉各适量。

【做法】❶ 将黑木耳浸泡至软，捞出择洗干净；猪肝洗净后切薄片，放入碗中，加淀粉拌匀，然后放入热水中烫一下备用。❷ 炒锅开火，放油烧热，先放入葱花、姜末煸香，倒下猪肝片迅速翻炒，加入料酒炒匀后起锅滤油，放入盘中。❸ 将黑木耳放入锅中炒熟，然后倒入猪肝，加盐、香油、少量味精合炒，起锅则可。

功效 养血润肠，补肝利肾。对贫血、习惯性便秘、慢性胃炎、慢性肝炎患者有益。

木耳大枣杞子蒸豆腐 ▼

【原料】大枣 6 粒，枸杞子 20 克，干木耳 20 克，豆腐 150 克，干贝汁各适量。

【做法】❶ 大枣用清水浸软，切片；枸杞子用清水浸软；木耳用清水浸软，择洗干净；豆腐切成粒状。❷ 将豆腐放在碟上，然后将大枣片、枸杞子、木耳铺在上面。

❸ 隔水蒸 10 分钟，淋上干贝汁即可。

功效 增强免疫力。

葱烧木耳炒肉 ▼

【原料】干木耳 20 克，里脊肉 200 克，大葱、姜、酱油、盐、水淀粉各适量。

【做法】❶ 把干木耳用水泡发，清洗干净，掰成小朵。❷ 大葱斜着切丁，里脊肉切片，姜切片。❸ 锅里烧热油，把姜片倒进去炒香，然后把肉倒进锅里翻炒至白色。❹ 木耳下锅翻炒至出现噼啪声后下葱段，再加酱油和盐调味，出锅前淋入水淀粉勾薄芡即可。

功效 增强肌肉力量。

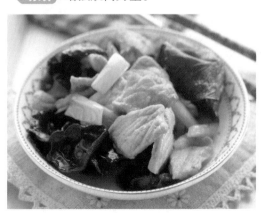

草菇 解毒，治疗糖尿病

性寒

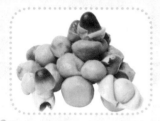

别名：苞脚菇、兰花菇、麻菇、中国菇。
来源：光柄菇科。
产地：主要分布于华南地区。
性味归经：性寒，味甘、咸。归肺经、胃经。
适宜人群：一般人群均可，是糖尿病患者的良好食品。

健康密码

防癌抗癌，增强免疫力

草菇所含粗蛋白超过香菇，具有抑制癌细胞生长的作用。草菇的维生素 C 含量高，能促进人体新陈代谢，提高机体免疫力。

解毒，辅助治疗糖尿病

草菇具有解毒作用，如铅、砷、苯进入人体时，可与其结合，形成抗坏血元，随尿液排出。草菇能够减慢人体对碳水化合物的吸收，是糖尿病患者的良好食品。

营养加油站

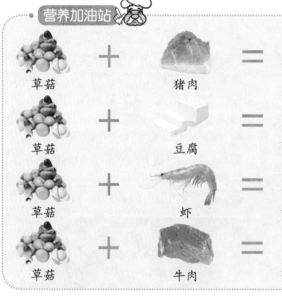

草菇 ＋ 猪肉 ＝ 猪肉滋阴润燥、补虚养血、滋养脏腑，两者同食，可以很好地补脾益气。

草菇 ＋ 豆腐 ＝ 豆腐益气宽中、生津润燥、清热解毒、抗癌，两者同食，可以十分有效地降低血压、降低血脂、防治癌症。

草菇 ＋ 虾 ＝ 虾具有补肾、壮阳、通乳之功效，两者同食，可以达到非常理想的补中益气、养血填精、通乳催乳的食疗功效。

草菇 ＋ 牛肉 ＝ 牛肉具有益气血、强筋骨、补虚养身的功效，两者同食，可以起到增强人体免疫力的作用。

选购与储存

选购 无论是罐头制品还是干制品，都应以菇身粗壮均匀、质嫩、菇伞未开或开展小的质量为好。干制品应菇身干燥，色泽淡黄艳明，无霉变和杂质。

储存 干品宜放在通风干燥处；新鲜的放冰箱冷藏不超过 2 天。

食用禁忌

草菇与鹌鹑肉一同食用易引发痔疮。

【营养档案】

100 克草菇中含有：

人体必需营养素		维生素等营养素		矿物质	
热量	23（千卡）	胡萝卜素	—	钾	179（毫克）
蛋白质	2.7（克）	维生素 B₁	0.08（毫克）	钠	73（毫克）
脂肪	0.2（克）	维生素 B₂	0.34（毫克）	钙	17（毫克）
碳水化合物	2.7（克）	维生素 B₃	8（毫克）	镁	21（毫克）
膳食纤维	1.6（克）	维生素 E	0.4（毫克）	磷	33（毫克）

保健应用

鲜草菇丝瓜鱼片汤 ▼

【原料】草鱼 160 克，丝瓜 160 克，草菇 120 克，北豆腐 100 克，姜片 3 克，大葱段 5 克，香菜 8 克，香油 5 克，胡椒粉 2 克，花生油 10 克，盐 3 克。

【做法】❶ 丝瓜去皮，洗净，开边去瓤，切如筷子头大粒；豆腐洗净，切粒；鲜草菇洗净，切开边。❷ 姜片、葱段入锅，加水烧开，放入豆腐煮 3 分钟捞起，然后放入香菇煮 5 分钟捞起浸冷，沥干水份；草鱼肉洗净抹干，带皮切片，用香油、胡椒粉、盐和油腌 5 分钟，一片片排在碟上。❸ 烧热锅，下 1 汤匙油，爆香姜，放水适量烧开，放下豆腐、鲜菇、丝瓜煮开片刻，熟后下盐调味，放入鱼片立即熄火，倒入汤碗内，放入香菜即成。

●功效 补脑健体。

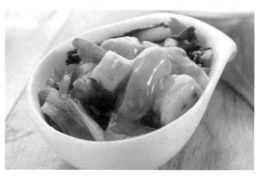

菜洗净。❷ 在沸水中加少许盐，把草菇余烫后捞出，冲凉；胡萝卜去皮，先煮熟后再切片。❸ 锅内放适量油，烧至七成热，放入虾仁过油，滑散滑透时捞出，余油倒出。❹ 锅内留少许油，炒油菜、胡萝卜片和草菇，然后将虾仁回锅，加入料酒、盐、清水、胡椒粉、湿淀粉、味精同炒至匀即可。

●功效 补充优质蛋白质。

蚝油草菇 ▼

【原料】草菇 300 克，胡萝卜 2 根，辣椒、姜、蒜、蚝油各适量。

【做法】❶ 将草菇对切，胡萝卜、辣椒切片。❷ 起油锅，爆香姜蒜、辣椒，下草菇、胡萝卜煸炒。❸ 加入适量的蚝油调味，溜点儿清水，稍焖 1 分钟即可。

●功效 降血糖，降血脂。

草菇虾仁 ▼

【原料】虾仁 300 克，草菇 150 克，胡萝卜 25 克，油菜 10 克，鸡蛋 1 个，淀粉、食用油、料酒、胡椒粉、盐、味精适量。

【做法】❶ 虾仁洗净后拭干，拌入适量的盐、淀粉、胡椒粉、蛋清腌 10 分钟；油

香菇

健脑益智，增强免疫力

性平

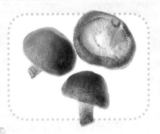

别名： 冬菇、香蕈。
来源： 属口蘑科。
产地： 主产区在福建古田，浙江庆元。
性味归经： 性平，味甘。归胃经、肝经。
适宜人群： 一般人群均可，比较适宜贫血、白细胞减少、免疫力低下及年老体弱者食用。

健康密码

降低胆固醇，防止动脉粥样硬化

香菇中含有丰富的食物纤维，经常食用能降低血液中的胆固醇，防止动脉粥样硬化，对防治脑出血、心脏病、肥胖症和糖尿病均有益。

抗癌

实践证明，香菇中含有一种"β－葡萄糖苷酶"，防治癌症的范围十分广泛，包括白血病在内的多种恶性肿瘤，如肺癌、胃癌、食管癌、肠癌等。

抗病毒

香菇还能抗感冒病毒，因香菇中含有一种干扰素的诱导剂，能诱导体内干扰素的产生，干扰病毒蛋白质的合成，使其不能繁殖，从而使人体产生免疫作用。

预防骨质疏松症

由于香菇中富含维生素 D_2，经常食用，可以防治佝偻病及老年人的骨质疏松症。

营养加油站

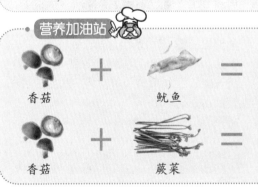

香菇 ＋ 鱿鱼 ＝

香菇 ＋ 蕨菜 ＝

鱿鱼具有补虚养气、滋阴养颜等功效，可降低血液中胆固醇的浓度，调节血压，活化细胞，两者同食，可以起到辅助治疗高血压、高脂血症及癌症的作用。

蕨菜具有下气通便、排毒清肠、强健机体、增强抗病能力的功效，两者同食，可以起到很好的通便排毒、增强抗病能力的作用。

选购与储存

选购 以菇香浓，菇肉厚实，菇面平滑，大小均匀，色泽黄褐或黑褐，菇面稍带白霜，菇褶紧实细白，菇柄短而粗壮，干燥，不霉，不碎的为优良品质。长得特别大的鲜香菇不要吃，因为多是用激素催肥的，大量食用会对机体造成不良影响。

储存 阴凉干燥处。

食用禁忌

1. 香菇要多洗几遍，以防有沙。
2. 香菇不宜与鹌鹑、驴肉等一起食用。

【营养档案】

100 克香菇（干）中含有：

人体必需营养素		维生素等营养素		矿物质	
热量	211（千卡）	维生素 A	3（微克）	钾	464（毫克）
蛋白质	20（克）	维生素 B$_1$	0.19（毫克）	钠	11.2（毫克）
脂肪	1.2（克）	维生素 B$_2$	1.26（毫克）	钙	83（毫克）
碳水化合物	30.1（克）	维生素 B$_3$	20.5（毫克）	镁	147（毫克）
膳食纤维	31.6（克）	维生素 E	0.66（毫克）	磷	258（毫克）

保健应用

香菇炖鸡 ▼

【原料】肥嫩母鸡 1 只，水发香菇 3 朵，料酒 50 克，鸡汤 750 克，丁香 5 粒。

【做法】❶ 香菇泡发，洗净，撕成小块。❷ 将鸡去毛及内脏，洗净，氽水，放入炖钵，铺上香菇，加入调料、鸡汤。❸ 钵内放入盛有料酒、丁香的小杯，加盖封严，蒸 2 小时后取出钵内小杯即成。

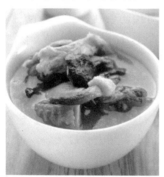

•功效 滋补强身，开胃助消化。

山药烩香菇 ▼

【原料】山药 300 克，新鲜香菇 100 克，胡萝卜 100 克，大枣 10 克，香葱、食用油、酱油、胡椒粉、盐各适量。

【做法】❶ 胡萝卜洗净，去皮，切成薄片；香菇洗净，切薄片；大枣洗净，泡水；葱洗净，切段；山药洗净，去皮，切成薄片，放入水中加盐浸泡。❷ 锅中倒入油烧热，爆香葱段，放入山药、香菇及胡萝卜炒匀，加入大枣及酱油，用中火焖煮 10 分钟至山药、大枣熟软，再加入盐和胡椒粉调匀，即可盛出。

•功效 理气健脾，预防癌症。

刀豆炒香菇 ▼

【原料】鲜刀豆 250 克，水发香菇 50 克，清水、味精、盐、油各适量。

【做法】❶ 将刀豆洗净，切段；用温水浸泡香菇，切成丝。❷ 将处理好的刀豆和香菇倒入烧热的素油锅内，翻炒至熟，加适量清水、细盐、味精即可。

•功效 温中补肾，补气益胃。适用于脾肾阳虚型肺源性心脏病。

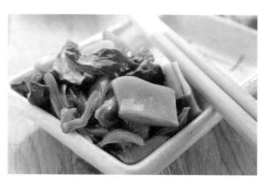

蘑菇

镇痛止咳，防癌抗癌

性凉

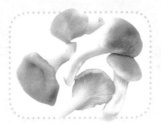

别名： 肉蕈、白蘑菇、蘑菇蕈。
来源： 属真菌门蘑菇科。
产地： 全国各地均有。
性味归经： 性凉，味甘。归肝经、胃经。
适宜人群： 适宜高脂血、贫血、糖尿病、白细胞减少、肝炎、肥胖及癌症等患者食用。

健康密码

抗癌

日本研究人员在蘑菇有效成分中分析出一种分子量为288的超强力抗癌物质，能抑制癌细胞的生长，其作用比绿茶中的抗癌物质强1000倍。蘑菇中还含有一种毒蛋白，能有效地阻止癌细胞的蛋白合成。

提高机体免疫力

蘑菇的有效成分可增强T淋巴细胞功能，从而提高机体抵御各种疾病的免疫功能。

镇痛，镇静

蘑菇中含有一种可以镇痛、镇静的物质，其镇痛效果可代替吗啡。

通便排毒

蘑菇中所含的人体很难消化的粗纤维、半粗纤维和木质素，可保持肠内水分，并吸收余下的胆固醇、糖分，将其排出体外，对预防便秘、肠癌、动脉硬化、糖尿病等都十分有利。

营养加油站

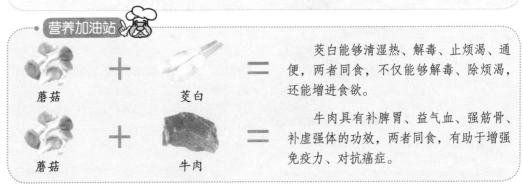

蘑菇 ＋ 茭白 ＝ 茭白能够清湿热、解毒、止烦渴、通便，两者同食，不仅能够解毒、除烦渴，还能增进食欲。

蘑菇 ＋ 牛肉 ＝ 牛肉具有补脾胃、益气血、强筋骨、补虚强体的功效，两者同食，有助于增强免疫力、对抗癌症。

选购与储存

选购 摸蘑菇表面，含有增白剂的，表面滑爽、手感好，有湿润感；不含增白剂的菇面发涩，表面沾有泥巴，摸上去比较粗糙、干燥。购买时，要选择气味纯正清香，没有发酸、发臭、发霉味的蘑菇。

储存 放于冰箱冷藏。

🥄 食用禁忌

1. 脾胃虚寒者和慢性病患者当少食蘑菇。
2. 便泄者慎食。

【营养档案】

人体必需营养素		维生素等营养素		矿物质	
热量	252（千卡）	维生素 A	273（微克）	钾	1225（毫克）
蛋白质	21（克）	维生素 B$_1$	0.1（毫克）	钠	23.3（毫克）
脂肪	4.6（克）	维生素 B$_2$	1.1（毫克）	钙	127（毫克）
碳水化合物	31.7（克）	维生素 B$_3$	30.7（毫克）	镁	94（毫克）
膳食纤维	21（克）	维生素 E	6.18（毫克）	磷	357（毫克）

🏵 保健应用

蘑菇炖豆腐 ▼

【原料】鲜蘑菇 250 克，豆腐 250 克，精制植物油、盐、味精各适量。

【做法】❶ 鲜蘑菇洗净，撕开；豆腐洗净，切成小块。❷ 炒锅开火放入精制植物油烧热，先倒入蘑菇煸炒片刻，然后加入豆腐块和适量水一起炖烧，起锅前放入盐、味精调匀即可。

●功效 安神宁心，降压降脂。对高血压、高血脂、动脉硬化、冠心病等患者尤为适宜。

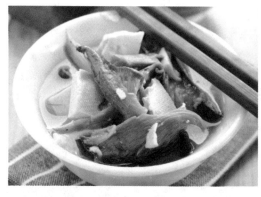

蘑菇炖猪肚 ▼

【原料】鲜蘑菇 150 克，猪肚 1 只，盐

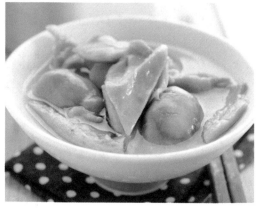

适量。

【做法】❶ 将猪肚洗净，切片。❷ 蘑菇洗净，切两瓣。❸ 先炖猪肚，加盐少许，待八成熟，放入蘑菇煮熟即成。

●功效 补中益胃。适用于脾虚体弱、胃不纳食之人食用。

蘑菇心肺汤 ▼

【原料】鲜蘑菇 150 克，猪心、猪肺各 200克，葱、姜、盐适量。

【做法】❶ 将猪心、猪肺洗净，切成小条块。❷ 入锅煮，待八成熟，放入洗净的蘑菇和适量盐、葱段及姜丝，煮至蘑菇熟即可起锅。

●功效 滋补肺胃，化痰理气。

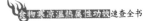

平菇 补肝和胃，改善体质

性温

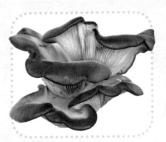

别名：北风菌、糙皮侧耳、白平菇、美味侧耳。
来源：属担子菌门下伞菌目侧耳科。
产地：全国各地均有。
性味归经：性温，味甘。归脾经、胃经。
适宜人群：适宜高脂血、贫血、糖尿病、白细胞减少、肝炎、肥胖及癌症等患者食用。

健康密码

抗肿瘤

平菇含有抗肿瘤细胞的硒、多糖体等物质，对肿瘤细胞有很强的抑制作用，且具有免疫特性。

益肾利水，治疗慢性肾炎

平菇含有多种维生素和矿物质，可以作为体弱者的营养品，并可用于治疗腰腿疼痛、手足麻木、筋络不通等病症。

改善体质

平菇含有的多种维生素及矿物质具有改善人体新陈代谢、增强体质、调节自主神经功能等作用，故可作为体弱病人的营养品。

补肝养胃

平菇对肝炎、慢性胃炎、胃和十二指肠溃疡、软骨病、高血压等都有疗效，对降低血胆固醇和防治尿道结石也有一定功效，对妇女更年期综合征有调理作用。

营养加油站

平菇 ＋ 扁豆 ＝ 扁豆具有安神养精、止咳祛痰、养胃、益气生津、解毒下气的功效，两者同食，可以起到增强人体免疫力、止咳祛痰的作用。

平菇 ＋ 毛豆 ＝ 毛豆具有降低血脂、有效对抗癌症、增强免疫力、延缓衰老、丰润肌肤的功效，两者同食，可以帮助人体增强免疫力和抗病能力，预防感冒。

食用禁忌

1. 慢性病患者和脾胃虚寒者当少食平菇。
2. 平菇不宜与鹌鹑肉同食，否则易引起痔疮发作。

选购与储存

选购 购买平菇时，应选择菇形整齐不坏，颜色正常，质地脆嫩而肥厚，气味纯正清香，无杂味、无病虫害，八成熟的鲜平菇。八成熟的菇菌伞不是翻张开，而是菌伞的边缘向内卷曲。

储存 阴凉干燥处。

【营养档案】

100克平菇中含有：

人体必需营养素		维生素等营养素		矿物质	
热量	20（千卡）	维生素A	2（微克）	钾	258（毫克）
蛋白质	1.9（克）	维生素B₁	0.06（毫克）	钠	3.8（毫克）
脂肪	0.3（克）	维生素B₂	0.16（毫克）	钙	5（毫克）
碳水化合物	2.3（克）	维生素B₃	3.1（毫克）	镁	14（毫克）
膳食纤维	2.3（克）	维生素E	0.79（毫克）	磷	86（毫克）

保健应用

平菇炒肉片 ▼

【原料】平菇300克，猪肉100克，青椒50克，红椒50克，盐、白糖、酱油、料酒、胡椒粉、生抽、味精、水淀粉各适量。

【做法】❶ 猪肉切片，用酱油、料酒、胡椒粉抓匀，腌制5分钟。❷ 青椒、红椒切菱形片；葱、姜、蒜切片。❸ 平菇洗净，斜切成大片。❹ 锅烧热，放入肉片滑散，炒至变色。❺ 加入葱、姜、蒜炒香，放入平菇。❻ 加盐、生抽、白糖大火翻炒2分钟。❼ 再放入青红椒片，快速翻炒1分钟，用水淀粉勾芡，加味精

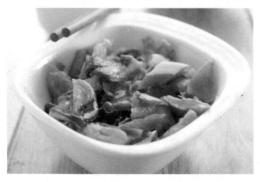

调匀即可。

功效 提高免疫力。

平菇菠菜粥 ▼

【原料】白米、平菇、菠菜各100克，鸡精、盐、清水各适量。

【做法】❶ 将米淘净，放入锅中，加清水或高汤，煮至软烂。❷ 煮米的同时，将平菇和菠菜洗净，切成小丁。❸ 白粥煮好后加入切好的平菇，大火烧开改小火煮10分钟。❹ 加入菠菜，大火煮开，加入鸡精和盐调味即可。

功效 补气养血。

平菇豆腐汤 ▼

【原料】平菇250克，豆腐200克，花生油、葱花、盐、味精各适量。

【做法】❶ 豆腐切成小块。❷ 平菇洗净，切成片。❸ 炒锅内注入花生油烧热，投入平菇翻炒片刻，加适量清水煮沸，下入豆腐块，煮沸后撒入葱花，加盐、味精调味即成。

功效 补充优质蛋白质。

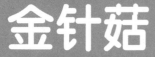

金针菇 健脑抗疲劳，促进代谢

性凉

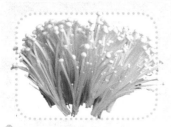

别名： 金菇、毛柄金钱菌。
来源： 属伞菌目口蘑科金针菇属。
产地： 全国各地均有。
性味归经： 性凉，味甘。归脾经、胃经、肾经。
适宜人群： 一般人群均可，比较适宜于气血不足、营养不良的老年人和儿童食用。

健康密码

健脑，抗衰老

实验证实，金针菇具有较好的健脑的功效，可以预防老年人智力衰减。

抗衰老

金针菇具有较好的抗衰老的功效，因此，对于神经过度疲劳的现代人来说，经常食用，可以有效缓解疲劳、延缓机体的衰老。

抗肿瘤

金针菇中提取的朴菇素，能有效地抑制肿瘤的生长，具有明显的抗癌作用。

抗疲劳

金针菇具有抵抗疲劳的作用。

抗炎

金针菇菌丝体、子实体中提取的有效成分对小鼠耳郭炎症模型有抗炎作用，在人体也有抗菌消炎的作用。

营养加油站

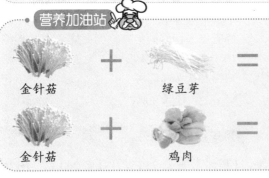

金针菇	绿豆芽	绿豆芽具有清暑热、清肠胃、解毒、预防消化道癌症之功效，两者同食，可以起到清热解毒、防治癌症的作用。
金针菇	鸡肉	鸡肉具有温中益气、补精填髓、益五脏、补虚损的功效，两者同食，可以益气补血。

选购与储存

选购 优质的金针菇颜色是淡黄或黄褐色，菌盖中央较边缘稍深，菌柄上浅下深。金针菇罐头如果颜色鲜亮，有刺鼻气味，汤汁混浊，可能是经过特殊处理的，不可选购。

储存 采用聚丙烯塑料膜包装，用高频抽气机密封，低温保藏，在1℃环境中可保鲜20天，7℃～8℃保鲜10天。

食用禁忌

金针菇因含有很多纤维素，食用过多可能导致腹泻。

【营养档案】

人体必需营养素		维生素等营养素		矿物质	
热量	26（千卡）	维生素 A	5（微克）	钾	195（毫克）
蛋白质	2.4（克）	维生素 B$_1$	0.15（毫克）	钠	4.3（毫克）
脂肪	0.4（克）	维生素 B$_2$	0.19（毫克）	铁	1.4（毫克）
碳水化合物	3.3（克）	维生素 B$_3$	4.1（毫克）	镁	17（毫克）
膳食纤维	2.7（克）	维生素 E	1.14（毫克）	磷	97（毫克）

保健应用

凉拌金针菇 ▼

【原料】金针菇 200 克，盐、香油、白糖、鸡精、青椒圈各适量。

【做法】❶ 金针菇、青椒圈用水煮熟，捞出金针菇和青椒圈用凉开水泡凉。❷ 把金针菇撕成细丝。❸ 拌上盐、香油、白糖、鸡精即可。

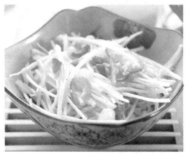

功效 爽口开胃，帮助消化。

金针菇鸡汤 ▼

【原料】金针菇 200 克，鸡肉 100 克，姜片、胡萝卜片、葱段、淀粉、米酒适量。

【做法】❶ 将金针菇去根备用；鸡肉洗净切片，加入淀粉、米酒腌 10 分钟。❷ 取锅注水加热，水滚后放入姜片、胡萝卜片、腌好的鸡肉片，以小火煮滚，再放入金针菇和调味料，最后放入葱段即可。

功效 对抗疲劳。

冬瓜金针菇汤 ▼

【原料】冬瓜 200 克，金针菇 80 克，鸡汤口味浓汤宝 1 块，水适量。

【做法】❶ 冬瓜削皮，切片；金针菇洗净。❷ 锅中放水，煮沸后加入 1 块鸡汤口味浓汤宝，加入冬瓜、金针菇，再煮 15 分钟即可。

功效 温补脾胃，促进营养吸收。

金针菇炒肉丝 ▼

【原料】金针菇 300 克，肉丝 100 克，料酒、姜粉、盐、鸡精、植物油各适量。

【做法】❶ 肉丝先用料酒稍稍腌一下，然后再洗净。❷ 锅中倒油，烧热，倒入肉丝快速翻炒至变色后，加入金针菇，翻炒。❸ 加入姜粉和盐，继续翻炒至金针菇熟，加入鸡精，盛盘起锅。

功效 增强免疫力，抗肿瘤。

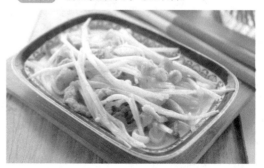

猴头菇

养脾护胃，预防癌症

性平

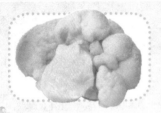

别名： 猴头菌、猴头蘑、刺猬菌、猬菌。
来源： 为齿菌科真菌猴头菌、珊瑚状猴头菌的子实体。
产地： 主产于黑龙江，河南南阳地区也有。
性味归经： 性平，味甘。归胃经、肾经。
适宜人群： 一般人群均可。

健康密码

养脾护胃，帮助消化

猴头菇中含有多种氨基酸和丰富的多糖体，能助消化，对胃炎、胃癌、食道癌、胃溃疡、十二指肠溃疡等消化道疾病有很好的辅助治疗作用。

补充优质蛋白

猴头菇是高蛋白、低脂肪、富含矿物质和维生素的优良食品。

预防癌症肿瘤

猴头菇含有的多糖体、多肽类及脂肪物质，能抑制癌细胞中遗传物质的合成，从而预防和治疗消化道癌症和其他恶性肿瘤。

预防心脑血管疾病

猴头菇含不饱和脂肪酸，能降低血胆固醇和三酰甘油含量，调节血脂，利于血液循环，是心血管患者的理想食品。

营养加油站

猴头菇

＋

猪蹄

＝

猪蹄具有补虚弱、填肾精等功效，两者同食，可以起到补虚填精、益气养胃的食疗作用。

食用禁忌

低免疫力人群、对菌类食品过敏者慎用。

选购与储存

选购 新鲜时呈白色，干制后呈褐色或金黄色，其质量以形体完整无缺、茸毛齐全、体大、色泽金黄色者为好；否则，质量就差。

储存 阴凉干燥处。

第十章

调味品及其他类

性味寒热功效速查

花椒 散寒镇痛，生发阳气

性热

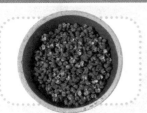

别名：香椒、大花椒、青椒、山椒。
来源：为芸香科植物花椒的果皮。
产地：主产河北、山西、陕西、甘肃、河南等地。
性味归经：性热，味辛。归脾经、胃经、肾经。
适宜人群：一般人群均可。

健康密码

抑菌驱虫

花椒中的挥发油对白喉杆菌、肺炎双球菌、金黄色葡萄球菌和某些皮肤真菌有抑制作用。服食花椒水能驱除寄生虫。

除膻气，增食欲

花椒气味芳香，可除各种肉类的腥膻气，能促进唾液分泌，增加食欲。

降低血压

研究发现，花椒能使血管扩张，从而起到降低血压的作用。

营养加油站

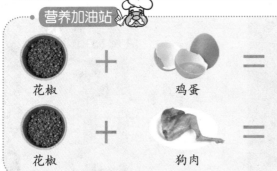

花椒 + 鸡蛋 =

鸡蛋具有滋阴养血、益精补气、清热解毒、补脾和胃之功效，两者同食，可以辅助治疗虚寒腹痛。

花椒 + 狗肉 =

狗肉具有温肾助阳、强身、补血、安五脏的功效，两者同食，可以达到很好的温中散寒、止痛之功效。

食用禁忌

过多食用花椒易消耗肠道水分，造成便秘。

选购与储存

选购 正品花椒色泽多为紫红或暗红，光泽度不高，绝大部分表面有开口，粒大且均匀；"颜椒"则色泽比较鲜红，并呈现出油浸、亮澄澄的状态，因其多是劣质花椒，故颗粒很小，表面无开口，外壳捏开后多为黑色小颗粒物。随身带一张餐巾纸，将花椒放于纸上轻搓，染色"颜椒"会掉色，在纸上留下红色粉末。正品花椒则无这种现象。

储存 阴凉干燥处。

【营养档案】

100 克花椒中含有：

人体必需营养素		维生素等营养素		矿物质	
热量	258（千卡）	维生素 A	23（微克）	钾	204（毫克）
蛋白质	6.7（克）	维生素 B$_1$	0.12（毫克）	钠	47.4（毫克）
脂肪	8.9（克）	维生素 B$_2$	0.43（毫克）	钙	639（毫克）
碳水化合物	37.8（克）	维生素 B$_3$	1.6（毫克）	镁	111（毫克）
膳食纤维	28.7（克）	维生素 E	2.47（毫克）	磷	69（毫克）

保健应用

花椒红糖饮 ▼

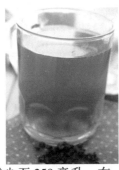

【原料】花椒 12 克，红糖 30 克。

【做法】❶ 将花椒清洗干净，沥干水分。❷ 中火加热小煮锅中的 400 毫升水，将花椒放入，待水烧开后，转小火继续加热 25 分钟，直至水量减少至 250 毫升，在花椒水中加入红糖，搅拌均匀，即可饮用。

•功效 帮助产妇回奶。

鲜砂姜花椒青蟹 ▼

【原料】青蟹 600 克，鲜砂姜 100 克，花椒 50 克，料酒 50 克，盐、味精、蒜末、糖、葱丝、香菜末、色拉油各适量。

【做法】❶ 青蟹洗净后放在案板上，用力将蟹壳剥离，并将蟹壳一分为二；蟹腿剁下，一分为四；蟹身一分为四。❷ 锅内放入色拉油，烧至七成热时放入花椒小火熬 5 分钟，制成花椒油备用。❸ 锅内放入色拉油，烧至七成热时放入青蟹小火浸炸 1 分钟后出锅备用。❹ 砂锅放在火上，烧热后放入炸好的花椒油，烧至七成热时放入鲜砂姜、葱丝、蒜末煸炒出香，放入青蟹大火炒香后放入料酒、盐、味精、糖调味后放入香菜末出锅，按照原料青蟹的样子摆放整齐。

•功效 杀菌抑菌，增鲜口味。

花椒醉鸡 ▼

【原料】鸡腿 2 只，绍兴酒 500 毫升，花椒 15 克，盐、老姜、香菜段各适量。

【做法】❶ 大火将炒锅烧至红热，放入盐不停翻炒至颜色变深，再放入花椒同炒，至花椒飘出香味、变熟色，放晾备用。❷ 鸡腿洗净，用炒过的花椒盐抹匀鸡腿，用保鲜膜包好，放入冰箱保鲜层腌 3 ～ 4 小时，使之入味。❸ 烹饪前取出鸡腿稍放置，使鸡腿接近室温，用水冲去表面的花椒盐。❹ 煮锅中放入适量清水，大火烧沸后将鸡腿放入，改小火慢煮 20 分钟，然后取出，放入事先准备好的冰水中漂凉。❺ 将鸡腿沥干水分，剁成适口的块，加入绍兴酒，使酒完全浸没鸡肉，浸泡 8 ～ 12 小时，食用前撒入香菜段即可。

•功效 开胃消食，补充营养。

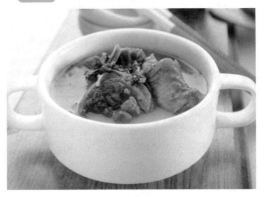

胡椒 祛腥解毒，光洁皮肤

性热

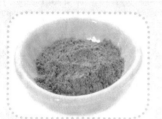

别名： 白川、浮椒、玉椒。
来源： 为胡椒科植物胡椒的果实。
产地： 国内主要产于广东、广西及云南等地。
性味归经： 性热，味辛。归胃经、脾经、大肠经。
适宜人群： 适宜于胃寒腹痛、泄泻冷痢、食欲不振、呕吐、慢性胃炎等患者食用。

健康密码

治疗感冒

胡椒性热，对胃寒所致的胃腹冷痛、肠鸣腹泻有很好的缓解作用，并治疗风寒感冒。

祛腥、解油腻，开胃助消化

胡椒的主要成分是胡椒碱，也含有一定量的芳香油、粗蛋白、粗脂肪及可溶性氮，能祛腥、解油腻、助消化。胡椒的气味能增进食欲。

防止乳腺癌

胡椒子中含有的胡椒碱具有防止乳腺癌的功效。胡椒与姜黄（咖喱粉）搭配，其抗癌功效会更强。

营养加油站

胡椒 + 枣 =		枣具有补血养血、健脾、开胃、祛风之功效，两者同食，可以辅助治疗胃寒胃痛等症。
胡椒 + 绿豆 =		绿豆具有抑菌抗病毒、滋补强壮、调和五脏、清热解毒、利水消肿的功效，两者同食，可以辅助治疗痢疾。
胡椒 + 牛肉 =		牛肉具有补脾胃、益气血、强筋骨、化痰、消水肿等功效，将胡椒与牛肉搭配食用，能够祛寒化痰、益气养血。
胡椒 + 海鲜类食物 =		两者同食，不仅能够祛除海鲜的腥味以及毒素，还能够起到开胃消食的作用。

食用禁忌

无论黑胡椒、白胡椒皆不能高温油炸，否则将失其功效。

选购与储存

选购 色泽鲜亮，干燥无霉变为佳。
储存 阴凉干燥处。

【营养档案】

100克胡椒（粉）中含有：

人体必需营养素		维生素等营养素		矿物质	
热量	357（千卡）	维生素 A	10（微克）	钾	154（毫克）
蛋白质	9.6（克）	维生素 B₁	0.09（毫克）	钠	4.9（毫克）
脂肪	2.2（克）	维生素 B₂	0.06（毫克）	钙	2（毫克）
碳水化合物	74.6（克）	维生素 B₃	1.8（毫克）	镁	128（毫克）
膳食纤维	2.3（克）	维生素 E	—	磷	172（毫克）

保健应用

黑胡椒牛排 ▼

【原料】牛排300克，盐、鸡精、白糖、酱油、黑胡椒粉、水淀粉各适量。

【做法】❶ 将牛排拍成薄片，加入盐、鸡精、白糖、酱油、黑胡椒粉、淀粉腌制15～20分钟。❷ 煎盘内倒少许油，放微波炉中预热3分钟，再将牛排平铺在盘上，放微波炉4分钟即可。

●功效 促进消化，降血压，降血脂。

猪蹄粥 ▼

【原料】猪蹄250克，大米100克，荸荠50克，姜汁、盐、鸡精、胡椒粉各适量。

【做法】❶ 猪蹄刮洗干净，剁成小块，入沸水锅中焯去血水；荸荠去皮，洗净，切成小丁。❷ 猪蹄入锅加适量清水，加入盐、姜汁、胡椒粉煮开，再用小火煮至七成熟，放入淘洗干净的大米、荸荠丁同煮至熟烂，最后加鸡精调味即可。

●功效 此粥对儿童骨骼生长非常有利。

黑胡椒烤香菇 ▼

【原料】香菇10朵，黑胡椒粉、盐、橄榄油各适量。

【做法】❶ 香菇洗净，去蒂，用水泡10分钟。❷ 然后捞出控干水，用刀在香菇上划"十"字。❸ 在香菇上均匀地刷上一层橄榄油，撒上盐和黑胡椒粉，然后用锡纸包好。❹ 烤箱预热250℃，烤15分钟即可。

●功效 开胃助消化。

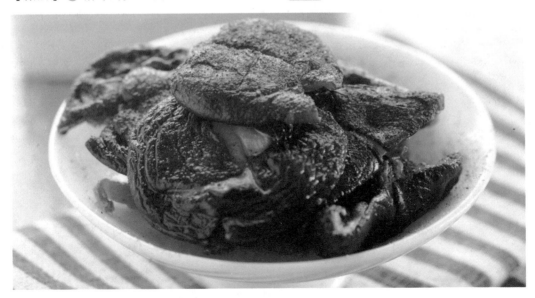

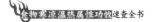

丁香 温中暖胃，止呕

性热

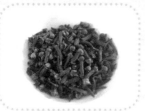

别名： 百结、情客、紫丁香、子丁香、洋丁香。
来源： 为桃金娘科植物丁香的花蕾。
产地： 主要产于广东等地。
性味归经： 性热，味辛。归胃经、肾经。
适宜人群： 寒性胃痛、反胃呃逆、呕吐、口臭者宜食。

健康密码

抗菌驱虫

丁香所含的成分具有抑菌抗菌、驱虫作用。

温中暖胃，降逆

丁香具有温中、暖肾、降逆的功效。适用于呃逆、呕吐、反胃、痢疾、心腹冷痛、疝癖、疝气、癣症。

营养加油站

 丁香 + 梨 =

丁香具有温胃散寒、止吐、开胃之功效，梨具有和胃、增进食欲、促进消化、通便、解酒之功效，丁香与梨同炖汁食用，能够有效止吐。

 丁香 + 蜂蜜和陈皮 =

丁香具有温胃散寒、止吐、开胃之功效，将其与蜂蜜、陈皮同炖汤服用，能够有效止吐。

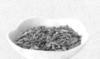 丁香 + 小茴香 =

丁香具有温胃散寒、止吐、开胃之功效，小茴香具有理气开胃、促进消化、解毒止吐、下气散寒之功效，将丁香与小茴香同煎汤服用，不仅能够止吐，还能治疗胃寒腹痛等症。

食用禁忌

热病及阴虚内热者忌服；胃热引起的呃逆或兼有口渴、口苦、口干者不宜食用。

选购与储存

选购 干燥，大小均匀为佳。
储存 阴凉干燥处。

【营养档案】

人体必需营养素		维生素等营养素		矿物质	
热量	359（千卡）	胡萝卜素	—	钾	47（毫克）
蛋白质	0.3（克）	维生素 B$_2$	0.07（毫克）	钠	122.1（毫克）
脂肪	17.2（克）	维生素 B$_3$	—	钙	137（毫克）
碳水化合物	50.7（克）	维生素 C	—	硒	12.6（微克）
膳食纤维	16.7（克）	维生素 E	4.27（毫克）	磷	10（毫克）

保健应用

雪花丁香鸡 ▼

【原料】鸡 1 只，鸡蛋清 2 个，酱油、味精、葱、姜、八角、桂皮、淀粉、丁香、黄酒、食用油各适量。

【做法】❶ 将嫩鸡洗净，用沸水烫紧鸡皮，抹匀酱油，入五成热油锅炸至皮脆捞出，剁成块，排入扣碗，加丁香、桂皮、八角、黄酒、味精、酱油、葱结和姜片，入笼蒸至酥软取出，去葱、姜、香料，倒出汤汁待用，将鸡块倒扣入盘中。❷ 蛋清里加 200 毫升清水、盐、味精、淀粉，拌匀成蛋清糊，入两成热的油锅，用小火烧至蛋白凝固浮起，取出。❸ 蒸鸡原汤入净锅，上旺火，收浓汁水，下水淀粉勾薄芡，浇于鸡块上，再盖上熟蛋白即成。

•功效 开胃，补胃养虚。

丁香杏仁苹果 ▼

【原料】苹果 600 克，杏仁、糖粉各 30 克，丁香粉 20 克，黄油 15 克，肉桂粉 2 克，奶油适量。

【做法】❶ 将苹果削去皮，去核；杏仁切成小棍状。❷ 锅内放入糖粉，加入清水，置微火上化开，待糖粉完全溶化，转旺火烧开，滚沸 5 分钟，放入苹果，煮至发软，取出，放烤盘内。❸ 将丁香粉、肉桂粉和黄油掺入锅内糖汁中，迅速煮沸，使之浓稠。❹ 将糖汁倒入苹果的空腔中，再填入杏仁，入炉温 180℃ 的烤炉内烤 15 分钟，至杏仁焦黄时，取出凉凉，放冰箱内，冻至极凉，浇上奶油即可。

•功效 润肠通便，抑制血压。

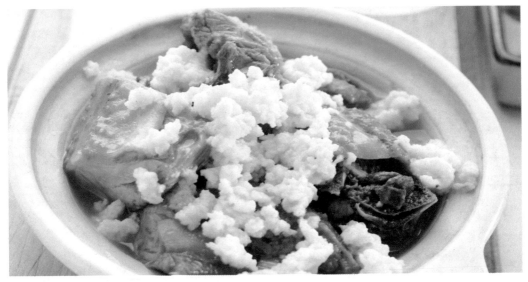

大茴香

抗菌，保护呼吸系统健康

性热

别名：茴香、八角茴香、大料、八角。
来源：为木兰科植物八角茴香的果实。
产地：主产广西、广东、云南等地。
性味归经：性热，味辛。归肝经、肾经、脾经、胃经。
适宜人群：一般人群均可。

健康密码

抗菌

大茴香的提取物对肺炎球菌、白喉杆菌等有抑菌作用。

增强肠胃蠕动，刺激呼吸系统

挥发油中的茴香脑具有刺激作用，能促进肠胃蠕动，可缓解腹部疼痛；对呼吸道分泌细胞有刺激作用而促进分泌，可用于祛痰。

营养加油站

大茴香	+	红糖	=	红糖具有补中疏肝、止痛益气、补血、和血化瘀、调经散寒之功效，两者同食，能够有助治疗腰部扭伤。
大茴香	+	芥末	=	芥末具有温中散寒、通利五脏、利水驱虫之功效，两者同食，能够有效预防流感。
大茴香	+	咖喱	=	咖喱具有促进消化、促进血液循环、发汗等功效，两者同食，能够预防流感。

食用禁忌

不宜经常食用。

选购与储存

选购 买大茴香的时候数一下是不是八个角，如果不是，则是假的。
储存 阴凉干燥处。

【营养档案】

人体必需营养素		维生素等营养素		矿物质	
热量	195（千卡）	维生素 A	7（微克）	钾	202（毫克）
蛋白质	3.8（克）	维生素 B₁	0.12（毫克）	钠	14.7（毫克）
脂肪	5.6（克）	维生素 B₂	0.28（毫克）	钙	41（毫克）
碳水化合物	32.4（克）	维生素 B₃	0.9（毫克）	镁	68（毫克）
膳食纤维	43（克）	维生素 E	1.11（毫克）	磷	64（毫克）

保健应用

大茴香酱鹅肉 ▼

【原料】鹅 1000 克，大茴香、酱油、大葱、姜、盐各适量。

【做法】❶ 鹅去毛和内脏，用盐稍腌制，泡一夜。❷ 次日用温热水洗净，投入冷水锅中，以大火烧开。❸ 加葱花、姜片、酱油及大茴香，改用小火煮焖 1 小时，锅离火冷却后取鹅。❹ 将鹅脯剁成小块放盘中，作垫底料，然后将其他鹅肉用斜刀法切成片。❺ 按楼梯形一片一片摆齐，用刀铲起放盘中，吃时浇上热汤。

●功效 滋补五脏，防癌治癌。

茴香黄豆 ▼

【原料】黄豆 500 克，大茴香、桂皮、盐和食用山柰各适量。

【做法】❶ 黄豆洗净，浸泡 8 小时后捞出沥干水。❷ 将所有调料放入锅内，加适量水，放入泡发好的黄豆，用小火慢煮至黄豆熟。❸ 待水基本煮干后，锅离火，揭盖冷却即成茴香豆。

●功效 增强免疫力。

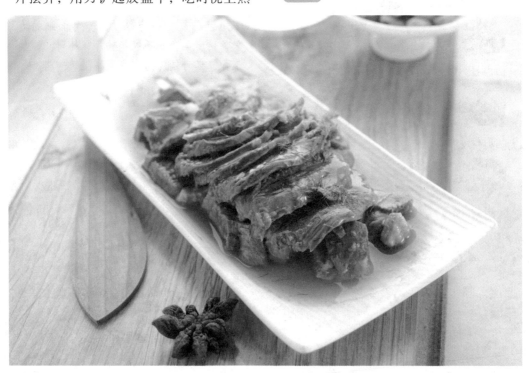

肉桂

通经，抗菌抗辐射

性大热

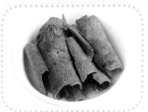

别名：玉桂、牡桂、菌桂、筒桂。
来源：为樟科植物肉桂的干皮及枝皮。
产地：四川、广东、广西、湖北、贵州、福建等地。
性味归经：性大热，味辛、甘。归肾经、脾经、心经、肝经。
适宜人群：一般人群均可。

健康密码

健胃

桂皮油刺激嗅觉，能反射地促进胃功能，也能直接对胃黏膜有缓和的刺激作用，使分泌增加，蠕动增强，呈芳香性健胃作用。

通经

大量桂皮油可引起子宫充血，具有通经作用。

祛痰镇咳，镇定降温

肉桂中含有的桂皮醛对人体有镇静、降温的作用。桂皮油吸收后由肺排出，使黏液稀释，具有祛痰镇咳作用。

营养加油站

 肉桂 + 鸡肝 = 鸡肝具有补肝益肾、补血止血之功效，两者同食，不仅能够补肾壮阳、补血活血，还可辅助治疗遗尿等症。

 肉桂 + 猪肉 = 猪肉具有滋阴润燥、补虚养血、滋养脏腑之功效，两者同食，能够温中健胃、补血养血。

 肉桂 + 糯米酒 = 糯米酒具有促进血液循环、润肤之功效，两者同食，能够辅助治疗腰膝冷痛之症。

食用禁忌

阴虚火旺、里有实热、血热妄行及孕妇禁服。

选购与储存

选购 食用的肉桂表面平整，较薄，香味浓者为佳。

储存 放于阴凉干燥处。

【营养档案】

100 克肉桂中含有：

人体必需营养素		维生素等营养素		矿物质	
热量	199（千卡）	胡萝卜素	—	钾	167（毫克）
蛋白质	11.7（克）	维生素 B_1	0.01（毫克）	钠	0.6（毫克）
脂肪	2.7（克）	维生素 B_2	0.1（毫克）	钙	88（毫克）
碳水化合物	31.9（克）	维生素 C	—	锰	10.8（毫克）
膳食纤维	39.6（克）	维生素 E	7.9（毫克）	硒	0.8（微克）

保健应用

肉桂苹果派 ▼

【原料】苹果2个，肉桂粉10克，鸡蛋2个，黄油8克，低筋面粉120克，牛奶200毫升，盐3克，白糖、杏仁片各适量。

【做法】❶ 将黄油切成小块，隔水放在小锅中慢慢加热，直到黄油溶化，然后倒入面粉中，加入盐，慢慢倒入牛奶，用筷子搅拌出块状，然后用手搓揉成表面光滑的面团。❷ 将面团擀成半厘米厚的面皮，然后在派盘上薄薄的涂上一层黄油，盖上面皮，轻轻按压四周，将多余的面去除，即做成派皮，放入冰箱冷藏备用。❸ 将鸡蛋打散加入白糖，打成蛋液，将剩余的牛奶加入蛋液中，然后轻轻地将面粉筛入，用刮刀上下翻拌均匀，做成派液。❹ 将苹果洗净后去核，切成薄片，然后快速地将派液倒在派皮上，均匀地铺上苹果片，撒上一层肉桂粉，最后在顶端撒上适量杏仁片。❺ 烤箱预热到200℃，放入苹果派烘烤30分钟，表面金黄即可。

功效　宁心安神，开胃。

肉桂苹果果酱 ▼

【原料】红苹果4个，柠檬2个，肉桂棒4根，朗姆酒100毫升，麦芽糖、细砂糖各适量。

【做法】❶ 柠檬洗净，榨出果汁备用；苹果去皮、核，切丁备用。❷ 将苹果丁放进耐酸的锅子中，加入柠檬汁、朗姆酒及肉桂棒用中火煮滚。❸ 转成小火并加入麦芽糖继续熬煮，熬煮时必须用木勺不停地搅拌。❹ 待麦芽糖完全溶化后便可加入细砂糖，继续拌煮至酱汁呈浓稠状时，即可熄火并取出肉。

功效　开胃助消化，对抗电脑辐射。

肉桂茴香炖雀肉 ▼

【原料】麻雀3只，肉桂、胡椒各5克，小茴香20克，杏仁15克，盐少许。

【做法】❶ 麻雀去毛、内脏、脚爪，洗净；将肉桂、小茴香、胡椒、杏仁均洗净，备用。❷ 麻雀放入煲中，加适量水，煮开，再加入肉桂、杏仁以小火炖2小时。❸ 最后加入小茴香、胡椒，焖煮10分钟，加盐调味即可。

功效　补肾壮阳，暖宫散寒。

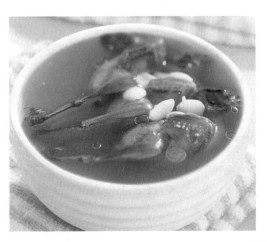

豆蔻

活血化瘀，促进子宫复原

性温

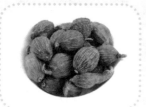

别名：白豆蔻、草果、圆豆蔻、原豆蔻、扣米。
来源：为肉豆蔻科植物肉豆蔻的种子。
产地：主产于广东、广西、云南。
性味归经：性温，味辛。归肺经、脾经、胃经。
适宜人群：脾胃气滞、食欲欠香、不思纳谷、胸闷腹胀、嗳气反胃、舌苔厚腻者宜食。

健康密码

行气温中，开胃消食

豆蔻有开胃消食的功效，对不思饮食、寒湿呕逆、胸腹胀痛、食积不消等症有很好的功效。

化湿消痞

豆蔻用于湿浊中阻、湿温初起、胸闷不饥等症。

营养加油站

 豆蔻 ＋ 鸡肉 ＝ 鸡肉具有温中益气、益五脏、活血脉、强筋骨的作用，两者同食，既可以温中益气，又可以开胃健脾。

 豆蔻 ＋ 猪肉 ＝ 猪肉具有滋阴润燥、补虚养血、滋养五脏的作用，两者同食，能增强人体的抵抗力。

 豆蔻 ＋ 牛肉 ＝ 牛肉具有补脾胃、益气血、强筋骨、止渴的作用，两者同食，能够起到很好的开胃消食、补虚强身的作用。

 豆蔻 ＋ 羊肉 ＝ 羊肉具有益气补虚、温中暖下、生肌健力的作用，两者同食，能散寒除湿、补虚强身。

食用禁忌

阴虚内热，或胃火偏盛，口干口渴，大便燥结者忌食；干燥综合征及糖尿病患者忌食。

选购与储存

选购 色泽深红，干燥为佳。
储存 阴凉干燥处。

【营养档案】

100 克豆蔻中含有：

人体必需营养素		维生素等营养素		矿物质	
热量	465（千卡）	胡萝卜素	—	钾	61（毫克）
蛋白质	8.1（克）	维生素 B₂	0.26（毫克）	钠	25.6（毫克）
脂肪	35.2（克）	维生素 B₃	—	钙	42（毫克）
碳水化合物	28.9（克）	维生素 C	—	铁	1.3（毫克）
膳食纤维	14.4（克）	维生素 E	5.9（毫克）	磷	26（毫克）

保健应用

豆蔻煎鲫鱼 ▼

【原料】鲫鱼 500 克，白豆蔻、葱各 10 克，姜、盐各 5 克，味精 3 克，植物油 60 毫升，酱油、清汤、淀粉各适量。

【做法】❶ 将白豆蔻打成细粉；鲫鱼宰杀后，去鳞、鳃及肠杂，洗干净，沥干水分；姜切片，葱切段。❷ 将炒锅置中火上烧热，下入植物油烧至六成热，将鲫鱼放入锅内煎黄，翻转，把另一面煎黄，将煎成金黄色的鲫鱼铲起，放入长条盘内，码整齐。❸ 炒锅内留油少许，加入清汤，放上姜、葱、盐、味精、酱油，勾薄芡，浇在鲫鱼上，撒上豆蔻粉即可。

●功效 燥湿健脾，温胃止痛，祛瘀血。

豆蔻薏米鸡 ▼

【原料】白豆蔻、薏米各 6 克，乌鸡 1 只，调味料适量。

【做法】❶ 薏米与豆蔻同研末。❷ 乌鸡洗净，去肚杂。❸ 将药末置入鸡腹内，封口。❹ 将乌鸡放入锅内，加水适量，煮熟即成。食时可适当调味。

●功效 补精气，健脾胃，祛湿。

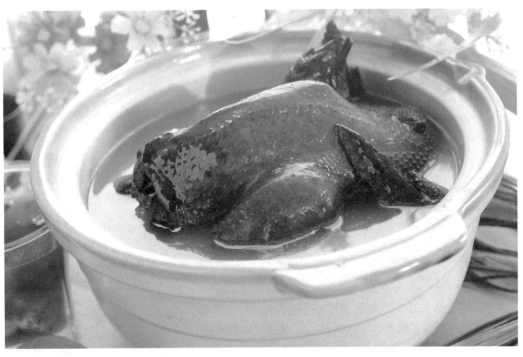

蜂蜜 改善便秘，促进心脑血管功能

性平

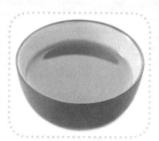

别名： 石蜜、石饴、白沙蜜。
来源： 为蜜蜂科昆虫中华蜜蜂等所酿的蜜。
产地： 全国各地均有。
性味归经： 性平，味甘。归脾经、胃经、肺经、大肠经。
适宜人群： 适宜肺燥咳嗽、肠燥便秘、十二指肠溃疡、高血压、冠心病、肝脏病、肥胖症、神经衰弱及失眠症等患者食用。

健康密码

预防脂肪肝

蜂蜜对肝脏有保护作用，能促使肝细胞再生，对脂肪肝的形成有一定的抑制作用。

杀菌

蜂蜜还有杀菌的作用，经常食用蜂蜜，不仅对牙齿无妨碍，还能在口腔内起到杀菌消毒的作用。蜂蜜还能治疗中度的皮肤伤害，特别是烫伤，将蜂蜜当作皮肤伤口敷料时，细菌无法生长。

促进代谢

蜂蜜中所含酵素种类是所有食物种类最多的。这些酵素可以帮助人体消化吸收，促进人体的新陈代谢。

改善便秘

蜂蜜具有优良的杀菌与解毒效果，可以帮助排出体内积聚的废物，如果是因为便秘症状而导致的肥胖，喝蜂蜜有助于瘦身。

营养加油站

蜂蜜 + 菜花 = 菜花具有生津止渴、爽喉润肺、止咳等功效，可用于治疗中气亏虚、肺燥咳嗽等症，将蜂蜜与菜花一同食用，可以起到辅助治疗咳嗽和肺结核的作用。

蜂蜜 + 梨 = 梨具有生津止渴、降火润燥、清热润肺、祛痰止咳之功效，两者同食，可以很好地滋阴润燥、润肺止咳。

食用禁忌

1. 冲调蜂蜜的水温不要超过 50℃，否则会破坏维生素和酶类。
2. 因蜂蜜对脾胃有刺激作用，所以不宜空腹喝蜂蜜水。

选购与储存

选购 看蜂蜜的色泽，纯正的蜂蜜光泽透明，仅有少量花粉渣沫悬浮其中，而无其他过大的杂质。闻蜂蜜的气味，开瓶后，新鲜蜂蜜有明显的花香，陈蜜香味较淡。品尝蜂蜜的口味，纯正的蜂蜜不但香气宜人，而且口尝会感到香味浓郁。

储存 蜂蜜保存宜放在低温避光处。应采用非金属容器，如陶瓷、玻璃瓶、无毒塑料桶等容器来贮存蜂蜜。

【营养档案】

100 克蜂蜜中含有：

人体必需营养素		维生素等营养素		矿物质	
热量	321（千卡）	胡萝卜素	—	钾	28（毫克）
蛋白质	0.4（克）	维生素 B_2	0.05（毫克）	钠	0.3（毫克）
脂肪	1.9（克）	维生素 B_3	0.1（毫克）	钙	4（毫克）
碳水化合物	75.6（克）	维生素 C	3（毫克）	镁	2（毫克）
膳食纤维	0	维生素 E	0	磷	3（毫克）

保健应用

玫瑰蜂蜜茶 ▼

【原料】玫瑰花 6 朵，红茶 1 小包，蜂蜜 1 勺，柠檬片 2 片，白水 550 毫升。

【做法】❶ 将水倒入锅中煮沸后放入红茶包，冲泡 6 分钟。❷ 将玫瑰分朵放入红茶液内拌一拌，继续用小火煮沸。❸ 倒入蜂蜜后关火，加入柠檬片即可。

功效 调理血气，促进血液循环，养颜美容，减肥消脂。

蜂蜜菊花果冻 ▼

【原料】黄金菊 30 克，果冻粉 30 克，细砂糖、蜂蜜各适量。

【做法】❶ 将黄金菊下沸水中煮 5 分钟，熄火过滤掉黄金菊，放凉备用。❷ 果冻粉与细砂糖先干拌混合，加入放凉的菊花茶中拌匀，以小火加热，煮至砂糖与果冻粉完全溶解，再加入蜂蜜拌匀即可熄火。❸ 趁温热时，倒入模型中，待冷却后扣出即完成。

功效 清热降火，平肝。

蜂蜜雪梨炖百合 ▼

【原料】雪梨 1 个，鲜百合 1 个，银耳 1 朵，冰糖、蜂蜜各适量。

【做法】❶ 雪梨去皮、心，切块，放入炖盅内，加纯净水盖过梨，以免氧化。❷ 百合剥开，削去干掉的部分，放入炖盅内，加入蜂蜜和冰糖，再加纯净水盖过所有材料。❸ 银耳泡发，洗净，撕成小朵，放在百合上。❹ 把炖盅盖好，放入锅中，注入清水，大火烧开后，转小火炖 40 ~ 60 分钟即可熄火，凉至不烫口就可食用。

功效 清热化痰，养肺。

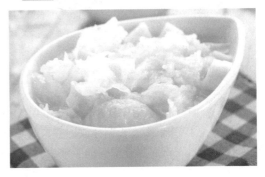

芥末

解毒杀菌，促进血液循环

性温

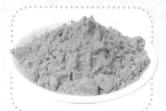

别名：芥子末、西洋山芋菜，芥辣粉。
来源：由芥菜类蔬菜的籽研磨掺水、醋或酒类调制而成。
产地：我国大部分地区均有。
性味归经：性温，味辛。归肺经、胃经。
适宜人群：一般人群均可。

健康密码

解毒杀菌

芥末有很强的解毒功效，可以起到杀菌和消灭消化系统寄生虫的作用，能解鱼蟹之毒，故生食三文鱼等海鲜食品经常会配上芥末。

治疗咳疾

古代人们在洗澡时使用芥末用于治疗麻疹，与面粉调和成糊状可用来治疗咳嗽或支气管炎。

促进血液循环，预防癌症

芥末呛鼻的主要成分是异硫氰酸盐，这种成分不但可以预防蛀牙，对预防癌症，防止血管凝块，治疗气喘等也有一定功效，同时还具有发汗、利尿、解毒、清血等食疗作用，对增进食欲、促进血液循环也有不错的疗效。

消除狐臭

芥末还具有除臭效果和预防因生活习惯而产生疾病的作用。

营养加油站

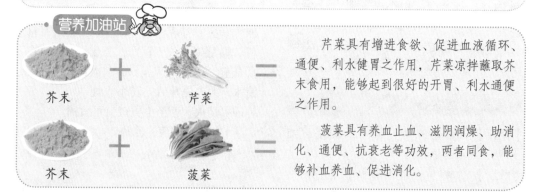

芥末　＋　芹菜　＝　芹菜具有增进食欲、促进血液循环、通便、利水健胃之作用，芹菜凉拌蘸取芥末食用，能够起到很好的开胃、利水通便之作用。

芥末　＋　菠菜　＝　菠菜具有养血止血、滋阴润燥、助消化、通便、抗衰老等功效，两者同食，能够补血养血、促进消化。

选购与储存

选购 日常生活中使用的是芥末粉或芥末酱，以色正味冲、无杂质者为佳品。
储存 芥末不宜长期存放，芥末酱和芥末膏置于常温下密封存储，避光防潮，保质期在 6 个月左右，当芥末有油脂渗出并变苦时就不宜继续食用。

食用禁忌

1. 胃炎、消化道溃疡患者忌食，眼睛有炎症者及孕妇不宜食用。
2. 芥末不宜与鲫鱼、鳖肉、鸡肉同食。

【营养档案】

100 克芥末中含有：

人体必需营养素		维生素等营养素		矿物质	
热量	1992（千卡）	维生素 A	32（毫克）	钾	366（毫克）
蛋白质	23.6（克）	维生素 B$_1$	0.17（微克）	钠	7.8（毫克）
脂肪	29.9（克）	维生素 B$_2$	0.38（毫克）	钙	656（毫克）
碳水化合物	35.3（克）	维生素 B$_3$	4.8（毫克）	镁	321（毫克）
膳食纤维	7.2（克）	维生素 E	9.83（毫克）	磷	530（毫克）

保健应用

芥末酱蛋 ▼

【原料】土豆 3 个，蛋 2 个，黄瓜 1/3 条，芥末、法式鲜乳酪、水田芥、盐、柠檬汁、糖、胡椒各适量。

【做法】❶ 土豆去皮，切成小块，在加盐的水中煮 20 分钟。❷ 水煮蛋 5 分钟，保持滑嫩；混合芥末、法式鲜乳酪和水，在深锅中调匀，并置于炉上，快速煮沸。❸ 将土豆的煮水倒掉，然后盖着锅盖摇晃一番，冷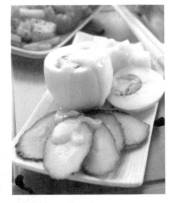却一会儿，让热气散去；取出土豆，摆在盘上；将蛋壳剥除，放入盘中间，之后淋上芥末酱，水田芥剁碎，取一半洒在蛋上面。❹ 清洗黄瓜，切成薄片；用柠檬汁、糖、盐和胡椒加以调味；摆在沙拉盘中，并撒上剩余的水田芥。

•功效 解毒杀菌，活血。

芥末白菜墩 ▼

【原料】大白菜 500 克，白糖、香油各 10 克，芥末 100 克，白醋 5 克，盐 20 克。

【做法】❶ 将大白菜去掉尾部，将根部切成 4 厘米长的墩，下入开水中焯一下，控净水待用。❷ 将芥末放在碗中，用沸水冲开，并按一个方向搅动，同时加入醋、盐、糖、香油。❸ 将调好的芥末汁涂在白菜墩上，码在一个盘子里，上边再取一个盘扣上，置于屋内暖和的地方，第二天取出，码盘即可食用。

•功效 解腻通气。

芥末百叶 ▼

【原料】百叶 50 克，粉皮 100 克，盐、味精、芥末粉、醋、蒜头、芝香油各适量。

【做法】❶ 将百叶切成粗丝；粉皮切成 1 厘米的条，放入开水锅内氽烫一下捞起，用冷开水过凉，沥去水，加香油拌匀；蒜剁成蒜泥。❷ 取一只碗，放入芥末粉、温开水、盐、味精、醋、香油，调成糊状，盖好放阴凉处，待凉凉后即可使用。❸ 先把粉皮放入盘中堆好，再把百叶铺放在粉皮上面，浇上调好的芥末糊即成。

•功效 杀菌，促进血液循环。

燕窝 安胎养神，改善化疗副作用

性平

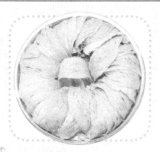

别名：燕菜、燕根、燕蔬菜。
来源：为雨燕科动物金丝燕及多种同属燕类用唾液与绒羽等混合凝结所筑成的巢窝。
产地：在东南亚一带。
性味归经：性平，味甘。归肺经、胃经、肾经。
适宜人群：一般人皆可食用。对老年人、体质虚弱者、爱美女士特别有补益。

健康密码

安胎补胎

孕妇在妊娠期间、产前产后进食燕窝，有助于安胎、补胎。

预防癌症

燕窝中含有多种氨基酸，是一种天然增津液的食品，对食管癌、咽喉癌、胃癌、肝癌、直肠癌等具有抑制作用。

改善化疗副作用

电疗、化疗所引起的咽干、咽痛、肿胀、便秘、声嘶、作呕等后遗症，都可以通过食用燕窝获得明显的改善。

补肺养阴，补肺养阴，止肺虚性

燕窝可以补肺养阴、止肺虚性咳嗽、减少肺气病变。燕窝还能够补虚养胃，止胃寒性呕吐和胃阴虚引起的反胃、干呕、肠鸣声。

补养病体

病后虚弱、痨伤、中气亏损等各种症状，均可以配合燕窝作食，能够收到滋阴调中的效果。

营养加油站

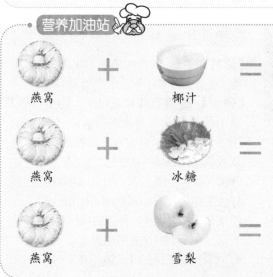

燕窝 + 椰汁 =
燕窝有养阴润燥、益气补中、治虚损的作用，椰汁有清凉消暑、生津止渴的功效，两者同食，可缓解疲劳、滋养身体。

燕窝 + 冰糖 =
燕窝养阴润燥、益气补中，治虚损、痰多咳嗽；冰糖养阴生津、润肺止咳，对肺燥咳嗽、咯痰带血有辅助治疗作用，两者同食，能补肺养阴、镇咳止血。

燕窝 + 雪梨 =
雪梨味甘性寒，含苹果酸、柠檬酸、B族维生素、维生素C、胡萝卜素等，两者同食，有阴虚燥热、肺燥干咳、虚劳咳血的作用。

食用燕窝期间少吃辛辣油腻食物，不吸烟或少吸烟。

选购与储存

选购 鉴别真假燕窝要一看、二闻、三拉。一看：燕窝应该为丝状结构，由片块状结构构成的不是燕窝；二闻：气味特殊，有鱼腥味或油腻味道的为假货；三拉：取一小块燕窝以水浸泡，松软后取丝条拉扯，弹性差，一拉就断的为假货。

储存 将燕窝包裹后装入塑料袋，封口，并放入冰柜，可保不变质。

【营养档案】

100 克燕窝（干品）中含有：

人体必需营养素		维生素等营养素		矿物质	
热量	－			铁	5（毫克）
蛋白质	50 克			钠	5（毫克）
脂肪	－	－	－	钙	43（毫克）
碳水化合物	31 克			镁	2.1（毫克）
膳食纤维	－			磷	3（毫克）

保健应用

木瓜炖燕窝 ▼

【原料】鲜熟木瓜 200 克，燕窝 50 克，冰糖 50 克。

【做法】❶ 木瓜洗净外皮，用刀剖开，去除内核，用汤匙挖出木瓜肉，备用。❷ 将燕窝浸泡于清水中，30 分钟后倒掉浸过的水，再次加入清水浸泡干净燕窝 90 分钟，然后取出燕窝，和木瓜肉一同放进炖盅内。❸ 同时用第二次浸燕窝的清水煮溶冰糖，趁热倒进已盛有燕窝、木瓜肉的炖盅内，加盖，隔水炖 2 小时，装入挖空的木瓜罐内，待温后食用。

功效 美白丰胸，养气血。

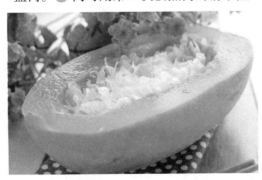

杞果燕窝 ▼

【原料】干燕窝 5 克，杞果 1/2 个，枸杞子 10 克，蜂蜜、三花淡奶各适量。

【做法】❶ 将干燕窝放在深碗中，用清水浸泡 5 个小时，燕窝里可能会有一些细小的茸毛，要将它们小心的去除；枸杞子用热水泡发。❷ 将发好的燕窝沥干水分，放入小炖盅中盖好盖子，中火蒸制 30 分钟，然后取出彻底放凉。❸ 杞果削去外皮，从中间贴着果核切开，再剁成小粒放入小碗中。❹ 将蜂蜜和三花淡奶放入小碗中，与杞果小粒混合均匀。❺ 把杞果小粒放入小碟中，上面放燕窝，最后缀上枸杞子即可。

功效 润肤养肤。

茶叶

降低胆固醇，预防癌症

性微寒

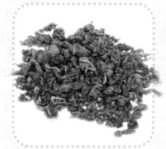

别名：茶。

来源：常绿灌木茶树的叶子。

产地：我国主产区为长江以南各地。

性味归经：性微寒，味甘、苦。归心经、脾经、肺经、肾经。

适宜人群：一般人都可饮用，尤其适宜动脉硬化、高血压、肥胖症、肝炎、癌症、糖尿病、冠心病等患者饮用，也适宜嗜烟酒者饮用。

健康密码

降低胆固醇

茶中含有大量的维生素 C，可降低胆固醇值，是应付胆固醇过多的最佳饮料。

防癌，防糖尿病

绿茶的成分还具有防癌症、预防糖尿病的功效。

预防心脑血管疾病

居住在茶产地人的脑中风死亡率显著低，缺铁性心脏病、心肌梗死因维生素 C 缺乏而死亡率增高。

清心明目、提神醒脑

绿茶性微寒，味甘、苦，具有清热解毒、生津止渴、消食解腻、利尿排毒、清心明目、提神醒脑之功效。

促进血液循环

茶叶可以促进血液循环，对抗寒冷。

降低香烟的副作用

绿茶可使香烟的危害减至最低限度。

营养加油站

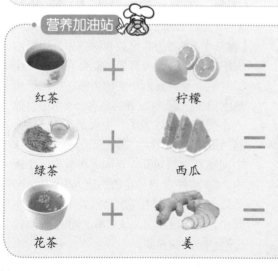

饮用红茶时配以柠檬汁，能够起到很好的健胃消食、杀菌消炎、解乏的食疗作用。

红茶 + 柠檬 =

两者同食，可以达到非常有效的清热祛暑、利尿排毒、防治癌症的食疗作用，是非常健康的食物搭配方式。

绿茶 + 西瓜 =

花茶配以姜汁服用，不仅能够起到非常理想的止咳祛痰、解毒杀菌、抗癌的食疗功效，还能够红润肌肤，起到美容养颜的作用。

花茶 + 姜 =

食用禁忌

1. 发热、肾功能不良、心血管疾病、习惯性便秘、消化道溃疡、神经衰弱及失眠的人忌饮茶，孕妇、哺乳期妇女和儿童忌饮茶。

2. 空腹喝太多茶会伤胃。

3. 由于药中成分可能会和茶叶中的物质彼此干扰吸收，所以吃药时还是以开水配药较为适宜，不宜用茶水服药。

选购与储存

选购 茶叶的好坏，主要从色、香、味、形四个方面鉴别，但是对于普通饮茶之人，购买茶叶时，一般只能观看干茶的外形和色泽，闻干香。有条件者可以去茶叶店品尝，或请专业评茶师进行导购。

储存 阴凉干燥处。

【营养档案】

100 克茶叶（绿茶）中含有：

人体必需营养素		维生素等营养素		矿物质	
热量	296（千卡）	维生素 A	967（微克）	钾	1661（毫克）
蛋白质	34.2（克）	维生素 B$_1$	0.02（毫克）	钠	28.2（毫克）
脂肪	2.3（克）	维生素 B$_2$	0.35（毫克）	钙	325（毫克）
碳水化合物	34.7（克）	维生素 B$_3$	8（毫克）	镁	196（毫克）
膳食纤维	15.6（克）	维生素 E	9.57（毫克）	磷	191（毫克）

保健应用

茶叶蛋 ▼

【原料】鸡蛋8个，茶叶、酱油、盐、八角、花椒、干姜各适量。

【做法】❶ 鸡蛋放入锅中，加水煮熟（7分钟左右），捞出后放入凉水中浸泡。❷ 把鸡蛋壳敲碎，放入砂锅中，加水漫过鸡蛋，再放入茶叶和酱油、盐、八角、花椒和干姜，中火煮开后，改用小火煮40分钟。❸ 熄火后，让鸡蛋继续浸泡2小时后，捞出即可食用了。

●功效 益气补元，养心安神。用于体虚乏力、精神不振、健忘失眠等症。

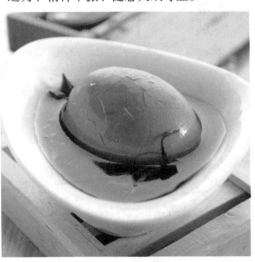

陈醋 杀菌，美容瘦身

性温

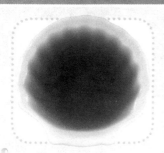

别名：米醋、麦醋、曲醋、糠醋。
来源：以粮食为原料，通过微生物发酵酿造而成。
产地：主产于山西、陕西等地。
性味归经：性温，味酸。归肝经、脾经、大肠经。
适宜人群：一般人都可食用，凡胃酸缺乏、慢性萎缩性胃炎、泌尿系统结石、癌症、高血压、动脉硬化、蛔虫病腹痛、肝炎、吃鱼虾过敏等患者均适宜食用。

健康密码

促进食欲，帮助消化

醋可以开胃，促进唾液和胃液的分泌，帮助消化吸收，使食欲旺盛，消食化积。

以菌杀菌

醋有很好的抑菌和杀菌作用，能有效预防肠道疾病、流行性感冒和呼吸疾病。

消除疲劳，改善晕车晕船

醋可以消除疲劳，促进睡眠，并能减轻晕车、晕船的不适症状。

醒酒，促进钙质吸收

醋能减少胃肠道和血液中的酒精浓度，起到醒酒的作用；醋还有使鸡骨、鱼刺等骨刺软化，促进钙吸收的作用。

治疗失眠

醋还可以治疗失眠。失眠患者睡前倒杯凉开水，再加入1匙醋，喝下后会很快入睡。临睡前用温热老陈醋搓搓脚心，也会容易进入梦乡。

营养加油站

陈醋 ＋ 鱼类 ＝ 醋具有杀菌、祛除异味之功用，将其与鱼类食物一同烹制，不仅可以有效去除腥味，还能够使口味更佳。

陈醋 ＋ 土豆 ＝ 醋具有杀菌解毒的功效，土豆中含有微量的毒素龙葵素，两者同食，醋可以有效地分解龙葵素，去除毒素。

食用禁忌

凡患胃溃疡及胃酸过多者均忌食醋，否则会导致胃病加重。服用磺胺类药、碱性药、抗生素、体表发汗中药的人不宜食用醋。

选购与储存

选购 优质醋颜色呈棕红或褐色（白醋为无色澄清液体）、澄清、无悬浮物和沉淀物，质量差的醋颜色偏深或偏浅，混浊，存放一段时间有沉淀物；优质醋带有浓郁的醋香，质量差的醋味较淡；用筷子蘸一点儿醋入口中，酸度适中，微带甜味，入喉不刺激的是优质醋。

储存 阴凉通风处。

【营养档案】

100 克陈醋中含有：

人体必需营养素		维生素等营养素		矿物质	
热量	114（千卡）	胡萝卜素	—	钾	715（毫克）
蛋白质	9.8（克）	维生素 B_1	0.11（毫克）	钠	836（毫克）
脂肪	0.3（克）	维生素 B_2	0.16（毫克）	钙	125（毫克）
碳水化合物	17.9（克）	维生素 B_3	7.4（毫克）	镁	132（毫克）
膳食纤维	—	维生素 E	0.76（毫克）	磷	124（毫克）

保健应用

老醋花生 ▼

【原料】花生米 500 克，香菜、白糖、香醋、盐、植物油各适量。

【做法】① 锅内加油烧热，油热后调成小火，放入花生粒米炸熟，捞出沥油，装盘。② 将香菜洗净，切碎，拌进花生里。③ 白糖、香醋、盐调匀成汁，浇在花生上即可。

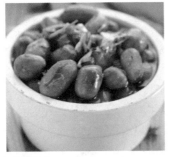

【功效】消除疲劳，防止动脉硬化。

老醋凉拌海蜇 ▼

【原料】海蜇皮 200 克，黄瓜 2 根，姜末、老醋、蒜泥、盐、味精各适量。

【做法】① 取海蜇皮，放入清水浸泡，然后洗干净，焯水后切成细丝；黄瓜切细丝。② 将两者放入盘中，加入适量的老陈醋、姜末、蒜泥、味精搅拌均匀即可。

【功效】清肝明目，爽口开胃。

陈醋菠菜花生米 ▼

【原料】菠菜 200 克，熟花生米 200 克，大蒜、白砂糖、陈醋、鸡精、香油、生抽各适量。

【做法】① 菠菜择洗干净，用开水焯一下，再用凉水把烫好的菠菜投凉，水分沥干。② 大蒜切成末备用，把菠菜、花生米放到盘子里。③ 加入调料搅拌均匀即可。

【功效】养血补虚。

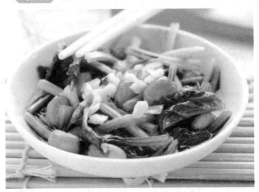